全科医学见习实习指南

FAMILY MEDICINE CLERKSHIP GUIDE

注 意

医学在不断进步。虽然有关安全问题的注意事项必须遵守，但是由于新的研究和临床经验在不断拓宽我们的知识，在治疗和用药方面做出某些改变也许是必需的或适宜的。建议读者核对所开每种药品生产厂商的最新产品信息，确认推荐剂量、服药方法与时间及禁忌证。决定患者服药剂量和最佳治疗方式的责任在于实施治疗的医师，即有赖于其个人经验和对每位患者的了解。出版商和著者对可能引起的人身或财产的任何损伤和（或）损失，不承担任何责任。

出版者

全科医学见习实习指南

Family Medicine Clerkship Guide

主　编　Paul M. Paulman, MD

主　译　吴寿岭　陈乃耀

副主译　钱卫国　元小冬

主　审　梁万年

北京大学医学出版社

PeKing University Medical Press

Family Medicine Clerkship Guide, 1st edition
Paul M. Paulman
ISBN-13: 978-0-323-02950-6
ISBN-10: 0-323-02950-7

Authorized Simplified Chinese translation from English language edition published by the Proprietor.
978-981-259-395-5
981-259-395-0

Elsevier (Singapore) Pte Ltd.
3 Killiney Road，#08-01 Winsland House I，Singapore 239519
Tel: (65)6349-0200，Fax: (65)6377-1817
First Published 2007
2007 年初版

北京市版权局著作权合同登记号：图字：01-2005-6223

图书在版编目（CIP）数据

全科医学见习实习指南／（美）保曼（Paulman, P. M.）著；吴寿岭，陈乃耀译. —北京：北京大学医学出版社，2007.1

书名原文：Family Medicine Clerkship Guide

ISBN 978-7-81116-145-8

Ⅰ. 全… Ⅱ. ①保… ②吴… ③陈… Ⅲ. 全科医学 Ⅳ. R4

中国版本图书馆 CIP 数据核字（2006）第 141005 号

全科医学见习实习指南

主 译：吴寿岭 陈乃耀

出版发行：北京大学医学出版社（电话：010-82802230）

地 址：(100083) 北京市海淀区学院路 38 号 北京大学医学部院内

网 址：http://www.pumpress.com.cn

E-mail：booksale@bjmu.edu.cn

印 刷：莱芜市圣龙印务有限责任公司

经 销：新华书店

责任编辑：曹 霞 **责任校对**：杜 悦 **责任印制**：郭桂兰

开 本：889mm × 1168mm 1/32 **印张**：21 **字数**：566 千字

版 次：2007 年 2 月第 1 版 2007 年 2 月第 1 次印刷

书 号：ISBN 978-7-81116-145-8

定 价：56.00 元

原著者名单

Thomas P. Agresta, MD
Associate Professor of Family Medicine
Director of Predoctoral Education
University of Connecticut School of Medicine
Farmington, Connecticut

William A. Alto, MD, MPH
Professor
Department of Community and Family Medicine
Dartmouth Medical College
Hanover, New Hampshire
Faculty
Maine Dartmouth Family Practice Residency
Fairfield, Maine

Kathleen C. Amyot, MD
Associate Program Director, Family Residency Program
Saint Louis University School of Medicine
Belleville, Illinois
Lieutenant Colonel, 375th Medical Group
Scott Air Force Base, Illinois

Steven Bartz, MD, RPh
Assistant Professor of Family Medicine
University of Cincinnati College of Medicine
Cincinnati, Ohio

Linda S. Batek, MD
Department of Family and Community Medicine
University of Illinois College of Medicine at Peoria
Peoria, Illinois

Benjamin Bissell, MD
Clinical Instructor
Department of Orthopaedic Rehabilitation
University of Vermont College of Medicine
Burlington, Vermont

Neil A. Bratney, MD
Department of Pediatrics
University of Minnesota Medical School
Minneapolis, Minnesota

Kathleen Marie Brennan, MD
Department of Obstetrics and Gynecology
University of California Los Angeles, David Geffen School of Medicine
Los Angeles, California

Alan M. Cementina, MD, FAAFP
Medical Director, Practice Center
Associate Professor
Department of Family Practice
University of Connecticut School of Medicine
Asylum Hill Family Medicine Center
Hartford, Connecticut

Chia L. Chang, PharmD
Department of Family Medicine
University of Nebraska Medical Center
Omaha, Nebraska

Jason Chao, MS, MD
Professor of Family Medicine
Case Western Reserve University School of Medicine
University Hospitals of Cleveland
Cleveland, Ohio

Brenda Chrastil, MD
Pennsylvania Hospital
Philadelphia, Pennsylvania

James Crosby, MD
Associate Clinical Professor of Family Medicine
Upstate Medical University
Syracuse, New York
Residency Faculty, Wilson Family Medicine Residency
Johnson City, New York

Anthony A. Day, MD
Clinical Assistant Professor
Department of Family and Community Medicine

University of Illinois College of Medicine
Executive Associate Director
Family Practice Residency Program
Methodist Medical Center of Illinois
Peoria, Illinois

William G. Elder, PhD
Associate Professor of Family Practice
University of Kentucky Family Medicine Center
Lexington, Kentucky

Brian Finley, MD
Assistant Professor
Department of Family Medicine
University of Nebraska Medical Center
Omaha, Nebraska

Nicole Fletcher
University of Nebraska Medical Center
Omaha, Nebraska

Betty B. Gatipon, PhD, MEd
Associate Professor
Department of Family Medicine
Co-Director, Predoctoral Education
Louisiana State University Health Sciences Center School of Medicine
New Orleans, Louisiana

John H. Grebe, MD
Resident Physician
Department of Pediatrics
University of Florida College of Medicine
Gainesville, Florida

John G. Halvorsen, MD, MS
Professor and Thomas and Ellen Foster Chair
Department of Family and Community Medicine
Associate Dean for Community Health
University of Illinois College of Medicine
Peoria, Illinois

Capt. Craig Harms, MD
Assistant Professor

Department of Community and Family Medicine
St. Elizabeth Family Practice Residency Division
Saint Louis University School of Medicine
Belleville, Illinois

David R. Harnisch, Sr., MD
Assistant Professor
Department of Family Medicine
University of Nebraska Medical Center
Omaha, Nebraska

David Henderson, MD
Assistant Professor of Family Medicine
Predoctoral Clerkship Director
University of Connecticut School of Medicine
Farmington, Connecticut

William Y. Huang, MD
Associate Professor
Department of Family and Community Medicine
Baylor College of Medicine
Houston, Texas

Casey Johnston, MD
Department of Orthopaedic Surgery and Rehabilitation
University of Nebraska Medical Center
Omaha, Nebraska

Louis A. Kazal, Jr., MD
Associate Professor and Chief Clinical Officer
Department of Community and Family Medicine
Dartmouth Medical School
Hanover, New Hampshire
Chief, Section of Family Medicine
Dartmouth-Hitchcock Medical Center
Lebanon, New Hampshire

Carol A. LaCroix, MD
Clinical Assistant Professor
Department of Family Medicine
University of Nebraska Medical Center
Omaha, Nebraska

Aaron Lee
University of Nebraska Medical Center
Omaha, Nebraska

Paul Lyons, MD
Associate Professor and Associate Chair for Clinical Education
Department of Family and Community Medicine
Temple University School of Medicine
Philadelphia, Pennsylvania

Homa Magsi, MD
House Officer, Department of Family Practice
University of Nebraska Medical Center
Omaha, Nebraska

Robert Mallin, MD
Associate Professor of Family Medicine
Medical University of South Carolina
Charleston, South Carolina

Katherine L. Margo, MD
Assistant Professor and Director, Student Programs
Department of Family Practice and Community Medicine
University of Pennsylvania Health System
Philadelphia, Pennsylvania

Jim Medder, MD, MPH
Associate Professor
Department of Family Medicine
University of Nebraska Medical Center
Omaha, Nebraska

Glenn D. Miller, MD
Associate Professor of Clinical Family Medicine
University of Illinois College of Medicine
Peoria, Illinois

Katherine Miller, MD
Assistant Clinical Professor
Department of Public Health and Family Medicine
Tufts University School of Medicine
Clinical Instructor in Ambulatory Care and Prevention
Harvard Medical School

Boston, Massachusetts
Cambridge Health Alliance
Cambridge, Massachusetts

Carolyn Murray, MD, MPH
Assistant Professor of Medicine and Community and Family Medicine
Dartmouth Medical School
Hanover, New Hampshire
Chief, Section of Occupational and Physical Medicine
Dartmouth-Hitchcock Medical Center
Lebanon, New Hampshire

Srilakshmi S. Murthy, MBBS, MD
Volunteer Associate Professor
Department of Family Medicine
University of Cincinnati College of Medicine
Medical Staff, Children's Hospital
Cincinnati, Ohio
Active Staff, Fort Hamilton Hospital
Hamilton, Ohio
Active Provisional Staff, Clinton Memorial Hospital
Wilmington, Ohio

Mary Noel, MPH, PhD, RD
Professor, Department of Family Practice
Michigan State University College of Human Medicine
East Lansing, Michigan

Audrey A. Paulman, MD
Clinical Assistant Professor
Department of Family Medicine
University of Nebraska Medical Center
Omaha, Nebraska

Roger Paulman
University of Nebraska Medical Center
Omaha, Nebraska

Layne A. Prest, MA, PhD
Associate Professor
Director of Behavioral Medicine
Department of Family Medicine
University of Nebraska Medical Center

Omaha, Nebraska

Cynthia Rivera–Haft
University of Nebraska Medical Center
Omaha, Nebraska

W. David Robinson, PhD
Family Therapist
Assistant Professor
Department of Family Medicine
University of Nebraska Medical Center
Omaha, Nebraska

Jared C. Rogers, MD
Assistant Professor
Department of Family and Community Medicine
Associate Director
Family Practice Residency
University of Illinois College of Medicine at Peoria
Peoria, Illinois

Joanne Sandberg–Cook, MSN, ARNP, BC
Instructor in Community and Family Medicine
Dartmouth Medical School
Hanover, New Hampshire
Adult/Gerontologic Nurse Practitioner
Dartmouth-Hitchcock Medical Center
Lebanon, New Hampshire

Maj. Peter H. Seidenberg, MD
Program Director, Primary Care Sports Medicine Fellowship
Assistant Professor of Family Medicine
Saint Louis University School of Medicine
Assistant Professor of Family Medicine
Uniformed Services University of the Health Sciences
Belleville, Illinois

Maj. Lowell G. Sensintaffar, MD
Assistant Professor of Family Medicine
Saint Louis University School of Medicine
Assistant Professor of Family Medicine
Uniformed Services University of the Health Sciences
Belleville, Illinois

William B. Shore, MD
Professor of Clinical Family and Community Medicine
Director of Predoctoral Education
University of California, San Francisco, School of Medicine
San Francisco, California

Aamir Siddiqi, MD
Associate Professor of Family Medicine
Associate Director
St. Luke's Family Practice Residency Program
University of Wisconsin Medical School
Vice President of Medical Staff
Aurora Sinai Medical Center
Milwaukee, Wisconsin

John L. Smith, MD
Department of Family Medicine
University of Nebraska Medical Center
Omaha, Nebraska

Gregg D. Stoner, MD
Professor of Clinical Family and Community Medicine
University of Illinois College of Medicine
Peoria, Illinois

Michael P. Temporal, MD
Associate Professor
Department of Community and Family Medicine
Saint Louis University School of Medicine
Belleville, Illinois

Margaret E. Thompson, MD
Family Practice Clerkship Director
Associate Professor
Department of Family Practice
Michigan State University College of Human Medicine
Grand Rapids, Michigan

Richard P. Usatine, MD
Professor and Vice Chair for Education
Department of Family and Community Medicine
University of Texas Health Science Center
San Antonio, Texas

Anthony Valdini, MD, MS
Associate Clinical Professor
Department of Public Health and Family Medicine
Tufts University School of Medicine
Boston, Massachusetts
Director of Research
Director of the Faculty Development Fellowship
Lawrence Family Practice Residency
Lawrence, Massachusetts

Christopher White, MD, JD
Combined Program Resident Physician
Departments of Family Medicine and Psychiatry
University of Cincinnati College of Medicine
Cincinnati, Ohio

Joel Winner
University of Nebraska Medical Center
Omaha, Nebraska

Lawson Wulsin, MD
Associate Professor of Family Medicine and Psychiatry
Training Director, Family Medicine Psychiatry Residency Program
University of Cincinnati College of Medicine
University Hospital
Cincinnati, Ohio

Hakan Yaman, MD
Associate Professor and Chair of Family Medicine
University of Akdeniz Medical School
Antalya, Turkey

Robert B. Zatechka, MD
House Officer
University of Nebraska Medical Center
Omaha, Nebraska

Michael Zionts, MD
Associate Professor
Department of Family Medicine
Associate Residency Director and Faculty Physician
State University of New York at Buffalo
School of Medicine and Biomedical Sciences

Buffalo, New York

Kira Zwygart, MD
Assistant Professor
Department of Family Medicine
University of South Florida College of Medicine
Tampa, Florida

译 校 者 名 单

主　　译：吴寿岭　陈乃耀

副 主 译：钱卫国　元小冬

主　　审：梁万年

译校人员：（以姓氏笔画为序）

马文有	马建忠	元小冬	牛建清
王大力	王红阳	王玉珍	王汉荣
王　岩	王燕云	白秋江	石丽霞
刘子洪	刘运秋	刘淑梅	刘雪梅
刘四清	孙　尧	孙丽霞	吴永峰
吴寿岭	宋海澄	李　欣	李双利
李冬梅	邹玉环	张　本	张　杰
张　健	张青松	张瑞志	张慧莉
杨小星	林黎明	范淑英	陈乃耀
赵莉莉	周　永	肖黎宝	郑晓明
郑玉荣	侯灵彤	段和力	袁建新
高　明	高竞生	高春香	高景利
高维东	钱卫国	梁万年	黄　喆
崔刘福	舒　荣	蒲景环	雷　军
韩艳华	阚志生	薛润发	

译者前言

全科医学是一门较为年轻的学科，独立成为临床二级学科只有30年的历史。但它在公共卫生服务、疾病预防/宣传、筛查等方面发挥着越来越重要的作用。到目前为止我国仅有少数高等院校设立了全科医学专业，全科医学方面的教材专著也寥寥无几。

Paul M.Paulman编著的《全科医学见习实习指南》从全科医学的定义开始全面系统地讲述了全科医生的诊疗任务及完成治疗任务所需具备的技能、知识。其内容涵盖了询问病史，各系统的症状、体征、实验室检查正常值及鉴别诊断等相关内容。读后有耳目一新的感觉。本书包括各学科的知识，但并非简单地将各科知识进行汇总，而是将其有机地结合起来，各种知识相互交叉渗透，特别是每章后面附有“关键点”及“习题”，有利于读者进行总结和自我测试，掌握巩固所学到的知识。

我国大部分医院尚未设全科医学科室，但许多医生实际在承担全科医师的职责，特别是社区卫生服务、乡镇卫生院的广大医生，他们在忙于工作承担医疗保健任务的同时也苦于无书可读，难以获取新知识。此书的出版必将为这些医务工作者提供良好的学习机会，同时此书也可作为临床各科医学生的实习指南。

此书的翻译工作得到了华北煤炭医学院袁聚祥院长的大力支持，得到了北京大学医学出版社领导的帮助，得到了我院同仁的帮助，在此一并感谢。

吴寿岭

2006年6月30日

著 者 前 言

欢迎你来到全科医学实习。

《全科医学见习实习指南》是本着为你提供全科医学专业、全科医学实习、在轮转过程中可能遇到的临床问题以及学习地点方面的信息而设计的。这些章节简单易读，可作为有实用价值的信息的独立资料来源。我们主要针对高年级及低年级参加全科医学实习的学生编写了这本书。我们还希望这本书会对那些考内科助理医师及职业护士的学生有所帮助。

因为大多数全科医学实习培训均在全科医生培训基地进行，这些地方远离医学院校，因此我们囊括了关于如何适应医生实践及社区的信息。同时我们还囊括了在实习期间增进你学识的方法的相关信息。医学生在全科医学实习期间应重视与大量患者首诊接触的机会、所遇到问题的多样性以及学生和全科医学社区工作人员建立起来的带教关系。

我们希望你在全科医学实习期间本全科医学实习手册会为你的学识和专业的增长提供方便。

Paul M. Paulman, MD

著者前言

欢迎您来到临床门诊！

《[illegible]》是一本为[illegible]学生[illegible]专业[illegible]的[illegible]。[illegible]

[illegible]

我们希望[illegible]。

Paul M. Paulman, MD

致　谢

没有杰佛·萨斯曼博士、杰佛·哈里逊博士、安德里·鲍尔曼博士、凯瑟琳·芬克斯顿先生以及罗伯特·萨奇卡博士有关编辑的辛苦工作、奉献精神及宽容，就不会有这本书的出版。在此感谢你们。

特别感谢苏伦·戴士纳对本书的帮助，特别感谢我们的章节作者创作出如此优秀的作品。

目 录

第1部分

全科医学入门

第1章　一个成功医学生的秘诀

欢迎来到全科医学！当你首次到达诊所时你可能会听到同样的欢迎词。全科医学注重情感交流。全科医生每天要与工作人员、护士当然还有他们的患者交往。其为人处世之技巧是个人素质的体现，工作人员、护士也需具备这样的素质。在你进入办公室之前，接待人员想了解您的情况，你无需感到惊讶。因为这是他们的特点，也是全科医学的特点——对人极感兴趣。

任何实习开始时，迈出正确的第一步是至关重要的。其关键在于自己，要有风度。当你的工作伙伴充分了解你之后，他们会和你相处得很融洽。你要尊敬你所遇到的每一个人。虽然责任不同，但在成功的全科医学诊所内是没有等级关系的。医生也会像对待自己的同事一样友好尊敬地对待收入最低的职员。你也应该竭力做到这一点。全科医学诊所的每位成员都能够也愿意为你们了解全科医学作出自己的贡献。

如何适应新环境？

全科医学诊所与其他实习场所不同。这里融合了急诊的速度、精神病学的沟通技巧、外科的手眼协调能力以及内科的查体技能。所有这一切都是在10～15分钟内进行的，而且涵盖了各种医学知识。除此之外，你还应具备较丰富的产科学知识、治疗住院患者的经验及各项操作的技巧。你的带教老师也会有他（她）感兴趣的专业特长。

要适应这个环境需要很多技巧。因为全科医学学生很少被提问，带教老师和护士很可能认为你已经掌握了其实你并未真正掌握的知识，所以应向他们提出各种问题。对于尚未掌握的操作可请他们做示范。带教老师希望学生们表现出渴望学习的愿望，他们也甘愿去教并从中获取新经验，学到新知识。

第二个技巧是当查看患者时，请老师指导，带教老师查看患者之前可能仅给你5分钟时间采集基本病史，做简单的检查。向老师请教特殊患者就诊时哪些信息是最重要的。许多患者可能患有多种疾病。一位称职的带教老师将会指出需特别关注但患者却未注意的问题。在5分钟之内谈论4～5个有关疾病的问题是很困难的，但是如果从开始就有的放矢，你就有了一个获得所需信息的好机会。

第三个技巧就是将所见所闻记录下来。应要求实习生对接诊的患者进行登记。即使没有被要求，记录也是非常有益的。日间很少有时间查阅医学信息，在一天快结束时，利用数分钟的时间来查阅你所遇到的不熟悉的疾病。查阅之后，可向带教老师提出余下的问题。当学生进来说："我昨晚看了慢性充血性心衰，对史密斯先生不用β-受体阻滞剂感到疑惑。"带教老师会详述其思维方法。全科医生都愿意讨论这种将医学知识应用于真正患者的艺术。

最后，将患者作为知识的源泉。就诊于带教老师的患者都愿意遇见学生，要探讨疾病之外有关他们生活的话题。患者对医生最满意的是医生能将他们视为常人并关心他们。当他们对你感到满意时，他们会告诉你在这之前他们想告诉医生的一些信息。可以告诉患者体检结果，如果你认为听到了杂音，要询问他们是否曾经被告知有杂音。如果没有，要让他们放心，你将让医生再为其检查以确定是否有杂音。要询问他们所认为的病因之所在，并选择一些较随便的话题。尽管由于时间限制需直截了当，但让患者详述病情可能更节省时间。

有哪些考试？

全科医学实习考试的要求不尽相同。很多情况下，分数完全由带教老师决定，还会有其它的要求如病例汇报、测验或国家统考。因此要求实习生努力工作让带教老师满意。全科医学的主要挑战是要具有广泛的医学知识。地方考试以全科医师治疗的常见病为重点，复习接诊患者所患疾病可以为这类考试做准备，对国家统考也有帮助，尽管这些考试很可能涉及轮转过程中从未见过疾病的相关问题。在其它科实习期间学到的知识也可出现在考试中，因此复习以前转科时所学知识也会对考试有所帮助。最后，要按统考复习书进行准备，这样你们会成功的。这些书中有很多与考试类似的问题，而且对问题的解释和答案也相似。

（韩艳华译　王红阳校）

第2章 全科医学的定义及范畴

什么是全科医学？

全科医学又称家庭医疗，设立于1969年，作为临床二级学科，它是第20个医学专科。全科医学以服务为特征，即：

■ 基层医疗保健：是患者进入健康服务系统最先接触的专业服务及途径

■ 连续性服务：是一种从生前到死后的全过程服务

■ 综合性服务：服务对象包括所有年龄、性别、疾患类型，综合了生物临床和行为科学

■ 协调性服务：协调其他医务工作者为患者提供优先便捷的服务，负责转会诊及解释

■ 体恤性服务：以患者为中心

■ 以家庭为单位照顾：针对所有家庭成员，以家庭为背景进行服务

管理患者是全科医生必备的基本技能：全科医生每天都要接诊许多未经筛查的不明疾病的患者，并肩负着长期治疗的任务。一名理想的全科医生应负责对所有患者当前以及可能出现的健康问题进行诊治（即使这种诊治是次要的）。帮助患者走过健康服务的复杂迷宫是全科医师必须履行的职责，同时也是备受患者欢迎的角色（美国家庭医师协会网站是获取全科医学信息的极好资源，它同时也囊括大量的临床相关信息）。

全科医学是否已成功地实现了上述目标？

答案既是肯定的也是否定的。考虑到实习生的实习场所、实习目标和对全科医学的了解，如此回答问题具有一定的局限性。

从数量上看2003年大约70 000名内科医生完成了全科医

学培训，全科医学接诊量是基层医疗保健就诊量的50%。然而，从总体上看，与其他专业相比，20年来基础医疗保健从业人员只有少许增加。在美国，每1 000人拥有的非基层医疗保健专家的数量将近是基层医疗保健医师的两倍。

从质量上看，基层医疗保健体系的运行已为健康和经济方面带来了益处。然而，有充分证据表明美国的健康体系与基层医疗保健体系并不配套。与同等的工业化国家相比，在几个关键指标上我们的健康保健所取得的成果并不令人满意。另外，近来关于美国基层医疗保健的研究显示，在实现连续性服务、以患者为中心服务以及以人为本的服务目标上尚有较大的发展余地。在二级学科日渐成熟、日渐重要的时代有必要重申家庭医学的重要性。

全科医学与其他基层医疗保健专业相比有哪些差异？

如果不是执业地点被限定在特定领域，除年龄外全科医学在许多方面与其他基层医疗保健专业相似。然而总的来说，全科医学涉及更多的操作（如注射、皮肤伤口的清创术和活组织检查技术）；精神保健（如指导、心理暗示）；妇科学（如宫颈刮片、避孕；性传播疾病）；整形外科学；产科学（大约占全科医生的25%）和为青少年服务。

全科医生似乎应成为全能专家，一名全科医生有可能成为名副其实的全能专家吗？

了解你自身的不足是关键。重要的是全科医师是各种问题的处理者而不是专家。全科医生遇到问题时可请进来（会诊），也可走出去（转诊）。优秀网上资源的相关论文和电子图书可成为全科医生的智慧之源。大多数全科医生是以团队方式进行工作，他们之间相互协作，取长补短，共同完成各项操作。几项研究指出，针对某单一疾病的服务（如糖尿病）要优于全科服务。然而，这些研究并不是对所有病种都进行了研究，而且很难确保有同样的对照人群。最后，过去30年的研究和经验显示全科医生在工作中为患者提供了一视同仁的服务。

医院为全科医生提供了哪些优先权?

不同医院全科医生享有的优先权不尽相同，但一般来说全科医生比其他基层保健医生享有优先权。通常享有CCU、ICU和基础 OB 特权。大多数医院均设有单独的全科医学科。

全科医生可以开展哪些技术操作?

大多数全科医生可以开展简单的皮肤手术、腱鞘注射、腰椎穿刺、子宫内膜诊刮术、简单的关节固定、裂伤的修补和疣切除术等。有些还可开展阴道镜检查、结肠镜检查、乙状结肠镜检查、输精管切除术、针灸、镶牙、喉镜和骨科手术等。

全科医生在有限的领域可以培养专长吗?

全科医生的灵活性很重要。老年医学、运动医学和青少年医学都要有正式认证。有些全科医生已将执业范围局限在老年病学、中学、大学、职业健康或其他领域。这一点背离了本章开始所列出的全科医学的综合特征，但却证明了全科医生能在社区中承担重要的能满足社区需要的角色。

关 键 点

- 全科医学在健康服务体系中充当着非同寻常的重要角色。
- 全科医学的目标是通过广泛、多学科的视角，在病人患病时（不可避免）或健康（可能患病）时提供整体的服务。
- 当考虑到全科医学所提供的服务质量和回报时，就不会存在“我永远也不能成为专家”这样的担心。

参考文献

Phillips RL, Starfield D: Why does a U.S. primary care physician workforce crisis matter? Am Fam Physician 68:1494-1498, 2003.

相关网站

http://www.aafp.org

（马建忠译　元小冬校）

第3章　医学生在全科医学实习期间的职责

全科医学实习与住院实习或专科实习有何不同？

与住院实习或专科实习不同（患者因1～2个问题就诊），全科医学实习面对的患者各不相同，且患者常因多个复杂的医学和心理学问题而就诊。此外，还要面临全面卫生保健的挑战——危险因素的识别、疾病的预防和健康促进——而这些都要在相当短的就诊期间内完成。开始时完成这些工作对于实习生似乎是非常困难的，特别是转科初期。然而，在全科医学实习中，通过组织安排和实践，学生可以掌握应对和处理这些挑战的技能。

接诊时如何获取病史、完成体检？

初诊患者的病史资料可以通过2～3次就诊而收集完善。每次就诊开始时先询问一些患者认为重要的问题。在倾听患者叙述的同时可询问其他健康方面的需求，例如近期健康状况、慢性疾病病情等。当了解患者所关心的问题之后，医学生必须确定重点（一种内在的脑力工作），明确本次就诊需解决的问题。与初诊患者首次接触的目标是建立一种和谐的关系，了解患者的病痛，并确保患者再次来诊进行随访。

体格检查的重点取决于患者的主诉，例如患者主诉下背部疼痛，就没有必要做头颅五官检查。如果患者所患慢性疾病病情平稳，急性疾病似乎较为严重，那么此次就诊就可以用较短的时间来关注慢性疾病。如果更为详细的心理或健康相关行为的信息有助于患者病情的诊治，那么，获取此信息是很重要的；例如：如果患者诉上腹痛，应询问患者是否饮酒、有无应激情况。

对于初诊患者要获取完整的病史，包括家族史和遗传史、社会史、既往病史和健康相关行为（HRB），并开始着手全面的体格检查。实习结束时，学生应能够在30分钟内完成初诊患者的病史采集和体格检查。

如何向教师汇报？

在与带教老师初次会见时，要向他们请教如何汇报患者的情况。在获取病史和完成体检后向老师汇报病情之前，利用几分钟的时间来理顺思路，然后以条理清晰、重点突出的方式来汇报。在汇报中应包括鉴别诊断，必要时可以说“我不知道”(如果这是以医学知识作为基础)。你的带教老师也可能说“我不知道”。这是你在网上或教科书中查阅信息的好机会，并在下次值班时把这些信息告知教师。这种行为是向带教老师进行反馈的一种方式——并证明你是一位渴求知识的自学者。

怎样做记录？

在接诊期间以SOAP（主观资料（Subjective)、客观资料(Objective)、评估（Assessment）和计划（Plan)）形式有针对性地书写记录。针对每一个问题的计划包括：诊断计划（检查)、治疗计划（处方）和患者教育（忠告）。在与患者讨论这些问题之前，必须向带教老师汇报，因为这些涉及费用、患者服务和风险问题，并且在法律上是带教老师对患者负责。要掌握书写门诊处方（由带教老师签字)，所有记录和处方都要让你的带教老师仔细审查并签字。

如何获取有价值的信息反馈？

在实习期间应定期听取反馈意见，并在每一实习阶段结束时，就特殊问题向带教老师征求意见：“我怎样才能提高汇报/记录水平？”“怎样才能更有效地利用时间？”“怎样才能做好膝关节检查？”适当的时候也要给带教老师一些信息反馈。“希望您能帮助我预习膝关节检查方法”，要让教师了解你的要求：“我知道您很忙，但能抽个时间做一次心脏体检吗？”

如何对患者进行随访？

对患者进行随访是所有临床工作尤其是全科医学的一项重要原则。开具各项检查时，应告知患者你将于何时、用何种方式通知其检查结果——不管是通过电话、电子邮件、信函还是通过随诊。仔细核对你所开具的检查结果。在实习初期，学生对各种检查结果的意义以及患者需要什么样的随诊都没有确切的把握，要和带教老师商讨这些问题。要与带教老师分析所有的异常结果。定期随访是了解连续性服务的重要性和益处的有效途径。

什么时间阅读？阅读哪些内容？

尽管全科医学实习所需时间比住院轮转花费的时间要少，但是要在二次接诊之间阅读或获取信息还是非常困难的。要提前到达诊所，在接诊之前查阅你将接诊患者的资料。通过全科医学或基层保健及网上资源或教科书，预习当日可能遇到患者所患疾病的特点及所需的体格检查。

参考文献

Rodnick J, Heineken P, Shore W: The Tree of Data Gathering: The Medical History, Physical Examination and Write-up, 5th ed. San Francisco: University of California Press, 1999.

（韩艳华译　张慧莉校）

第4章　面对诊所/面对实践/面对社会

如何逐步了解带教老师？

当你收到关于全科医学实习的安排通知时，要注意与你的带教老师和诊所进行联系的有关条款。与在医院实习常与众多住院医师一同工作相比，在全科医学实习时，你几乎经常独自与全科执业医师在他们的诊所工作。你第一次去诊所一定要早到，这样才能与带教老师相见。在此次“要认识你”的会见中，要阐述一下你的实习目标，询问一下诊所的运行情况，告诉老师你的兴趣所在和个人背景资料，并询问老师的兴趣所在和医疗范围以外的生活情况。

在此次商讨中，询问带教老师对你在诊所里的言行有何要求；例如，他（她）喜欢何种称谓（医生或直呼其名），希望学生如何与患者接触（学生是否先到达并介绍自己还是由老师或是诊所的工作人员进行介绍）以及希望你如何汇报患者情况（如果老师正在为患者检查你是否应该打断他还是等到他检查完为止？）。还应问老师他（她）是否愿意与你一起去体检室详细回顾病史和体检结果（学生应鼓励老师这样做）。当你遇到难题需要帮助时怎么办？如何获得反馈？在实习开始时就咨询并弄清这些问题，可以减少在未来实习中可能出现的误会和不切实际的期望。

如何逐步了解工作人员？

在全科医学诊所里，工作人员负责患者的流程工作并承担办公室的职能。在带教老师诊所里的每一位工作人员都是健康保健队伍的重要成员。让学生留在诊所实习是由带教老师单独决定的，工作人员可能会觉得学生在繁忙的诊所里实习会妨碍诊疗工作。正是因为这个原因，以及你想成为诊所健康保健团队的成员之一，花费一些时间逐步了解全体工作人员并与他们建立积极的职业关系是很重要也是很恰当的。

在进入诊所的第一天，你要向全体工作人员作自我介绍并询问他们的工作和专业情况、希望别人怎样称呼他们（名字或专业头衔），在诊所工作时如何帮助他们。要以尊敬的态度，有修养的举止，用专业术语与他们进行交谈。已经工作了一段时间的医务人员常有丰富的患者经验、社区信息和医疗实践信息。向他们征求有关如何成为诊所一员的建议及指导，适当的时候诚恳地向他们请教患者的情况。

记住，当别人在办公室帮助你后不能太过频繁地说“谢谢”。当你实习结束时，可考虑留一个写有“谢谢你”的便条给诊所的工作人员。这不仅表达了你对他们帮助的感激，还为将来的学生能够受到欢迎铺平了道路。

如何逐步了解社区？

与其他科实习生相比，全科实习安排在社区和医学院以外。在医疗过程中所见的患者都来自周围的社区。如果可能，应在实习之前就应尽可能获取社区的人口信息，如人口数量、种族/文化组成、任何已知的健康问题或环境危害等。这些信息可以从当地健康部门的网上获取。如果你的实习要求有社区计划方案，这些信息会对你有所帮助。

在你与老师和诊所工作人员初次讨论时，要询问在医疗过程中所见患者的构成情况，如性别、年龄、种族和文化背景、讲述的语种和社会经济状况以及其他问题。在社区花费一定的时间是很有帮助的。你可以通过社区走访和驱车访问来了解社区。在进行走访时，对你在社区所见到的要保持敏感。注意住房条件、邻居看起来是否安全、公共运输入口、诊所的停车场入口、公园（人们经常锻炼的地方）、是否有全天服务的杂货商店（患者可以得到你所开具的处方药）、学校，以及你是否看见人们从邻居家出来。当患者来诊所就诊时这些经验对于你理解他们的经历很重要。如安全且有机会，可在诊所之外的社区与人进行谈话以较好地了解健康照顾问题及根源。你可以通过和患者及社区中的居民、来访的社区代表和领导谈话来完成这些“主要信息提供者的采访”。

（韩艳华译 张慧莉校）

第5章 家庭的定义

什么是家庭？

不同的作者从能够反映他们的学术范畴、理论框架和所研究家庭问题的不同角度来定义家庭。综合起来，这些定义强调了以多人组成为特征的家庭的基本属性。

家庭是基本的社会单元。家庭是一种重要的社会文化机构，人类每一个社会都制定了传统的规定和禁令来确保家庭能履行其生物学和适应社会文化的功能。家庭是每个人最早接触的社会环境，也是身体、精神、情感、智力、心理成长的重要源泉。

就其社会功能而言，家庭也是一个功能单元，它承担了：①满足家庭成员爱和亲情的需要；②满足了夫妻双方性的需要；③保证繁衍后代；④保护和抚育子女；⑤构建自给自足的经济单元。

就生物、心理、血缘方面而言，家庭是个遗传单元，是身体和行为方式产生的根基所在。此外，家庭中的血缘关系对于我们的思想、行为有深远的影响，并持续至我们生命的终结。

家庭是人类社会中最强烈的情感单元，它既能提供强大的情感支持又能带来巨大悲痛。

家庭是一个动态变化的单元。变化是必然的，并且在家庭生命周期中变化是可以预见的，每一阶段均要面临新的挑战。家庭是存在于大的文化氛围之中的，因而要面对在文化氛围内发生的影响其自身功能、威胁其健康和存在的某些变化。

家庭是一个永恒的单元，在有史料记载之前即已存在，并且在不断成功地适应历史多重变迁和压力的同时不断向前发展。

家庭背景的含义

国际基础保健医学命名学会要求临床医生以家庭为背景开展医疗工作。如何对“家庭背景”进行定义？首字母缩写CHERESH有助于记忆其组成要素，即C-文化（Culture）、H-家庭环境（Home）、E-经济状况（Economic）、R-宗教（Religion）、E-教育（Education）、S-家庭系统动态学（System dynamics）、H-健康服务资源（Healthcare resources）。

家庭文化的重点是家庭的国籍、种族、信仰和源于其影响的行为方式。

家庭环境包括家庭在社区的自然位置，邻里关系，居住类型，住房情况，以及家中进行的活动。在收集这些信息的同时，医生应询问在家中是否有安全感，在家庭环境中是否有危险举止和行动。

经济状况包括家庭收入、家庭储蓄、家庭成员就业情况、是否有人身或财产保险以备不测。

宗教信仰是家庭文化和家族史的重要部分。了解一个家庭是否信仰宗教以及该宗教对其家庭生活造成的影响有助于医生了解能对家庭保健服务产生影响的信仰体系，并确定家庭是否具有驾驭危机的精神资源。

教育有助于对家庭进行释义。通过家庭成员尤其是成年家庭成员来了解家庭受教育的最高水平，有助于医生更有效地和家庭进行沟通。家庭成员受教育的程度与健康服务的成果和资源的利用呈正相关。

家庭系统动态学指的是家庭习惯、角色、家庭成员之间的关系。冲突在哪里？关系密切吗？家庭成员之间能够互相愉悦，相互依靠，互相尊重，共同娱乐吗？他们能进行有效的沟通吗？能对各自的行为负责吗？适应变化和挑战方面的灵活性如何？（参见49章有关家庭动态系统的更多讨论）

家庭医疗保健资源是多样化的。家庭拥有家庭医生——一种普通的基层医疗保健资源吗？他们有健康保险吗？如果有，保险的覆盖率有多大？

参考文献

Campbell TL, McDaniel SH, Seaburn DB: The family system. In Mengel MB, Holleman WL, Fields SA (eds): Fundamentals of Clinical Practice, 2nd ed. New York: Kluwer Academic/Plenum Publishers, 2002.

Rodgers RH: Family Interaction and Transaction: The Developmental Approach. Englewood Cliffs, N.J.: Prentice-Hall, 1973.

（侯灵彤译 蒲景环校）

第6章　以患者为中心的沟通

为什么沟通很重要？

在全科医生实践中，沟通是一个必要条件。在实践中仅通过病史可对 80% 的疾病做出最终诊断。聆听患者诉说可增进患者的信任和满意度。误诊误治与沟通不良有关，即使在诊断复杂疾病时也是如此。患者对医生的满意程度直接与医生的沟通质量有关。

全科医生接诊的目的是什么？

全科医生接诊的目的不仅仅是搜集信息，它包括有效的信息交换。通过接诊将与患者建立起一种信赖的关系，接诊具有情感和鼓励两方面的潜在治疗作用。应把接诊看作一个过程，在这一过程中应主动去发现同患者进行有效沟通应做哪些工作。

除了医学知识外，人们期望从医生那里得到什么？

人们希望医生以平等的方式和他们谈话，倾听他们的所说，询问并回答各种问题，把病情解释清楚，允许患者参与治疗决策。

什么是以患者为中心的卫生服务？

以患者为中心的卫生服务是一种与患者沟通，作出临床诊断的方法。正确的做法是要按一定接诊方式与患者达成共识。共识意味着医患双方的需求是一致的，考虑到患者的意愿和切实遵从治疗方案的能力，医患者之间应就治疗计划进行协商。对医生而言，要在生物医学和基础疾病的背景下完成这些工作。相比之下患者则更关注健康和疾病对个人和家庭背景的影响。为了提供以患者为中心的服务，你应探讨患者的期望，信仰和对健康及疾病的关注，包括患者愿意选择的治疗方案。你必须充分地了解背景因素包括家庭、工作、文化、性别、年龄、社会经济问题和精神追求等。以患者为中心的服务，包含了高度尊重患者自主权。你应鼓励患者参与决策，最大程度地满足患者的愿望。

应如何开始接诊?接诊的内容有哪些?

在进入诊室之前准备工作已经开始。浏览一下表格，确定先要讨论的话题。因患者不同优先讨论的话题可有一定的差异，而且可以和患者协商。在接诊前先确保做好身体及心理方面的准备，在敲门之前停一下以使自己保持镇静。深呼吸并开始面对患者。首先正式地向患者介绍自己，而不是询问其它问题，进行自我介绍，并确定患者是否对你的学识感到满意。但最先的诊治决策应由带教老师决定。

接诊的主要内容包括建立信赖关系、协商机制，以及应用恰当的技巧完成接诊工作。当相互交换信息以后，应就相关问题提出自己的看法并与带教老师和患者进行讨论，在场的其他人员如患者家属也必须参与讨论。

最后要得出结论并给予指导，但令人惊讶的是，医生通常不按照要求去做或敷衍了事。除接诊结束时给予的建议外，患者很少记住其他时间内给予的建议。接诊的最后一步是评估患者对随访服务的理解和安排。

如何成为一名好的倾听者?

良好沟通的最大障碍是缺乏倾听技能。如果你确信自己对患者足够关注，那么你会成为一名好的倾听者。但同时，你务必全神贯注，而不是想着个人的事情或其他事。下一章讲述的非语言技巧具有非常重要的作用，它可创造一个患者感觉被认真倾听的良好环境。医学生在沟通能力方面会有差异，甚至可能认为医务人员高于患者。干扰患者讲话与沟通能力的差异有关。务必确保遵循以患者为中心的法规，平等地交流。控制自己对患者的打扰。

如何取得患者的合作？

这是一项策略问题，因为合作即意味着患者要按你的要求去做。除此之外，你还要寻求与更多的患者建立合作关系——伙伴关系。如果患者信任你，认识到你是一个热情、有同情心的人，并且相信你已充分地了解了他的病情，患者会与你合作。只有让患者认为你已经充分了解了他的病情，否则患者不会按你的要求去做。除非你清楚地了解患者的病情和背景，并依此适当调整就诊方案，否则不要期待建议起任何作用。

如何知道正在与患者成功交流？

成功的接诊包括为正确诊断而收集到的信息，医患之间建立起信任关系。如果你和患者都清楚你的作用和责任，且同意你的计划，则表明事情进展顺利。并非总是要让医患均感到满意或高兴，但这是你在接诊时的一个目标。

告知患者检查结果的最佳方式是什么？

实际上在与患者讨论检测目的、潜在价值和申请检查项目时，有关检查效果的交流就开始了，让患者知道什么是问题，以什么方式可以得到检测效果，明确他们愿意与谁讨论这些结果。你要与带教老师回顾检查的合理性，并准备用非专业术语讨论检查结果的准确性和应用价值。在诊所，正常的检查结果可以邮寄给患者，对于住院患者你应该每天向他们通报结果。一定要应用简洁能让患者理解的语言进行交流。开始时先询问患者是否还记得为什么进行检查。一定要检查患者的理解能力，并观察结果对患者的影响。

如何表达坏消息？

预料出现坏消息的患者可能会向你询问，如果你没有迅速告知一切正常，则患者会想到是一个坏结果。然后，你尽力帮助他们接受这一事实。对于没有预料出现坏消息的患者，合理的方法是提醒患者此次检查的目的或询问患者对就诊时所发生的一切是怎样理解的。随后，你应询问患者对坏消息是否有思想准备。患者的反应可能是不愿意，希望等一会，或希望有家庭成员在场。简单、简练和直接陈述是最好的方式。可按以下形式表达："很遗憾，这项检查（检查项目名称）显示（结果）可能是某种情况（病情）。"

每个人都需要时间去接受坏消息，停顿和等待，即使沉默数分钟也是可取的。你可能希望患者发泄强烈的情绪，除了面对这些情绪并表达你对患者的关心外，你不必做任何事，即使患者将你或其他医务人员作为发泄对象时，你也必须接受，并给予患者恰当的安慰。患者可能询问一些问题或以后再咨询。如果你不知道答案，要尽力寻找答案。你应让患者知道你不仅愿意回答这些问题，而且在患者得知坏消息之后有问题要问是符合情理的，你会尽力回答这些问题。对于非常严重的坏消息应制定以后进一步讨论的计划。

迟到时应如何处理？

某一天你可能会迟到，通常如果患者在诊室内等待超过 20 分钟时，你的带教医生可能按规定告知患者因工作你要晚到。如果迟到，你应主动告知患者，承认给患者带来不便，并说明原因及地点。应感谢患者的耐心等待。

如何道歉？

一旦做错事，及时道歉有非常好的效果，一定要承认错误并改正错误。

常用的接诊技巧有哪些？

在前面的课程中学习了一定的接诊技巧，特别是知道了对各种问题进行广泛讨论和为患者安排议程的重要性，并且也已经知道，目前对各种问题并没有进行广泛的讨论，而只是用单词或简短的语句来回答问题。这种做法限制了回答的范围，而且是以医生为主导，在以后的接诊中应摒弃这种做法。对诊法不是一种冒犯行为，而是一种诚实的态度，可以去了解患者的真实情况。言行得体地指出患者病史中的差异往往很有效。沉默也是一种对诊。沉默使患者参与得更多，可以让你腾出时间来理清思路，并给患者时间注意他们的情感。认真倾听时的沉默表示尊敬。沉默应该与简洁的应答结合起来，简洁的回答是指最少的言语和与之相应的点头回答。这些会使你看起来更加和蔼。澄清问题是集中精力理解患者陈述本质的一种尝试。反复保证是一种深思熟虑的、能够获得支持并具有一定亲情的陈述。但是，保证应该准确、真诚，并且要以事实为依据。总结是一种条理化的陈述形式，通过这种方式可汇总沟通的内容、主要的感情及思路。

应掌握哪些非语言的沟通技能？

记住下面的首字母缩写SOFTEN：微笑（Smile），开诚公布（Open posture），前倾姿势（Forward lean），地点(Territory)，目视（Eye contact），点头（Nod）。

如果没有良好的非语言技巧，即使最鲜明和最言简意赅的陈述也将是无效的，而且可能引起误解，在非语言层面上也可以交流个人的看法和情感。这种交流在医生出现时就已经开始，并被看作是信心和关心的一种展示。患者更喜欢医生穿着白大衣，而且他们认为穿白大衣的医生要比不穿白大衣的医生更加出色。

非口头交流可能对口头的交流起强调或否认作用。人们很少对非口头交流加以控制。因此，非口头交流通常更加真诚。尽管患者对微笑是否真诚没有把握，但是不真诚的微笑将最终导致难以建立信任关系。微笑可以缩短人与人之间的距离，有助于克服患者那些焦虑和戒备心理。患者更愿意积极接近那些面带微笑的医生。

一旦医患之间沟通非常融洽，那么医患之间就可以建立起一种稳固的、相互信赖的情感关系，相应也能建立其他类似的关系。体位可提示情感关系，患者的满意态度与医生躯体前倾并面向患者方向有关。放松、以患者为中心的医生身体常前倾20°，侧倾 10°。体位变换很常见，头偏向一侧不是矫揉造作，而是认真倾听的动作，它可以交流兴趣和注意力。

优秀的倾听者要注视说话者。目光接触不是表达情绪，而是表达真诚和思考，不认真注视被理解为缺乏关心。当理顺思路或者选择语句时，目光暂时移开是可行的。长时间的对视被认为是轻浮或者是挑逗性的。

抚触能够促进康复，没有被抚触的婴儿体质将会退化。大部分没有接受抚触的患者在离开诊室时心情不会舒畅。但是，如果不与良好的口头及非口头交流相配合，抚触可能被视为侵犯性动作。

如何提高接诊速度？

有效倾听——这样就可以使患者轻松自在地提供病史，这往往要比医生勉强的封闭式的接诊快得多。避免打断患者的谈话，让患者自己叙述病史。注意谈话的形式，以免医患双方感到疑惑不解。在接诊的开始，要对患者讲清楚此次接诊的目的以使患者明白需要向医生提供什么样的信息。你还需要和患者针对当天将要解决的症状和问题进行协商。让患者因不太紧迫的问题而再次就诊通常是有帮助的，有时也是必要的。绝大多数执业医生都知道哪类患者需花费更多的时间。在这方面带教老师会给你提供建议。有些接诊是例行公事，而另外一些则非同寻常，需花费更多的时间。两种方式均需尝试。

参考文献

Makoul G, Lang F, et al.: Essential elements of communication in medical encounters: The Kalamazoo Consensus Statement. Acad Med, 76:390-393, 2001.

相关网站

Bayer Institute for Healthcare Communication *http://www.*

bayerinstitute.com
American Academy on Physician and Patient *http://www.physicianpatient.org*

（刘雪梅译　杨小星校）

第7章　学习计划

学习计划是什么？

学习计划是与上级医师商定的教育培训计划，这一计划明确了学习期间需要掌握该领域的知识、技能以及态度，这是一种过程，它能帮助你进行自我完善，并满足自己的学习需要。你可能已经制定了计划，要将你的精力集中于某一特殊的知识领域，比如治疗腰痛，或者是一种技能，如解读EKG；更多的挑战是与态度和价值有关的目标。接诊患者时让其表达自己认为所面临的问题可揭示其文化背景。对于每个已确定的领域，应制定一个计划以实现其目标，包括为实现该目标应采取的措施。

学习计划应该包括哪些内容？

第一步，在课业目标范围内，你应该明确需要学习的专业知识，明确哪些是薄弱环节或哪些是你感兴趣的方面。这个计划通常包括以下几点：

■ 你计划完成什么——你的目标，这些计划应条理清楚，以便能检测完成情况；

■ 你计划如何完成目标——你将采用的方法以及你的实际行动；

■ 收集显示你已经完成目标的证据；

■ 以批判的眼光来评价自己取得的成就。

这个学习计划应该列出自己的姓名、课业内容和实现目标的时间表。可以用简单的表格方式列出计划，在表格中列出前面所述的各项要求，如：

这种表格计划可使你和上级医师制定并调整计划，也可以监督进程，并完成最后的评估；也可考虑使用数据软件模型，软件具有下列优点：学生和上级医师可以通过网络进行交流，学生：　　　　　　　　　　　　　指导教师：
课程：　　　　　　　　　　　　　日期：

学习目的	资源行动	文献	评估标准

讨论下一步的安排和最终评估。另外可创建一个“学习文件夹”，文件夹可帮助你统筹整个学习计划并安排帮助临床能力提高的进程。

完成学习计划能帮助掌握应学的知识吗？

首先而且重要的是，作为一个成年学习者应有一个学习计划，这一学习计划确保你对自己的学习负责，并且让你成为一个有思考能力的学习者。在每次的学习经历中，将你的精力集中在最需要学习的内容上。也为你提供了继续在校外自习的学习方法。在实习期间最直接的是，一份学习计划能帮助你在繁忙的临床工作中将精力用在你亟需了解的方面，也为你和带教老师制定对你更为有益的学习计划提供了保障。

在学习的任何阶段均可使用学习计划。要有计划的在专科针对专门问题进行实习，这可使你的实习经历更加有意义，对你的学习生涯更有帮助。

参考文献

Anderson G, Boud D, Sampson J: Learning Contracts. London: Kogan Page, 1996.

Cohen EB: Electronic learning contracts. Acad Med 17(5):529, 1996.

Knowles MS, Horton EF, Swanson RA: The Adult Learner. Houston: Gulf Publishing, 1998.

McDermott M, McGrae C, Raymond H, Stille F, et al.: Use of learning contracts in an office-based primary care clerkship. Med Educ 33: 374-381, 1999.

Stanton F, Grant J: Approaches to experiential learning, course delivery, and validation in medicine. Med Educ 33:282-297, 1999.

（刘雪梅译　蒲景环校）

第 8 章 生物－心理－社会医学模式

什么是生物－心理－社会医学模式？

直到20世纪70年代，生物医学模式仍是医学院校教学的主流概念体系，它的建立是基于疾病可以用可测量的生物变量为基础进行解释。相应的，治疗措施也是以生物生理学因素为目标而制定的。但是这种简单的模式与医生的医疗实践、患者的真实体验经常脱节。一直以来，医生就认识到不仅仅是生物学因素对患者的生命在起作用，在疾病的病因学及患者对疾病的反应方面，生理（认知和情感）因素、社会（家庭、社区、经济）文化和精神因素也起着重要的作用。

在过去的 25 年里生物－心理－社会医学模式已成为全科医学的主体概念体系，但在所有初级保健领域尚未达到这一水平。对于了解疾病的病原学、起病情况、病程以及预后来说它是一个整体框架体系。这种模式来源于广义的系统论，即认为生命是由亚原子到生态系统在不同水平相互交叉组成的（如框 8-1 示）。每一体系层次又具有各自的特点并受一定的规律支配，形成动态平衡系统。系统通过正负反馈形成环形信息回路并不断纠正偏差而维持平衡。当需要发生变化时，系统可以超越不同的阶段并最终建立新的平衡。

当系统失去平衡时就出现症状。系统内各个水平是相互关联的，因此有时很难甚至不可能指出独立于其他各系统影响之外的单一或多个致病因素。

生物－心理－社会医学模式是如何影响评估、诊断和治疗的？

由于临床问题被认为是多变量相互作用的结果，评估（病史、体征、实验室检查及诊断过程）应该反映生物－心理－社会领域的调查结果。

框 8-1 系统分类

- 生物圈（生物系统）
- 社会 / 民族
- 文化 / 亚文化
- 社区
- 家庭
- 两个人
- 一个人
- 神经系统
- 器官 / 器官系统
- 组织
- 细胞
- 细胞器
- 分子
- 原子
- 亚原子粒子（质子、中子）

在门诊就诊和接待患者时如何适应生物－心理－社会医学模式？

通常情况下就诊时间在10～30分钟之间。这个时间相当短，尤其当主诉源于生物－心理－社会因素之间复杂的相互作用时。用多少时间去了解这些因素，主要取决于这些问题是急性的还是慢性的以及紧急程度或严重程度。实习生最紧迫的任务是帮助上级医师查找有助于减轻病痛或预防病情急剧恶化的信息。但是，在复杂的疾病或慢性病时寻找生物－心理－社会因素可能会耗时费力。你必须在接访患者或家属前列出需要优先讨论的事项。例如支气管炎和哮喘患者，她也许是个吸烟者，或者家里有吸烟者。帮助患者控制急性发作，保持呼吸顺畅是关键。同时应强调尽早使患者远离有烟环境。

应向患者询问哪些问题？

按照第六章提供的建议并进行一般性询问，必要时也可有针对性地询问一些问题，有助于明确促进病情发展、恶化或改善的各种因素。询问一些能表达患者或家属观点的问题有利于进一步加强生物－心理－社会模式对疾病的解释。好的提问方式有以下几种：

你认为引起这个问题的原因是什么？

生活中有哪些因素使你的症状加剧或是改善吗？

这一问题对你的生活（如家庭、生活起居、处理事物等）有何影响或如何受生活影响？

有时身体对生活中发生的事件产生应答——提示我们一些事情出错了，你出现过这种情况吗？

发生这类问题可能会造成很多困难，特别是生活中还有很多其他事情要办。发生的这些事件会给你的保健造成困难吗？（或为治疗疾病需要做一些事情吗？）

生物－心理－社会医学模式如何影响治疗？

由于生物、解剖和（或）生理状况方面的原因，一些心理因素很难甚至不可能改变。要与患者和（或）家属进行协商改变那些可变且与当前疾病有关的因素。这要从整体角度帮助患者正确认识目前疾病的开始。

关 键 点

- 生物－心理－社会医学模式是以广义系统论为基础的，其中包括临床问题是多个系统水平变量相互作用的结果。
- 这一模式为全科医生诊断和治疗常见病提供了综合的思维方法。
- 正确的评价和治疗取决于医生和患者（适宜时与家属）讨论各种问题和协商治疗方案。

（孙 尧译 段和力校）

第9章　全科医学中的疾病预防

全科医学是关于人际关系的学科，特别是涉及照顾患者时。大多数全科医师以对待自己配偶和母亲的方式对待自己的患者。基于此，预防医学是全科医学的一个主要组成部分。

在对心脏病患者的治疗培训中更应强调预防心脏病发作。许多疾病是完全可以预防的，有些虽无法预防但可以控制并发症的发生。在一些方面我们已取得了成功，但在其他方面仍有一定的困难。医患关系是创造良好治疗环境的首要条件。

预防医学包括三个范围宽广的领域：健康咨询或促进、疾病监控和筛查以及包括免疫接种在内的疾病预防。

健康促进或咨询

健康咨询是全科医生教育任务的重要组成部分，这取决于患者的年龄和医疗条件。劝说病人戒烟，保持理想体重，合理饮食，规律运动，以及其它生活方式方面的建议是以特定的生活方式改变可降低获得性疾病的危险或增加总体健康水平这一证据为基础的。美国预防医学特别委员会是一个制定循证医学指南的修订委员会，许多其他独立的组织也制定预防指南。这些指南中有些有证据基础，而另外一些则仅是这些组织中决策制定者或医师的简单看法。美国预防医学特别委员会的建议可以从因特网上找到，网址是http: //www.ahrq.gov/clinic/prevenix.htm。

疾病监控或筛查

疾病监控或筛查也应基于已发表的最佳的医学证据，在预防医学领域仍存在较多争议。尽管美国预防医学特别委员会的指南是以循证医学为基础的，但仍有许多组织对多项筛查项目持有异议。筛查的目的是为了发现具有患某一疾病危险的所有患者并尽可能减少被错列入危险对象患者的数目。推广应用的筛查实验包括有：结肠镜筛检结肠癌，抑郁症的临床评估，宫颈刮片筛查宫颈癌，乳房X线片筛查乳腺癌，以及衣原体感染的实验室筛检。其中有些是面向高危人群推广使用的——如衣原体筛查只用于26岁以下有不洁性生活的女性；其它也有向较大群体推广应用的，如在所有成年人中进行抑郁症筛查。一些针对某一患者的筛查实验尚需做进一步的讨论和申请。对于某一个体来说拒绝一些筛检实验也是很合乎情理的。出色的全科医生会指导并帮助患者做出最佳选择。

疾病预防

疾病预防有许多形式。免疫接种可能是最明显的疾病预防方式。美国疾控中心（CDC）预防接种实施顾问委员会制定国家预防接种指南，其最新指南可从http://www.cdc.gov/nip/publications/acip-list.htm上查到。在美国，新生儿在常规的健康门诊需接受4～5种疫苗接种，生长发育阶段还要复种并定期检查。儿童接种率已相当高，因为预防接种对于儿童入学来说是必需的。成人常不按时接种所推荐的疫苗注射，人们经常忘了天花、流感、肺炎的疫苗也同样推荐成人接种。

疾病预防也包括治疗一些有使患者发生更严重疾病危险的疾患。我们治疗高血压主要是降低卒中的危险或晚期的心脏损害。其它疾病也可用同样的方法处理，包括高血脂、糖尿病、链球菌咽炎。这就是通常所说的二级预防。二级预防是指治疗现有疾病以预防并发症。二级预防的两个实例是在癌变前切除结肠息肉或在发生浸润性癌之前治疗宫颈异常。

疾病预防分为一级预防、二级预防、三级预防。一级预防实际上是指健康促进和免疫接种，例如医生帮助吸烟者在肺损害尚未发展至肺气肿之前禁烟。当然，医师也要帮助患者在出现肺气肿症状之后放弃吸烟。这就是真正的三级预防，其目的是防止疾病继续恶化。三级预防主要致力于提高患病患者的生活质量，其他的范例包括“充血性心衰”、慢性疼痛和关节炎的治疗。

医疗保健形式很大程度上还受疾病的症状和治疗所局限，但全科医师应力求在接访中增加额外的一两分钟进行健康教育、疾病筛查、鼓励、劝说、支持病人在延长寿命健康地生存方面所做的努力。美国人的寿命正在延长，但延长生命期间的健康也受到了挑战。1994年开始，全民预防实施计划起步，试图为全科医师提供一些预防性的方法，他们在网站http://www.ahrq.gov/clinic/ppipix.htm上罗列了许多这样的方法。基于年龄的临床指南特别有助于预防性干预措施的快速查阅。其它的工具包括政府公告、流程图表、宣传教育材料和预防医学临床医师手册。

现在绝大多数电子医学病例也包括提示向患者提供预防服务，锻炼处方或其它有益的运动处方是全科医师案头必备的。一些地方机构可提供许多有益的服务、锻炼计划、可信的治疗和检查。国家的广告宣传活动用于提高乳房摄片、宫颈涂片、前列腺癌的筛查。尽管许多个人的努力获得了成功，但社会应对疾病的预防更加关注。在帮助患者健康生存方面，全科医师必须承担主导作用。

（段和力译　王大力校）

第10章 远程信息获取

在提供服务时，如何以患者为中心获取信息？

随着科学技术的进步，现代医学服务要求医生提供最新的以证据为基础的医疗服务。医务工作者必须迅速高效地整理日益增多的基础医学知识，并将其应用于以患者为中心的服务之中。信息掌握与循证医学实践相结合的定义为以最小的付出获取高效的与特定患者相关的信息。在服务时获取信息是指在诊室通过联网电脑、手提电脑或其他途径为患者获取正确信息的能力。

以患者为中心的服务是指综合患者对疾患的理解与患者共同制定服务计划的能力。如果在思想上达不到完全统一，技术问题会成为以患者为中心服务的障碍，如果思想上达成了一致，技术可强化和调整对患者特殊需求所做出的反应。

掌握这些技巧有哪些重要性？

医务工作者获取信息的技巧有助于提高服务的总体质量、降低服务费用并增加患者和医生的满意度。1986年发表了约100篇随机对照试验研究的文章，到1995年，每年发表的文章已超过10 000篇，此后年发表论文数显著增加，这体现了与日常患者服务相关信息的爆炸。与此同时医师也面临减少医疗差错、提供以证据为基础的服务以及重视个体化需要的挑战。迎接这些挑战的唯一途径就是慎重地利用这些电子资源。在为患者服务的各个方面，医务工作者一直在努力以顺应潮流。1999年的一项研究表明，每10位患者平均要向全科医生提出3.2个问题，其中有80%能及时做出合理的解答，而36%是通过适时查询得到的答案。

掌握信息如何改善服务？

良好的EBM资源可提供最新的有价值的贴近服务的信息。这些信息应包括有助于诊断的资料，例如某些诊断性研究的相关效用以及最佳治疗选择。可以有多种方式提供这些信息，包括：临床规则及数据、meta分析的摘要性述评、实践指南及建议。另外，信息的掌握者应熟悉以容易理解和对患者友善的方式提供准确的与患者相关的信息资源。这样的资源包括但不一定仅限于特定疾病信息、健康维护建议以及当地资源信息，如支持和倡导的组织。

在以患者为中心的信息获取中什么样的技巧和策略是至关重要的？

EBM的实践是掌握信息的必要组成部分。学生必须了解基本的EBM原则、潜在用途以及当前发展的局限性。学习EBM课程是获取这种技能的一种途径，许多学校提供了这些领域的培训（见框10-1）。

为了方便在临床工作中获取信息，学生应熟悉环境以确认计算机和网络接口以及软件资源。与诊所接口相兼容的资源包括方便做出医疗决策的快速的、可查找的简洁摘要。手提电脑及网络是两种以患者为中心获取信息的工具。综合资源很重要，特别是对院外患者更有帮助。

如何评估网络医学信息资源的质量？

评估信息资源的质量具有一定的困难。如果可能，仅限于查找评述性资源信息是其策略之一。有些资源根据证据的水平对资料进行分级，这有助于质量评估。在缺乏评估手段时可以用POSSE首字母缩略词评估医学文献。

- 证据是面向患者的吗？（Patient）
- 是一个很重要的结论吗？(Outcome)
- 研究的样本是多少？（Size）数据的统计和分析是否合理？（Statistic）
- 证据与临床实际/实践相关吗？（Evidence）

框 10-1 循证医学（EBM）网上信息资源

网上 EBM/ 信息掌握学习资源	
Michigan State University FP Dept.	http://www.poems.msu.edu.InfoMastery
USC Norris Medical Library	http://www.usc.edu/hsc/nml/lis/tutorials/ebm.html
Florida state University	http://www.med.fsu.edu/library/GuidelinesEBM.asp
New York Academy of Medicine	http://www.ebmny.org/teach.html
免费大容量 EBM 数据库和搜索引擎	
Oxford Center for EBM	http://www.cebm.net/toolbox.asp
Trip Database	http://www.ceres.uwcm.ac.uk/section.cfm?section=trip
Cochrane Database	http://www.cochrane.org/index2.htm
Bandolier	http://www.jr2.ox.ac.uk/bandolier
National Gudiline Clearinghouse	http://www.guideline.gov
DARE	http://nhscrd.york.ac.uk/darehp.htm
SUMsearch	http://sumsearch.uthscsa.edu

考虑研究发起者以及作者的资历和所在社会团体有助于评估医学信息的质量，网上资源至少 3 个月更新一次。

手提电脑怎么样？应该拥有一台吗？这台电脑上应该有什么？

学生们应该考虑拥有一台中高档配置的具有扩展存储功能的手提电脑。可在现行程序上更新的大容量软件资源很容易被下载，其价格和装订好的教科书相同。最低限度也应下载药物查询程序和医学计算器，同时也大力推荐EBM资源。目前许多医学院校要求学生拥有自己的手提电脑或学校为学生提供电脑。学校会经常为学生免费提供一些软件资源，并向其他使用者低价出售。近 50% 的职业医师以及超过 80% 的住院医师在为患者提供服务时使用手提电脑，这就突出了手提电脑对服务质量的价值。

在选择操作系统（掌上电脑或手提电脑）时，要考虑应与当地的医疗环境相适应，要考虑到绝大多数设备的使用期限为2～4年，住院医师的任期也会发生变化。当掌上电脑操作系统拥有最大的市场份额时，环境即发生了改变，如医院、私人诊所以及健康中心采用电子医疗记录并尽力提供手提电脑接口（见框10-2）。

框10-2 手提电脑信息资源

University of Arizona	http://educ.ahsl.arizona.edu/pda/index.htm
University of Iowa	http://www.lib.uiowa.edu/hardin/pda/resources.html#guidelines
University of Connecticut	http://library.uchc.edu/pda

关键点

- 以患者为中心获取信息是学生应掌握的重要技能。
- 在提供服务时循证医学资源可提供最新的有价值的信息。
- 在到达诊所后重要的是熟悉环境确定网站资源。
- 如果无其他的评估模式可用，可用POSSE模式评估资源的质量。

参考文献

Ely JW, Osherhoff JA, Ebell MH, et al.: Analysis of questions asked by family doctors regarding patient care. BMJ 319:358-361, 1999.

Leung GM, Johnston JM, Tin KY, et al.: Randomized controlled trial of clinical decision support tools to improve learning of evidence-based medicine in medical students. BMJ 327:1090, 2003.

Peterson MW, Rowat J, Kreiter C, Mandel J: Medical students' use of information resources: Is the digital age dawning? Aca Med 79:89-95, 2004.

White B: Making evidence-based medicine doable in everyday practice.

Family Practice Management 11:51-58, 2004.

（刘雪梅译　石丽霞校）

第11章　医学生实践技能

在全科诊所可完成哪些操作？

不同全科诊所的临床操作范围有很大差异。在全科诊所最常见的操作包括：注射、抽血、静脉输液、心电图、夹板固定以及简单的缝合术。本章将会介绍这些操作。其他诊室可提供阴道镜检查、产前检查、放射学检查、乙状结肠镜检查、肺活量测定以及踏车运动试验或其它项目检查。

是否应告之患者我是实习医生？

告诉患者你是一个医学生，并向患者解释你将和你的带教老师（可能是护士、助理医生、医生）一起完成这项操作，这是十分重要的。

一般的预防措施有哪些？

一般的预防措施是指由医护人员采取的防止疾病传播的防护措施。操作过程中，医护人员随时都有可能接触他人的血液或体液。屏蔽保护（可能包括手套、安全眼镜、面罩和实验衣）可用于防止皮肤或黏膜被血液或体液污染。当接触只限于患者完整的皮肤时（如常规胸部、腹部检查），那么这些措施是不必要的。一旦皮肤被污染，要用大量清水和肥皂清洁皮肤。眼睛或黏膜应用清水冲洗。摘掉手套后，应立即清洗双手。另外，所有锋利器械，包括针、注射器、手术刀片及玻璃载玻片等应放入认证的防锐器的容器内。最初进行如抽血或注射时戴手套也许不习惯，但为了保证安全，学会戴手套操作这些器械如同触摸静脉一样熟练是十分重要的。

如果患者在诸如抽血或注射操作中感觉眩晕或晕倒应如何处理？

血管迷走神经性反射（低血压与心动过缓反应）在常规操

作（如注射或抽血）中十分常见。如果患者诉眩晕或轻度头痛，则停止操作（如果可能），给予安慰，并且尽快地帮助患者使其处于仰卧位。如患者意识丧失应紧急呼救，实施ABC步骤急救（气道（airway）、呼吸（breathing）和循环（circulation））并尽可能使患者处于仰卧位并抬高下肢。通常这些症状将在数分钟内自行好转，可在患者仰卧位条件下重复或重试操作（如有必要）。

如果被针刺伤或其他已污染的利器所伤时应如何处理？

需立即停止操作并用大量肥皂水清洗感染区域。立即告诉你的带教老师，他能帮你评估传染性疾病（尤其是HIV和肝炎病毒）的潜在危险，并计划下一步处理措施。对有感染HIV的高危者应使用抗逆转录病毒药物，且必须于刺伤后数小时内应用以达最大疗效。

静脉穿刺

抽血的最佳部位在哪里？

最简单的答案是“有静脉的地方”，但认真地讲肘前窝通常是第一个想到的寻找“好静脉”的部位（在后面详述）。其他常见的位置包括：前臂桡侧、手背、足部和偶尔用的大中心静脉（臂、股静脉）。如果患者可用静脉很少（经常是正在接受化疗的患者或静脉药物成瘾者），切记要询问患者最好的静脉在哪里。本章我们仅介绍外周静脉。

如何选择最好的静脉？

一般而言，一条好静脉是指饱满、易触及且走行平直的静脉。不要被质地差的突出的静脉所蒙蔽——这些静脉常会在针下滚动。在分叉点（“V”点）的静脉最稳定。相似的，如果有一条明显但迂曲纤细的静脉或一条不明显但易触及、大而直的静脉，我们应选择后者。

▶ 所需物品

1．手套（非无菌的）

2．止血带

3．2 × 2 无菌纱布

4．酒精棉球（如果采血的目的是血培养应使用碘伏棉球）

5．符合要求的真空管（两套）

6．连接针头与真空的连接管

7．3套无菌静脉穿刺针，最好选择20号或22号（号越大针越细）

8．Band-Aids®（邦迪）

▶ 准备

核对患者姓名是否与检验单相符合，确定试管的编号及类型符合分析要求。操作开始前给试管贴好标签。

▶ 操作过程

1．将止血带系于患者上臂中间。最好在下面打结以便能迅速松开。

2．嘱患者握紧再松开以扩张静脉，然后确定在上臂选择的静脉。如静脉不易看见，可用指甲或笔尖在皮肤上沿静脉走行做标记，然后用酒精棉球消毒该区域。

3．戴上手套，准备好针和真空采集管。该步骤会因依据所用的是蝶形还是直行针而有所不同，无论使用何种针头，在静脉穿刺成功之前不要将针与收集管相连。

4．先告知患者，然后将针头斜面向上，沿静脉走行方向（近端）与皮肤成15°角进针。当看见针毂内有回血时，拿稳针，用另一只手将真空收集管与针头 / 连接管连接。在各种收集管采集完血标本之前，不要用消毒棉球压迫皮肤或移动针头。

5．如果无回血且血管周围无皮下出血，回撤针头，针尖至皮下，略调整方向重试一次。

6．如果开始有回血，而后血流停止，则：

a．尝试略调整方向进针；

b．略微回撤针头（有时可能被静脉瓣阻挡）；

c．如果仍无血流，移开真空管，松开止血带，拔出针头。应在其他部位重新开始。

7．如果最后的收集管接近注满时，松开止血带，当收集管注满时取下该管，将无菌纱布覆于穿刺点，然后抽出针头，立即按压穿刺点。

8．用一块Band-Aid®（邦迪）置于穿刺点（如果血流停止），务必正确处理所有利器。

注射

▶ 所需物品

1．手套

2．酒精棉签

3．合适规格的注射器

4．注射液

5．2 × 2纱布

6．针（22号或24号半英寸针适于皮下注射，22号5/8或1英寸针适合于大多数患者的肌肉注射）

7．如果有，应让患者签署知情同意书

▶ 准备

如需要，应从患者处获取同意的信息。准备带有注射液的注射器，如瓶装药物可多次使用，则用酒精棉球消毒瓶顶后仅抽取超过所需剂量0.2ml的药物。对单次使用的瓶装药物，如有必要，可全新注入注射液，然后全部抽取至注射器内。在医疗记录中，应记录产品批号、有效期以及注射部位。通常，对于婴儿和小于6岁的儿童，大腿部注射最容易，年龄较大的儿童和成人选择上臂注射。对需要大量（超过1ml）肌肉注射的患者，首选大腿部和臀肌注射。

▶ 操作过程

肌肉内注射

1．戴手套，用酒精棉球消毒注射部位。在上臂注射时选择三角肌，位于锁骨外缘下约三横指处。注射位置要低以回避肩关节和肩峰下囊。对于大腿部注射，选择大腿中部外侧。对臀部注射，选择一侧臀的外 1/4 象限内。

2．确保注射器中无空气，将针芯推至所需体积并准备注射。

3．像持标枪一样握住注射器，告知患者，然后垂直皮肤快速进针，进入肌肉——通常针头进入2/3。对非常瘦的患者，进针应稍浅，相反，对肥胖患者，则需 1.5 英寸的针头。

4．回抽针芯，如无回血，则立即较快地注射药物，然后拔出针头。如果有回血，则将针拔出 1/4英寸再重试，直至无回血时再按上述方法注射药物。

5．将用过的针头放入利器容器内。

6．用2 × 2无菌纱布压迫穿刺点，以止血（很少有出血），用邦迪贴覆盖。

皮下注射

除了用半英寸的注射针以外，其他方法与肌肉注射相同。对大于6岁的儿童和成人常选择上臂后侧作为注射部位，婴儿则选择大腿部。按肌肉注射方法，但实际注射时要捏起注射部位的皮肤然后以45° 角进针，浅至肌肉层以上。回抽针芯，如无回血，同肌肉注射一样注射药物并拔出针。

静脉内输液

何处放置静脉输液管？

位置选择有赖于当时情况。如果患者需保留静脉数小时或数天，则最好选择不影响其他部位活动的位置，如：右前臂桡侧和手背部静脉。如果是为了快速输液且保留时间短，尽管患者很不方便，也常选择肘前肘静脉。但对婴儿经常选择手部、足部和头皮静脉。这里我们讨论成人的静脉输液。务必使自己熟悉身边的特殊输液器和输液泵，以及开启肝素锁的工具（一种静脉输液装置，可以关闭以备间断或以后使用）。

▶ 所需物品

1. 手套
2. 止血带
3. 酒精棉球
4. 静脉输液器（Angicocath是一个品牌）——2个或3个：通常用18号或20号输液器——大量输液时（如紧急输血或补液）考虑用16号输液器
5. 粘膏 2 × 2 无菌纱布
6. Op-site 或覆盖静脉穿刺点的其他无菌物
7. 邦迪®
8. 用1%利多卡因局麻不加肾上腺素——取0.5ml于结核菌素或胰岛素注射器内，用手边最小规格的注射针

如果放置肝素锁：

1. 盐水
2. 肝素冲洗液
3. 合适的盖子

如果你要开始输液：

1. 延长管

2．静脉输液管
3．所需液体
4．按规定的输液速度，设置输液泵

▶ 准备

确定你手边备齐各种材料。如果开始输液，让液体充盈管腔，排出空气，然后关闭阀门。

▶ 操作过程

1．按照本节开始的建议，选择好穿刺点，系好止血带。如有可能最好选择非优势手。理想的静脉是大而直且无分支的静脉。

2．戴手套。

3．用酒精棉签消毒准备穿刺的部位并在拟穿刺的静脉浅表部位注射少量局部麻醉药（0.1ml 左右）。

4．拿好整个导管（针头在软管前方），按静脉穿刺的技术要点操作。告之患者，然后与皮肤成 15 度角沿静脉走向进针直至看见导管中有回血。

5．针进入约2mm深，然后拿稳，用食指将软导管经穿刺针送入静脉，并尽可能深送入至静脉远端。一旦送入软导管，千万不要将穿刺针向软导管方向推进，以防止穿刺针的尖部把软导管割破。

6．松开止血带。

7．压迫静脉穿刺点的近端，完全拔出穿刺针。

8．按住连接管/注射器，要确保一旦打开阀门，盐水或输入的液体能畅通无阻。

9．如果一切正常，将 op-site 至于 IV 上，并在 op-site 上标明日期和时间，并用粘膏固定输液器。

10．如果用肝素锁，使用注射器（通常是10ml）用盐水冲洗导管，而后注入配好的肝素溶液 10ml，然后关闭导管。

11．如果是输液，按要求调整滴速。如患者感觉静脉穿刺点疼痛，应检查以确定液体是进入静脉而不是皮下组织，如发现漏液（导管周围疼痛，肿胀），立即停止输液，拔除静脉输液管，另选部位重新开始。

基本皮肤缝合

闭合皮肤伤口的方法有哪些？

尽管缝合术是最传统的闭合皮肤伤口的方法，但外科胶粘剂和皮肤钉已逐渐普及，皮肤钉尤其适用于腹部切口缝合以及简单的头皮撕裂伤。这些方法操作简便快速且对于小的头皮撕裂伤口（仅需1～3个皮钉）无需麻醉，尤其适用于皮肤张力低的区域，如脸部。但其不适于有应力的部位，如横跨关节或眼睛附近。本节描述适用于简单的皮肤撕裂伤。

如何选择缝合材料？

基本的缝合材料有两种，即可吸收的［如肠线、铬、半乳聚糖（Vicryl）以及其他］和非吸收的（如尼龙和Ethilon）。可吸收的缝合线大多数情况下可在4～8周内吸收且常用于内部缝合。对表面皮肤，常用不可吸收的缝合线。依据部位不同，缝合线于缝合后5～14天拆除。面部缝合线拆除时间更短，后背及四肢等皮肤较厚处的缝合线应在缝合后7～10天拆除。缝合线的等级从0号（粗糙的缝线用于闭合高张力伤口或结扎管腔）到7-0号（十分精细的缝合线，用于血管或整形外科）和更小的缝线。对于大多数皮肤缝合应用3-0号到6-0号就已足够。3-0用于高张力区域（如关节周围），6-0用于面部或其他娇嫩皮肤。

如何选择缝合针？

每种缝合材料都配有几种不同的缝合针，通常有不同尺寸的弯针，也可能是直针。针越小，越容易被弯曲和折断，所需缝线越细。三角缝合针最适合皮肤和其他硬组织，而圆的或管式针适于软组织。另外，不同厂家对针尺寸的命名方法不同可查看缝合针包装。通常选择三角弯针，长约1.5cm。缝合皮肤伤口，常用 PS2 和 FS2 两种缝合针。

最适于局部麻醉的药物是哪一种？

通常，1% 或 2% 的利多卡因加肾上腺素可产生良好的局麻醉效果，且肾上腺素的缩血管作用可减少出血。脚趾、耳垂、鼻或阴茎不要应用肾上腺素，因为其相关的缩血管作用可能导致远端缺血。

▶ 所需物品

1．选择局麻药，合适大小的注射器，可选择22号或更小的注射针

2．无菌手套

3．选择缝合材料

4．无菌巾——一块有孔的，一块无孔的

5．Mayo 台

6．无菌盐水

7．4 × 4 无菌纱巾（数块）

8．持针器

9．无齿镊

10．缝合剪刀

▶ 准备

1．确定光线良好，你及患者均应十分舒适。

2．戴手套，如果伤口是创伤性而不是外科伤口，用大量生理盐水冲洗，防溅的 50ml 注射器适用于深部损伤。如必须清创，则应先注射局麻药。用抗菌剂如稀释碘伏清洁伤口及周围皮肤，然后用生理盐水冲洗。

3．备好吸有局麻药的注射器并沿伤口边缘注射局麻药

物。将局麻药物注入，最好在伤口边缘处，而非注入完整的皮肤处。不要担心注射局麻药后，出现组织肿胀。

4．无菌操作，打开无洞手术巾铺于 Mayo 台，并清空无菌器械，再次盖上，并将纱布放于手术巾上。

▶ 操作过程

1．戴手套，将手术洞巾铺于患者伤口处，仅暴露伤口。

2．打开缝合材料一角（看包装）用持针器夹住缝合针的底部。

3．为使切口缘外翻，间断缝合时应使每一针在皮下沿弧形走行（图 11-1），你可以在切口内出针，重新持针后，再穿过切口的另一缘，也可以使腕部沿针的弧度旋转而做完整的一次性缝合，在重新持针做其他操作时，应用镊子或持针器。缝合应充分平整和紧密，以防切口缘之间有裂隙。

4．为固定上每一针缝线，每针系2.5～3个连续方结就够了。

5．距每针缝线约 0.5cm 处切断缝线。

6．缝合完成时，用干敷料覆盖，不要用油膏或乳膏剂。

心电图

什么情况下需做心电图?

评估胸痛高血压、心悸或其他可疑心脏问题的患者时，心电图是最常用的检查方法。尤其适于检查心律失常、传导异常、急性或陈旧心肌缺血以及心腔扩大。

▶ 所需物品

1．10 导联心电图机

2．10 个新电极

3．10 心电图记录纸

4．剃须刀（如患者体毛丰富）

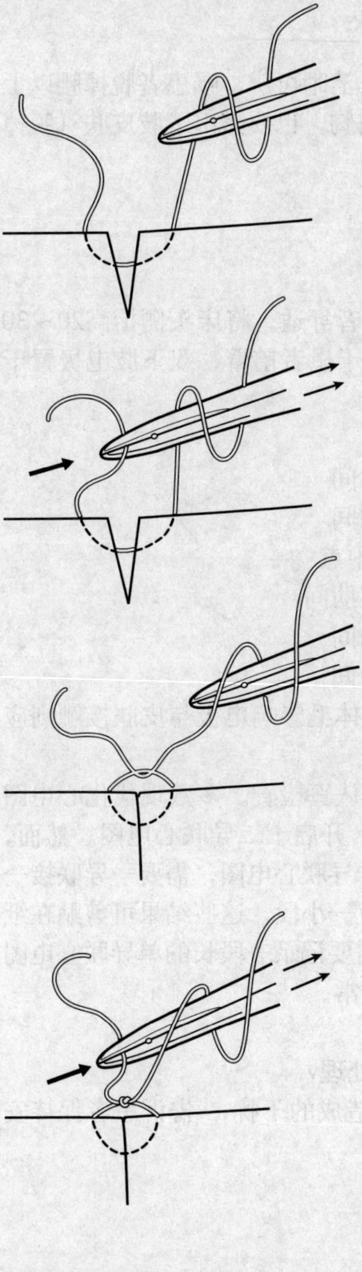

图 11-1　四步打结
用器械打方结，按弧形方向进针以促进皮肤边缘外翻，打完结后，保持缝合线的适度张力，防止结松散。一般需要打 4～5 个结，在距结 0.5cm 处剪断缝线

▶ 准备

务必要使记录的心电图信息清晰可辨。嘱患者脱掉腰以上的衣服，换上宽松的上衣露出前胸。也要露出下肢皮肤（脱掉紧身衣、裤袜或弹力袜子）。

▶ 操作过程

1．患者取仰卧位（为使患者舒适，将床头侧抬高20～30度角更好），将两个上肢电极放于患者前臂，双下肢电极置于患者下肢内侧。

胸导联位置如下：

- V1 ——胸骨右缘第四肋间
- V2 ——胸骨左缘第四肋间
- V3 —— V2 与 V4 连续中点
- V4 ——左锁骨中线第五肋间
- V5 ——左腋前线第五肋间
- V6 ——左腋中线第五肋间

2．连接导线与电极（如果体毛影响电极与皮肤接触则应予剃除）。

3．告之患者安静平躺，要认真检查。多数现代化心电图机能够同时描记十二导心电图，开启十二导联心电图。然而，一些心电图机只能同时记录单一导联心电图，需要一导联接一导联记录，每个导联的结果只有一小段，这些结果可剪贴在纸上。对心律失常的患者，可能需要记录一段长的单导联心电图（通常是Ⅱ导联）以观察心律失常。

如果描记的图形不规则应如何处理？

最常见的原因是患者活动造成的干扰， 告诉患者保持安静。重新描记图形。

结果图形为一直线或干扰过多应如何处理？

这种情况，通常是由于电极与皮肤或导线接触不良造成的。重新检查所有电极位置及与导联的连接。偶尔，干扰过多也可能来自同一诊室的电器干扰，将患者移至另一房间（如果可能）可能会有帮助。

怎样解读心电图？

许多全科医生自己解读心电图，解读心电图的基本技能不在本章范围内，但可参阅 Dale Dubin 的《快速解读心电图》(本书中文版已由北京大学医学出版社出版)。

放置夹板的基本原则

放置夹板的常见病因有哪些？

最常见的病因是骨或关节损伤后防止进一步损伤和疼痛，例如骨折或严重扭伤时。另外夹板疗法可用于防止损伤成为粉碎性骨折，防止弯曲处已缝合的伤口裂开，防止感染周围的软组织过度活动，并可加速肌腱炎、急性关节炎以及其他炎症的痊愈。

怎样选择适合的夹板类型？

一般而言，骨折时夹板的目的是固定损伤区关节的近端和远端。例如，前臂骨折，理想的夹板疗法是既固定腕部又固定肘部，以保持骨折稳定直至肿胀消退，可放置铸托（石膏托）。对软组织损伤或炎症疾病行夹板固定，其目的是最大限度地保留功能。

最常见的夹板材料是什么？

目前最常见的夹板是由真空密闭的玻璃纤维制成的，通常一侧附有衬垫，夹板在暴露于空气和水中后变硬。其宽度从2英寸到6英寸不等，长度也不同。这些夹板以卷曲状存放是安全的。如果无衬垫，那么必须在夹板内依次放置弹性织物及棉制衬垫以防止皮肤损伤。一些诊所仍使用石膏夹板，但已逐渐少见。另外，可使用预制的各种尺寸的手指夹板、掌腕夹板、拇指夹板和踝夹板。许多诊所储存铝制的手指夹板，其一侧有泡沫，可按不同长度裁制。

如何选择最佳夹板？

表 11-1 列出了一些常见损伤及应选择的夹板类型。

表 11-1

损伤	夹板
可疑或确诊的腕骨骨折，腕管综合征	掌腕夹板——中线位（见图 11-2）
指损伤，de Quervain 腱鞘炎，怀疑舟骨骨折	拇指人字形夹板（见图 11-2）
第四或第五掌骨骨折（拳击手骨折）	尺骨沟状夹板
前臂骨折	有吊带的 Sugartong 夹板
踝骨骨折或严重扭伤	后小腿夹板
非移位性的足趾骨骨折	Buddy-tape 至邻近足，硬底鞋

选择夹板尺寸的最好方法是什么？

一般而言，夹板的目的是保护损伤部位使其保持最大的功能，对拇指人字形夹板而言，就包括保持拇指在其位置允许其与其他手指相对。对掌腕夹板，它对保持拇指的独立运动十分重要，并使手指远端能触及远端掌褶，这两种夹板的更详细内容要见图 11-2。

大多数夹板材料在几分钟内硬化，所以，一旦夹板暴露于空气/水，速度是非常重要的。一般地说，铸模和夹板时最好戴手套。在使用玻璃纤维夹板时，在夹板上涂手用洗涤剂，能减少其黏着于手套上。在骨突出部位（如踝或腕关节）周围放夹板时，要用手掌或几个手指垫着，不要用单个手指或其他小面积的压模，因为这样的压迹能导致下面出现溃疡。同样，在夹板变硬之前，告之患者不要将夹板靠在任何硬物表面上。

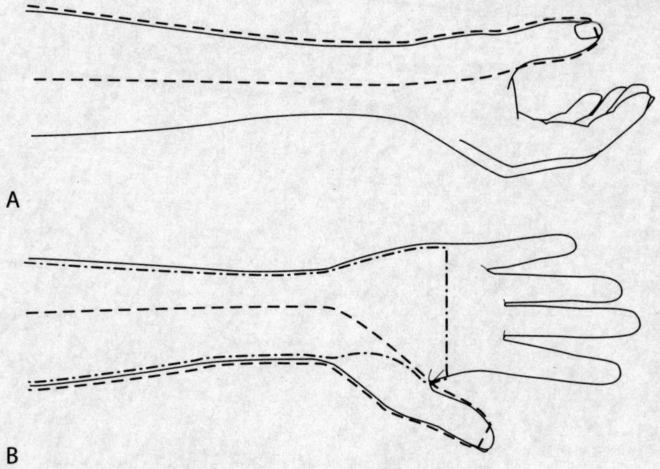

图 11-2.

A. 桡侧观，掌腕夹板和拇指人字形夹板腕部轻度伸展。对拇指人字形夹板而言，拇指能够屈曲并在其位置允许其与其它手指相对。B. 掌侧观，掌腕夹板从远侧掌褶沿前臂延伸大约至肘前褶4cm处停止，保护拇指的独立运动。拇指人字形夹板从拇指端沿前臂延伸至肘前褶4～5cm处停止，露出拇指尖以评价神经血管状态。

参考文献

Pfenninger J, Fowler G (eds): Procedures for Primary Care Physicians. St. Louis: Mosby, 2003.

（刘雪梅译　王汉荣校）

第2部分

症状体征及实验室检查

第 12 章 腹痛

▶ 病因学

腹痛的类型有哪些？

牵拉、扩张、牵引、挤压或扭曲刺激内脏痛觉感受器时，会产生内脏痛。这种疼痛为钝性疼痛且难以定位。其他伴随症状包括出汗、恶心和呕吐。刺激壁层腹膜痛觉感受器产生腹壁痛，这一类型疼痛定位较准确，剧烈且随体位变化、咳嗽而加重。阑尾炎患者最初脐周区出现内脏性疼痛，而后在右下腹感到明显的腹壁痛。牵涉痛是指病变器官以外部位的疼痛，因为在同一脊髓节段水平的不同解剖区内脏传入神经元与腹壁传入神经元相连。例如：胆囊炎时可感觉肩胛区疼痛。相反，腹痛可由腹外病变引起：心肌缺血或梗死的患者可感觉上腹部不适。

家庭医生诊治腹痛的常见病因有哪些？

在社区医疗机构中就诊的大多数腹痛病例未被确诊，要么自行缓解，要么尽管进行了详细的评估但腹痛仍持续。腹痛的其他常见病因有胃肠道疾病（急性胃肠炎、肠易激综合征、胃食管反流、胃炎、消化性溃疡或胆石病），泌尿系统疾病（尿道感染）或妇科病（盆腔炎、卵巢囊肿）。要意识到在家庭医生诊所就诊的腹痛患者，其腹痛也可能源于少见病因，因此应考虑各种鉴别诊断。

哪些引起腹痛的严重病因不能被忽视？

许多种炎症或感染引起的腹痛（如阑尾炎、盆腔炎、憩室炎）如被误诊则病情可能会进一步加剧，导致腹膜炎、脓肿形成、脓毒血症及其他并发症。如腹内脏器（如胃、结肠）癌症未被及时确诊，在明确诊断时已发生晚期其他器官转移瘤。肠系膜缺血在老年患者中更常见，体格检查可能无异常，但是如果漏诊常会导致肠梗死、脓毒血症和其他器官衰竭。详细询问病史、仔细体格检查以及保持高度警惕有助于避免漏诊引起腹痛的严重病因。

▶ 评估

完整的病史包括哪些内容？

为获得该病的主诉及病史，应询问下列重点问题：疼痛部位、持续时间、有无弥散、性质/特征、严重程度、伴随症状、缓解和加剧因素、疼痛进展以及发作时间。特别是明确疼痛部位有助于缩小鉴别诊断范围。明确患者临床表现的时间进展也很重要，这些表现包括不同症状的出现顺序和时间变化情况。

应询问患者的既往病史，包括先前腹痛和胃肠道症状（如恶心、呕吐、黄疸和大便异常）的发生情况、既往确诊的胃肠道或其他腹部疾病、手术史和当前用药情况、过敏史。

系统回顾时，应牢记各系统疾病均可引起腹痛。询问其他胃肠道症状如大便性状改变、黑便或血便，泌尿系统症状如排尿困难、血尿，妇科症状如闭经和其他形式的月经紊乱，这些情况很重要。最后，考虑是哪种疾病引起腹痛并询问心脏和呼吸道症状，包括胸痛、气短。

应进行哪些重要的体格检查？

患者的临床表现和生命体征可提供有价值的信息以判定病情严重程度和可能引起腹痛的病因。患者极其痛苦或生命体征异常（如发热、心动过速、低血压）提示病情严重，需对其立即进行治疗。要求安静和不愿变换体位的患者提示可能为腹膜炎，而如果患者因疼痛辗转反侧则可能为胆囊炎或肾绞痛。

检查腹外部位也可为疾病的严重程度提供线索，或发现其他引起腹痛的疾病的体征。口腔黏膜干燥伴皮肤萎缩提示可能为呕吐或摄入不足引起的脱水。体重减轻提示可能为慢性疾病如癌症，肺部啰音可能为肺炎。

必须进行详细的腹部检查。视诊可发现膨隆或疝。听诊闻及高调肠鸣音提示肠梗阻早期，而肠鸣音缺失提示麻痹性肠梗阻。触诊腹部之前，应询问患者确切的疼痛部位。一般应从远离不适的部位开始逐步进行，轻柔且要有深度地行全腹触诊，最后检查疼痛部位，目的是明确压痛区及确定有无肿块。深触诊后将手迅速抬起，患者感到极为不适，这一操作用来检查"反跳痛"。对可疑腹膜炎部位轻叩诊可使对腹膜炎症部位定位更加准确，叩诊也可证实肝肿大和其他腹部肿块。

此外，应检查肋腹部和肋脊角区，轻叩诊或拳击轻叩诊。如疝存在，则检查疝口，明确是否有压痛、难以复位。多数病例需要进行直肠和盆腔检查。直肠检查可发现触痛，并可获取粪便进行隐血试验检查。盆腔检查有助于明确引起疼痛的妇科病因（如盆腔炎或异位妊娠）。

应进行哪些实验室和诊断性检查？

完成病史和体格检查后，应考虑鉴别诊断。针对鉴别诊断，有选择地行实验室和诊断性检查以明确或排除诊断。对所有腹痛患者进行系列的实验室检查既无效，效价比又低。选择实验室和诊断性检查时，应意识到多数全科医生诊所仅能提供简单检查，其他多数诊断性检查应送至诊所外实验室或医院或检验中心进行。急诊患者最好入院治疗，而不是等待不能立即获取的检查结果。

常用诊断性检查的特殊意义将在本章述及。行全血细胞计数（CBC）及分类以证实是否有因胃肠道出血引起的贫血，或是否有白细胞计数增高且核左移以确定感染或炎症（如阑尾炎）。尿液分析结果异常可能为尿路感染（硝酸盐检查结果阳性，尿沉渣中见细菌或白细胞），或提示有尿路结石（尿沉渣中可见红细胞）。血清或尿液妊娠试验有助于确诊或排除妊娠（但应记住没有任何检查是绝对无误的）。肝功能检查对评估可疑肝胆疾病有帮助。淀粉酶或脂酶升高可能为胰腺炎。

对有心脏病危险因素或有已知冠状动脉疾病且上腹部疼痛的患者应进行心电图检查。胸部X线检查可显示下肺叶肺炎，膈下游离气体提示腹部脏器穿孔。平卧位和直立位X线系列检查可显示出液气平面或其他小肠梗阻征象。病情稳定患者可行钡餐灌肠探查大肠梗阻的原因，这对缓解一些患者的肠套叠和肠扭转也有帮助。静脉肾盂造影可显示尿路结石。腹部/盆腔超声对可疑胆石病或胆囊炎患者的评估有很大帮助，也有助于对下腹或盆腔疼痛的女性患者的评估；也可帮助确诊临床表现不典型的阑尾炎患者，但是不建议作为该病的常规检查。腹部/盆腔CT检查可显示腹腔内肿物、阑尾炎、憩室炎、肠系膜缺血或胰腺炎。

上消化道内镜检查可发现食管炎、消化性溃疡和食管或胃部癌症。纤维乙状结肠镜检或结肠镜检可发现结肠梗阻的原因（如癌症）或炎症性肠病的变化。腹腔镜检查对确定患者是否有阑尾炎或妇科疾病（卵巢囊肿、输卵管妊娠、输卵管炎）有帮助。

如何治疗？

根据患者的症状、体征和实验室检查结果全面分析腹痛，并根据腹痛的鉴别诊断决定治疗方案。一般应注意饮食、活动及使用药物。急性腹痛患者应考虑手术治疗。

饮食

能够自主活动的非急性腹痛患者，可摄入任何食物。特殊要求饮食包括：对可疑胆石病或胆绞痛患者给予低脂饮食，肠易激综合征患者给予高纤维饮食。病情严重、病因不明的急性腹痛患者，应入院给予静脉补液，并常要求禁食。

活动

一般来讲，多数非急性腹痛患者可进行耐受范围内的活动。急性者建议其休息。

药物

根据病因决定腹痛患者的用药种类。例如，H_2受体抑制剂或质子泵抑制剂可缓解酸相关疾病的症状，包括胃食管反流、消化性溃疡和胃炎。这些药物与抗生素联合应用作为治疗幽门螺旋杆菌感染的用药方案。补充纤维或解痉药对肠易激综合征患者有益。

手术

一些疾病，如阑尾炎，紧急手术是唯一的治疗手段。对其他疾病如无并发症的胆囊炎，先行抗感染治疗，然后择期行胆囊切除术。

关 键 点

- ► 对腹痛患者的评估应以详细询问病史，全面体检开始。完成病史和体格检查后应系统阐述鉴别诊断。
- ► 在社区医生诊所，应认真、系统全面考虑病情，明确引起腹痛的潜在病因。
- ► 检查腹痛患者时触诊要轻，以免引起患者不适。用轻叩诊而不是“反跳”方法检查腹膜炎。
- ► 有针对性地选择诊断性检查有助于明确或排除鉴别诊断。没有可适用于所有患者的标准检查方案。
- ► 不是就诊于社区诊所的所有病例均能得到明确诊断。一些可能为急性、自限性疾病，其他可能是功能紊乱（如肠易激综合征）或未被确诊的严重疾病。如要进一步诊断评估，每次随诊都应密切关注症状和体征。

病 例 12-1

患者女性，32岁。主因腹部疼痛入院。最初疼痛定位不清且为弥散性，但目前疼痛加剧并转移至右下腹。患者无发热，疼痛时伴恶心、呕吐。

A．哪些辅助病史及体格检查最有帮助？

B．鉴别诊断是什么？

C．假设患者病情稳定并且社区诊所可进行基本的实验室检查，那么现在应进行哪些检查？

病例 12-2

患者女性，45岁。主诉长期以来腹部疼痛，疼痛为痉挛性，排便后缓解。患者时常腹泻，其余时期便秘。

A. 哪些补充病史及体格检查最有帮助?

B. 鉴别诊断是什么?

C. 应进行哪些实验室检查?

参考文献

Adelman A: Abdominal pain in the primary care setting. J Fam Pract 25: 27-32, 1987.

Fishman MB, Aronson MD: Approach to the patient with abdominal pain. In UpToDate Online, version 11.3 (online textbook). Available at http://www.uptodateonline.com. Accessed on December 19, 2003.

Glasgow RE, Mulvihill SJ: Abdominal pain, including the acute abdomen. In Feldman M, Sleisenger MH, Scharschmidt BF (eds.): Sleisenger and Fordtran's Gastrointestinal and Liver Disease: Pathophysiology, Diagnosis, Management, 6th ed., vol. 1, Philadelphia: WB Saunders Company, 1998, pp 80-89.

Klinkman MS: Episodes of care for abdominal pain in a primary care practice. Arch Fam Med 5:279-285, 1996.

Silen W: Cope's Early Diagnosis of the Acute Abdomen, 20th ed. New York: Oxford University Press, 2000.

相关网站

The National Library of Medicine/National Institutes of Health Medline Plus Health Information webpage on abdominal pain at *http://www.nlm.nih.gov/medlineplus/ency/article/003120.htm*

American Colleges of Emergency Physicians Clinical Policy: Critical Issues for the Initial Evaluation and Management of Patients With a Chief Complaint of Nontraumatic Acute Abdominal Pain. Available at *http://www.acep.org/library/pdf/cp402130.pdf*.

Takeyesu JM: Abdominal pain. In Emedicine (online textbook). Available at *http://www.emedicine.com/wild/topic69.htm*.

Abdominal pain. In The Merck Manual of Diagnosis and Therapy, 17th ed. (online textbook). Available at *http://www.merck.com/mrkshared/mmanual/section3/chapter25/25a.jsp*.

（王玉珍译 张 杰校）

第13章 贫血

▶ 病因学

什么是贫血?

循环血液中红细胞（RBC）容积减少称为贫血。RBC容积近似于血红蛋白（Hb）浓度和血细胞比容（Hct）水平。在男性，贫血定义为Hb < 13g/dl 或Hct < 39%；女性为Hb < 12g/dl 或 Hct < 36%。

哪些人群的 Hb/Hct 值较低?

非洲裔美国人、耐力运动员、老年人和慢性疾病患者的Hb水平较低，重要的是应排除其他严重疾病。

哪些人群的 Hb/Hct 值较高?

吸烟者和高原地区居民 Hb/Hct 值较高。

贫血是如何分类的?

通常根据平均红细胞体积（MCV）对贫血进行分类。MCV 是指单个红细胞的平均体积。分为三类：小细胞性贫血（MCV < 80），正常细胞性贫血（MCV 80 ~ 100）和大细胞性贫血（MCV > 100）。

小细胞性贫血（MCV < 80）最常见的病因有哪些?

小细胞性贫血（MCV < 80）的最常见病因有：缺铁性贫血（贫血的最常见类型）、地中海贫血、铁幼粒细胞性贫血（如先天性、铅、酒精、药物）、慢性疾病性贫血（疾病晚期）、血红蛋白 E 病和铜缺乏及锌中毒（少见）。

缺铁性贫血的病因有哪些？

缺铁性贫血的常见病因包括胃肠道出血，月经失血，生理需求增加（如婴儿、青少年、妊娠期、哺乳期），吸收障碍（如口炎性腹泻、胃次全切除术后）和营养不良。

正常细胞性贫血（MCV 80 ~ 100）最常见的病因有哪些？

正常细胞性贫血（MCV 80 ~ 100）的常见病因包括急性失血，慢性疾病性贫血（如恶性肿瘤、感染、炎症），缺铁（早期），骨髓抑制（如再生障碍性贫血），内分泌功能障碍（如甲状腺功能减退、垂体功能减退）和慢性肾功能不全。

大细胞性贫血（MCV ＞ 100）最常见的病因有哪些？

大细胞性贫血（MCV＞100）最常见的病因包括：酗酒，维生素B_{12}/叶酸缺乏，肝脏疾病，骨髓增生异常综合征，急性髓细胞白血病，网织红细胞增多（如溶血性贫血）或药物诱发（如羟基脲、齐多夫定、甲氨蝶呤、化疗药物）。

▶ 评估

列出患者病史中的要点

评估下列相关项目：当前疾病（出血或感染史，发病持续时间），既往用药史（慢性疾病），手术史（输血），当前用药（如羟基脲、齐多夫定、甲氨蝶呤、化疗药物），家族史（种族、贫血史、血红蛋白病史），社会因素（年龄、吸烟、酗酒、营养）和系统回顾（疲劳、不适、虚弱、头痛、体重减轻、眩晕、气短、劳累性呼吸困难、胸痛、心悸）。

体格检查的重点有哪些？

重点包括：有无苍白（皮肤、结膜、黏膜、甲床、手掌），黄疸（巩膜黄染），心动过速，心脏杂音，发热，直立性低血压，淋巴结肿大，肝脾肿大，骨性压痛，瘀斑，大便潜血。

应进行哪些实验室检查？

对贫血应进行详尽的评估。首先，全血细胞计数（CBC）可证实是否存在贫血（根据Hb/Hct），明确贫血类型（根据MCV）。网织红细胞增多表明骨髓造血功能代偿性增加，通过增加红细胞的生成对贫血起代偿作用。大便潜血阳性提示胃肠道失血。末梢血涂片可确定异常RBC形态。

还需要进行哪些必要的检查？

如证实为小细胞性贫血，应检查血清铁蛋白、总铁结合力（TIBC）和血清铁水平。铁代谢正常有助于血红蛋白病的诊断。铁蛋白低（提示铁贮存不足）、TIBC高（未能完全与铁结合）及血清铁降低提示铁缺乏。如证实为正常细胞性贫血，应检查TSH。如为大细胞性贫血，应检测血清B_{12}和叶酸水平。如CBC提示全血细胞减少或末梢血涂片发现幼稚细胞，则应行骨髓活检。

▶ 治疗

如何治疗贫血？

确定并针对贫血的病因进行治疗是非常重要的。口服铁剂治疗缺铁性贫血，一般需服用6个月以补充体内贮存铁。对不能耐受口服铁剂，患有肠炎、消化性溃疡或有铁吸收障碍者，应给予胃肠外补铁。维生素B_{12}缺乏者应注射维生素B_{12}。

关 键 点

- 决不能认为贫血是正常情况，必须对其进行评估。
- 完整的病史对评估和治疗贫血很重要。
- 贫血的初步检查包括CBC(Hb、Hct、MCV)，网织红细胞计数和末梢血涂片。根据病史、体格检查和实验室检查进行进一步评估。

病 例 13-1

患者女性，26岁。主因乏力加重2周就诊。既往体健，近期无饮食、体重变化或其它应激情况。患者孕2产2，月经规律，末次月经经期5天，量多。目前未采取任何避孕措施。体格检查正常。

A．该患者最可能患哪种类型的贫血？

B．应进行哪些实验室检查？

病 例 13-2

患者男性，74岁。主因乏力加重入院就诊。患者有吸烟史和慢性阻塞性肺疾病史。

A．如该患者有贫血，实验室检查应有什么结果？

B．对该患者的贫血应如何治疗？

（王玉珍译　郑玉荣校）

第 14 章 关节痛

▶ 病因学

关节痛的常见病因有哪些？

关节痛的鉴别诊断很广泛。如患者主诉关节疼痛，则需详细询问以缩小诊断范围并指导病史采集、体格检查和诊断方法。最初要确定是否为关节痛，并明确是单关节痛还是多关节痛。

急性单关节痛的常见病因有哪些？

通常认为持续时间<2周的关节疼痛为急性关节痛。最常见病因有外伤、感染和晶体沉积。明确是否为急性疼痛很重要，因为应立即除外感染。化脓关节会很快受到破坏。化脓关节的危险因素包括皮肤外伤或皮肤感染、静脉吸毒、人造关节、既往关节手术、类风湿性关节炎、糖尿病、高龄。膝关节最常受累，最常见致病菌为金黄色葡萄球菌。对于无外伤、性活动活跃的年轻患者，应考虑淋球菌性关节炎。淋球菌性关节炎患者中，女性是男性的 3 倍。

成人常见骨科性损伤包括肩关节脱位（常为前脱位）、髋关节脱位、Colles骨折（多为腕部骨折：患者背伸位手掌着地，桡骨下端骨折，50%病例有尺骨茎突骨折，舟状骨骨折少见）、舟状骨骨折（最常见的腕骨骨折）、拳击者骨折（握拳时受伤，第五掌骨颈骨折）、肱骨骨折（除外桡神经损伤）、Monteggia骨折（尺骨骨折合并桡骨头脱位）、Galeazzi骨折（桡骨骨折合并桡尺关节远端脱位）、髋关节骨折、股骨骨折、胫骨骨折和踝部骨折。

提示：用首字母缩略词GRUM来区别Monteggia和Galeazzi骨折；Galeazzi（G）骨折和桡骨（radial）骨折；尺骨（ulnar）骨折和 Monteggia（M）骨折。

晶体引起的疾病包括痛风和假性痛风。痛风是由关节内尿酸钠结晶沉积引起的，该病好发于男性。假性痛风的病因为二氢焦磷酸钙结晶，好发于中老年女性。肾脏透析患者可有草酸钙结晶，也可以引起关节痛。

注意：要确定疼痛的部位是关节，而不是周围软组织。关节周围也可因炎症疼痛而误导患者和医生，例如肘部鹰嘴滑囊炎和髌前滑囊炎。

单关节痛的其他病因有哪些？

其他常见病因包括血管性骨坏死、关节积血、莱姆病、病毒性滑膜炎、骨性关节炎、骨髓炎、转移瘤和过度使用。

多关节痛的常见病因有哪些？

多关节痛的常见病因见框 14-1。

框 14-1 多关节痛的鉴别诊断

感染
病毒（如细小病毒 B19、肠道病毒属、腺病毒）
细菌（如淋病球菌、脑膜炎球菌、莱姆病、细菌性心内膜炎）
真菌
结核病
反应性关节炎［如 Whipple 病（*Tropheryma whippelii*），Reiter 综合征（衣原体，弯曲杆菌），风湿热（A 组链球菌）］

晶体性
痛风
假性痛风
羟磷灰石沉积

骨性关节炎
炎症性
血色素沉着症
肢端肥大症

血清阴性脊柱关节病
强直性脊柱炎

框 14-1 多关节痛的鉴别诊断（续）

银屑病关节炎
炎症性肠病关节炎

全身类风湿疾病
类风湿性关节炎
系统性红斑狼疮
系统性硬化病
白塞病
多发性肌炎 / 皮肌炎
风湿性多肌痛
Sjögren 综合征

系统性血管炎性疾病
Schönlein-Henoch 紫癜综合征
结节性多动脉炎
Wegener 肉芽肿
巨细胞动脉炎

内分泌紊乱
甲状旁腺功能亢进
甲状腺功能亢进 / 减退

其他
结节病
恶性肿瘤（如多发骨髓瘤、白血病、转移瘤）
高脂蛋白血症
淀粉样变
血友病

▶ 评估

对关节疼痛患者进行评估时，如何缩小诊断范围？

完整的病史和体格检查是非常重要的。有效的方法是询问疼痛的部位、疼痛发生的时间顺序、关节外表现、病程和人口统计学方面的情况（框 14-2）。询问关节疼痛部位的意义在于以下几个方面：一些病因主要累及单关节而不是多关节，关节受累的情况可能是某一疾病进程所特有的。例如：类风湿性关节炎可累及掌指关节（MCP）和近端指间关节（PIP），而骨性关节炎和银屑病关节炎常累及远端指间关节（DIP）。一些疾病主要累及小关节（类风湿性关节炎），一些为大关节（脊柱关节病，如Reiter综合征）。游走性关节炎提示感染，如莱姆病或风湿热。

医生应考虑关节痛是急性还是慢性。急性单关节痛的诊断标准为单关节疼痛持续时间少于2周，而一般认为多关节痛持续时间为长于6周才为慢性。因此，患者关节痛不足6周不能诊断为全身类风湿疾病（如类风湿性关节炎）。

提示：应记住感染病因常导致急性单关节痛。

不能根据关节外表现做出诊断，但关节外表现常可提供有价值的线索。完整的系统回顾对评估风湿性疾病、反应性关节炎、内分泌疾病、系统性血管炎和其他严重疾病是非常必要的。

框14-2 有关患者人口统计学方面的有用信息

女性：易患SLE、类风湿性关节炎、纤维性肌痛、淋球菌性关节炎和病毒相关性关节炎

男性：易患强直性脊柱炎、反应性关节炎、HIV相关性关节炎、血色素沉着症、多关节结石和痛风

年轻人：风湿热、SLE、类风湿性关节炎、反应性关节炎、脊椎关节病和莱姆病

老年人：骨性关节炎、假性痛风、风湿性肌痛和巨细胞性动脉炎

黑人：SLE和结节病呈增多趋势，强直性脊柱炎和风湿性多肌痛呈减少趋势

应进行哪些重要检查？

决定检查项目的最重要因素是患者居住地疾病的流行情况。急性发作病例，可通过病史证实是否有外伤（但是继发骨质疏松的骨折除外）。检查外伤患者时，活动可使疼痛加剧。X线片是最有帮助的首选检查方法。如无外伤史，急性单关节炎患者需行关节穿刺术。如疑似化脓性关节炎，应进行血培

养。表14-1详细说明了关节腔积液的性质。显微镜检查发现白细胞内晶体提示晶体诱发的关节病。

表14-1 滑膜液的意义

WBC* /mm^3	分类	相关病理过程
0~200	正常	
201~2 000	非炎症性	骨性关节炎、外伤、血管坏死、血色素沉着症
2 001~100 000	炎症性	晶体引起、全身类风湿性疾病、脊椎关节病、莱姆病、可能为化脓性关节炎†
＞100 000	脓性	化脓性关节炎，典型特征为90%以上为中性粒细胞

* WBC：白细胞

† 滑液中白细胞计数增高或中性粒细胞百分比增高时应做培养以除外化脓性关节炎

警告：如并发蜂窝织炎则为关节腔穿刺的禁忌证（但华法林治疗不是禁忌）。

慢性关节疼痛的确诊也取决于详细的病史和体格检查。疑为系统性疾病，应行常规血液检查，包括：全血细胞计数(CBC)、尿液分析、代谢系列和红细胞沉降率。如条件允许，可进行特异性检查，如Lyme和HIV滴度检查。风湿病检查(如抗核抗体和风湿因子）因其假阳性率高，仅对可疑患者进行。放射学检查可发现骶髂关节炎和其他诊断线索，然而，X线通常只在疾病的晚期才有异常表现。

▶ 治疗

基础疾病不同，治疗方法各异。查找文献可发现任何对患者有益的治疗方法，这对风湿病极为重要，因为缓解病情的制剂正在研制中。由于章节有限，本章仅就膝关节注射疗法进行介绍。

何时向关节腔内注射甾体类化合物？

注射甾体类化合物的适应证：

■ 炎症局限于几个关节

■ 多关节疾病（如类风湿性关节炎）全身治疗的辅助用药

■ 帮助、预防和修复畸形

■ 以骨部炎症为表现的骨性关节炎

■ 软组织疾病，如滑囊炎

警告：关节内注射甾体类化合物前必须除外感染。

如何完成膝关节注射？

最常用采取外侧入路（图14-1）。患者取平卧位，被穿刺关节轻度屈曲，膝下置枕头或毛巾以作为支撑。皮肤表面可喷洒乙基氯乙烷溶液，或皮肤及皮下组织用利多卡因浸润以充分止痛。外入路方法，在髌骨的外侧及近侧缘各划一直线，在其交点处与关节成45°角进针，刺入髌骨和股骨之间。回抽液体时可确定穿刺针在关节囊内。注射药物时应用力但不能强行。注入药物以后，可轻轻活动、按摩关节，这有助于药物扩散。

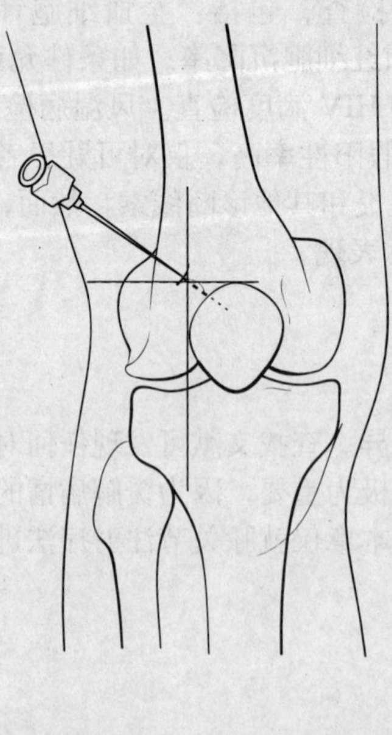

图14-1 外侧入路膝关节抽液，穿刺针应 与关节呈45°角

关 键 点

- 完整的病史和体格检查对评估关节痛是必不可少的。
- 对疼痛部位、患病时间顺序、关节外表现、病程和患者人口统计学进行评估，有助于指导体格检查和诊断性检查。
- 如无外伤，对急性单关节痛患者有必要立即行关节穿刺术。仅对临床高度怀疑风湿病的患者进行风湿病检查。切记这些检查假阳性率高。
- 关节内注射时要牢记解剖标志。
- 关节腔内注射需要练习，可明显缓解疼痛、改善功能。

病 例 14-1

患者女性，80 岁。主因右膝疼痛 2 天就诊。2 年前行右膝关节置换术，无摔伤史及其他外伤史。既往有骨质疏松症、高血压和非胰岛素依赖性糖尿病。

A．该患者的鉴别诊断有哪些？

B．还应询问哪些病史？

C．体检时应查找哪些体征？

D．预约哪些实验室检查？

病 例 14-2

患者男性，52岁。西班牙人。因急性右膝关节肿胀就诊。近日来右膝“表现异常”以至于影响工作。体格检查发现关节活动明显受限，活动时疼痛加剧。患者陈述10年来这一情况偶尔出现。无外伤史。风湿性关节炎病史 20 年，一直服用甲氨蝶呤和非甾体类抗炎药。

A．对该患者应如何治疗？详细说明。

B．阐述并演示对该患者进行的检查操作。

参考文献

Cardone DA, Tallia AF: Diagnostic and therapeutic injection of the hip and knee. Am Fam Physician 67(10):2147-2152, 2003.

Ike RW: Therapeutic injection of joints and soft tissues. In Klippel JH, Crofford LJ, Stone JH, Weyand CM: Primer on the Rheumatologic Diseases, 12th ed. Atlanta: Arthritis Foundation, 2001: pp 579-582.

Pinals RS: Polyarticular joint disease. In Klippel JH , Crofford LJ, Stone JH, Weyand CM: Primer on the Rheumatologic Diseases, 12th ed. Atlanta: Arthritis Foundation, 2001: pp 160-165.

Richie AM, Francis ML: Diagnostic approach to polyarticular joint pain. Am Fam Physician 68:1151-1160, 2003.

Siva C, Velazquez C, Mody A, Brasington R: Diagnosing acute monoarthritis in adults: A practical approach for the family physician. Am Fam Physician 68:83-90, 2003.

相关网站

http://www.arthritis.org

（王玉珍译　张青松校）

第 15 章　腰痛

▶ 病因学

腰痛的常见病因有哪些?

70%以上的腰痛是由非特异性的力学原因所致，一般认为疼痛源于腰骶肌肉和韧带损伤。常用腰肌劳损和腰部扭伤解释其发病机制，但常难以发现确切的解剖学因素。其他常用术语的定义见框15-1。已明确的危险因素包括抬举或转动重物、肥胖、身体失去平衡和缺乏锻炼。但即使在无危险因素的人群中，腰痛也是常见的。与年龄相关的脊柱退行性改变和椎间盘突出是腰痛的第二位病因，但仅占患者人数的 10% ~ 15%。

腰痛的自然病程

2/3 的成年人在一生中的某一时段可出现腰背疼痛。幸运的是非特异性腰痛一般恢复很快，30% 的患者在 1 周内好转，75% ~ 90% 的患者在 1 个月内症状改善。常复发但一般不致残。椎间盘突出的自然病程也较理想，但较单发腰痛恢复慢。然而，在病程超过6周仍未缓解的患者中有10%需考虑手术治疗。

框 15-1　用于描述腰痛诊断的常用术语

- 非特异性腰痛：症状主要出现于背部，无腿部症状
- 坐骨神经痛：与腰背部相关的下肢症状提示神经根受累
- 急性腰痛：症状持续时间 < 4 ~ 6 周
- 慢性腰痛：症状持续时间 > 3 个月
- 腰椎间盘突出症：纤维环破裂，少量椎间盘组织突出
- 马尾综合征：罕见情况，由肿瘤或大块椎间盘突出对远端脊髓严重压迫所致。马尾综合征患者可出现多种症状，包括急性尿道症状、会阴及股内侧麻木感、双下肢疼痛无力，这一情况需紧急手术

哪些严重疾病可表现为腰痛？

感染、癌症（尤其是转移瘤）和其他器官病变（如肾脏疾病、盆腔肿物、腹主动脉瘤或胃肠疾病）可引起腰痛，但仅占全部病例的5%。病史和体格检查可明确排除这些情况。

▶ 评估

有哪些重要病史？

症状持续的时间有多久？着重了解疼痛的强度及部位，排除严重疾病的危险因素。是否有腿疼或其他腿部症状（如乏力、麻木感）对体格检查有指导意义。感染的警示信号包括发热、正在使用类固醇激素或其他免疫抑制剂和/或静脉吸毒。询问所有既往病史如癌症或近期外伤史（如摔倒）。肠道或膀胱症状，尤其是膀胱排空障碍或小便失禁，可能提示为急性神经源性病变。

哪些体检结果最有帮助？

症状持续≤4周、局限于腰部、活动受限、无腿部症状或警示信号，提示为力学性腰痛。对于有腿部症状的患者，下肢神经系统检查可发现神经根受压的体征，常由椎间盘突出引起。检查膝、踝关节反射，肌力和感觉功能，检查是否对称。直腿抬高试验如为阳性则提示为 S_1 神经根受压（图15-1）。

应做哪些检查？

如症状持续时间＜1月，无基础疾病的警示信号和外伤史，则不需要做任何检查。如患者有癌症史，则应检查CBC、ESR和脊柱X线平片。考虑到老年患者有癌症、压缩性骨折和全身性疾病的危险，医生应降低行进一步检查的标准。

何时应行影像学检查？应做哪种检查？

无外伤史，或临床表现提示无严重的基础疾病，没有必要行X线平片检查，除非疼痛症状持续时间＞4～6周。对于高

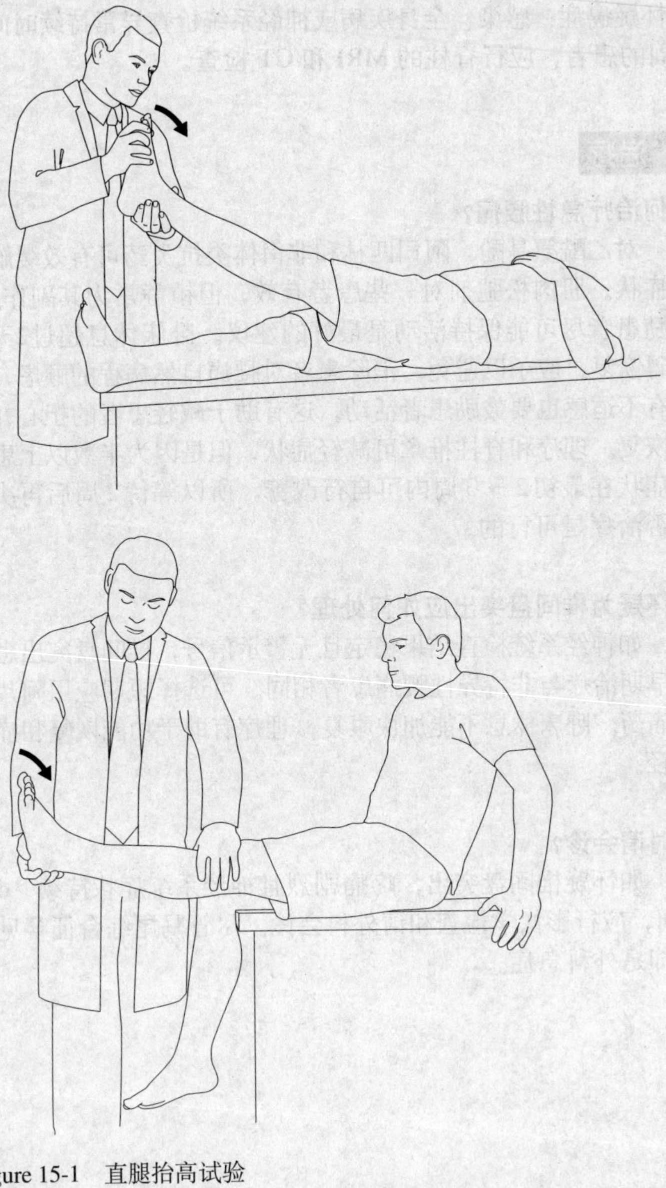

Figure 15-1　直腿抬高试验

度怀疑癌症、感染、全身疾病或神经系统检查异常持续时间>4周的患者，应行脊柱的MRI和CT检查。

▶ 治疗

如何治疗急性腰痛？

对乙酰氨基酚、阿司匹林和非甾体类抗炎药可有效缓解腰痛症状。肌肉松弛剂对一些患者有效，但镇静常为其副作用。鼓励患者尽可能保持活动是最好的建议。卧床休息超过2天可阻碍恢复，应予以避免。消除患者对腰痛自然病程的顾虑，即使有不适感也要鼓励患者活动，这有助于减轻患者的担心并加速恢复。理疗和脊柱推拿可减轻症状，但是因为半数以上患者的症状在最初2～3周内可自行改善，所以等待2周后再决定是否治疗是可行的。

如怀疑为椎间盘突出应如何处理？

如神经系统检查结果稳定且无警示信号，椎间盘突出患者的早期治疗与非特异性腰痛患者相同。可选择短期应用阿片类止痛药。卧床休息不能加快康复，理疗有助于功能恢复和症状减轻。

何时请会诊？

如怀疑椎间盘突出，疼痛剧烈且神经系统症状持续>4～6周，应行影像学检查和请外科会诊。尽管马尾综合征罕见，但却是外科急症。

病 例 15-1

患者女性，48岁。主因腰痛（low back pain, LBP）1周就诊。患者诉腰痛是由园艺劳动引起的。既往有LBP发作史，休息1～2天后症状缓解。前屈、久坐时疼痛加剧。否认腿部痛、无力及直肠膀胱症状。既往体健，无癌症史，按时进行预防保健。体格检查：坐位时有轻度不适，腰椎活动受限，腰部肌肉有压痛，下肢神经系统检查正常。

A．该患者腰痛的可能病因是什么？

B．此时最佳治疗措施有哪些？

病 例 15-2

患者女性，70岁。主因腰痛加重1个月就诊。疼痛夜间加剧，半卧位睡眠最为舒适。患者否认有特别外伤。既往有严重高血压病史。近6个月体重减轻10磅，患者认为是食欲下降所致。

A．哪些情况促使你对患者行进一步检查？

B．应做哪些实验室检查？

病 例 15-3

患者男性，33岁。2天前抬举大量混凝土后腰部剧烈疼痛。疼痛沿大腿后部向腓肠肌和足部放射。其他检查无异常。既往有腰肌劳损，但发作从未像此次剧烈。膀胱和肠道功能正常。否认酗酒及滥用药物，且无常规用药。

A．哪些体格检查有助于明确诊断？

B．需要做哪些检查？

C．如何治疗？

参考文献

Atlas SJ, Deyo R: Evaluating and managing acute low back pain in the primary care setting. J Gen Intern Med 16:120-131, 2001.

Bigos S, Bowyer O, et al: Acute low back problems in adults. Clinical Practice Guideline No. 14, AHCPR Publication No. 95-0642, 1994.

Deyo RA, Weinstein JN: Primary care: Low back pain. N Engl J Med 344(5):363-370, 2001.

相关网站

Mayo Clinic: A helpful patient-oriented overview of low back problems. *http://www.mayoclinic.com/invoke.cfm?id=DS00171*

American Academy of Orthopedic Surgeons: An easy-to-understand, illustrated site targeting the consumer.*http://orthoinfo.aaos.org/brochure/thr_report.cfm?Thread_ID=10&topcategory=Spine*

（高维东译 张青松校）

第 16 章 儿童行为问题

▶ 病因学

儿童行为问题的本质是什么？为什么要关注他们？

许多儿童会出现短暂的行为问题，这受到家长的关注。在美国所有学龄儿童，13% 的学龄前儿童和 12% ~ 25% 的年长学生有明显的行为或情感障碍。一项研究表明，有90%的母亲不同程度地关心孩子的行为问题。继教师之后，全科医生是父母就其孩子行为问题求助的专职人员。然而，仅有50%的患儿得到了正确的诊断、治疗或转诊以进行适当的干预。有经验的家庭医生可以筛检、识别、诊断、治疗和/或转诊，并向其他机构（如学校、法律机构、社区团体）提供支持。

家长向医生提出的最普遍的儿童行为问题主要有四种：纪律和父母关系问题，学校中行为不佳，睡眠障碍及打扮穿戴问题。这些行为可能为情境性（限于在一种或两种情况下发生）或普遍性（所有情况下均可发生）、原发性或继发性（一个问题本身或是另一条件的结果）。普遍性和原发性的问题常很难治疗。

儿童为何会出现行为问题？

一般来说，行为问题是成长过程中的正常现象，孩子成长的过程包括：对周围环境的反应、试图满足自己的需求或实现愿望、度过发育阶段。多数儿童依靠自己掌握的技能顺利度过发育阶段，他们能在所生活的环境中认识自己。然而，孩子遇到的困难可能相当严重，这时提示患儿存在一种或多种问题，环境问题或相适应的问题。儿童行为不良常由以下情况共同引起：躯体和情感疾病、生物学上对环境的敏感 / 反应、性格、前期教育（或缺乏教育）、处境苦恼、家庭结构问题、应对和支持来源不足、父母关系不良、与家庭成员、同龄人或其他人的关系不和。

不良行为可表现为：被动，被动－攻击，积极抵抗，或攻击对抗权威、条例或其他人的权益。行为目的因情况而定，一些儿童有较强的认知和控制自己行为的能力。儿童特征中最重要的是性格——与适应性、情绪、反应性、注意力分散、感受性、控制地点等相关的感情和行为趋向的组合。性格似受遗传影响。这些特性的极端情况可造成严重问题，尤其是当在儿童生活中起重要作用的成人或其他人不能理解儿童的行为时。

情境和发育应激源（如迁移、家庭额外负担、死亡、人与人间的重大矛盾、分别或离婚）常可解释儿童的行为异常改变。如上述情况是行为异常的原因，在适应阶段儿童需要支持和引导。儿童情感和行为障碍的发生率在高度或长期存在压力和结构问题的家庭（如单亲或后组合家庭）中较高。最明显的长期应激源包括：疾病；精神病及父母双方或一方滥用药物；忽视情感和躯体发育；情感、躯体或性虐待；高犯罪率；同龄或邻居暴力威胁 / 恃强凌弱；失业或其他经济问题。

▶ 评估

如何区别正常的（仅在某一阶段出现）和有临床意义的行为问题？

尽管有关儿童行为问题的详尽论述不属于本章范围，但是对给儿童和其家庭成员带来痛苦或会影响儿童的社会和学校进展的问题应进行评估。在特殊情况下，要考虑行为异常通常涉及一个或多个成人，涉及一种或多种环境。这些最常见问题的主要表现为：在学校逐渐出现不良的行为，社交，对权威的反应，攻击性行为或对性的探索。常见诊断包括对立违抗性障碍、品行障碍、注意缺陷与多动障碍、心境障碍和焦虑症、学习困难和发育障碍。医师应询问情绪、睡眠、食欲、友谊、活动、学校表现和其他行为改变，这一点很重要。

应注意哪些重要病史？

尽可能详细地获得相关家长、监护人、教师和其他成人的意见，他们的意见对筛查和诊断的作用与现有手段同样重要甚至更为重要。应询问他们对问题的理解、加剧或缓解因素的看法以及他们对治疗的看法。询问最近有何改变或儿童生活中有哪些应激源是很有帮助的。在家族和社会史中，询问家族中是否有类似发作和是否存在以上提及的家族和社会问题（如虐待、滥用药物）也很重要。也应询问出生前药物和酒精的暴露史，发育是否正常以及是否存在慢性疾病如哮喘。

哪些筛选检查对明确导致行为问题的疾病性质有帮助？

除了常用的全科医学检查（如实验室检查、体格检查和神经系统检查）外，还有许多有价值的筛选检查。这些检查包括：Battelle 发展筛选问卷（语言的理解和表达，精细和非精细动作，适用性，个人/社会、认知/学术），家庭社会心理筛查（询问躯体虐待、滥用药物和母亲抑郁是否存在），Connors父母和老师调查（对立行为，注意力不集中和多动），和Eyberg儿童行为问卷（对抗行为，外化行为问题如注意力障碍、对立违抗）。

▶ 治疗

如何帮助有行为问题的儿童及家长？

一旦诊断儿童有潜在的行为问题，应教会家长认清问题的性质并做出治疗选择。行为问题的治疗常包括：综合性教育；包括一系列明确规定和与年龄相符的期望、结果和奖励的行为治疗；孩子所处环境（如家庭、学校或幼儿园）中的成人共同努力；如需要行药物治疗。

除非家长向医生提出儿童的行为问题，否则医生的评估和建议可能遇到阻力。观察家长的语言和非语言反应，看其是否做好改变以前关于儿童和自己行为观点的准备。用这些原则解决问题。例如：如果家长仍在考虑，则应提供一份关于治疗评估和建议的总结；针对你所说的情况，给家长时间询问问题和表达他们的想法；如时间允许则进一步讨论；建议家长仔细考虑并制定第二方案。另一方面，如果家长已怀疑该病或承认该病，则应该讨论和商议下一步的治疗计划。

关于治疗儿童的行为问题，医生常一次给予家长很多建议。但这应在明确以下问题后方可进行：评估问题（包括家长和儿童的期望）、做好改变观念的准备阶段、以前家长可能尝试的解决办法、你在这一领域是否有专业知识。在确定家长已做好改变的准备的阶段和评估先前尝试解决办法之前提供建议，会浪费许多时间并阻碍交换意见，例如“努力怎样”，相反的为“我已经试过了，但是没有用”。

应将儿童及家长转诊至何种专业人员？

如果家长要求或经协商同意转诊，则转诊是恰当的。应将患者转至专业治疗儿童问题的精神健康专家。有资格的专家包括家庭治疗学家、儿童精神治疗学家（专业顾问、临床社会工作者）和儿童精神病学家（特别是关于药物治疗）。

诊所内如何治疗行为问题？

有行为问题的儿童在诊所内常表现欠佳。以下方案对难控制性问题可能有帮助：

■ 确定你自己的权威和领域（如诊所）。

■ 支持家长作为孩子的主要权威者的身份，如果儿童提出要求（如“如果你要离开屋子，首先应征求父母的同意”）或当指导或训练要求（如：约翰夫人，我要对约翰进行检查，但是他现在吵闹不安，我先离开一会儿，您让他安静下来配合我，几分钟后我会回来）时让孩子听从家长的话。

■ 为孩子提供与年龄相适应的玩具或其他东西，用于激发孩子的兴趣和活力。

■ 用温和但又严格的态度给予指导，明确地陈述你的期望（如这个耳镜不是玩具，你不能拿它玩耍）。

药物对行为问题有帮助吗？

儿童行为问题中，最常接受药物治疗的类型有注意力不集中和多动症。兴奋剂是最常用药物。对行为障碍的儿童应用其他药物作为综合治疗的一部分尚存在诸多争议（如对心境障碍和焦虑）。

关键点

- 儿童行为问题很常见。
- 成人应关注儿童生活中的哪些问题，哪些情况可显著引起发育、社会化和工作能力迟缓，应该对这些问题进行进一步探讨。
- 治疗计划常由综合性教育、安慰和药物或行为治疗组成。原发或伴发疾病可接受药物、行为调整、家长训练和/或家庭治疗。

病例 16-1

患儿男，10岁。主因学习障碍由其单身母亲陪伴就诊。其母诉患儿在学校中常惹麻烦，家中好些，注意力不能集中，不能完成作业，不能服从老师的教导。夜间睡眠障碍，次日不愿意去上学，并说“我讨厌学校”。常与兄弟姐妹动怒，有时不能按他的意愿行事时会摔东西。无亲密的伙伴。

A．还应从患儿母亲那里获得哪些信息？

B．鉴别诊断是什么？

病例 16-2

患儿女，4岁。主因过度腼腆和逃避户外活动由其父母带来就诊。家长担心其不能平稳过渡到学前班和幼儿园。患儿与妹妹（2岁）相处玩耍良好。在家中对其父母情绪和惩罚很敏感，而在诊所内可看到一家人相处融洽。

A．如何确定患儿是否有严重的临床问题？

B．其他哪些信息会有所帮助？

参考文献

Campbell SB: Behavior problems in preschool children: A review of recent research. J Child Psychol Psychiatry Allied Disciplines 36(1): 1113-1149, 1995.

Gardner W, Kelleher KJ, Pajer KA, Campo JV: Primary care clinicians' use of standardized tools to assess child psychosocial problems. Ambul Pediatr 3(4):191-195, 2003.

The Working with Families Institute. Working with families: Case-based modules on common problems in family medicine. Watson W, McCaffery M (eds). Toronto, Canada, Department of Family & Community Medicine, University of Toronto, 2003.

相关网站

The American Psychological Association website covers topics ranging from anger to divorce and includes many excellent links to specific disorders. *http://www.apa.org/topics*

The National Resource Center on ADHD website has links to news items, professional resources and patient education materials. *http://www.help4adhd.org*

The American Academy of Pediatrics website has a host of professional- and patient-oriented materials covering the differential diagnosis of children's behavioral issues. *http://www.aap.org*

（王玉珍译　王　岩校）

第 17 章　胸痛

▶ 病因学

门诊就诊患者的最常见原因有哪些？

门诊患者胸痛的最常见原因包括骨骼肌、胃肠道、心脏、精神及肺部疾病。然而，在因胸痛就诊的老年患者中，心脏疾病占所有病因的 50%。

列举最常见的危及生命的胸痛病因？

心肌梗死、肺栓塞、主动脉夹层、张力性气胸和食管破裂可导致猝死。

哪些疾病可引起胸膜炎性胸痛？

病毒性胸膜炎、肺炎、急性肺栓塞、气胸、心包炎、系统性红斑狼疮（SLE）、风湿性关节炎（RA）、药物性狼疮、炎症性肠病、放射线肺炎和肺组织胞浆菌病可引起胸膜炎性胸痛（深呼吸时疼痛加重）。

列举胸壁痛的病因

骨骼肌疼痛、风湿病（如SLE、RA）、全身性疾病（如多发骨髓瘤、骨癌）和皮肤/感觉神经疾病（带状疱疹、放射后神经痛）是引起胸壁痛的常见原因。

胸痛的心脏病因有哪些？

胸痛的心脏病因包括冠状动脉疾病、主动脉夹层、瓣膜性心脏病、心包炎和心肌炎。

胸痛的胃肠道病因有哪些？

胸痛的胃肠道病因包括胃食管反流疾病（GERD）、食管痛觉过敏、动力异常/失弛缓症、食管破裂和药物诱发食管炎。这些也可引起相应的疼痛。

胸痛的肺部病因有哪些？

胸痛的常见肺部病因包括肺栓塞、肺源性心脏病、肺炎、癌症、结节病、气胸、胸膜炎和胸腔渗液。

胸痛的心理学病因有哪些？

胸痛的心理学病因包括惊恐发作、抑郁和癔症。

▶ 评估

患者病史中哪些是重要的？

评估胸痛，第一步应排除紧急、危及生命的疾病。开始，应获取重要问题的病史，确定疼痛持续时间、部位、放射情况、性质、程度和发作频率非常重要。疼痛发作时患者在做什么？是否有加剧或缓解因素？既往是否出现过类似的疼痛？是否伴有恶心、呕吐、出汗、心悸、呼吸困难、端坐呼吸、水肿、咳嗽、吞咽困难、晕厥、视觉障碍和濒死感？近期是否出现发热或寒战？是否有心脏病危险因素？是否有高凝的危险因素（如长期制动、外伤、恶性肿瘤、激素替代疗法、避孕药）？既往是否有冠状动脉疾病、糖尿病、卒中、GERD、焦虑/抑郁或惊恐发作史？是否有吸烟、饮酒、服用可卡因或其他违禁药物的社会因素史？是否有心脏病的家族史？

列举心脏危险因素

心脏危险因素包括年龄、高血压、高脂血症、糖尿病、吸烟、一级亲属中（男性＜45岁，女性＜55岁）有冠状动脉疾病（CAD）家族史。

哪些体征最为重要？

心肌梗死患者常出现典型的出汗、面色苍白和心动过速。

生命体征极为重要：密切监测血压，测量双上肢血压；发热提示感染性疾病；是否存在颈静脉怒张和呼吸困难；听诊是否有新发杂音、双侧呼吸音是否对称、肺部是否有湿啰音和鼾音；触诊胸壁，检查疼痛是否重复出现；触诊上腹部检查疼痛是否重复出现；触诊外周动脉搏动，确定毛细血管充盈时间；触诊下肢是否有疼痛存在，并记录任何不对称性或单侧水肿。

应做哪些实验室检查？

所有胸痛患者都应首先进行心电图（EKG）检查。如有异常，应立即送入急诊室行进一步评估。急诊室评估包括胸部X线片、心肌酶、CBC 及分类和各项代谢指标。如果门诊 EKG 检查正常，则根据病史和体格检查进一步检查。

还需做哪些辅助检查？

有心脏危险因素的患者应行系列心肌酶和 EKG 检查，应行负荷或超声负荷试验，或行心导管检查以进一步评估。突然发作胸膜炎性胸痛的患者需要行 D- 二聚体、V/Q 扫描或螺旋 CT 检查以排除肺栓塞。胸壁疼痛的患者一般无需进行全面检查；GERD患者应试验性药物治疗以缓解疼痛。如果药物治疗失败，应在门诊行上消化道内镜检查。胸腔积液的患者应行诊断和治疗性胸腔穿刺术。急性应激患者应筛查其是否存在抑郁或焦虑。

▶ 治疗

心肌梗死的治疗

对心肌梗死患者给予吸氧、阿司匹林、硝酸酯（首先应舌下含服，建立静脉通路后如果需要，可滴注硝酸甘油）、吗啡（如硝酸甘油不能控制疼痛）、β-受体阻滞剂（如血压升高）、溶栓药（胸痛发生时间不足 3 小时），并根据患者情况给予抗凝剂（普通肝素、低分子量肝素）治疗。患者应被送入监护病房，在遥测床上对患者进行严密监护。

肺栓塞的治疗

吸氧和抗凝药。如存在指征，可置入下腔静脉滤过网以预防复发。

主动脉夹层的治疗

主动脉夹层需行急诊外科手术。

张力性气胸的治疗

张力性气胸需行急诊胸导管置入术。

食管破裂的治疗

食管破裂需行急诊手术。

肌肉骨骼疼痛的治疗

对肌肉骨骼疼痛的治疗包括使用非甾体类抗炎药或COX-2抑制剂（如有胃肠道出血史）。如有骨癌，适当应用阿片类药物。

胃食管反流疾病（GERD）的治疗

GERD的治疗包括H_2-受体阻滞剂或质子泵抑制剂。患者应避免咖啡、苏打和辛辣食物。

肺炎的治疗

给予抗生素和吸氧（如需要）。

惊恐发作的治疗

给予抗焦虑药，如苯二氮䓬类药物。

警示：老年人和糖尿病患者心肌梗死的临床表现可能不典型，如后背疼痛、仅有恶心 / 呕吐。

对有心脏病史者应警惕心肌梗死。

关 键 点

- 全科诊所中胸痛的常见病因为骨骼肌疾病，但对于有心脏危险因素的患者应保持高度警惕。
- 危及生命的胸痛病因包括心肌梗死、肺栓塞、主动脉夹层、张力性气胸和食管破裂。出院前必须首先排除这些病因。
- 不是所有的胸痛患者都必须入院治疗。有几个评估和治疗方案可用于评估胸痛患者。

病 例 17-1

患者女性，29岁。主因胸骨下疼痛3周来全科医生诊所就诊。疼痛为钝痛，不向颈部及左臂放射。餐后30分钟开始疼痛。夜间疼痛加剧，患者常在夜间痛醒。患者有吸烟史，偶尔饮酒。吸烟、饮酒均可使疼痛加剧。患者曾自服碳酸钙片剂，似乎可缓解症状。

A．最可能引起患者胸痛的原因是什么？

B．描述你建议的检查方法和治疗方案。

病 例 17-2

患者男性，65岁。主因压榨性胸痛于凌晨3点被送至急诊科。疼痛向左下颌及肩部放射。疼痛突然发作，使患者从睡眠中醒来，疼痛逐渐加剧。各种方法均不能使其缓解，活动使疼痛加剧。以前无类似发作。患者有高血压、高脂血症病史，每日服药。有30年吸烟史，但于2周前戒烟。无酒精、滥用药物史。其父亲68岁时死于心脏病发作。

A．该患者的心脏病危险因素有哪些？

B．此时应进行哪些检查和采取哪些治疗措施？

相关网站

UpToDate, Wellsley, MA. A subscription-based clinical information resource, written by physicians for physicians. Provides a comprehensive review of the management of chest pain. *http://www.uptodate.com*

Another broad resource concerning chest pain and myocardial infarction is *http://www.emedicine.com*

（孙丽霞译 黄 喆校）

第 18 章 咳嗽和充血

在美国，上呼吸道感染（URI）是花费最多、最常见的疾病。全科医生或儿科医生所诊治的患者中平均9%为URI。虽然大多数的 URI 是由病毒引起且抗生素并不能有效地缓解症状，但抗生素常作为URI的处方药，这种做法导致了细菌对抗生素的抗药性。

▶ 病因学

上呼吸道感染的症状和体征有哪些？

URI常伴有流涕、喷嚏、鼻腔黏膜充血、咽喉疼痛、咳嗽、发热、头痛和肌痛。病程常<1周。诊断难点在于区别病毒性上呼吸道感染、过敏性炎症和细菌性感染，因为这些疾病症状相似。URI 的体征常轻微，包括流涕、结膜充血和轻度咽炎。

如何鉴别 URI 与过敏性鼻炎？

过敏性症状与URI症状相似，但常无发热或肌痛。检查鼻黏膜对诊断有帮助，过敏性炎症可见鼻黏膜潮湿、苍白。过敏性鼻炎鼻分泌物涂片可见嗜酸性粒细胞计数升高。

URI 的常见病毒有哪些？

最常见与感冒有关的病毒为鼻病毒和冠状病毒。其他致病病毒包括副流感病毒、呼吸道合胞病毒、流感病毒、腺病毒和肠道病毒。传播途径可能借气溶胶传播，或皮肤直接接触，或直接接触污染物。

鼻病毒——极少数病毒即可引起感染。病毒通过空气传播侵入或直接侵入沉积于鼻黏膜上皮、眼睛和泪导管。沉积后引起感染。触发炎症反应，可导致血管舒张、渗出、黏液分泌、疼痛、咳嗽和喷嚏，鼻黏膜上皮损害较轻。病毒侵入约 16 小时后出现症状，病毒排出可持续 3 周。

咳嗽的常见病因有哪些？

咳嗽是保护呼吸系统的一种生理机制。从鼻腔到肺脏，呼吸道的任何部位发生病变均可引起咳嗽。咳嗽和充血的常见病因（见框18-1）常分为：急性（不足3周）、亚急性（3～8周）和慢性（超过 8 周）。亚急性咳嗽，常与急性感染无关，应按慢性咳嗽对其进行评估。始于URI的亚急性咳嗽最常为感染后咳嗽，是哮喘或继发鼻窦炎的症状。

框 18-1 咳嗽和充血的常见病因

急性

- 过敏性鼻炎
- 误吸
- 哮喘
- 支气管炎
- 充血性心力衰竭（CHF）
- 哮吼
- 异物吸入
- 流行性感冒
- 吸入刺激物
- 喉炎
- 咽炎
- 肺炎
- 肺水肿
- 肺栓塞
- 呼吸窘迫综合征
- 鼻窦炎
- 上呼吸道感染（URI）

慢性

- 误吸
- 支气管良性肿瘤
- 支气管扩张
- 支气管源性癌

框 18-1 咳嗽和充血的常见病因（续）
• 慢性阻塞性肺部疾病（COPD） • 真菌病 • 胃食管反流性疾病（GERD） • 肺脓肿 • 药物副作用 • 结节病 • 吸烟 • 结核病

▶ 评估

初始评估时，哪些表现隐匿的疾病易被漏诊？

URI症状持续存在应考虑鼻窦炎。当患者咳嗽急性发作时应考虑胃食管反流疾病（GERD）、哮喘、轻度充血性心力衰竭（CHF）、占位性疾病、HIV 感染、结核病和 ACE 抑制剂的副作用。

如何识别咳嗽和充血的严重病因？

痰液或鼻腔分泌物的颜色和量不能预测病因。若有咯血、气短、胸痛或紧缩感、体重减轻的症状和吸烟史提示更严重的病因。如有缺氧（发绀、呼吸急促、心动过速）、听诊有异常发现（啰音、鼾音、喘鸣音）、淋巴结肿大和外周水肿的体征，则需进一步检查。吸烟可增加肺炎、细菌性支气管炎和肺癌的可能性。

如怀疑有严重病因，应行哪些辅助检查？

如鼻窦炎症状持续存在，应行鼻窦X线平片或CT检查以除外引起鼻部症状的其他潜在病因。峰值流量测定有助于评估支气管痉挛的严重程度。如存在缺氧体征，则应行血氧测定。如有肺实变、缺氧或疑似肿瘤，应行胸部X线片（CXR）检查。

▶ 治疗

对无并发症的 URI 患者应如何治疗？

因为该病是自限性的，无特异性治疗。治疗主要是缓解症状，包括休息、增加液体摄入和增加环境湿度（加湿器或蒸汽）。口服抗充血剂可减轻鼻部症状，但有较多的副作用（包括焦虑、失眠、心悸、高血糖和血压升高）。伪麻黄碱是最常用的口服制剂。抗组胺药的疗效有限，但常与抗充血剂合用。如咳嗽影响日常生活，则服用镇咳药。关于锌和紫锥花的效能尚无结论。大剂量维生素 C 可略减轻症状。如存在支气管痉挛，可尝试吸入 β - 受体激动剂。可用吸入型 β - 受体激动剂或类固醇治疗感染后咳嗽。

何时使用抗生素？

单纯感冒和多数支气管炎，抗生素治疗无效。不加选择地使用抗生素会增加出现副作用的风险，使耐药性生物的数量增加。如疑为细菌性感染（如肺炎）或长期鼻窦炎时则用抗生素治疗。根据常见病原体选择抗生素。

同一病原体可引起社区获得性肺炎、鼻窦炎和支气管炎。最常见的包括肺炎链球菌、流感嗜血杆菌、肺炎支原体、卡他莫拉菌和病毒。其次为肺炎衣原体、金黄色葡萄球菌、军团菌和革兰阴性杆菌。应针对最可能致病菌经验性使用抗生素。可考虑使用大环内酯类（阿奇霉素和克拉霉素）、氟喹诺酮（fluroquinolones）、头孢菌素和阿莫西林 / 克拉维酸钾。

关 键 点

- URI 症状包括流涕、喷嚏、鼻黏膜充血、咽喉疼痛、咳嗽、头痛和肌痛。
- 绝大多数 URI 由病毒引起，可不治自愈。
- 患者 URI 症状持续存在时应考虑可能患鼻窦炎。
- 呼吸道的任何部位病变均可引起咳嗽。
- 初始评估患者咳嗽时，GERD、CHF、哮喘、占位性疾病、HIV、TB 和 ACE 抑制剂副作用的表现可能不明显。

病 例 18-1

患者男性，50岁。主因鼻涕、鼻黏膜充血和轻微咽喉痛3天后出现咳嗽就诊。生命体征：Bp 135/80 mmHg，P 100 次 / 分，R 24 次 / 分，T 38℃。肺部听诊可闻及喘鸣音，无啰音及鼾音。患者有 35 年吸烟史，每日 1 包。

A．鉴别诊断有哪些？

B．应进行哪些辅助检查？

C．对该患者应如何治疗？

病 例 18-2

患者女性，15岁。主因慢性鼻黏膜充血就诊。患者1年来反复鼻塞、有黄色鼻腔分泌物、眼痒。生命体征：Bp 110/50 mmHg，P 80 次 / 分，R 14 次 / 分，T 37℃。结膜充血，鼻孔检查苍白、黏膜潮湿、鼻分泌物黄色，鼻窦无压痛。咽部轻度发红。肺部听诊呼吸音清。患者无吸烟史。

A．最可能的诊断是什么？

B．如诊断有疑问，则应做哪些辅助检查？

参考文献

Bauman KA: The family physician's reasonable approach to upper respiratory tract infection care for this century. Arch Fam Med 9(7): 596-597, 2000.

Gonzales R, Bartlett JG, Besser RE, et al.: Principles of appropriate antibiotic use for treatment of nonspecific upper respiratory tract infections in adults: Background. Ann Intern Med 134(6):490-494, 2001.

Irwin RS, Madison JM: Primary care: The diagnosis and treatment of cough. N Engl J Med 343(23):1715-1721, 2000.

Murray PR, Rosenthal KS, Kobayashi GS, Pfaller MA (eds): Medical Microbiology, 4th ed. St. Louis, Mo: Mosby, 2002, p 620.

Stein JH, Klippel JH, Reynolds HY, et al. (eds): Internal Medicine, 5th ed. St. Louis, Mo: Mosby, 1998, p 1391.

West JV: Acute upper airway infections. Br Med Bull 61:215-230, 2002.

相关网站

Primary Care Practice Guidelines-Respiratory System-University of California, San Francisco. Available at *http://medicine.ucsf.edu/resources/guidelines/guide8.html.*

（孙丽霞译　刘运秋校）

第 19 章 腹泻

▶病因学

如何评估腹泻？

急性腹泻是指突然发作的每天排稀便次数≥3次，持续时间通常为数天，很少超过2周。当评估腹泻患者时，应询问严重程度（发热、脓血便、每天大便次数或是否夜间排便、疼痛）和持续时间。还应询问是否呕吐、最近旅行情况、家庭或社区有无疾病流行及进食可疑物史。病人是否有免疫抑制？用药情况（特别是近期服用抗生素、新药和非处方药的情况）？确定其饮用水源和性取向等情况。询问腹泻是否与运动有关（运动员性腹泻）。

评估慢性腹泻时（每天排稀便≥4次且超过1个月）应询问有关乳糖、山梨醇、果糖和纤维素的摄入情况。大便是否呈油状并有臭味（胰源性）？是否存在伴有腹胀和肠鸣的中腹部痉挛性疼痛（小肠疾病）或排便次数增加但排便量少并伴排不尽感（结－直肠疾病）？是否有炎症性肠病的肠外体征？是否发生在胆囊切除术后（胆盐所致）？如果腹泻与便秘交替，则应考虑肠易激综合征。

感染性腹泻的病因有哪些？

肠道病原体或其毒素通常引起急性腹泻。常为粪－口途径传播，家庭或群体暴发流行多见。若腹泻呈水样而无发热及炎症征象，则考虑为非侵入性病原体如葡萄球菌、肠产毒素大肠杆菌、腊样芽孢杆菌或艰难梭菌所致的食物中毒；或为病毒感染所致腹泻如轮状病毒、诺沃克病毒；或为兰伯贾第虫、隐孢子虫、环孢子虫感染所引起的腹泻。伴有发热、腹痛和带有少量血液或黏液便的炎症性腹泻提示为志贺菌属、沙门菌属、弯曲杆菌、侵袭性大肠杆菌、耶尔森菌和罕见的溶组织性大肠杆菌感染。偏爱肛交的患者应考虑性传播感染。HIV感染者可能为少见的病原体所致。

何种药物和食物可引起腹泻？

新服用的药物常为腹泻的原因，特别是二甲双胍、质子泵抑制剂可引起细菌过度繁殖而致腹泻；抗生素的使用也可导致腹泻，其中一部分是由艰难梭菌感染所致。低糖树胶和糖果及糖尿病饮食中所含大量的山梨醇、含有乳糖的乳制品、果汁或苏打所含的果糖以及咖啡因等均可引起腹泻。

▶ 评估

在为患者体检时应注意哪些内容？

应注意患者的血容量状态（黏膜的改变和体位改变时生命体征的变化）和腹部体征，做直肠检查以除外粪便嵌塞和大便失禁。注意发现炎症性肠病的肠外体征（关节炎、口疮性溃疡、虹膜炎和肛瘘）。

何时需要实验室检查？

症状轻微的患者不需要做实验室检查。但高热、痢疾、慢性腹泻和免疫抑制的患者则应进行实验室检查。怀疑为侵袭性病原体所致腹泻，应做大便培养；近期曾使用抗生素者，应查艰难梭菌抗原；对有暴露史，并且腹泻持续时间较长者，应查贾第虫抗原、大便查找隐孢子虫和环孢子虫。除特殊人群如近期移民或近期跨国旅行者外不做大便查找寄生虫和虫卵的检查。粪便查白细胞或乳铁蛋白对腹泻的病因诊断并无帮助。在年龄小于50岁的患者中肠易激综合征是一种排除性诊断。对伴有体重减轻和缺铁性贫血的慢性腹泻患者应考虑腹部疾病。对大便呈脂状、含食物残渣的腹泻患者，应测定72小时粪便中脂肪含量以明确有无吸收不良。

▶ 治疗

无并发症的腹泻如何处理?

对无并发症的患者，给予单纯口服补液和洛哌叮胺 2 ~ 4mg，每日 4 次口服。但幼儿、老人和身体非常虚弱者或有严重伴发疾病者除外。怀疑大肠杆菌O157:H7感染所致腹泻者应禁用洛哌叮胺和抗生素。对怀疑为侵袭性腹泻者——虽然实验室检查结果尚未回报——应采用针对艰难梭菌进行经验性治疗(甲硝唑 250 ~ 500mg，每日 3 次)。怀疑为感染性腹泻应给予环丙沙星 500mg，每日 2 次口服或诺氟沙星 400mg，每日 2 次口服。当大便培养结果回报后，应根据结果选用抗生素并决定其疗程。减少脂肪类食物、乳制品和咖啡因的摄入有助于腹泻的治疗。

对回家的患者应叮嘱什么?

如果病人呕吐或腹泻加重并出现脱水表现时，或大便中带血、持续发热以及腹痛加重时，应复诊。上述症状在 2 ~ 3 天内应逐渐好转，若无好转，患者应复诊。

关 键 点

- ► 应进行直肠检查，并注意有无出血。
- ► 对大多数患者应检查体位变化时的生命体征。
- ► 肠易激综合征是慢性腹泻与便秘交替出现最常见的原因。
- ► 急性腹泻通常是感染性的。当伴有呕吐时，应考虑为食物中毒。
- ► 应牢记对公共卫生有影响的疾病，及时地报告疾病的暴发情况。

病 例 19-1

患者女性，70岁。既往除有轻度2型糖尿病外，无其他病史。因右髋骨骨折在一家疗养院进行康复治疗。入疗养院2天后患者出现少量稀便。腹泻2天后全科医师接到护士通知。病人生命体征正常，无发热。目前服用二甲双胍500mg，每日2次。

A．有哪些鉴别诊断？

B．应向护士询问哪些问题？

C．应做哪些检查，如何进行治疗？

D．患者症状未见改善并出现腹胀，下一步应如何处理？

病 例 19-2

一名12岁女孩和她16岁的姐姐因腹泻、血便、发热达39℃、轻度腹痛、恶心未吐、全身不适2天来诊。她们每天腹泻10～15次。患儿其他方面和陪诊的母亲一样完全正常。

A．有哪些鉴别诊断？

B．应查找哪些特殊病史？

C．如何治疗这些患者？

D．考虑为弯曲菌感染而使用红霉素治疗。培养结果支持临床诊断，得知培养报告后，下一步应采取什么措施？

参考文献

Hay DW: Acute diarrhea and chronic diarrhea. In Gastrointestinal and Liver Disease. Malden, MA: Blackwell Publishing, 2002, pp 19-25.

Holten KB: Irritable bowel syndrome: Minimize testing, let symptoms guide treatment. J Fam Pract 52:942-950, 2003.

Thielman NM, Guerront RL: Acute infectious diarrhea. N Engl J Med 350:38-47, 2004.

相关网站

Mayo Foundation for Medical Education and Research: Digestive Center. Article on diarrhea by Mayo Clinic Staff. *www.mayoclinic.com/invoke.cfm?id=DS00292*

Centers for Disease Control and Prevention provides information on chronic and traveler's diarrhea at *http://www.cdc.gov/ncidod/dpd/parasiticpathways/diarrhea.htm.*

（张 杰译 高竞生校）

第20章 头晕

▶ 病因学

对头晕如何分类?

头晕不是一个特定术语，根据症状可将其分为4类，包括眩晕、先兆晕厥、平衡障碍和轻度头晕（表20-1）。不同类型的头晕病因不同，因此对头晕进行归类是很重要的。

表20-1 头晕的分类

症状	描述
眩晕	旋转、倾斜感
先兆晕厥	即将晕厥的感觉
平衡障碍	失去平衡
轻度头晕	模糊的眩晕感觉

哪些头晕较为严重?

中枢性与周围性头晕的鉴别非常重要（表20-2）。中枢性头晕（眩晕）通常比较严重，且伴有复视、构音障碍、感觉异常或肌力减弱等神经系统症状。听神经瘤（第八对脑神经良性神经鞘瘤）、椎基底动脉系统供血不足和卒中都可导致中枢性眩晕。

表20-2 中枢性眩晕与周围性眩晕的特征

特征	中枢性	周围性
恶心/呕吐	中等	严重
平衡障碍	严重	较轻
听力减退	少见	多见
神经系统症状	常见	少见
与头位的关系	少有	常有
代偿时间	慢	快
持续时间	长	较短
眩晕程度	中等	严重

最常引起眩晕的病因有哪些？

最常引起眩晕的病因包括：

■ 头部位置改变：这种情况常引起良性位置性眩晕，患者突然感觉房屋旋转，典型病例持续时间少于 1 分钟。

■ 梅尼埃病：这种疾病主要表现为严重眩晕，伴听力减退、耳鸣和耳胀感。

■ 前庭神经元炎：患者突然眩晕，数小时后病情逐渐加重。常继发于上呼吸道感染，伴听力减退时称之为迷路炎。

引起头晕的其他病因有哪些？

先兆晕厥是失去知觉的一种头晕类别，可能是由于全脑血流灌注减少所致。主要原因有：直立性低血压、心律失常、心肌病、主动脉瓣狭窄、瓣膜病、缩窄性心包炎、心包填塞、药物副作用和低血糖。

平衡障碍是一种失衡的感觉，当视觉、本体感觉、前庭、小脑、神经肌肉系统间的协同作用不能代偿时即可出现。因肌无力、骨关节病和颈椎间盘突出而出现多种感觉障碍或退化、周围神经病、前庭功能异常、视觉障碍和肌肉骨骼病变时均可导致平衡障碍。

轻度头晕是一种模糊的眩晕感，常与过度换气导致的低碳酸血症有关。抑郁和焦虑是最常见的原因，但其他原因如应激反应、惊恐亦可引起这种症状。

引起头晕的药物有哪些？

表 20-3 列举了一些与头晕有关的药物。

表 20-3 引起头晕的常见药物

药物	症状
酒精	平衡障碍、眩晕
抗癫痫药：卡马西平、丙戊酸	平衡障碍、眩晕
抗高血压药：利尿药	先兆晕厥
抗抑郁药：三环类	先兆晕厥
氨基糖苷类，顺铂	平衡障碍、眩晕

表20-3 引起头晕的常见药物（续）

药物	症状
镇静药：苯二氮䓬类、巴比妥类	先兆晕厥
阿司匹林	眩晕
奎宁	眩晕

▶ 评估

头晕病患者的病史要点有哪些？

评估头晕患者最关键的一步就是采集详细的病史，以确定头晕归属4种类型的哪一种，病史应询问是否有听力下降、耳鸣情况和一些神经系统症状如复视、构音障碍和极度乏力。也应询问服药史。

什么是位置试验（Dix-Hallpike）？

位置试验有助于鉴别引起眩晕的部位，如内耳或中枢神经系统。检查时让患者坐于检查台上，双腿伸直，检查者帮助病人迅速后仰并将头转向一侧约30°～45°，然后观察眼震和眩晕是否出现，如果出现这些症状为位置试验阳性，且提示损伤耳为指向地板的耳。如果位置试验阴性则不考虑眩晕为内耳或中枢性原因所致。

什么时候需行头颅CT或MRI检查？

一般情况下，只有神经系统检查发现异常时才行头颅CT或MRI检查，但年龄＞60岁或有脑血管病危险因素的患者除外。

▶ 治疗

治疗头晕的常用药物有哪些？

应首先查找头晕的病因然后再给予相应的治疗。表20-4列出了治疗各种头晕症状的常用药物。

表20-4 治疗眩晕的药物

药物	商品名	用法	副作用
抗组胺药			
茶本海明	捉迷明	25~50mg 口服 q4~6h	抗胆碱能症状 *
赛克利嗪	苯甲嗪	25~50mg 口服 q4~6h	抗胆碱能症状 *
美克洛嗪	敏可静	25~50mg 口服 q4~6h	抗胆碱能症状 *
普鲁迷近	非那根	25mg 口服 q6h 50mg 栓剂 q12h 25mg 肌注 q4~6h	抗胆碱能症状 *
解痉药			
东莨菪碱	Transderm Scop	0.5mg 经皮给药 q3d	抗胆碱能症状 *
酚噻嗪类			
丙氯拉嗪	甲哌氯丙嗪	10mg 口服 q6h 25mg 栓剂 q12h	锥体外系症状 ↑
苯二氮䓬类			
地西泮	Valium	2~10mg 口服 q6h 2~10mg 肌注 q6h 1~10mg 静注 q6h	嗜睡

* 口干、便秘、肠鸣音消失、视物模糊、眼压升高、泪腺分泌减少、心动过速和尿潴留

↑ 急性肌张力障碍、帕金森症状和运动不能

关 键 点

- ► 引起头晕的病因可以是良性的也可以是严重的病变。
- ► 在对患者病情进行评估时，应注意头晕的常见病因。
- ► 要对中枢性头晕与周围性头晕进行鉴别。

病 例 20-1

患者女性，50岁。主因有房屋倾倒感1周就诊，这种感觉主要发生于快速变动头位时，无其他不适主诉。

A．最可能的诊断是什么？

B．哪些床旁试验有助于诊断？

病 例 20-2

患者女性，74岁。主因轻度头晕及濒死感2周就诊，当行走或站立时症状加重，有高血压病并服用了多种降压药物。

A．头晕最可能的病因是什么？

B．哪些床旁试验有助于诊断？

参考文献

Baloh RW: Dizziness: Neurological emergencies. Neurol Clin North Am 16(2):305-321, 1998.

Derebery M: The diagnosis and treatment of dizziness. Med Clin North Am 83(1):163-176, 1999.

Hoffman R, et al.: Evaluating dizziness. Am J Med 107(5):468-478, 1999.

Walker J, Barnes S: The difficult diagnosis: Dizziness. Emerg Med Clin North Am 16(4):845-875, 1998.

（袁建新译　王玉珍校）

第 21 章 消化不良

▶ 病因学

什么是消化不良?

消化不良是指不伴有排便异常（即非肠易激综合征）的上腹部疼痛或不适，是一种常见的胃肠道疾病。通常此病与解剖学部位（常在上腹部）的联系比特异器官结构改变的联系更密切。主诉常为胀满、饱胀、恶心或早饱。上述症状的出现部分与饮食相关，呈持续性或间断性反复发作。病人对消化不良的症状一般描述不清。

每年大约有 25% 的成年人出现过上述症状，其中大多数患者未曾就医。然而，在典型的全科医生诊所里，5% 的就诊患者有消化不良的症状。另外，是否将烧心作为消化不良的一个核心症状还存在很大争议。烧心是胃食管反流病的主要症状，但此症状并不包含在消化不良的症候群中。

▶ 评估

鉴别诊断有哪些?

大多数消化不良是由胃下部或肠上部的异常所引起。病因可分为器质性和非器质性两大类。症状严重者多为胃十二指肠溃疡和胃癌等器质性疾病。

内镜检查发现消化性溃疡占消化不良全部病例的15%～25%。溃疡最常见的症状是腹痛或烧灼感。当胃酸分泌时，尤其是在空腹情况下，上述症状加重。胃食管反流病的典型症状——烧心在消化不良患者中也很常见。胃酸在夜间分泌增多，故夜间痛常见。患者的症状具有节律性和周期性，发作期和缓解期间隔数周或数月。

胃癌、食管癌是消化不良罕见但非常严重的病因。所幸的是大多数癌症患者均有“报警”症状。这些“报警”症状包括：出血、贫血、吞咽困难、消瘦和呕吐。年龄也是一个非常重要的因素，大于45岁或50岁者胃癌更为常见，而在无“报警”症状的年轻人中癌症罕见。

功能性消化不良，也称之为非溃疡性消化不良，是目前最常见的疾病，占全部消化不良病例的75%左右。该病的原因是多因素的，包括胃肠道高敏感性和低动力性、高泌酸状态、心理社会应激及HP感染。只有当引起消化不良的其他疾病均被排除时，才考虑功能性消化不良的诊断。

如何进行诊断？

做出准确诊断最重要的步骤是获得详细的病史。虽然病史中任何一个症状都不能确定诊断，但消化不良仍有一些特征性症状。主诉烧心用质子泵抑制剂、H_2受体阻滞剂或抗酸药物治疗可以缓解的患者，提示胃食管反流病。溃疡病患者进餐或抗酸药物治疗均可使腹痛缓解，而癌症患者体重减轻更多见。其他症状如腹痛的部位和恶心，由于和其他疾病的症状相互重叠，所以在诊断上没有特异性。体检在确定诊断方面意义不大。虽然体检可以确定腹痛的来源，但在鉴别良性疾病（胃炎、功能性消化不良）和更严重的疾病（溃疡、癌症）方面无特异性。

病人对治疗无反应或出现“报警”症状，则需要做一些诊断性试验。胃镜是直接观察胃黏膜的设备。与上消化道造影相比较胃镜价格偏贵、并发症发生率稍高，但在小溃疡的诊断上敏感性更高。内镜在区别溃疡和癌症方面优势明显，并可以对可疑病变部位进行活检。其他诊断方法包括腹平片、腹部超声和胃排空试验，但这些检查对多数消化不良的诊断帮助不大。所有这些检查在确定非溃疡性疼痛的病因方面特异性均差。

HP检测的作用如何？

HP和消化性溃疡之间的相关性已经明确。研究显示95%的消化性溃疡患者和40%非溃疡病患者HP阳性。根除HP在临床上非常有意义。HP被根除后，溃疡病的复发率明显降低。有四种主要方法检测 HP：

- 直接内镜下黏膜活检
- 血清抗体检测
- 尿素呼气试验
- 大便抗原检测

血清抗体检测简便易行，故临床上最常用。一旦血清出现HP 抗体，此项检测即呈阳性反应。此抗体为 IgG 型抗体，即使活动性感染被有效控制后，血清抗体检测仍呈阳性反应。因此，抗HP治疗后该项检测无临床意义。非溃疡性消化不良患者抗HP治疗的作用存有争议。由于HP与胃癌关系较为密切，大多数非溃疡性消化不良治疗指南均建议若HP阳性应进行治疗，但对非溃疡性消化不良症状的改善是否有效，目前还没有定论。

▶ 治疗

溃疡病的治疗

病人患消化性溃疡，且 HP 阳性，则应在多种有效的治疗方案中选择一种进行治疗。三联和四联疗法 HP 根除率均达 90%。HP 阴性的溃疡病患者，应用 H_2 受体阻滞剂、硫糖铝或质子泵抑制剂均有效。质子泵抑制剂治愈率更高。十二指肠球部溃疡一般没有必要进行内镜随访。关于胃溃疡是否需要内镜随访以免漏诊胃癌目前还存有争议。但如果第一次内镜活检阴性且抑酸治疗有效，就没有必要反复内镜检查。

功能性消化不良的治疗

功能性消化不良的治疗比消化性溃疡的治疗更复杂，有多种治疗方案，但所有治疗方案的成功率均低于50%。很多数据支持使用 H_2 受体阻滞剂。无论是从药店购买还是医生处方用药，首先使用 H_2 受体阻滞剂治疗都是合理的。H_2 受体阻滞剂物美价廉，缓解功能性消化不良的症状优于质子泵抑制剂。胃复安是一种胃肠动力药，对功能性消化不良治疗有效。然而，其具有明显的抗胆碱能神经的副作用限制了该药的长期使用，老年人表现更为明显。抗抑郁药可缓解病人的部分症状，但该类药物主要用于痉挛性腹痛和排便异常（即肠易激综合征的症状）的患者。最后一点，吸烟、饮酒以及服用非甾体类抗炎药可使功能性消化不良患者的症状加重，应建议患者尽量避免。

关键点

- 若患者的主要症状是烧心，则应对胃食管反流疾病和消化不良进行鉴别。
- “报警”症状包括：呕吐、体重减轻、出血、吞咽困难和贫血。
- 若患者年龄小于45～50岁，且无“报警”症状则患者患有胃癌的几率很小。
- 内镜是首选检查。
- 根除HP建议使用三联或四联疗法。
- 功能性消化不良的治疗应实行个体化原则。

病例 21-1

患者，52岁，建筑工人。因上腹部烧灼感、饱胀6个月来诊。患者自服碳酸钙片治疗，每天2次或3次，症状偶有缓解。因有冠心病家族史，故他每天服用阿司匹林81mg。给予患者法莫替丁治疗效果好。

A．最可能的诊断是什么？

B．是否需要做其他检查？

病例 21-2

患者，39岁，持续性上腹痛4个月来诊。内镜提示胃溃疡，HP检测阴性。请选择最佳治疗方案。

A．如何选择治疗方案？

B．是否需要随访观察？

参考文献

Meurer L: Treatment of peptic ulcer disease and non-ulcer dyspepsia. J Fam Pract 50:614, 2001.

Smucny J: Evaluation of the patient with dyspepsia. J Fam Pract 50:538, 2001.

Tally NJ, Siverstein MD, Agreus L, et al.: AGA technical review: Evaluation of dyspepsia. Gastroenterology 114:582, 1998.

相关网站

UpToDate is a subscription-based clinical information resource, written by physicians for physicians. *http://www.uptodate.com*

（张 杰译 林黎明校）

第22章 呼吸困难

▶ 病因学

什么是呼吸困难?

呼吸困难是一种症状，表现为气短（SOB），不能“控制呼吸”，或感觉“空气不足”。呼吸困难可分为急性（持续几小时或几天）和慢性（持续数周、数月或数年）。

呼吸困难的常见病因有哪些?

急性呼吸困难的严重病因见表22-1，慢性病因见表22-2。

表22-1 急性呼吸困难的严重病因

诊断	病史	体检发现	诊断性检查
肺栓塞	SOB急性发作，胸痛。可能有深静脉血栓	常见呼吸急促，心动过速。肺部检查可正常，可有发绀	SaO_2，ABG：低氧血症；CXR：常正常；D-二聚体：升高；VQ扫描：中度或高可能性
呼吸道梗阻	FB，误吸（儿科），突发	呼吸急促，喘鸣（常为单侧），发绀，心动过速	SaO_2，ABG：+/-低氧；CXR：FB支气管扩张，纵隔移位
肺水肿	渐进性DOE、SOB，PND，外周水肿（心源性），非心源性时无外周水肿	呼吸急促、发绀、心动过速，双侧吸气性爆裂音，渗出，足水肿+/-，S3，PMI移位	SaO_2，ABG低氧
心肌梗死	胸痛w/SOB，恶心出汗	心动过速呼吸急促，S4	EKG缺血性ST段压低，损伤性ST段抬高，Q波，心肌酶升高

表 22-1 急性呼吸困难的严重病因（续）

诊断	病史	体检发现	诊断性检查
阻塞性肺疾病/哮喘/呼吸衰竭	呼吸困难，喘鸣紧缩感，疲劳	初期呼吸急促，进行性通气不足，反常呼吸，发绀，奇脉，喘鸣，呼吸音减低	高碳酸血症，低氧，呼气力量减弱

ABG= 动脉血气，BNP= 脑钠肽，CXR= 胸部 X 线，DOE= 劳力性呼吸困难，FB= 异物，PND= 阵发性夜间呼吸困难，SOB= 气短。

表 22-2 慢性呼吸困难的常见病因

诊断	病史	体检发现	诊断性检查
充血性心力衰竭	DOE，与水肿有关的 PND	JVD，HJR，S3 吸气性爆裂音，足部水肿	CRX：心脏扩大肺血管充血，渗出。BNP 升高。超声心动图：EF 下降，收缩、舒张功能障碍
哮喘	间歇发作呼吸困难伴喘鸣，常为变态反应	发作时呼气性哮鸣音	肺功能：阻塞性，用支气管扩张剂可缓解
COPD	渐进性 DOE，吸烟，咳嗽，常有痰	胸廓前后径增加，吸气/呼气性哮鸣音，紫肿型/红喘型	肺功能：阻塞性，用支气管扩张剂不能完全缓解，CXR：胸廓扩张，膈肌平坦
肥胖体质去适应状态	进行性 DOE DOE	BMI > 30 肺部检查正常	运动改善症状

BMI= 体重指数，BNP= 脑钠肽，COPD= 慢性阻塞性肺部疾病，CXR= 胸部 X 线，DOE= 劳力性呼吸困难，HJR= 肝颈静脉回流，JVD= 颈静脉怒张，PND= 阵发性夜间呼吸困难。

▶ 评估

评估呼吸困难患者时需要牢记的临床要点有哪些?

不是所有的喘鸣都是哮喘。有时，心脏和非心脏源性肺水肿的患者可出现支气管痉挛和喘鸣，而不是吸气性爆裂声。心源性呼吸困难可出现明显的颈静脉怒张和外周水肿。心脏病源性肺水肿患者胸部X线平片显示双侧弥漫性肺泡渗出，这有助于区别非心源性肺水肿。

脉搏血氧定量法能够可靠地测定氧合情况，但不能确定呼吸衰竭，因为明确呼吸衰竭需要经动脉血气分析测定证实CO_2水平升高。

婴儿和儿童较成人更加耐受呼吸急促。检查婴儿和儿童是否存在呼吸窘迫征象：发绀、鼻翼扇动和肋间隙凹陷。

呼吸困难患者胸部呈“静态”可能是由于严重的支气管痉挛所致，必须使空气流动出现喘鸣。因此“静态”胸部可能为呼吸困难患者的不祥之兆。框 22-1 列举了急性呼吸衰竭患者的体格检查和动脉血气表现。

框 22-1　急性呼吸衰竭的体征

- 急性呼吸困难
- 吸室内空气时，动脉血氧分压（PaO_2）< 50mmHg
- 动脉血二氧化碳分压（$PaCO_2$）> 50mmHg
- 严重的呼吸性酸血症
- 发绀
- 奇脉，吸气时收缩压下降> 10mmHg
- 反常呼吸（一般吸气时横膈位置下降，腹部隆起。持续呼吸困难和呼吸肌疲劳使膈肌和胸肌协调性下降，导致吸气时腹部内凹而不是隆起。

▶ 治疗

急性呼吸困难如何治疗?

对急性呼吸困难患者的治疗目标是确保呼吸道通畅、维持氧饱和度和减少呼吸做功。除非有禁忌证，否则应使患者处于直立、坐位，保持衣物宽松，面罩或鼻管吸氧（2～4L/min），如需要应建立可靠的静脉通路并开始体格检查评估（包括生命体征、呼吸和心脏系统的检查）。如必要，可将患者转至条件较好的医院，以便接受必要的治疗。

慢性呼吸困难如何治疗？

- **减少呼吸做功**
  保存能量（提高运动效率）
  体位（前倾坐位）
  减轻体重（如果肥胖）
  增强营养（如营养不良）
  吸气肌锻炼
  呼吸方案（缩唇呼吸）
  呼吸肌休息（鼻通气，气管内给氧）
- **减少呼吸动力**
  吸氧
  麻醉和止痛剂
  运动条件反射
- **运用心理干预措施（例如：心理应对方案、心理疗法、群体支持）**
- **开具运动训练处方**
- **开始肺部机能恢复**

呼吸困难的病因和治疗的其他内容，参考特定疾病章节：第 41 章哮喘 /COPD；第 45 章心力衰竭。

关 键 点

- ► 呼吸困难是临床急症。
- ► 呼吸困难可能为急性也可能为慢性。
- ► 评估呼吸困难患者的最重要因素是明确患者病情是否稳定。对不稳定患者，应转至条件较好的医院，以使其接受恰当治疗。

病例 22-1

患者女性，68岁。主因突发气短伴左侧急剧胸膜炎性疼痛就诊。患者无咳嗽、发热、寒战。生命体征：T38℃，P 112次/分，R 30次/分，BP：148/92 mmHg。体格检查：听诊双肺呼吸音清；心率正常、节律规整，S_1、S_2正常；其余检查正常。心电图显示窦性心动过速，余正常。胸部X线平片正常。患者既往史包括高血压和2型糖尿病。用药史包括：氢氯噻嗪25mg，4次/日；二甲双胍500mg，2次/日；倍美力0.625mg/日。

A．下一步应做的检查是什么？

B．血气分析（ABG）回报如下：pH 7.48，PCO_2 28，PO_2 52，HCO_3 28。对该患者这一情况最可能的解释是什么？如何证实你的怀疑？

病 例 22-2

患者约翰，男，42岁。主因劳累性呼吸困难6个月渐进性加重就诊。目前，如果不停下来休息该患者无法步行至车道尽头的邮箱。患者自述足水肿加重，体重增加，无胸痛、发热、咳嗽和寒战。患者有长期饮酒吸烟史，每日饮12 ~ 18杯啤酒，吸烟每日半包。检查结果如下：

生命体征：T 37℃，R 28次/分，P 100次/分，BP 100/68mmHg。

头颅五官：在30°时，颈静脉怒张（JVD）4cm。外观较实际年龄老。

肺部：双基底部吸气性湿啰音。

心脏：最强心尖搏动点（PMI）向左侧移位。S_1、S_2正常，S_3奔马律。

腹部：膨隆，液波阵颤阳性。脾可触及，触诊肝脏右肋缘下5cm。

四肢：指凹性水肿2+ ~ 3+。

皮肤：多发蜘蛛痣，手掌发红。

胸部X线平片：心脏扩大，上肺血管影增多增粗，双侧肺模糊浸润影。

A. 下一步最应进行的检查是什么？

B. 超声心动图显示心脏广泛运动减弱并左室增大，射血分数12%。最可能解释该患者症状的诊断是什么？应立即行何种治疗？

参考文献

Mahler DA, Fierro-Carrion G, Baird JC: Evaluation of dyspnea in the elderly. Clin Geriatr Med 19(1):19-33, 2003.

Udobi KF: Acute respiratory distress syndrome. Am Fam Physician 67 (2):315-324, 2003.

Zoorob RJ, Cambell JS: Acute dyspnea in the office. Am Fam 68(9): 1803-1813, 2003.

相关网站

The American Thoracic Society has useful links to explicit guidelines and management algorithms, and online learning materials. *http://www.thoracic.org*

The American College of Cardiology has up-to-date summaries of research, controversies in care, and CME programs. *http://www.acc.org*

（王玉珍译　高春香校）

第 23 章　排尿困难

▶ 病因学

什么是排尿困难?

排尿困难的定义为排尿时疼痛或有烧灼感。

排尿困难的原因有哪些?

排尿困难的原因在男性和女性之间有很大差异。在男性，常见的原因有：感染（包括前列腺），梗阻，恶性肿瘤（膀胱癌在吸烟者中更常见），结石和脊椎关节病；在女性，常见的原因有：感染（包括阴道），梗阻，恶性肿瘤（膀胱癌在吸烟者中更常见），结石病，间质性膀胱炎和萎缩性阴道炎。尿路感染是排尿困难最常见的原因。

排尿困难常见吗?

据估计，每年有0.6%的女性和0.1%的男性因明显的排尿困难就诊。

▶ 评估

如何对排尿困难进行评估?

病史、体格检查和简单的实验室检查大多能明确诊断，如果不能确定诊断，就需要做进一步的实验室和影像学检查或转至泌尿专科就诊。

要询问哪些重点病史?

要重点询问排尿困难的开始时间、排尿次数、严重程度和部位。对于男性，排尿开始时出现疼痛尤其是阴茎远端疼痛提示尿道病变，而位于耻骨上区的持续排尿全程的疼痛提示膀胱炎。对于女性，外在排尿困难是指尿液通过有炎性病变的阴唇而引起的疼痛，提示阴道感染或炎症。而内在的排尿困难感觉疼痛在体内，提示细菌性膀胱炎或尿道炎。简言之，排尿开始时出现疼痛是指尿道病变而排尿全程和耻骨上区疼痛提示膀胱炎。病史中还应重点询问是否有分泌物，尿路刺激症状如尿急、尿频及夜尿情况，梗阻症状如尿线无力、排尿等待、排尿中断和排尿滴沥，近期性生活史。切记询问近期服药及服用草药补品史，因为排尿困难可以是许多药物的副作用。

体格检查的重点有哪些？

一般状况和生命体征是检查的重点。腹部触诊和叩诊可以发现肾、输尿管、膀胱的炎症、恶性肿瘤或尿潴留，脊肋角扣痛提示肾盂肾炎或结石。男性应做阴茎检查（包括尿道分泌物、外伤、炎性损伤）和直肠指诊以评估前列腺所致的梗阻或感染。除非女性患者有阴道刺激症状或异常分泌物，一般不需做阴道检查。

该做哪些实验室检查？意义如何？

偶尔，如果病史和体格检查能够确诊或排除感染，医生可以不必等待检验结果就可决定是否对病人施以治疗。切记，泌尿道感染是排尿困难最常见的病因。

尿液分析是评估排尿困难的金标准。尿标本必须是清洁中段尿。泌尿道感染最敏感的实验室指标是脓尿。白细胞酯酶浸片试验可筛查脓尿，此试验诊断感染性脓尿的敏感性在75%～95%。可做尿亚硝酸盐试验，虽然特异性大于90%，但敏感性仅为30%，因此，此试验阴性也不能排除泌尿道感染（肠球菌和其他细菌可以不产生亚硝酸盐）。白细胞管型提示急性肾盂肾炎。镜下白细胞或红细胞大于3～5个/高倍视野的脓尿或血尿，提示泌尿道感染（恶性肿瘤或结石也可出现血尿）。仅有血尿而没有脓尿患者应做膀胱镜检查以除外膀胱癌，尤其是吸烟的患者。

建议疑似泌尿道感染的孕妇、免疫缺陷及男性患者做尿培养检查，对于可能为外在的尿道或阴道病因所致的排尿困难，应推迟尿培养检查。对无症状的患者，如果尿培养菌落计数大于10^5/ml应诊断泌尿道感染，对于有症状的患者，尿菌落计数大于10^2～10^3/ml即有意义，此试验具有较高的特异性但敏感性较低。尿道分泌物培养是诊断奈瑟氏淋球菌和沙眼衣原体感染的金标准。

氢氧化钾和生理盐水阴道涂片可以发现阴道滴虫。尽管现在DNA探针检测和快速抗原试验在临床广泛应用，但尿道分泌物革兰染色可以确诊奈瑟氏淋球菌和沙眼衣原体感染。

哪些症状和体征对男性患者的诊断有指导意义？

病史

梗阻症状常见于良性前列腺增生、尿道狭窄、膀胱功能障碍。直肠疼痛见于前列腺炎，性交痛或射精痛可见于膀胱炎、性病尿道炎，近期不洁性生活引发性病尿道炎、膀胱炎，刺激症状见于膀胱炎、肾盂肾炎、尿道炎，腹痛见于膀胱炎和尿道炎，尿道分泌物多见于性病。全身症状如发热、寒战、恶心、呕吐见于肾盂肾炎。此外，系统症状如关节痛、眼部症状、口腔溃疡见于脊椎关节病如 Reiter 综合征 。

体格检查

龟头分泌物或尿道外口炎症多见于尿道炎、性病和念珠菌感染。水泡、丘疹、溃疡和淋巴结触痛见于生殖器疱疹、软下疳、恶性肿瘤和皮肤病。睾丸或附睾肿大可见于附睾-睾丸炎。前列腺质软且有触痛多见于前列腺炎。无结节的前列腺增大见于前列腺增生，有结节的前列腺肿大见于恶性肿瘤。肋腹部触痛见于肾肿瘤或积水、膀胱炎、亚临床肾盂肾炎和尿潴留。

哪些症状和体征对女性患者的诊断有指导意义？

病史

未补充雌激素的绝经患者可发生萎缩性阴道炎，月经周期性疼痛见于子宫内膜炎。外阴部疼痛常见于性病，疼痛伴有水样分泌物见于沙眼衣原体感染，淋球菌感染则为黄色或灰白色浓稠分泌物，真菌感染常为浓稠、豆渣样分泌物。异常阴道出血见于宫颈炎，性交后阴道出血见于萎缩性阴道炎，性交时疼痛多见于膀胱炎、宫颈炎和阴道炎，近期不洁性生活常引起性病尿道炎或膀胱炎。刺激症状见于膀胱炎、肾盂肾炎、尿道炎。下腹疼痛见于膀胱炎和尿道炎，尿道分泌物见于性病，梗阻症状见于尿道狭窄和膀胱功能失调。全身症状如寒战、发热、恶心、呕吐见于肾盂肾炎，全身关节痛、眼部症状、口腔溃疡见于脊椎关节病如系统性红斑狼疮。

体格检查

水泡、丘疹、溃疡和腹股沟淋巴结触痛见于生殖器疱疹。阴道散在脓疱见于念珠菌感染，阴道分泌物见于念珠菌感染、性病、萎缩性阴道炎。阴道萎缩见于低雌激素血症，宫颈红斑和分泌物见于性病，宫颈举痛和附件触痛并伴有下腹部压痛见于盆腔炎性疾病、子宫内膜异位症。肾触诊肿物见于肾肿瘤或囊肿，耻骨上触痛见于膀胱炎、亚临床肾盂肾炎，膀胱区隆起见于尿潴留。

▶ 治疗

如何治疗排尿困难?

在治疗前医生必须确定排尿困难的病因，然后予以治疗。氮二烯五环如吡啶姆可缓解症状。切记，泌尿道感染是排尿困难最常见的病因。

如何治疗泌尿道感染?

首先确定感染是发生在肾脏（肾盂肾炎）、膀胱（膀胱炎）还是尿道（尿道炎），然后选择适当的抗生素治疗。如并发其他因素如尿道异常或复发感染则治疗方案有所不同。临床常用药物：复方新诺明 2 片，每天 2 次，服用 3 天。呋喃妥英 100 mg，每天 3 次，服用 7 天。

关键点

- 泌尿道感染是排尿困难最常见的病因。
- 尿液分析是诊断排尿困难的金标准，但必须是中段清洁尿标本。
- 孕妇出现排尿困难应做尿培养。

病例 23-1

患者女性，17岁，排尿时有烧灼感，有分泌物。

A．有哪些重要的病史和体检？

B．应该做哪些实验室检查？

C．最可能的病因是什么？

病例 23-2

患者女性，22岁。高热、寒战、尿痛。

A．有哪些重要的病史和体检？

B．应该做哪些实验室检查？

C．最可能的病因是什么？

参考文献

Bremnor J: Evaluation of dysuria in adults. Am Fam Physician 65(8): 1589-1596, 2002.

Kurowski K: The woman with dysuria. Am Fam Physician 57(9): 2155-2164, 2169-2170, 1998.

Roberts R, Hartlaub P: Evaluation of dysuria in men. Am Fam Physician 60(3):865-872, 1999.

（李双利译　吴寿岭校）

第24章 耳痛

▶病因学

引起耳痛的常见病因有哪些？

耳痛的最常见病因是急性中耳炎（OM）和外耳道炎(OE)。中耳炎是一种感染性中耳积液，最常见于儿童患者。外耳道炎是一种外耳道的感染，常由外耳道反复与水接触引起(因此被称为泳耳)。正确的评估很关键：在幼龄儿童中，持续的耳感染或积液可使听力下降，发音和语言发育延迟。治疗耳痛过程中，不正确使用抗生素剂量，反而可导致细菌耐药性增加。

为什么耳痛在儿童人群中更常见？

中耳炎在小于5岁的儿童患者中较常见，这是由于儿童颅骨尚未发育完全。咽鼓管是引流中耳内液体的通道，儿童较成人的咽鼓管平直，内径较窄，因此不能充分引流。

成人耳痛有何不同之处？

对于耳痛的成人患者，必须进一步对其头部和颈部进行全面检查。颈部癌症或其它病理改变的疼痛可放射到耳部。鼻咽癌可使咽鼓管闭塞，引起反复发作性中耳炎。

什么是中耳炎？

急性中耳炎是指中耳的积液性感染，常继发于上呼吸道的病毒感染（合胞病毒、鼻病毒），病毒随鼻分泌物，经发育不全的咽鼓管逆行感染中耳。鼻腔正常菌群（链球菌、肺炎球菌、嗜血杆菌、莫拉菌等）在积液中繁殖，吸烟可增加病原菌的附着并进一步损害咽鼓管功能；大量吸烟可明显延长中耳炎病程。

什么是外耳道炎？易感人群有哪些？

外耳道炎是指耳道内皮肤的炎症或感染。常由假单胞绿脓杆菌或葡萄球菌引起。耵聍是酸性、疏水性物质，它是耳道内抑制细菌生长的重要因素。过分的擦洗或游泳时，使防御环境遭受破坏，从而导致外耳道炎。

▶ 评估

急性中耳炎和分泌性中耳炎有哪些不同？

急性中耳炎具有急性疾病的特征：耳痛、发热、耳道刺激症状和耳漏。分泌性中耳炎无感染存在，无发热、耳痛及耳道刺激症状。但可使听力受损，或引起耳涨满感，导致儿童拉扯耳朵。

用耳镜检查时应注意鼓膜的哪些特征？

在评估是否存在积液时，用耳镜检查鼓膜的活动度非常重要。同时观察鼓膜膨出和鼓膜透明度、颜色。急性中耳炎时，鼓膜活动度减弱、膨出、呈不透明的琥珀色或红色。但发热、哭泣、清除耵聍也可引起鼓膜呈红色，因此鼓膜呈红色是一种非特异性体征。

外耳道炎有哪些症状和体征？

外耳道炎患者常主诉耳痛、耳漏或偶伴瘙痒。体格检查可见患者耳道充血，触诊耳屏时出现耳痛。虽然耳道检查十分关键，但诊断性刮除术应被摒弃，因为刮除术可加剧耳道刺激症状。

▶ 治疗

如何治疗急性中耳炎？

给予患者大剂量阿莫西林（90mg/(kg · d)）。此剂量下，98%的急性中耳炎患者可被治愈。如果患者近3个月已接受了抗生素治疗，则应使用二线药物治疗（见下段）。但应注意，50%～80%的急性中耳炎可自愈。头孢三嗪（50mg/kg，肌注）可替代一线治疗药物。

如果抗生素治疗72小时症状未见改善，应如何处理？

应对患者进行复查，如果检查结果无改变，则改用二线抗生素治疗，如阿莫西林/克拉维酸，或头孢三嗪肌注，每日1次，疗程3天。如果症状仍未见改善，应行鼓膜切开术以缓解疼痛，并送检积液标本进行培养和药敏感实验。

如何对急性中耳炎患者进行随访？

每位确诊为急性中耳炎的患者，应在3～6周内接受再次评估。虽然在此病的自然病程中可有中耳积液，但积液消失对于恢复正常听力十分重要。每月应对渗液情况进行一次检查。积液持续3个月伴听力下降或语言发育延迟是行鼓膜造孔置管引流的指征。

对诊断为外耳道炎的患者，应如何处理？

首先，消除刺激因素、清除脱落的鳞状上皮物质是十分必要的。然后，给予患者抗生素/抗炎药滴耳治疗，如喹诺酮类（Cipro，Cipro HC，or Ciprodex）。有一种廉价的滴耳液，即由醋和70%的酒精按1∶1配制而成的滴剂，每4小时滴入一次。此药可使耳道保持干燥，恢复正常的酸性抑菌环境，而此环境通常由耵聍提供。这种混合滴剂是有效的，但也可引起刺激。

如何预防外耳道炎复发？

患者于诊断后10天内禁止游泳。之后，结束游泳后患者应努力使耳道干燥。尽量减少擦拭以免刺激耳道，使耳道内存留一些耵聍。

关 键 点

- ► 耳痛可源于外耳道或中耳的炎症，或其它部位病变。
- ► 外耳道炎是由于耳道内正常防御系统被破坏引起的，因此可通过纠正这种防御失衡和消除病原菌，来达到治疗的目的。
- ► 对急性中耳炎的正确评估必须包括对鼓膜的全面检查，包括鼓气耳镜对其活动度和积液的评估。
- ► 对急性中耳炎患者必须密切随访，以确保抗生素的疗效，积液消退和正常听力及语言的发育。

病 例 24-1

患儿，男，7个月。主因家人发现拉扯左耳2天来院就诊。患者无发热，但其母诉患者流涕，食欲不佳。患者接受日间看护，其母亲的男友在室间吸烟。检查室内患儿表情愉快、好动。

A．鉴别诊断是什么？

B．患儿病史中哪项最重要？

C．体格检查时，哪项检查最重要？

D．如何对该患儿进行随访？

病 例 24-2

患儿，男，5岁。主因右耳出现黄白色溢出物，于7月的某天由母亲领其来院就诊。患儿主诉耳触痛明显，不愿接受检查。患儿在日间看护期间，曾与大年龄儿童一起游泳。

A．诊断是什么？

B．需要做哪些有针对性的检查？

C．如何进行治疗？

参考文献

Rothman R, et al.: Does this child have acute otitis media? JAMA 290: 1633-1640, 2003.

Sander R: Otitis externa. Am Fam Physician 63:927-936, 2001.

相关网站

American Academy of Pediatrics Online Learning in Otitis Media. *http://www.aap.org/otitismedia*

（吴永峰译 林黎明校）

第 25 章 疲劳

▶ 病因学

什么是疲劳？

疲劳是一种状态，以工作能力减退和工作效率降低为特征，常伴随疲倦、嗜睡或烦躁易怒。疲劳通常分为急性和慢性，也可分为外周性和中枢性。中枢性疲劳是指中枢神经系统内神经递质异常，而外周性疲劳是指外周神经系统异常。

典型的慢性疲劳应持续 6 个月以上，常有多种或不明病因，通常与劳累无关，休息不能缓解。几个世纪以来，一直认为疲劳常发生于慢性病患者。然而，疲劳程度与疾病的严重程度无关。慢性和中枢性疲劳均常伴随心理方面的症状，如焦虑或抑郁。

疲劳的常见病因有哪些？

常见病因包括：过敏性鼻炎、贫血、癌症、不适应、抑郁、感染、工作劳累、睡眠障碍。尽管疲劳可见于各种药物的副作用，但引起疲劳的最常见药物包括：镇静药、第一代抗组胺药、β - 受体阻滞剂和利尿剂。

慢性疲劳综合征与纤维性肌痛有何区别？

虽然慢性疲劳综合征与纤维性肌痛的症状互有重叠，但两者有各自的诊断标准，纤维性肌痛的诊断标准包括：①全身广泛疼痛至少 3 个月；②全身 18 个压痛点至少有 11 处压痛阳性（主要分布在颈部、上背部、髋部和膝部）。慢性疲劳综合征的诊断标准包括：①休息不能缓解的严重疲劳至少存在6个月；②至少存在下述8种症状中的4项：记忆力或注意力减退；颈部或腋窝淋巴结压痛；咽痛；肌痛；多关节痛（非关节炎性）；新发头痛；不能恢复体力的睡眠；劳累后不适。

▶评估

如何迅速获得完整病史?

以简短的问题开始，然后，按需要提出更有特异性的问题。聆听患者主诉非常重要。

哪些情况提示患者疲劳?

患者困倦或感觉迟钝吗? 患者醒后即刻是否感觉得到了充分的休息? 日间疲劳在逐渐加重吗? 抑郁或睡眠障碍的患者醒后，通常感觉未得到充分的休息。如果患者从事强体力劳动或由于肥胖或吸烟导致体力不佳，则疲劳在日间逐渐加重。如果患有过敏性鼻炎，则需确定疲劳是由疾病本身引起或由服用药物的副作用所致。如果是由药物副作用引起的，应考虑是否存在服药时间不当的问题（如就寝时服用利尿剂）。

患者感觉疲劳的时间有多久?

与急性感染或急性贫血相关的疲劳仅存在数天或数周。与季节性过敏性鼻炎相关的疲劳常发生于出现鼻炎症状的季节。其它情况（常见病因见上述章节），疲劳将持续数周、数月或数年。

患者为何现在就诊?

通常是由于疲劳已开始影响到人们的工作和社会行为时患者才来就诊。患者来诊是自愿的，还是迫于家属或朋友的要求? 患者夜间打鼾影响到家人的睡眠了吗?

患者的睡眠如何?

患有睡眠呼吸暂停的患者，日间很难保持清醒状态。同时，由于患者鼾声和急性呼吸停止的打扰，室友的睡眠质量差。

另一引起睡眠差并导致疲劳的原因是疼痛。患有慢性疾病的患者常主诉有睡眠障碍，尤其见于多发性硬化，狼疮和类风湿关节炎的患者。

疲劳对心理有何影响？

首先应确定心理问题是疲劳的病因还是结果。考虑心理方面的压力，包括：经济状况，家庭动力学，工作安排，是否喜爱自己的生活方式。如果病史提示抑郁，则应用首字母缩拼词SIGECAPS（框25-1）法或筛查问卷法进一步确诊。牢记要评估患者是否存在自杀欲望。

框 25-1 抑郁筛查

- 睡眠障碍
- 兴趣丧失
- 内疚感
- 精力不足
- 注意力集中困难
- 食欲紊乱
- 精神运动性抑郁或焦虑
- 自杀幻想

应做哪些实验室检查？

实验室检查是为了确定疲劳的躯体性病因。贫血的初步诊断依赖于CBC检查及低血红蛋白或MCV异常。一些检查如铁饱和度百分比，铁结合力，维生素 B_{12} 浓度，RBC 叶酸浓度，血红蛋白电泳可用于证实贫血是否由缺铁或其他原因引起，包括慢性病引起的贫血。检测TSH和游离T4浓度，可帮助确定患者是否存在甲状腺功能亢进症或甲状腺功能减退症。电解质和BUN/肌酐的测定有助于识别肾衰竭或利尿剂引起的低钾血症。应用睡眠检查评估睡眠呼吸暂停，它可为诊断和治疗提供有价值的信息。

▶ 治疗

急性疲劳的治疗方法有哪些？

务必针对原发疾病进行治疗，如贫血、甲状腺功能失调或电解质紊乱。外周性疲劳可通过休息、止痛剂、肌肉松弛剂、按摩、热敷或冷敷进行治疗。

如何治疗慢性疲劳？

切记无论是患者还是医生都会对慢性疲劳感到灰心。需采取综合治疗措施。对任何一种并存的情绪紊乱，尤其是抑郁症的治疗十分重要。认知行为治疗对慢性疲劳和类风湿关节炎的患者有一定益处。这种方法有助于患者正确认识疾病（认知）和树立战胜疾病的信心（行为）。这也有助于鼓励患者采取自助技术消除疲劳。

体育锻炼有助于治疗慢性疲劳吗？

患者需要在活动与休息之间建立一种合理的平衡。过度的休息会使人感到更加疲劳。相反，当他们感觉良好时倾向于过度活动，会使疲劳进一步加重。因此，建议制定一个量化的有氧训练方案。

健康睡眠的内容有哪些？

询问患者需要多久入睡及睡眠持续时间。如果入睡困难，患者应在睡前避免接触刺激因素，如咖啡因或锻炼。同样，患者应关掉干扰物如电视。如果超过半小时患者仍不能入睡，应起床并进行阅读和书写，直到感觉困倦；而不是躺在床上因不能入睡而不安。有人发现色氨酸（牛奶的成分）有助于睡眠。

如果患者在入睡后仅数小时即醒，则需查找病因。如果因情绪急躁，则用抗焦虑药是有益的。如果为疼痛所致，则应用止痛剂有效。如果绝经期妇女有潮热，则对激素替代或选择性5-羟色胺再摄入抑制剂（SSRIs）或γ-氨基丁酸（神经药）有效。老年患者常有夜尿症。女性患者服用奥西布宁，男性患者服用 saw palmetto 有效。

由于苯二氮䓬和苯海拉明对睡眠有影响，因此不鼓励常规应用此类药物，但可以间断应用。抑郁缓解后，睡眠质量也可得到改善。

关键点

- ► 识别并纠正疲劳的可治性病因是十分重要的，如贫血、甲状腺功能减退、药物副作用、抑郁和睡眠呼吸暂停。
- ► 慢性疲劳综合征的特点是疲劳，而纤维性肌痛的主诉为疼痛。
- ► 任何患者在面对慢性疼痛或疲劳综合征治疗时，应学会调整自己，以尽量保持生理活动量，避免过度活动。

病 例 25-1

患者女性，52岁。主因“持续疲劳”就诊。患者于2年前因背部受伤而失去工作。此案仍在诉讼中，因此大量医药费用尚未支付。患者服用布洛芬引起胃部不适，对乙酰氨基酚止痛效果不佳。在过去的 6 个月中，由于疼痛、潮热和/或夜尿，患者每晚至少醒4次。患者最后一次月经在 8 个月前。无乳腺癌家族史。

A．对于此患者，哪类药物适合作为一线治疗药物?

病 例 25-2

患者男性，57岁。主因午后困倦，休息30分钟后体力恢复就诊。患者有即刻记忆障碍，对数分钟前告知的事情瞬间即忘。患者诉近2年中体重增加了近23公斤（50磅）。因患者的鼾声，1 年前妻子与其分居。

A．最可能的诊断是什么?

B．应采取什么治疗措施?

参考文献

Swain MG: Fatigue in chronic disease. Clin Sci (London) 99(1):1-8, 2000.

相关网站

A chronic fatigue syndrome/myalgic encephalomyelitis site created and maintained by a CFS patient. Includes news sources, discussion groups, and more. *www.cfs-news.org*

Fibromyalgia Network. Offers educational materials on fibromyalgia syndrome (FMS) and chronic fatigue syndrome (CFS), also a quarterly *Fibromyalgia Network* newsletter. *www.fmnetnews.com*

（袁建新译　林黎明校）

第 26 章　消化道出血

▶ 病因学

消化道出血（GI）如何分类？

根据出血的部位，消化道出血分为两大类：上消化道出血和下消化道出血。分类的标志为Treitz韧带。上消化道出血位于 Treitz 韧带以上（近端），表现为柏油样便或呕血。下消化道出血位于 Treitz 韧带以下（远端），表现为便血。

上消化道出血的主要病因有哪些？

上消化道出血的主要病因是 Mallory-Weiss 综合征（食管贲门黏膜撕裂综合征）、消化性溃疡、胃炎（常由饮酒、门静脉高压和抗炎药物如阿司匹林、布洛芬引起）以及继发于门静脉高压的静脉曲张破裂出血。所有病因均引起黏膜腐蚀，导致腹腔及肠系膜上动脉分支出血。

上消化道肿瘤、动脉粥样硬化性主动脉瘤以及血管畸形也可引起消化道出血。

上消化道出血的发病率和死亡率如何？

在美国，每年约有350 000患者因上消化道出血入院。虽然死亡率反映了患者的基础疾病和伴随疾病的严重程度，但仅上消化道出血的死亡率为10%。

上消化道出血的临床表现有哪些？

呕血和黑便是上消化道出血最常见的表现。然而，临床表现主要取决于出血的速度和持续的时间。如果出血快，可出现便血。下胃管可明确消化道出血的类型。如果经胃管抽出血液，则可能为上消化道出血（抽出血液也为内镜检查做好了准备，以后章节进一步讨论）。通常出血量大于 500ml 时，才出现非特异性全身症状，如心动过速、恶心、胸痛、疲劳和出汗。如大量失血，会发生休克（晕厥、低血压）。

下消化道出血的主要病因有哪些？

下消化道出血的鉴别诊断包括：憩室病（最常见病因——60%的下消化道出血由此引起）、血管畸形、结肠炎（继发于感染、缺血或辐射）、结肠癌、炎症性肠病、息肉和Meckel's憩室。痔和肛门直肠裂也可引起下消化道出血，但这些疾病通常容易诊断和治疗。

有益提示：应牢记血管畸形（1%～2%的下消化道出血由此引起）与下列全身性疾病相关：主动脉狭窄、von Willebrand疾病（冯威勒布兰特病）、慢性阻塞性肺病（COPD）、慢性肾病和胶原性血管病。

下消化道出血的临床表现？

临床表现根据出血的速度和持续时间的不同而有所差异。急性出血时可出现便血，但失血也可为隐匿性。严重患者可出现血流动力学改变和血红蛋白下降。这种情况下，积极补充血容量是十分必要的。

隐匿性消化道出血的定义？

隐匿性出血是指肉眼看不见粪便颜色改变，但大便潜血试验阳性。每天消化道正常出血量为0.5～1.5ml。消化道出血量达150ml时，出现黑便。出血量在两者之间时，理论上即可出现便隐血试验阳性。半数消化道出血部位不明，因此必须寻找出血的病因。

▶ 评估

评估消化道出血哪种方法最有效？

患者的年龄和症状有助于指导鉴别诊断。完整的病史和详细的体格检查是初始评估必不可少的一部分。询问病史主要针对以下危险因素：服用非甾体类抗炎药和阿司匹林史、酗酒史和/或肝病史。急诊时，需明确患者属于上消化道出血还是下消化道出血。

上消化道出血的初步评估包括哪些内容？

评估应遵循ABC（气道、呼吸和循环）的顺序。务必确信患者血流动力学稳定。失血量超过15%时，出现心动过速和直立位低血压。失血量达40%时，开始出现低血压。应迅速测定血型，交叉配血，建立大通道静脉输液，以补充血容量。一旦患者病情稳定，下鼻胃管以确定出血是否来自上消化道。生理盐水冲洗将用于估计出血量和为内镜检查做准备。上消化道内镜是首选的检查方法。内镜检查可确定出血的来源，并可进行内镜下治疗。

内镜检查一定能发现出血的来源吗？

没有一项检查是完美无缺的，内镜检查有 10% 的病例不能做出诊断。这种情况下，可行血管造影术。血管造影术的优势在于它能确定出血速率＞0.5ml/min 的出血病灶。血管造影术也可用于治疗。

下消化道出血的初步评估？

首先明确患者病情是否稳定。一旦确诊为下消化道出血，通常选择行结肠镜检查。但大量出血时，应采用血管造影术。

消化道出血时实验室检查有什么表现？

急性消化道出血时，由于血液稀释和血管外液调节作用，初期实验室检查结果保持正常。6小时内出现白细胞和血小板轻度升高，血红蛋白开始下降。肠道内细菌分解血红蛋白引起血尿素氮升高。

▶ 治疗

治疗消化道出血的一般方法有哪些？

根据病情的紧急程度制定治疗计划。急症时，治疗应从ABC开始。测定血型，交叉配血，开始大通道静脉输液。通过临床检查迅速确定出血量。确定出血部位是上消化道还是下消化道。出血的病因决定治疗的方法，可选择内镜、药物、手术或血管造影术。尽管多数消化道出血不需治疗也能自行停止，但多数患者仍需住院。严重患者应被收入重症监护病房。

内镜的治疗方法有哪些？

通过结肠镜可行息肉切除术。胃镜（EGD）对上消化道出血有几种治疗方法。热消融技术最常用。注射硬化剂是另一种治疗方法，此法是将血管加压素和栓塞剂注入出血部位的血管内。也可以应用激光凝固和套扎技术。治疗方法的选择应依据患者的病情、出血是否反复发作，操作者对这项技术的熟练程度来决定。这些方法的联合应用已显示出较任何单一方法治疗都更有效。

加压素治疗消化道出血的作用机制是什么？

加压素治疗消化道出血，可使小动脉、微动脉和毛细血管收缩。加压素可使70% ~ 90%的出血停止。出血再发率约为22%。加压素治疗的主要副作用有：心肌缺血、梗死；心律失常；高血压；肠道及外周血管缺血；抗利尿效应。

栓塞治疗消化道出血的机制是什么？

栓塞治疗既可用于上消化道出血，也可用于下消化道出血。栓塞使动脉血流速度减低，出血部位的压力下降，促进血凝块形成。可选用微试团（Microcoils）、聚乙烯醇和明胶海绵作为栓塞剂。微试团常与另一种栓塞剂联合应用。栓塞治疗副作用包括：继发于血管破坏的组织缺血、梗死。

药物治疗消化道出血的实例有哪些？

奥曲肽是一种生长抑素类似物，用于治疗静脉曲张破裂出血，即使内镜检查前也可应用。由于加压素存在全身性副作用，因此认为奥曲肽优于加压素。奥曲肽主要降低内脏血流，常与内镜联合用，治疗静脉曲张。

动静脉畸形可应用雌激素和孕激素联合治疗。任何时候只要非局部用药，患者都应被告知可能出现的全身性副作用。这种情况下，副作用来自于激素对身体其它部位的作用。

静脉曲张引起的难治性上消化道出血如何处理？

内镜和药物（奥曲肽）治疗无法控制的静脉曲张出血，可采用三腔二囊管（食管胃的）或Linton管（胃的）球囊压迫治疗。

如果经多种内镜治疗，静脉曲张出血仍反复发作时，采用经颈静脉肝内门体静脉分流术（TIPS），它优于其它术式。静脉滴注非选择性β-受体阻滞剂，使脉率下降25%，可降低再出血率。

血管造影术治疗消化道出血的效果如何？

作为一种诊断手段，血管造影术的缺点是一种侵入性操作，但优点是可迅速用于治疗。行血管造影术时可用栓塞剂止血。由于此法无需特殊准备，可迅速用于治疗，因此尤其适用于病情不稳定的患者。

外科手术在治疗消化道出血中的作用如何？

就目前的技术水平而言，手术应作为最后一种治疗方法或其它治疗方法无效时被应用。例如，反复的静脉曲张出血通常将采用 TIPS 手术治疗。

什么情况下无需治疗？

大多数情况下，急性出血将采用保守治疗的方法止血。例如，80% 的 Mallory-Weiss 综合征会在观察期间自行止血。此类患者的再出血率仅为2%～5%。根据对患者的临床评估、相关疾病的情况和消化专科医生的经验和判断，制定治疗方案。需要治疗的大量失血可通过以下方法判断：脉率大于110次/分；收缩压小于100mmHg；直立时收缩压迅速下降至少16 mmHg；少尿；四肢湿冷；精神状态的改变。

关键点

- 消化道出血的分类根据出血的部位（上消化道出血和下消化道出血）来确定。
- 每年都不要忘记对适当的患者进行隐性消化道出血的筛查。如果便隐血试验（FOBT）阳性，需做结肠癌评估。
- 评估通常由对患者的初步临床评价开始。不应忘记对患者进行ABC护理。
- 内镜检查（结肠镜和EGD）通常是消化道出血首选评估方法。
- 消化道出血的诊断和治疗常同时进行。
- 治疗方法取决于消化道出血的病因，可选择内镜、药物、外科手术或血管造影术进行治疗。

病例 26-1

患者女性，55岁。主因呕吐鲜血，就诊于急诊科。患者主诉前夜曾大量饮酒，且整个晚上伴呕吐和干呕。患者平素嗜酒。

A．初步处理措施是什么？

B．患者消化道出血是来自上消化道还是下消化道？

C．需做哪些评估？

D．对该患者，最恰当的治疗措施是什么？

参考文献

Adler DG, Baron TH: Gastrointestinal hemorrhage: Review questions. Hospital Physician, 37:25-26, 2001.

Beers MH, Berkow R: The Merck Manual of Dianosis and Therapy. Chapter 22, Section 3. Medical Services, USMEDSA, USHH. Available at http://www.merck.com/mrkshared/mmanual/section3/chapter22/22a.jsp.

Mitchell SH, Schaefer DC, Dubagunta S: A new view of occult and obscure gastrointestinal bleeding. Am Fam Physician 69:875-881, 2004.

Rana A: Lower gastrointestinal bleeding. Omaha, Nebraska, eMedicine.com, Inc., 2004. Available at http://www.emedicine.com.

Varma MK: Upper gastrointestinal bleeding. Omaha, Nebraska: eMedicine.com, Inc., 2002. Available at http://www.emedicine.com.

相关网站

eMedicine: This site provides articles on upper and lower GI bleeds in more detail, as well as excellent radiological pictures.
http://www.emedicine.com

Nuclear Medicine Imaging and Function Studies of the Gastrointestinal System. This site provides more detail about the differential diagnosis of GI bleeding and offers cases, a quiz, and links to other websites.
http://www3.sympatico.ca/lgoodin/nmgi/bleed/gi_bleed.htm

（林黎明译　张　杰校）

第27章 头痛

▶ 病因学

头痛常见吗？

90%以上的青年人每年至少会经历一次头痛。10%以上的青年男女因不同程度的头痛症状而就诊。头痛还对社会和经济有重大影响，据1993年的一项调查显示，每年因头痛而损失1.55亿个工作日和329 000个学习日。每年因此造成的损失达500亿美元。

头痛如何分类？

头痛有多种分类方法。但对全科医生而言，最切实际的是将其分为原发性和继发性。原发性的头痛常反复发作且多与其他疾病无关，而继发性头痛常为继发于其他疾病的症状。

哪些原发性头痛较常见？

在全科医生门诊患者中，原发性头痛患者占绝大部分。原发性头痛可分为紧张性头痛、偏头痛和丛集性头痛。

紧张性头痛的特点是什么？

紧张性头痛是原发性头痛最常见的类型。其特点包括：发作性、缓慢起病、双侧分布、紧缩性/压迫性疼痛、日常活动不受影响。

紧张性头痛的病因是什么？

我们常用肌肉收缩或紧张这一理论来解释紧张性头痛产生的原理。然而至今尚无相关研究对此说法进行客观评价。

偏头痛如何分类?

偏头痛的命名不断演变。以前曾用“典型偏头痛”和“普通偏头痛”，目前被分别称作先兆偏头痛和无先兆偏头痛。“先兆”是指短暂的、完全可逆的神经功能缺失。最典型的先兆症状为视野内闪光感，但也可累及运动和语言功能。“复杂性偏头痛”又称变异性偏头痛，其特点是神经功能缺失持续存在。

偏头痛的特点是什么?

国际头痛协会关于偏头痛的诊断标准如下：

- 每次发作持续 4 ~ 72 小时。
- 头痛具备下列特点，至少两项：
  单侧性
  搏动性
  中、重度疼痛
  日常活动后加重
- 疼痛发作时有下列之一：
  恶心和/或呕吐
  畏光
  畏声
- 病史、体格检查及神经系统检查均未发现器质性疾病。
- 反复发作，符合上述标准的发作至少5次。

什么是丛集性头痛?

虽然丛集性头痛与偏头痛有许多相似的临床特点。但丛集性头痛也具有以下特点：男性多见；始终为单侧；疼痛位于眼眶周围呈剧烈刺痛；可同时伴有自主神经体征：同侧鼻流涕、鼻塞、眼睑充血/流泪或Horner征等。每次发作持续大约1小时，可在短时间内反复发作，最常在夜晚发作，且几乎在同一时间发作，之后自发缓解数月。

▶ 评估

列出接诊头痛患者应注意的“警示性”信号

“警示性”信号是指引起头痛的继发病因并有增加患者的危险，包括急性起病、50岁后发作的头痛、与系统性疾病相关的头痛、存在神经系统定位体征、头痛发作的频率和程度呈进展性、外伤后头痛。

头痛的鉴别诊断有哪些?

头痛的鉴别诊断范围很广。下面的讨论虽然不全面，但涵盖了以头痛为主要表现的一些较为常见的疾病，对这些疾病我们应首先考虑并予以排除。

蛛网膜下腔出血、急性脑血管意外、动-静脉畸形（AVM）这些血管性事件/疾病必须予以考虑。同样，血管炎症可引起继发性头痛，如颞动脉炎。控制不良的高血压和高血压危象也可表现为头痛。

鉴别诊断中也必须考虑感染性疾病，尤其是患者存在发热和/或免疫力低下时，还应除外脑炎和脑脊膜炎。鉴别时也应考虑中枢神经系统附近结构的感染如耳、喉、窦型结构和牙源性感染。

其它颅内病变包括有潜在占位效应的肿瘤和假性脑瘤。腰穿、硬膜外/腰麻手术操作中继发低颅压时也可引起头痛。随着对运动员脑震荡后遗症研究的不断进展，脑震荡后头痛也越来越常见。

最后，原发性眼部疾病也可表现为头痛。包括因屈光不正导致的良性视疲劳，较严重的开角或闭角型青光眼和视神经炎。

对于头痛患者应询问和讨论哪些重要病史?

对头痛患者评估时，病史的重要性在于缩小鉴别诊断的范围和指导治疗。询问的基本问题包括对疼痛（与身体任何其他部位的疼痛一样）的描述。包括疼痛的部位、性质、程度、持续时间、发作方式和加重/缓解的因素。这些信息通常符合前面所述的紧张性头痛、偏头痛和丛集性头痛。全面的系统性回顾有助于排除头痛的许多继发病因。如果患者在头痛发作前、中、后有意识丧失或意识水平改变，我们应对此高度重视。

同样，既往服药/手术史也十分重要。由于患者头痛发作时非常痛苦并渴望立即缓解症状，不能回顾相关病史，因此获得病史通常很困难。服药史和药物过敏史应包括使用的处方药，还应包括正在服用或曾经服用过的任何非处方药，如维生素、草药和 / 或保健药物。

重要的体格检查结果有哪些？

原发性头痛的诊断标准已明确列出了其最重要的体格检查结果——神经系统检查正常，无器质性疾病。因此，如果检查中发现任何神经功能缺失或两侧体征明显不对称时，应行实验室检查或影像学检查及时查找继发病因。通过检查生命体征和通过视诊和触诊仔细检查头、眼、耳、鼻、喉也可发现头痛的继发病因。进一步体格检查的内容取决于获得的病史和相关的鉴别诊断。

哪些检查对诊断有帮助？应何时进行？

询问病史和体格检查后，实验室检查和影像学检查的目的在于帮助医生缩小鉴别诊断的范围。检查包括急诊影像（CT平扫）除外蛛网膜下腔出血或血管畸形。其他检查如腰穿可除外脑膜炎、脑炎或蛛网膜下腔出血。实验室检查如CBC和ESR，用于辅助诊断可能的感染性或血管炎性疾病。如果通过病史可确定原发病因且体格检查正常，则无需进行影像学检查或实验室检查。

▶ 治疗

紧张性头痛应如何治疗？

紧张性头痛发作的最佳初步治疗为非处方止痛药，包括扑热息痛、布洛芬和阿司匹林。对于慢性紧张性头痛患者，大量证据支持选择认知疗法：生物反馈治疗和松弛术。物理疗法也有一定益处。

急性偏头痛应如何治疗？

美国神经病学会已经建立了成功治疗急性偏头痛的目标。如果非甾体抗炎药或阿司匹林/扑热息痛/咖啡因的合剂治疗无效，学会推荐使用治疗偏头痛的特效药，包括阿米替林类药和双氢麦角胺。对偏头痛的常见伴随症状如恶心和呕吐应给予相应治疗，根据需要可经非口服方法途径给药。

什么是“反弹”性头痛？

患者头痛发作每周超过2天时，由于反复应用止痛药，增加了发生药物诱导性头痛的危险，从而演变成周期性慢性头痛。如果患者在急性期服药每周超过2天时，应给予非止痛药物预防性治疗。

对于偏头痛患者应给予什么预防性治疗？

目前发现的预防偏头痛最为有效的药物包括：阿米替林、双丙戊酸钠和普萘洛尔/噻吗洛尔。正在对其他β-受体阻滞剂、钙通道阻滞剂、抗抑郁药和其他抗癫痫药进行相关研究。已经证实有一定疗效的非处方药包括退热剂、镁剂和维生素B_2。考虑到个体差异性，患者自己应记录头痛发作情况和药物疗效，然后根据具体病情给予个体化治疗。

关 键 点

- 偏头痛的治疗应包括针对偏头痛本身的治疗和对其伴随症状如恶心和呕吐的有效治疗。
- 对所有头痛患者必须查找引起头痛的“警示性”症状和体征。

病 例 27-1

患者男性，45岁。主因头痛3～4个月就诊。患者已有20多年的头痛病史。近期因从事新的工作，头痛症状加重。头痛并未使患者工作停止，也未服用任何处方药物。头痛呈钝痛、双侧分布、日渐进行性加重。患者感觉工作疲劳或压力很大。否认有任何神经症状。服用扑热息痛和常用的非处方药几乎每天1次。体检时神志清，仅有轻度不适。T 36.6℃，P 84次/分，R 18次/分，BP 135/84mmHg。体格检查无异常。

A．是否需要进行实验室或影像学检查?

B．鉴别诊断有哪些?

病 例 27-2

患者女性，23岁。主因左颞部剧烈搏动性头痛6小时就诊。患者为在校研究生，为完成论文在发病前1周里几乎整夜学习。头痛发作时伴呕吐且不能忍受他人谈话的声音。患者诉早晨眼前出现“闪光感”后头痛发作。曾有过类似头痛发作。无药物过敏史。目前服用口服避孕药，但未服用非处方药物。生命体征：T 36.6℃，P 108次/分，R 20次/分，BP 138/90 mmHg。体检时患者躺在病床上，房间内黑暗，表情痛苦。

A．检查时需查找哪些相关的“警示性”体征?

B．如果检查结果正常，你的诊断是什么?

C．你认为应采取哪些治疗措施?

参考文献

Bajwa Z, Wooton R: Evaluation of headache in adults. UptoDate Online. Available at http://www.uptodate.com. Accessed Dec. 1, 2003.

Clinch C: Evaluation of acute headaches in adults. Am Fam Physician 63:685, 2001.

Silberstein S: Practice parameter: evidence-based guidelines for migraine headache (an evidence-based review). U.S. Headache Consortium, Neurology, 55:754-763, 2000.

相关网站

American Academy of Neurology: Practice Guidelines. *http://www.aan.com*

（袁建新译 林黎明校）

第28章 烧心

▶ 病因学

烧心的常见病因有哪些？

胃食管反流病（GERD）是烧心的主要病因，美国人胃食管反流病周就诊率为20%，月就诊率为40%。其他病因包括食管裂孔疝、糜烂性食管炎、食管狭窄和食管腺癌。心肌缺血也可以表现为烧心，因此，详细的病史采集和冠心病危险因子的评估是至关重要的。

▶ 评估

在评估烧心时什么病史最为重要？

胃食管反流病的初始诊断主要依据病史。吸烟史、进餐史(包括进餐时间)、饮酒以及用药情况都非常重要。肥胖患者更易患胃食管反流病，烧心症状在夜间常见。烧灼样疼痛提示胃肠道疾病，而压榨性或窒息性疼痛并向下颌及左上肢放射提示心脏疾患。体位性疼痛（只在卧位时出现疼痛）或疼痛持续数小时提示胃肠道疾病。胃肠性和心脏性疼痛可有类似表现，使临床诊断更具挑战性。某些食物，如巧克力、薄荷糖、薄荷口香糖可松弛食管下段括约肌。烧心症状可以不典型，可伴有哮喘、胸疼、慢性咳嗽、癔球感、反复发作性咽喉痛和喉炎。体重减轻、早饱、胃肠道出血、吞咽困难、吞咽痛是胃食管反流病出现并发症的警示性症状。

哪些体检项目是非常重要的？

除上腹部压痛以外，大多数病人体检无明显阳性体征。评估患者的血流动力学状态（由于胃肠道隐性出血所致贫血可引起低血压或心动过速）和大便潜血检查对临床评估有所帮助。

可引起烧心或使烧心症状加重的药物列表

药物可以通过各种机制引起烧心，坚持查看患者的用药清单可发现“罪犯”药物，如：

拜糖平
α-受体阻滞剂
抗胆碱药物
苯二氮䓬类药物
β-受体阻滞剂
钙通道阻滞剂
可待因
红霉素
铁
二甲双胍
非甾体类抗炎药
钾
强的松
孕激素
茶碱

也要询问草药的使用情况、传统医学治疗情况和服用保健品情况。

何时需行胃镜检查或 pH 值监测？

虽然24小时pH值监测是可接受的用于确定和排除烧心诊断的标准，但不是金标准。内镜检查对确定病理性反流敏感性低，但对胃食管反流病并发症的诊断有一定帮助。下列警示性症状和体征提示胃食管反流病出现并发症，应及时行内镜检查：吞咽困难、早饱、体重减轻、大便潜血阳性、呕吐、缺铁性贫血和吞咽痛。

HP 检测的临床意义是什么？

由于 HP 是烧心的常见病因，所以应进行 HP 的血清学检测。根据人群的分布、烧心的程度和对治疗的初始反应，对患者进行HP检测，若HP阳性应给予抗HP的药物治疗。新的治疗指南均建议血清学 HP 滴度阳性者在治疗前应接受内镜检查。

▶ 治疗

适于治疗烧心的措施有哪些？

建议患者改变生活方式，包括饮食、运动和戒烟。大量进餐，特别是含酸食物、乙醇和咖啡因应尽量避免。应减少脂肪的摄入，餐后 3 ~ 4 小时内尽量避免平卧。抬高床头 4 ~ 8 英寸也可减轻夜间的症状。

如何进行药物治疗？

虽然建议初始治疗从改变生活方式开始，但大多数医生更偏爱药物治疗。首选治疗方法是阶梯治疗方案：开始用 H_2 受体阻滞剂（H_2RA）治疗，每天 1 ~ 2 次，维持治疗 8 周。如果症状无改善，改为质子泵抑制剂。递减治疗也是一种备选方案，开始使用质子泵抑制剂，然后减量或选用便宜的药物品种和剂量治疗。内镜确诊为糜烂性食管炎者，首选质子泵抑制剂。

手术治疗效果如何？

手术只用于极其严重的病例，目的是减少疝出，修复膈疝和加强胃食管连接。对于胃镜证实的反流性食管炎且食管测压动力正常的患者是否行手术治疗由胃食管反流病专家决定。外科治疗包括开腹或腹腔镜下行Nissen胃底折叠术。新型内镜下治疗胃食管反流病也是可供选择的方法，其中包括Stretta方法（射频点灼胃食管连接处）和 endocinch 方法（内镜下胃成形术）。

关 键 点

- 胃食管反流病和心肌缺血在临床上可以表现为类似症状。
- 改变生活方式应始终贯穿于胃食管反流病的治疗。
- 初始用H_2受体阻滞剂继而用质子泵抑制剂的阶梯治疗方案是合理的，其价格 / 疗效比适于治疗 GERD。

病 例 28-1

患者男性，46岁。主诉胸骨中段烧灼感，夜间和进食大量高脂餐后加重 2 个月来诊。患者吸烟，曾服用非处方抗酸药治疗但无效。

A．还需要采集哪些重要病史信息？

B．建议采取何种初始治疗方案。

参考文献

Heidelbaugh JJ, Nostrant TT, Kim C, and Van Harrison R: Management of gastroesophageal reflux disease. Am Fam Physician, 68(7):1311-1318, 2003.

University of Michigan Health System. Management of Gastroesophageal Reflux Disease (GERD). Ann Arbor, Mich: University of Michigan Health System, 2002.

（张 杰译 刘淑梅校）

第 29 章　血脂异常

▶ 病因学

血脂分为哪几类？

血脂主要分为低密度脂蛋白-胆固醇（LDL-C）、高密度脂蛋白-胆固醇（HDL-C）、极低密度脂蛋白（VLDL），VLDL中主要包含甘油三酯（TG）。总胆固醇（TC）由 60% ~ 70% 的 LDL-C、20% ~ 30% 的 HDL-C 和 10% ~ 15% 的 VLDL 组成。

血脂为什么重要？

血脂异常是包括冠心病（CHD）在内的心血管疾病（CVD）的一个主要危险因素。美国人无论男女，心血管疾病均是使其致残和致死的首要病因。LDL-C升高是致动脉粥样硬化的主要因素，而 HDL-C 升高则具有保护作用。LDL-C 的理想水平为＜100mg/dl。然而，TG升高（≥150mg/dl）和HDL-C（＜40mg/dl）降低也会增加心血管疾病的危险，因此也应予以强调。

除 LDL-C 异常外，心血管疾病的其他危险因素有哪些？

心血管疾病的危险因素包括：目前正在吸烟、高血压（≥140/90mmHg）或正在接受治疗的高血压、糖尿病、HDL-C＜40mg/dl、早发心血管疾病家族史（父母、兄弟、姐妹、子女，男性＜ 55 岁；女性＜ 65 岁）、男性≥ 45 岁、女性≥ 55 岁。肥胖、缺乏体育锻炼和致动脉硬化性饮食也属于心血管疾病的危险因素，但不是血脂危险评估的范畴。HDL-C≥60mg/dl是心血管疾病的负性危险因素。

冠心病的等危症有哪些？

冠心病的等危症包括冠心病以外的动脉粥样硬化性疾病，

如周围动脉疾病（PAD）、颈动脉狭窄（CAS）、腹主动脉瘤（AAA）；由于2型糖尿病患者冠心病的10年危险接近无糖尿病的冠心病患者，因此糖尿病也是冠心病的等危症；无心血管疾病或糖尿病但存在多项危险因素，其冠心病的10年危险超过20%也属于冠心病的等危症。

▶ 评估

应对哪些人进行筛查？多长时间筛查一次？

美国国立胆固醇教育计划，成人高胆固醇血症检查、评估、治疗专家组的第三次报告（成人治疗组第三次治疗指南，或ATP Ⅲ）建议成年人自20岁起，每5年筛查一次。其他组织包括美国预防服务工作小组，建议男性35岁、女性45岁开始筛查。血脂正常的高危患者，应自20岁起每1～2年筛查一次。

哪些检查可用于筛查？

血脂全项应于空腹9～12小时后检测，包括TC、LDL-C、HDL-C和TG。LDL-C值通常由TC、HDL-C和TG计算得出。但当TG＞400mg/dl时，计算所得的LDL-C不准确。检查结果异常时应重复检测。

什么是非HDL-C？为什么非HDL-C很重要？

非HDL-C等于TC减去HDL-C，由于可在非空腹时检测，因此是一项很有价值的门诊检测项目。LDL-C和TG均有致动脉粥样硬化作用，非HDL-C与LDL-C对冠心病的预测价值相同。非HDL-C用于筛查时，如果TC＞200mg/dl或HDL-C＜40mg/dl，应进行空腹血脂全项检查。非HDL-C也可用于监测TG＞200mg/dl患者的治疗。非HDL-C的目标值较LDL-C高30%。

血脂异常和理想水平值是多少？

见表29-1。

表 29-1　血脂水平分级（mg/dl）

LDL-C		TC		HDL-C	
＜ 100	理想水平	＜ 200	理想水平	≥ 60	高 / 保护性
100~129	接近或稍高于理想	200~239	临界高值	＜ 40	低
130~159	临界高值	≥ 240	高		
160~189	高				
≥ 190	极高				

为排除继发病因，应进行哪些评估？

血脂异常的较常见继发病因包括：糖尿病、慢性肾衰竭、梗阻性肝病、甲状腺功能减退症和药物，如孕激素、皮质类固醇、促蛋白合成类固醇、蛋白酶抑制剂。

如何评估患者的危险？

危险评估的过程可分为一步或两步。首先，确定患者属于以下三类危险因素中的哪种危险类型：冠心病或冠心病等危症；多项危险因素（≥ 2 项）；有 0 ~ 1 项危险因素。有 0 ~ 1 项危险因素的患者因其 10 年的危险＜ 10%，因此无需危险评估。冠心病或冠心病等危症的患者危险最高，也无需评估。然而，具有多项危险因素的患者需进行第二步评估，基于对冠心病 10 年危险的评估，确定患者的危险属于下列三种类型之一：危险＞ 20%（冠心病等危症）；危险 10% ~ 20%；危险＜ 10%。冠心病10年危险评估是依据Franmigham的资料（冠心病危险计算方法可从ATP Ⅲ网页、可下载的Excel扩展工作表和掌上电脑上获取）。

什么是代谢综合征？

具有下列3项或3项以上者可定义为代谢综合征：腰围男性＞ 101.6cm，女性＞ 88.9cm（中心性 / 腹型肥胖）；TG ≥ 150mg/dl；血压≥130/85mmHg或目前接受降压治疗；空腹血糖≥ 110mg/dl；HDL-C 男性＜ 40mg/dl，女性＜ 50mg/dl。代谢综合征与胰岛素抵抗、炎症、动脉粥样硬化和纤维蛋白原降解受损有关。无论 LDL-C 高低，代谢综合征均可导致心血管疾病、糖尿病和死亡的发生率增高。

▶ 治疗

治疗 LDL-C 的目标值是多少？

治疗 LDL-C 的目标值随危险程度的不同而有所差异（表 29-2）。调脂治疗的两种主要形式包括：治疗性生活方式改变（TLC）和药物治疗。

表 29-2 LDL-C 的目标值 * 和需要 TLC 及药物治疗的基线值（mg/dl）

危险分类	目标值	需要 TLC 的基线值	需要药物治疗的基线值
冠心病等危症（10 年危险>20%）	<100	≥ 100	≥ 130（100~129 非必须药物治疗）
多项危险因素（≥ 2 项）（10 年危险≤ 20%）	<130	≥ 130	≥ 130（10 年危险 10%~20%） ≥ 160（10 年危险< 10%）
低危（0~1 项危险因素）	<160	≥ 160	≥ 190（160~189 非必须药物治疗）

* 非 HDL-C 的目标值较 LDL-C 高 30%

什么是治疗性生活方式改变（TLC）？

TLC包括：减少胆固醇和饱和脂肪酸的摄入、减轻体重、规律性体育锻炼和强化饮食（增加植物激素/固醇类和可溶性纤维成分）。TLC还包括减少其它危险因素如戒烟、控制血压。行 TLC 后 6 周复查，如果 LDL-C 未达标，则应强化 TLC 并请营养专家会诊；如果再过 6 周 LDL-C 仍未达标，应考虑药物治疗。

治疗的药物有哪些？

调脂药物主要包括：3- 羟基 3- 甲基戊二酰辅酶 A 还原酶

抑制剂（他汀类）、胆酸螯合剂、烟酸、胆固醇吸收抑制剂、纤维酸。所有调脂药均可不同程度地降低LDL-C、升高HDL-C。除胆酸螯合剂外，所有调脂药均可降低TG。一旦开始药物治疗，6周内应检测LDL-C。如果LDL-C未达标，可通过增加药物剂量或加用其他药物强化药物治疗。再过6周如果血脂达标，应对患者随访4～6个月；如果未达标，应调整用药或请血脂专家会诊。

关 键 点

- ► 20岁以上的成人每5年应进行一次冠心病危险评估及血脂筛查，如果属于高危人群应增加筛查频率。
- ► 任何种类的心血管疾病、糖尿病或10年危险＞20%的患者均应被认为是冠心病的等危症，其LDL-C应＜100mg/dl。
- ► 对无冠心病等危症，但具有2项或2项以上CHD危险因素的患者应确定其冠心病的10年绝对危险。
- ► 空腹血脂全项或非空腹非HDL-C检查均适用于筛查。
- ► 治疗前，应排除血脂异常的继发病因。

病 例 29-1

患者男性，39岁。初次就诊。其父有血脂异常史，近日死于心肌梗死，享年64岁。患者要求检查血胆固醇。体征：身高173cm，体重76kg，P 80次/分，R 14次/分，Bp 122/86 mmHg。

A．对患者进行危险评估，还应询问哪些问题？

B．假如无其它心血管疾病危险因素，在冠心病危险分类中患者属于哪一类？

C．如果LDL-C为145mg/dl，应如何处理？

D．该患者应间隔多长时间再次筛查？

病 例 29-2

患者女性，50岁。主因明显疲劳和劳力性呼吸困难1周就诊于急诊科。患者否认有胸痛史，但心电图和随后的实验室检查均提示存在心肌梗死。

A．患者入院后初次检查LDL-C为168mg/dl，一周后出院时LDL-C为108mg/dl。在患者真实的基线值中，哪项最有预测价值？

B．该患者的LDL-C目标值是多少？

C．患者有一个22岁的儿子，你对他有什么建议？

病 例 29-3

患者男性，66岁。门诊随访。患者肥胖体型；既往有吸烟史，每日1包；降压治疗服用利尿剂（今日血压122/78 mmHg）。非空腹血脂水平为：TC 266 mg/dl、HDL-C 30mg/dl。估算其冠心病10年危险为29%。

A．该患者的非HDL-C是多少？是否应进行空腹血脂检查？

B．该患者的LDL-C目标值是多少？如果患者冠心病10年危险为19%，其LDL-C的目标值应是多少？

C．是否应开始药物治疗？

D．该患者血脂异常，应排除哪些常见的继发病因？

病 例 29-4

患者女性，40 岁。确诊为代谢综合征（具有以下 3 项或 3 项以上：腰围 > 88.9cm；TG > 150mg/dl；HDL-C < 40mg/dl；血压 ≥ 130/85 mmHg；空腹血糖 ≥ 110mg/dl）。

A．确诊代谢综合征时，可采取哪两种一线治疗方法？

B．该患者 LDL-C 为 110mg/dl。此水平能降低其冠心病的危险吗？

C．对于该患者，应采用哪些药物治疗？

相关网站

The National Cholesterol Education Program's (NCEP) Third Report of the Expert Panel on Detection, Evaluation, and Treatment of High Blood Cholesterol in Adults
http://www.nhlbi.nih.gov/guidelines/cholesterol/index.htm

U.S. Preventive Services Task Force, 3rd ed.
http://www.ahrq.gov/clinic/uspstfix.htm

（林黎明译　赵莉莉校）

第30章 高血压

▶ 病因学

什么是高血压？

高血压是指血压升高的一个术语。高血压不是明显的疾病而是一种慢性状态，高血压可增加不良心血管事件的危险。美国高血压检出、评估与治疗联合委员会第七次报告（JNC-7）中有关高血压的定义为：收缩压≥140mmHg和/或舒张压≥90mmHg（表30-1）。同侧上臂非同日2次测量的血压值符合上述标准才能确定诊断。

高血压是冠心病（CAD）、充血性心力衰竭（CHF）、卒中和肾衰竭的重要病因。在美国人中约有5千万人患此病，其中知晓率为70%，治疗率为60%，控制率仅为35%。55岁时形成高血压的危险预期为90%。在全科医生诊所就诊的患者中，高血压患者占10%。高血压是公众就医的最常见原因。

高血压的病因有哪些？

原发性高血压病因不明，占总患者人数的90%。某些异常情况，如：胰岛素抵抗、血脂异常、腹型肥胖（代谢综合征）易发生原发性高血压。其根本病因可能是未被认识的神经内分泌异常。在继发性高血压中（10%），依据基础病因可做出特异性诊断。基础病因包括：肾脏疾病、肾血管疾病、嗜铬细胞瘤、皮质醇异常（库欣综合征）、醛固酮增多症、主动脉狭窄、睡眠呼吸暂停综合征、甲状旁腺或甲状腺功能紊乱、与治疗性或违禁药物的相关作用。肾血管疾病是高血压最常见的继发病因。

高血压的病理生理有哪些？

血压的调节过程中包含了许多复杂的神经和体液途径。其中研究较多的途径包括：交感神经系统和肾素 - 血管紧张素 - 醛固酮系统。这些神经体液系统主要通过调节血容量、血管平滑肌张力和心输出量影响血压。单一患者的血压常为多种途径共同作用的结果。应针对每一途径进行药物治疗。

表 30-1 血压分级

分级	收缩压（mmHg）		舒张压（mmHg）
正常血压	＜120	和	＜80
高血压前期	120~139	或	80~89
一级高血压	140~159	或	90~99
二级高血压	≥160	或	≥100

摘自 2004 年美国高血压检出、评估与治疗联合委员会第七次报告（JNC-7）。

▶ 评估

高血压患者重要的病史和体格检查有哪些？

详细的病史和体格检查可识别靶器官损害的症状和体征、临床并发症或引起继发性高血压的基础疾病。视力改变、神经系统损害、心绞痛、间歇性跛行、呼吸困难和下肢水肿均表明高血压的神经和血管并发症进一步加重。发作性苍白和心悸提示嗜铬细胞瘤，而向心性肥胖、多尿、多饮提示新发糖尿病或库欣综合征。服用某些特殊的处方药或非处方药及违禁药也可引起血压升高。

体格检查应针对相关系统的靶器官损害、伴发疾病，或引起继发性高血压的基础疾病进行评估。应重点检查眼部的视网膜病变和视乳头水肿；心肺系统的心室增大、心力衰竭或动脉粥样硬化性疾病；腹主动脉瘤或肾动脉狭窄；脑病或卒中的神经和精神状态；以及满月脸、向心性肥胖、紫纹等库欣综合征的特征性体征。

对高血压患者进行评估，应做哪些检查？

初始实验室检查主要在于揭示靶器官损害、继发病因和并发症，针对这些情况进行治疗有利于减低患者的总体危险。

确诊为高血压的患者需监测治疗效果、靶器官损害情况以及药物的副作用。推荐的常规实验室检查包括：血细胞比容、血钾、肌酐、血糖、血钙、空腹血脂全项、尿液检查和心电图。

什么是高血压急症？

在发生危及生命或器官的疾病时，血压明显升高称为高血压急症，必须立即严格控制血压，可能需要经静脉给药以降低血压。可能发生的疾病包括：卒中、肺水肿、心肌缺血、夹层主动脉瘤、视网膜出血和急性肾衰竭。高血压脑病是指在血压重度增高的情况下，出现视乳头水肿和精神状态改变的情况，也是一种高血压急症。

血压逐渐严重升高的患者如果血压迅速降至了正常水平，虽然无急性靶器官损害的征象，但实际上已造成了器官损害。对这些患者可开始抗高血压药物治疗，在门诊进行随访。研究显示，应用非二氢吡啶类钙通道阻滞剂能迅速降低冠心病患者的血压，增加急性冠脉事件和死亡率。

▶ 治疗

针对所有高血压患者的治疗建议有哪些？

虽然大多数高血压患者需要处方药治疗，但单独采用治疗性生活方式的改变也可降低血压，减少抗高血压药物的剂量(表30-2)。治疗性生活方式的改变包括：长期的有氧运动，每周坚持多次，每次至少30分钟；维持体重指数小于25；限制食盐摄入量，每日小于6克（钠2克）；限酒，男性2当量/日，女性1当量/日；同时，对患者进行识别心脏病和卒中早期警示性症状的健康教育。

降压治疗的目标值是什么？

降压治疗的最终目标是降低死亡和靶器官疾病如心力衰竭、冠心病、卒中、肾衰竭的危险。短期目标是通过将血压控

表 30-2 高血压的初始治疗建议

无强制适应证患者的起始治疗	
高血压前期	**调整生活方式**
一级高血压	调整生活方式 + 单一药物治疗
二级高血压	调整生活方式 + 两种药物治疗
有强制适应证患者的初始治疗	
高血压前期	**调整生活方式 + 特异性药物**
一级高血压	调整生活方式 + 特异性药物 +/ − 二线药物
二级高血压	调整生活方式 + 特异性药物 + 二线药物

摘自 2004 年美国高血压检出、评估与治疗联合委员会第七次报告 (JNC-7)

制在＜ 140/90 mmHg 以下，从而减少不利的临床后果。在某些高危情况下如糖尿病和慢性肾脏疾病，短期目标血压应降得更低（130/80 mmHg 以下）。理想血压为＜ 120/80 mmHg。靶器官疾病的危险随血压的增加而增加。对高血压一级（收缩压 140 ~ 159 和 / 或舒张压 90 ~ 99 mmHg）且存在心血管疾病或靶器官损害的患者，使其收缩压降低12 mmHg，每治疗9例患者，10 年间可减少 1 例死亡。

何时开始药物治疗？

JNC-7高血压分级为一级、无附加危险因素、无靶器官损害证据的患者，开始药物治疗前应尝试改变生活方式 12 个月。高危患者应开始药物治疗以降低血压。强制危险因素包括：冠心病高危、既往心肌梗死、慢性心力衰竭、糖尿病、慢性肾衰竭和既往卒中史。有强制适应证或JNC-7高血压分级≥2级及血压较高的患者，确诊后除改变生活方式治疗外，应给予药物治疗。

治疗高血压的最佳药物有哪些？

许多研究对药物的降压疗效和降低靶器官损害的重要作用进行了评估。通常，抗高血压药物可分为6类：①噻嗪类利尿剂；② β -受体阻滞剂；③血管紧张素转换酶抑制剂（ACEI）

和类似的血管紧张素受体阻滞剂（ARB）；④钙通道阻滞剂；⑤醛固酮受体阻滞剂；⑥α-受体阻滞剂。证据表明，噻嗪类利尿剂和β-受体阻滞剂是应用最广泛，耐受性最好，有利于减少临床终点事件的药物。这些药物中，尤其噻嗪类利尿剂可作为一线药物用于无高血压并发症的一般人群。

某些临床并发症可对特定种类的降压药物反应良好，在这种情况下，一种药物可作为一线药针对两种疾病进行治疗。例如，应用ACEI治疗高血压合并糖尿病性肾病和心力衰竭的患者。应用β-受体阻滞剂治疗高血压合并冠心病。除这些指南的建议外，最好的药物是指患者能支付得起的、能坚持服用、能控制血压达标且无不良副作用的药物。

血压未达标时应如何处理？

考虑更换药物之前，明确患者对治疗性生活方式改变和药物治疗的依从性是十分重要。业已证明患者常平均需要2.7种药物才能控制血压达标。小剂量多种药物联合优于高剂量的单一用药。相关研究显示，联合用药可进一步降低血压且副作用更少。当患者需要多种药物大剂量联合治疗，尤其在血压曾经控制达标时，应考虑寻找高血压的继发病因。

何时需要请高血压专家会诊？

在高血压的治疗过程中，尽管已经采用了包括一种噻嗪类利尿剂在内的3种抗高血压药物，且用药剂量充分，但在降压达标治疗中未取得明显进展时，应请专家会诊。这种情况被称作顽固性高血压。然而，在请会诊之前，应对患者接受改变生活方式治疗和药物治疗的依从性进行详细彻底的回顾。当高度怀疑存在高血压的继发病因时，请专家会诊将有助于完成费用/效益评估和制定正确的治疗计划。

关键点

- 抗高血压药物治疗可显著降低死亡率和致残率，如卒中、心力衰竭和肾衰竭。
- 评估主要在于识别高血压的继发病因、临床并发症和靶器官损害。
- 治疗性生活方式改变适合于所有高血压患者，其中包括应用药物治疗的患者。
- 对于大多数患者，噻嗪类利尿剂可作为一线治疗药物。最终控制血压平均需要2.7种药物。
- 存在重度高血压或靶器官损害的患者，初始治疗需要联合用药。
- 如果既往血压控制满意，当出现需要多种药物控制血压的情况时，应考虑患者可能存在高血压的继发病因。

病例 30-1

患者男性，45岁。主因手部皮疹来院就诊，患者血压150/98 mmHg，无其他病史，无服药史。其他生命体征正常。患者精神佳，无不适。皮肤检查示：轻度接触性皮炎。胸部听诊双侧肺呼吸音清；S1、S2正常，无杂音或奔马律。足部无水肿。

A．进一步应做哪项诊断性检查？

B．哪些其他的病史和体检结果更有帮助？

C．应做哪些实验检查？

D．如何治疗？

病 例 30-2

患者女性，55岁。定期门诊随诊。此次就诊患者无主诉。高血压史 10 年，控制满意。仅服用双氢克尿噻 25mg/d。患者精神佳，血压165/100 mmHg，测血压操作规范，血压值确实可信。P 80 次 / 分；R 16 次 / 分；心脏检查：S4 奔马律。双侧肺呼吸音清。

A．下一步应做什么？

B．哪些新的诊断可解释患者的血压增高？

C．对该患者高血压的进一步治疗措施是什么？

参考文献

Furberg CD, Wright JT: The Antihypertensive and Lipid-Lowering Treatment to Prevent Heart Attack Trial (ALLHAT). JAMA 288: 2981-2997, 2002.

National Institutes of Health; National Heart, Lung, and Blood Institute. The Seventh Report of the Joint National Committee on Prevention, Detection, Evaluation and Treatment of High Blood Pressure (JNC-7). 2004. Available at http://www.nhlbi.nih.gov/guidelines/hypertension.

（薛润发译　郑晓明校）

第 31 章 下肢肿痛

▶ 病因学

常见下肢疼痛的原因有哪些？

许多情况可引起下肢疼痛。不同的年龄组发病情况有所差异。常见原因如下：

皮肤感染常由金黄色葡萄球菌和链球菌引起。糖尿病患者更容易出现较严重的感染，如假单孢菌感染。由静脉瓣的损伤导致静脉淤滞的患者更容易出现复发性蜂窝织炎。

骨关节炎引起的关节损伤更易引起疼痛、发红、肿胀范围的变化。通常这些患者在强度大的活动或长时间不动的情况下，会更感不适。腘窝囊肿由滑膜组成，其内充满来自膝关节的液体，在无外伤的情况下，缓慢或迅速出现。

血栓性静脉炎包括血栓（血凝块）和静脉炎（炎症）。当出现单侧下肢肿胀时应考虑到深静脉血栓形成（DVT）。通常血栓伴有静脉炎而导致局部疼痛和发红。确定是深静脉还是浅静脉血栓是非常必要的，因为深静脉血栓形成（DVT）有肺栓塞的危险。大腿部血凝块向近侧延展时需要引起注意。

外伤可导致骨折或软组织损伤，如扭伤（伤及韧带）、劳损（伤及肌腱）或外颈夹伤（胫前肌肉的微小撕裂）。运动员和“周末武士”更容易发生这些损伤。软组织损伤引起的疼痛、活动障碍可与骨折类似。如患者没有明确的外伤，可询问有关的重复性活动，如工作中用力、锻炼或家务劳动，这些均可使原有的损伤加重。

原发性骨肿瘤多见于儿童，而转移性肿瘤多见于成年人。

▶ 评估

病史中有哪些要点？

分析下肢肿痛时病史收集的要点：肿痛存在的时间？疼痛

和肿胀是否同时出现？是突然出现还是逐渐出现？肿痛前有无外伤史？改善或加重病情的因素？发病初及现在的疼痛是否相同？将疼痛可分为0～10个等级。

体格检查中有哪些重要体征？

注意观察肿胀、触痛、肤色改变及皮温。指凹性水肿时可考虑静脉淤滞、充血性心力衰竭或肾衰竭。外伤引起的肤色改变会经历蓝色（早期）、绿色、褐色的过程。感染引起肤色改变呈红色且其边界清楚。坏疽可表现为红色、黑色或白色。感染或浅静脉炎时表现为皮温升高。

如何诊断血栓性静脉炎？

突发的单侧下肢肿胀和/或沿隐静脉或股静脉走行区明显触痛时需考虑深静脉血栓形成（DVT）。Homan's 征阳性（踝关节过度背屈引起小腿疼痛）高度提示静脉炎的存在。通常用静脉超声明确诊断，对临床可疑病例可通过静脉造影证实。浅静脉炎可发生在任何部位，常表现为局部发红和触痛；Homan's 征阴性。

无明显肿胀或肤色改变如何处理？

患者的疼痛主诉提示有异常情况存在。此时可进行试验性抗炎治疗，2～4周后再次进行评估。应牢记由于L4神经分支分布的原因，髋部疾病可表现为膝关节疼痛。椎间盘引起的后背部疼痛常沿神经根的走行分布，某些动作可使疼痛加重。外周动脉性疾病可导致跛行，其特点是活动后下肢远端逐渐出现疼痛加重而休息后疼痛缓解；外周动脉搏动不易触及。

▶ 治疗

如何正确选用药物治疗？

急性外伤性疼痛在初期非常严重，在保护受伤部位和采用止痛方法后疼痛将得到改善。COX-Ⅱ非甾体类药物的止痛效果可与麻醉类药物相同，但无麻醉类药物的副作用（镇静和便秘），也无 COX- Ⅰ类药物的副作用（消化不良，胃十二指肠出血）。对于轻度损伤或患者对其它药物不耐受时可选用对乙酰氨基酚。长期使用COX-Ⅰ、对乙酰氨基酚治疗时需分别监测肾功能和肝酶系列。

抗炎药物（COX-Ⅰ或COX-Ⅱ）治疗浅静脉炎非常有效。治疗 DVT 的常规方法是经静脉使用肝素直至华法林达到治疗浓度。低分子肝素（如Lovenox）的出现使患者在院外治疗成为可能。华法林连续服用6周并使INR（国际标准仪比率）维持在 2 ～ 2.5。DVT 患者合并其它情况（非外科疾患或妊娠）时需进行长期抗凝治疗。这些患者的 INR 应维持在 1.5 ～ 2，这样可明显降低华法林的出血危险。

青霉素或先锋霉素对金葡菌和链球菌引起的皮肤感染是有效的。如对此类药物过敏，可选用对革兰阳性菌有效的大环内酯类和喹诺酮类药物。

何时需制动受伤部位？

有时很难判断创伤涉及的是软组织还是急性骨折。这种情况下应按骨折治疗方法治疗 1 ～ 2 周。如局部疼痛持续存在，至少 10 天后复查 X 线以在骨折部位寻找骨痂。合并开放性伤口或有明显骨碎片移位的骨折，应尽快转诊至骨科。

在治疗中应如何避免错误？

骨折发生后，应该告知患者骨折的情况。告知扭伤或拉伤的患者其完全恢复需与骨折同样的时间。如肿胀和疼痛逐渐加重，要重新评估病情以排除神经血管的受累。软组织损伤应避免长时间制动。骨科医师和物理治疗师可在这方面提供指导。麻醉类药物的持续应用可引起依赖性。

关 键 点

- 由于存在肺栓塞的危险，所以必须对深静脉血栓形成做出诊断。突发的单侧下肢肿胀要高度怀疑 DVT。
- 通常超声检查可明确 DVT 的诊断。
- 用肝素抗凝治疗 DVT 直至华法林达到治疗水平。
- 没有达到预期疗效时要重新评估，要不耻下问。
- 软组织损伤应避免长时间制动。
- 避免长时间应用麻醉药。

病 例 31-1

患者，女，42岁。主因左下肢肿痛2天来诊。患者最近刚从商务旅行归来，几乎飞遍全国。检查可见左下肢有红斑，且左腓肠肌中部周径较右侧长2厘米，挤压左腓肠肌时有触痛。

A．患者肿痛的最可能原因是什么?

B．何种检查有助于诊断?

C．如何治疗?

病 例 31-2

患者，男，62岁。因右下肢发红和皮温升高3天来诊。有糖尿病病史。自诉血糖持续升高1周。1周前右腿曾被公园的凳子刮伤。

A．可能的诊断是什么?

B．如何治疗?

参考文献

Fredericson M: Differential diagnosis of leg pain in the athlete. J Am Podiatr Med Assoc 93(4):321-324, 2003.

Hyers TM: Management of venous thromboembolism: Past, present, and future. Arch Int Med 163(7):759-768, 2003.

Nutescu EA: Hospital guidelines for use of low molecular weight heparin. Ann Pharmaco Ther 37(7-8):1072-1081, 2003.

（张青松译 林黎明校）

第32章 淋巴结肿大

▶病因学

什么是淋巴结肿大？

淋巴结肿大是淋巴结的增大，指淋巴结在大小、质地或数量上的异常。人体约有600个淋巴结，但正常情况下，仅健康人的颈部、腋下及腹股沟部的淋巴结可被触及。淋巴结肿大可在体格检查中被偶然发现，是患者疾病的一个症状或体征。儿童早在新生儿阶段即可触及淋巴结。作为抗原暴露的结果，在青春期淋巴组织不断增长。因此，多数健康儿童在颈部、腹股沟和腋窝可触及淋巴结。

对淋巴结肿大的患者进行评估时，最重要的因素在于确定此病是由良性的、自限性疾病还是恶性疾病所致。

淋巴结肿大的发病机制有哪些？

淋巴结肿大的发病机制如下：

- 在抗原刺激下淋巴细胞、巨噬细胞反应性增生
- 恶性细胞转移浸润
- 恶性淋巴细胞或吞噬细胞的瘤性增殖

淋巴结肿大如何分类？

淋巴结肿大可分为全身性或局部性。

全身性淋巴结肿大：指两个或两个以上非邻近区域出现淋巴结肿大，通常是由全身性疾病所致。

局部性淋巴结肿大：仅一个区域淋巴结受累；常由局部感染、肿瘤或全身性疾病所致。

淋巴结肿大的病因有哪些？

见框 32-1。

框32-1 淋巴结肿大的病因

感染（最常见）

细菌性：A型链球菌、葡萄球菌、猫抓性疾病、梅毒

分枝杆菌性：肺结核杆菌、不典型分枝杆菌感染、麻风病

病毒性：感染性单核细胞增多症（EB病毒）、巨细胞病毒、HIV/AIDS、乙型肝炎、麻疹、风疹

真菌性：组织胞浆菌病、球孢子菌病

寄生虫性：弓形体病、丝虫病、锥虫病

衣原体性：淋巴肉芽肿性病

胶原血管疾病

系统性红斑狼疮、类风湿性关节炎

内分泌疾病

甲状腺功能亢进症、肾上腺皮质功能不全、甲状腺炎

恶性疾病

白血病、非霍奇金淋巴瘤、霍奇金病、巨球蛋白血症、多发性骨髓瘤伴淀粉样变、恶性组织细胞增多症、转移瘤（乳腺、肺、头颈部肿瘤、胃肠道恶性肿瘤）

高敏状态

血清病、药物反应（苯妥英钠、肼苯达嗪、别嘌呤醇、丙基硫氧嘧啶及其他药物）

其它疾病

结节病、淀粉样变性、川崎病

▶ 评估

如何评估淋巴结肿大？

病史和体格检查在评估中起关键作用。在多数患者中，详细的病史和体格检查可确定易于诊断的淋巴结肿大的病因。

采集病史时，应询问哪些关键问题？

- 何时触及淋巴结、持续时间和生长速度？
- 是否有触痛？

- 近期有无感染和外伤史？
- 是否存在体重减轻、盗汗和疲劳等全身症状？
- 是否服用药物（可能引起淋巴结肿大的药物）？
- 是否有动物接触史？
- 近期是否有旅行、滥用药物或性接触史？
- 既往疾病史、家族史和职业史？

应进行哪些体格检查？

淋巴结检查包括视诊和触诊。视诊时可清楚地看见肿大的淋巴结。当发现肿大的淋巴结时，检查其引流区域是否存在感染、皮肤损害或肿瘤的证据十分重要（表32-1）。还应检查其他部位的淋巴结以排除全身性淋巴结肿大的可能。用手指尖触诊局部淋巴结。用中等力量触摸局部区域以发现淋巴结，并移动手指以确定手指下单一或多个淋巴结的活动情况。

常见的淋巴结有哪些？

见表32-1。

表32-1 淋巴结及引流区域

淋巴结	淋巴液引流区域
耳前淋巴结	颞部、眼睑、球结膜
耳后淋巴结	外耳道、耳廓
颌下淋巴结	舌、颌下腺、唇、口腔
颏下淋巴结	下唇、口腔底部、舌尖、颊部皮肤
颈后淋巴结	头皮、颈部、上肢及胸部皮肤，胸部以及腋窝
颈前淋巴结	喉、舌、口咽、颈前
枕前下淋巴结	颈部及后部头皮
锁骨淋巴结	胃肠道、泌尿生殖系统、肺
腋部淋巴结	乳房、上肢、胸壁
肱骨内上髁淋巴结	前臂尺侧、手
腹股沟淋巴结	下腹部、外生殖器、肛管、阴道下1/3、下肢

体格检查应注意淋巴结的哪些特征？

确定淋巴结的位置、长度、宽度、质地（软、固定、弹性、硬、粗糙)，压痛和活动度或与毗邻淋巴结和组织是否粘连。

位置：检查引流区域和其他部位淋巴结以除外全身淋巴结肿大是十分重要的（如表 32-1)。

大小：通常，如果淋巴结最大直径超过1cm被认为是淋巴结肿大。但有两种情况应除外：肱骨内上髁淋巴结直径超过0.5cm即考虑为异常；腹股沟淋巴结超过 1.5cm 时，考虑为异常。

质地：在反应性淋巴结肿大中，淋巴结通常散在分布且富有弹性。而转移性癌时，淋巴结质地坚硬。淋巴结坚硬且富有弹性常提示淋巴结瘤。病理性淋巴结肿大时，淋巴结质地对鉴别良性与恶性疾病的作用不大。

压痛：疼痛通常是由于淋巴结快速增大牵拉被膜所致，也可由恶性淋巴结坏死中心的炎症和出血引起。淋巴结压痛常提示显性或非显性感染（如：腹股沟淋巴结肿大可源自趾间感染，腋窝淋巴结肿大可源自手部感染)。淋巴结炎时淋巴结增大、压痛，浅表皮肤发红和炎症。淋巴结炎时，自炎症远端向淋巴结引流的淋巴管可发生炎症，表现为细的红色条纹。

活动度和固定度：反应性淋巴结常可活动且柔软有弹性，转移性淋巴结界限不清且固定不动。如转移性疾病、霍奇金病和肺结核病时淋巴结可坚硬如石，但也有质地柔软者。

▶ 治疗

如何治疗淋巴结病?

评估是治疗的重要基础。详细的病史和淋巴结病因的诊断可指导治疗。当病史和体格检查可以做出诊断时（如链球菌性咽炎)，即应予以治疗（图32-1)。如果体检提示存在特殊疾病，需进行诊断性检查（如 RRR 检测梅毒，单克隆斑点实验诊断传染性单核细胞增多症)。当检测结果为阴性时，应查找无法解释的淋巴结肿大。如果临床情况高度提示为良性疾病，且无支持短程抗生素或皮质类固醇治疗的证据时，临床观察 3 ~ 4 周是明智的。

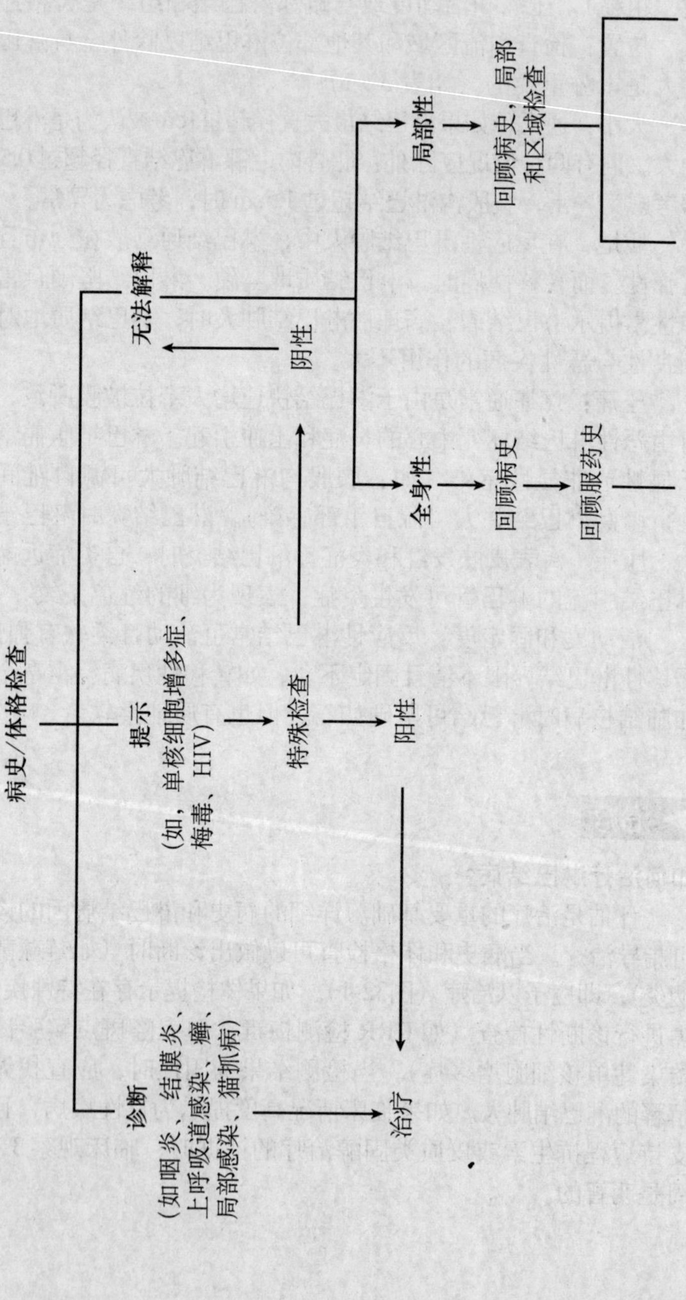
病史/体格检查
诊断
（如咽炎、结膜炎、上呼吸道感染、癣、局部感染、猫抓病）
提示
（如，单核细胞增多症、梅毒、HIV）
特殊检查
阳性
阴性
治疗
无法解释
全身性
局部性
回顾病史
回顾服药史
回顾病史，局部和区域检查

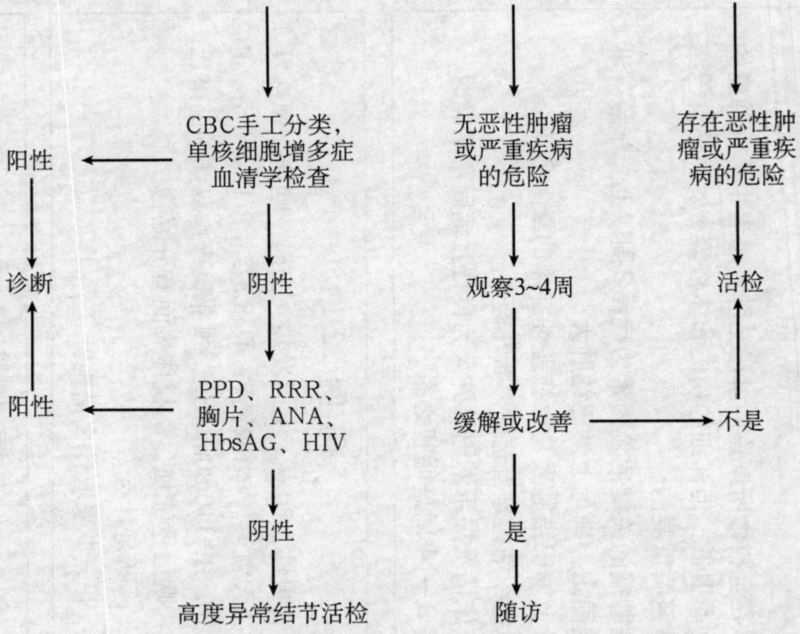

图 32-1 处理淋巴结肿大患者的流程图。（选自：Ferrer R：鉴别诊断和评估。全科医生，58（6）：1315，1998）
HIV= 人获得性免疫缺陷病毒；CBC= 全血细胞计数；PPD= 纯蛋白衍生物（结核菌素）；RPR= 血清快速凝集试验；ANA= 抗核抗体；HbsAg= 乙型肝炎病毒表面抗原

关 键 点

- 虽然在全科诊所就诊的淋巴结肿大患者中恶性肿瘤的发生率很低，但详细的病史和体格检查对评估淋巴结病是至关重要的。
- 恶性肿瘤的关键危险因素为病程2周以上、年龄、淋巴结固定、锁骨上淋巴结肿大。
- 锁骨上淋巴结肿大是存在恶性肿瘤的最大危险。
- 切除组织活检是首选的诊断性检查。
- 当临床情况提示淋巴结肿大为良性且病因不明确时，观察3～4周是明智之举。

病 例 32-1

患者男性，20岁。主因发热、头痛、咽痛，颈部发现肿块2天就诊。体格检查：T 38.5℃，R 16次/分，P 110次/分，BP 110/80mmHg。颈部检查：双侧颈前淋巴结肿大，咽后壁充血，扁桃体表面有分泌物。

A．诊断是什么？

B．下一步采取什么措施？

病 例 32-2

患者男性，16岁。主因左锁骨上区明显肿胀3～4个月，由其父陪伴就诊。发现肿物后其大小无改变，无寒战、发热、恶心、呕吐、疲劳感或其它不适，无体重减轻或其它症状。体格检查：腹软，无肝脾肿大。左锁骨上可触及约2.5cm × 1.5cm肿物，位于左锁骨上区域，与周围组织粘连固定。其它部位淋巴结无肿大。

A．对此患者进行评估，第一步应做什么？

B．最可能的诊断是什么？

参考文献

Ferrer R: Lymphadenopathy: Differential diagnosis and evaluation. Am Fam Physician 58:1315, 1998.

Uphold CR, Graham MV: Clinical Guidelines in Family Practice, 3rd Edition. Gainesville, Florida: Barmarrae Books, 1999.

相关网站

American Academy of Family Physicians. *http://www.aafp.com*

（林黎明译　刘淑梅校）

第33章 皮疹

▶病因学

急性皮疹的最常见病因有哪些？

大部分皮疹是由过敏、感染或痤疮类疾病引起的。过敏可导致特应性皮炎、接触性皮炎、药物反应、湿疹和荨麻疹。感染可分为病毒性、细菌性和真菌性。病毒性皮疹可为出疹型如麻疹和风疹，或为真正的病毒性皮肤感染如单纯疱疹或水痘。细菌性皮肤感染常由链球菌属或葡萄球菌属所致。从头到足的各个部位均可发生真菌感染，包括癣和运动员足（足癣）。寄生虫感染包括虱病和疥疮。痤疮和相关的疾病包括酒渣鼻和化脓性汗腺炎（腋部和腹股沟反复发作的炎性结节）。

举例描述急性皮疹的特点

特应性皮炎是湿疹的一个类型，其特征是皮肤瘙痒、反复发作、对称性分布、常累及屈侧皮肤。起病或加重时出现急性皮疹。该病患者常伴有哮喘、过敏性鼻炎、结膜炎等个人史或家族史。婴儿期特应性皮炎常累及面部皮肤。婴儿期后，在肘前或腘窝可见干燥的、脱屑、红色皮损。

接触性皮炎是对过敏原的过敏反应，如有毒的常春藤或橡树植物（漆树属皮炎）中的某种化学物质。皮损呈线性和水泡样（图33-1）。其他接触性过敏原包括珠宝和带扣中的镍金属，以及除臭剂中的化学物质。

荨麻疹的皮损为风团。风团是一种红斑样、皮肤变色或呈白色、非压陷性、水肿样斑块，在数小时或数天内，斑块的大小和外形随患者皮损的外周扩散或消退而变化。风团常伴瘙痒，但并不一定存在。荨麻疹常累及全身任何部位，以躯干和四肢最常见（图33-2）。急性荨麻疹是指荨麻疹持续时间少于6周。偶尔，患者的荨麻疹将会持续数年。

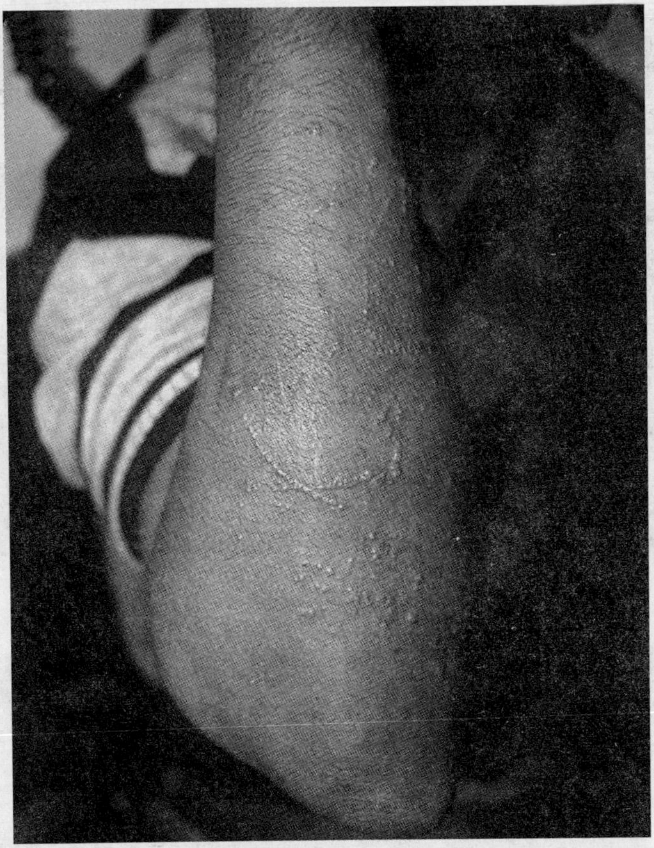

图 33-1 橡树毒在手臂上线性分布的小疱疹

皮疹的哪些重要病因不应漏诊？

幸运的是，大部分皮肤疾病不会危及生命。然而，坏死性筋膜炎（嗜肉菌）具有致命和截肢的危险。坏死性筋膜炎患者常病情危重且伴病变部位发热和疼痛。手臂或腿常出现弥漫性肿胀，随之出现含清亮液体的大疱，皮肤颜色变为青紫色。这种情况会导致皮肤坏疽、肌坏死和休克。初期，坏死性筋膜炎看起来像蜂窝织炎，但坏死性筋膜炎需要进行清创术，同时给予抗生素治疗。即使蜂窝织炎也不应被漏诊，病情也可能很危险。口服或静脉使用抗生素（图33-3）治疗蜂窝织炎可获良好

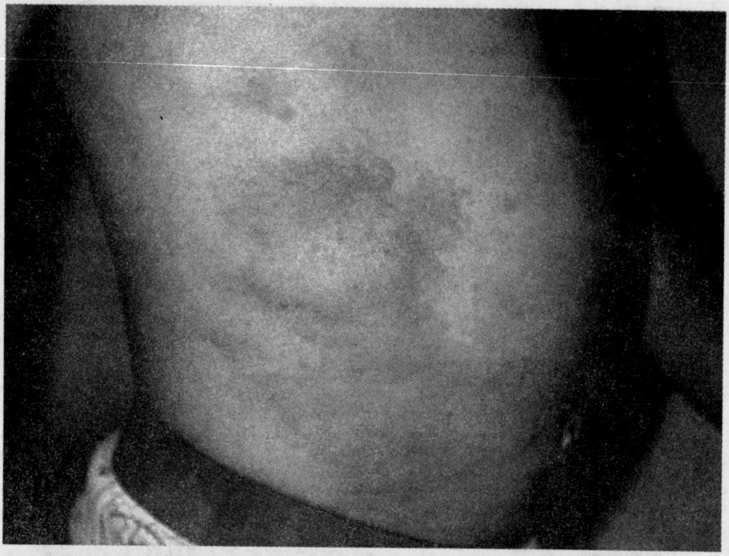

图 33-2 男孩躯干部荨麻疹

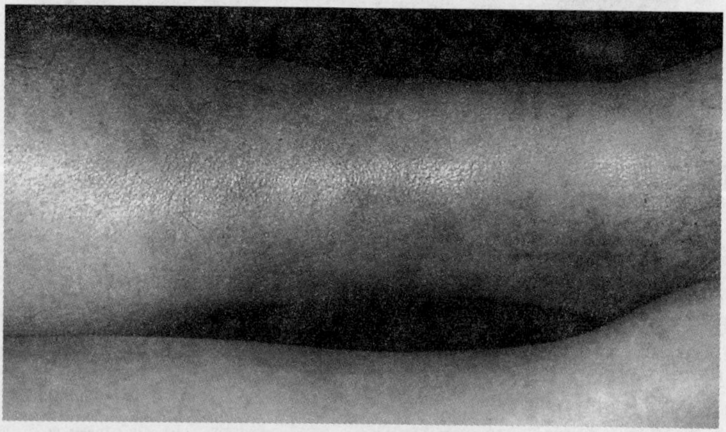

图 33-3 下肢蜂窝织炎

疗效。

重症型多形性红斑是高敏反应的危险类型，可由药物、感染或疾病引起。该病常见于儿童和青年人。轻症型多形性红斑表现为典型的"靶损害"，伴或不伴全身症状。重症型多形性红斑（Steven-Johnson综合征）以累及全身多部位黏膜和严重的全身症状为特征。患者需要入院接受输液和支持治疗。

存在潜在危险的其它疾病包括皮肤癌、脓疱型银屑病、弥散性带状疱疹、血管神经性水肿和天疱疮。此外，不应漏诊可能出现皮疹的性传播疾病如梅毒或淋病。

举例描述慢性皮疹

银屑病是一种慢性疾病，以表皮的过度增生和炎症为特征。皮损边界清、红色、脱落斑上覆有厚的白色鳞屑。病变可累及头、甲以及肢体伸侧、肘、膝、骶区和生殖器的皮肤。皮损也可呈水滴状，当累及三角区如腹股沟和臀肌皱褶，或当累及手掌或足底时表明病变加重（图 33-4）。

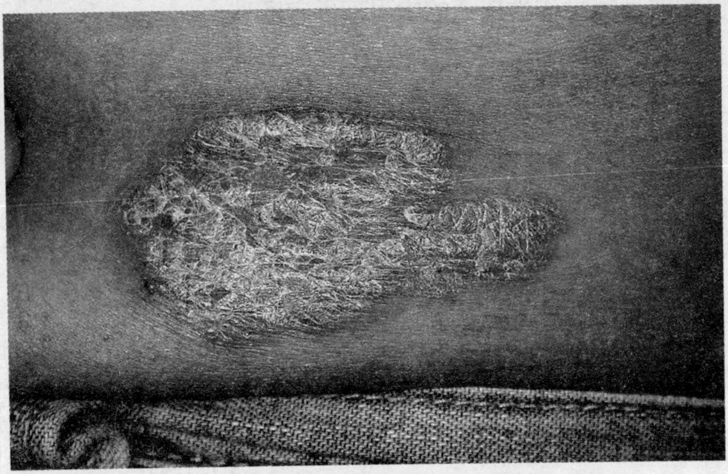

图 33-4　腰围以上腹部的银屑病斑块，可见银白色鳞屑

脂溢性皮炎是指表皮的炎症性皮炎，呈慢性和反复发作。它是一种常见疾病，以红斑和鳞屑为特征（图33-5）。脂溢性皮炎的典型分布区包括头皮、眉弓部、眼睑、鼻唇沟、耳后、前额、面颊、鼻周、胡须下、胸骨处、乳房下皱褶、脐、腹股沟和臀肌皱褶。这些部位都是多毛、多脂肪的部位。

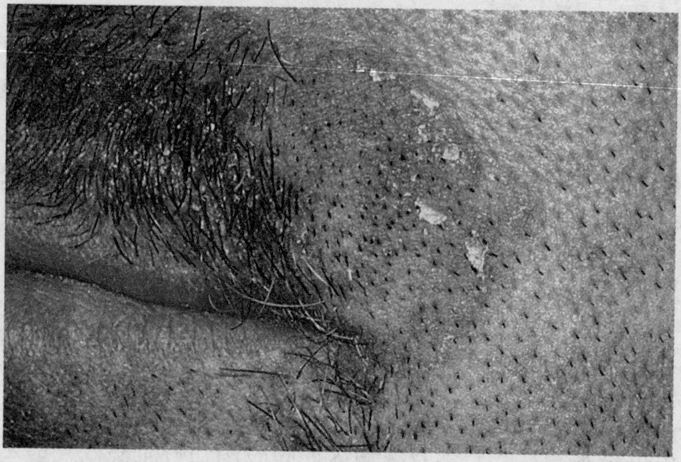

图33-5 胡须下和周围皮肤的脂溢性皮炎，可见红斑和鳞屑

慢性或反复发作性皮疹的常见病因有哪些？

见表33-1。

表33-1 慢性皮疹的常见病因

慢性皮疹	病因
特应性皮炎	过敏或炎症
湿疹	
脂溢性皮炎	
银屑病	
慢性浅表性皮炎	感染性
梅毒	
单纯疱疹－多发性	
多色癣	
痤疮	痤疮样的
酒渣鼻	
化脓性汗腺炎	
基底细胞癌	皮肤癌
鳞状细胞癌	
黑色素瘤	
狼疮	免疫性
血管炎	

▶评估

如何用形态学术语描述皮疹？

许多诊断过程包含皮损形态的辨认。一旦掌握了原发性和继发性皮肤损害的形态和术语后，就将更好地掌握各种皮疹的特征（表33-2）。这为观察和描述所见皮疹提供了恰当的词汇和概念。

表33-2　原发性和继发性皮肤损害

损害的类型描述	
原发性（基本的）损害	
斑疹	损害与周围皮肤齐平，颜色改变
丘疹	实性、隆起的损害（小于5mm）
斑块	实性、扁平、隆起的浅表损害（0.5mm；多为丘疹的融合）
结节	可触及的实性（圆形）损害，较丘疹的损害深
风团	苍白－淡红色的水肿性斑块——圆形－尖形，且呈一过性
脓疱	含有脓液的疱
水疱	内含液体，高出皮面的损害（直径小于5mm）
大疱	内含液体，高出皮面的损害（直径0.5mm）
继发性损害（原发性损害的进展和并发症）	
鳞屑	大量坏死的鳞状上皮
痂	浆液、血液和脓液等混合物干涸后的附着物
腐烂	表皮的缺损
溃疡	表皮和皮肤的局部缺损
裂隙	表皮或皮肤的线形缺损
萎缩	表皮或皮肤菲薄，凹陷
抓痕	搔抓引起的损害
苔藓样变	表皮肥厚、皮脊隆起（搔抓引起）

收集病史时，应询问哪些问题？

最好在直接观察皮疹或皮肤时询问病史。一旦开始检查皮肤，询问病史将着重于正确诊断。下面列出的内容将帮助你做出诊断，制定治疗计划。

■ 皮疹起病和持续的时间——急性、持续性或间歇性？

■ 皮损的类型：皮疹自何处开始？如何变化？

■ 任何已知的因素，如接触的药物（处方和非处方药）、食物、植物、阳光、外用制剂、化学物质（职业和爱好）？

■ 皮肤症状：瘙痒、疼痛、感觉异常。

■ 全身症状：发热、寒战、盗汗、疲劳、体弱、体重减轻。

■ 基础疾病：糖尿病、HIV/AIDS。

■ 家族史：痤疮、特应性皮炎、银屑病、皮肤癌、发育不良性痣。

哪些实验室检查有助于确定皮疹的病因？

在皮疹诊断过程中，最重要的实验室检查是：

■ 显微镜检查：诊断真菌感染时，将刮取的一些鳞屑放在载物片上，滴加10%KOH和DMSO，查找皮肤真菌的菌丝或念球菌或糠秕孢子菌的酵母菌属的假菌丝。

■ 培养：有助于确定疑似的细菌、病毒或真菌感染。

■ 性病研究实验室试验：如果怀疑梅毒感染，一期梅毒表现为溃疡，而二期梅毒可引起全身皮疹，伴手掌和足底斑疹。

■ ANA（抗核抗体）：帮助确定不明原因皮肤损害的病因，如蝴蝶疹可能为红斑狼疮。

■ 紫外线光照检查：帮助诊断头癣和红斑。小孢子菌属引起的头癣产生绿色荧光，但毛癣菌不显色。红斑是一种细菌感染，产生珊瑚红色荧光。

■ 手术活检：可作为一种诊断和治疗方法。良好的鉴别诊断有助于选择适当的活检方法。对于大部分皮肤癌和炎症或浸润性疾病，适宜选用穿刺活检。浅表皮肤癌如鳞状细胞癌（SCC）和基底细胞癌（BCC），适宜选用刮除活检。

在大多数情况下，应用这些实验室检查证实通过病史和体格检查建立的临床诊断。

能用治疗性试验诊断和治疗皮疹吗？

皮肤病的治疗分为两大类：药物和手术。药物治疗包括外用和全身使用激素、抗生素、抗真菌制剂、抗病毒制剂和抗痤疮制剂。

外用激素有效的治疗多数为皮肤炎症性疾病。首先要知道正在治疗什么疾病，而不是盲目地使用激素。如果是脂溢性皮炎、湿疹、特应性皮炎或银屑病，则外用激素有效。趋向于慢性和复发的疾病也可选择其他外用药治疗。在治疗过程中由于外用激素可引起皮肤萎缩，因此最好首先对皮疹确定诊断，从而进行有针对性的治疗而不是经验性使用激素。外用激素治疗真菌性皮炎时，病情可暂时好转，随之会使真菌感染病情恶化。

外用抗真菌药的治疗性试验适用于浅表型真菌感染。最好首先应用显微镜做出诊断，但可能出现假阴性的 KOH 标本。克霉唑、米康唑或特比萘芬的外用非处方制剂可消除小面积的浅表型真菌感染。头癣（头皮癣）需要口服抗真菌药才能治愈。

当皮疹的病因不明时，务必请有经验的临床医生或专家帮助确诊，而不应盲目采用外用药物进行治疗，甚至有经验的临床医生也需要通过活检来确定诊断。

何时需要活检？

皮肤活检主要用于皮肤癌疑似病例的确定诊断。虽然皮肤癌不是真正的皮疹，但可能会很像非恶性皮疹。当皮损看似 BCC、SCC或黑色素瘤时，应做活检以确定是否为真正的癌症。

最常见的皮肤癌以及占全部皮肤癌发病率的百分比：

- 基底细胞癌 80%（图 33-6）
- 鳞状细胞癌 16%
- 黑色素瘤 4%（图 33-7）

病因不明的炎性皮疹或当皮疹治疗无效而原因不明确时，需应用活检进行诊断。炎症性（银屑病、红斑狼疮）或浸润性皮疹（结节病）可用穿刺活检诊断。

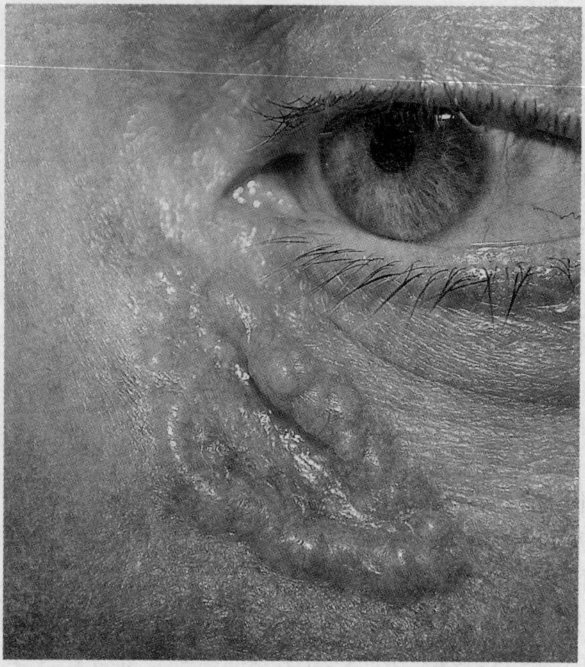

图 33-6 结节型基底细胞癌，可见珍珠状边缘和毛细血管扩张

描述活检方法

活检的方法包括刮片、穿刺和梭形切除术。刮片活检法采用手术刀或尖锐的刮片获取标本。此法常用于浅表病变且无需缝合。穿刺活检法采用圆形饼干成型切割刀样装置，直径范围在 2 ~ 9mm。这些活检物为全层标本，切口需 1 ~ 2 针缝合。梭形活检伤口最大，操作最困难。采用手术刀或电动手术器械沿皮损边缘切取梭形标本。手术沿皮纹方向行纵行切口。此法需要缝合，甚至需要双层缝合。

基底细胞癌的种类有哪些？

在形态学上，BCC有3种主要的类型：结节型、表浅型和硬化型。典型的结节型 BCC 表现为珍珠状、隆起伴毛细血管

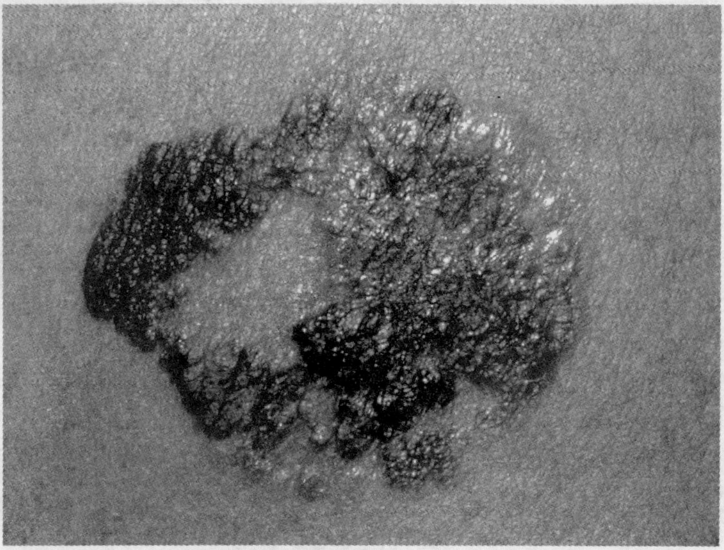

图33-7 黑色素瘤，可见分布不对称，边缘不规则，颜色多样（由皮肤保健基金会提供）

扩张。当瘤肿扩大时，其中心部可出现溃疡、出血并结痂。表浅型BCC与SCC相似：粉红色、扁平、脱落的斑块可发生浸润或结痂。表浅型BCC周围绕以纤细的、隆起的、珍珠状"线样边缘"，据此可与SCC相鉴别。硬化型BCC较罕见（占BCC的1%）、扁平、瘢痕样。SCC可类似表浅型BCC，或更隆起和呈结节状。SCC常有过度角化、易出血的表现。湿疹或特应性皮肤病可与鳞状非黑色素瘤性皮肤癌相似（见框33-1）。

框33-1 恶性黑色素瘤的诊断指南
不对称性：良性痣是对称的；黑色素瘤具有显著不对称倾向
边缘：良性损害通常边缘光滑；黑色素瘤有切迹，边缘不光滑
颜色：良性损害颜色单一；黑色素瘤通常多色
直径：黑色素瘤通常大于6mm
隆起：恶性黑色素瘤大部分有隆起，至少一部分隆起，因此可触及
增大：色素沉着病变增大时，黑色素瘤的可能性较大

与皮肤癌相混淆的良性皮疹及肿瘤有哪些?

为了能够与黑色素瘤或其他皮肤癌相鉴别，应学会识别最常见的良性皮肤肿瘤。一些良性色素沉着疾病如痣、先天性痣、脂溢性角化病、皮肤纤维瘤和雀斑可与黑色素瘤相混淆。当脂溢性角化病颜色变深、形状不规则时，与黑色素瘤相似。尽管它们呈疣状且有颗粒样外观，但也可变平、不规则。当不能确诊时，应请会诊或进行活检。任何疑似黑色素瘤的肿瘤，均应接受全层活检（穿刺或梭形切除）以确定诊断。

面部的皮质增生和非色素沉着性真皮痣可与BCC相似。这些良性病变表现为隆起、毛细血管扩张和珍珠状边缘类似结节型BCC。当不能确诊时，进行刮除活检来确定是否为恶性。外观良好的皮质增生是一个美容问题，需按个体要求选择性治疗。

▶ 治疗

如何治疗皮疹?

一旦皮疹已经确诊，可在任何一本优秀的皮肤病教材上找到治疗方法（见参考文献）。互联网上的参考文献也可帮助你制定恰当的治疗方案。

痤疮和相关的疾病：痤疮、酒渣鼻、化脓性汗腺炎通常对口服四环素反应良好。轻度痤疮采用外用非处方药过氧甲苯酰和处方药类维生素A（维A酸和Differn Gel）治疗。轻度酒渣鼻对外用甲硝唑反应良好。较严重的炎症性痤疮常需口服抗生素，联合外用类维生素A和过氧甲苯酰治疗。如果治疗失败且痤疮形成瘢痕时，考虑应用异维A酸。

皮炎：下列治疗方案应用于所有类型的皮炎（特应性、接触性和湿疹性）。

- 告知患者避免皮肤接触刺激物如干燥的肥皂以及洗浴时水过热和时间太长。
- 鼓励应用润滑剂或润肤霜以保持皮肤湿润，尤其在洗浴后使用。

■ 应用外用激素类药物治疗炎症，依据诊断、慢性和部位的特点选择药物的浓度和媒介物。

■ 治疗瘙痒以制止抓－痒循环。口服有镇静作用的抗组胺类药可有效地缓解瘙痒，尤其在晚上。

■ 查找继发性细菌感染的体征，如渗出或结痂。如果存在，应用抗生素治疗如口服头孢氨苄，其抗菌谱可覆盖链球菌和葡萄球菌属。

药物过敏：停用药物并对症治疗，最常见的症状为瘙痒。

感染：因为入学前已接受了两次麻疹－腮腺炎－风疹免疫接种，如今，麻疹和风疹引起的病毒疹已经很少见。临床上依然能见到疱疹病毒家族引起的病毒疹。单纯疱疹、水痘和带状疱疹均可应用阿昔洛韦家族的抗病毒药物治疗。包括阿昔洛韦、famciclovir 和 valacyclovir。

细菌性皮肤感染可表现为浅表部位的脓疱病，深层的蜂窝织炎或皮下脓肿。由于所有感染均由链球菌和葡萄球菌所致，治疗脓疱病和蜂窝织炎可选择抗链球菌抗生素（头孢氨苄、双氯西林和红霉素）。治疗蜂窝织炎需静脉给药以维持组织内抗生素高浓度。许多脓肿选择切开引流治疗。认识一些很少见的疾病如由假单孢菌或嗜血流感杆菌引起的皮肤感染，将有助于避免错误地应用抗生素。避免漏诊坏死性筋膜炎十分关键，因为此病具有致命性和致残性，需进行外科清创术，并需接受静脉抗生素治疗。

皮肤（除外毛发和指/趾甲）的真菌感染对外用非处方抗真菌药（咪康唑、克康唑、特比萘芬）反应良好。当皮损面积大且累及毛发或指/趾甲时，需口服抗真菌药（灰黄霉素、特比萘芬、伊曲康唑）治疗数周至数月。

虱或疥疮性感染的最佳治疗方法是应用扑灭司林（除虱除螨）。也可选择其他药物，但毒性更大。清洁衣物和床单避免再次传播是十分必要的。

脂溢性皮炎：脂溢性皮炎的病因是皮肤对康秕孢子菌的炎症性高敏反应。尽管酵母菌是皮肤的正常驻菌，但有脂溢性皮炎的患者会产生炎症反应。脂溢性皮炎的治疗应针对炎症和康秕孢子菌。脂溢性皮炎对外用激素反应良好，因此常采用低效激素。为避免皮肤萎缩，治疗面部脂溢性皮炎采用低效激素是尤其重要的；1%的氢化可的松乳膏或洗液效果很好。选择洗液治疗毛发覆盖的脂溢性皮炎较霜剂更方便、更洁净。如果头部的脂溢性皮炎严重，可选择高效激素如氟轻松溶液或丙酸氯倍他索，因为头皮较面部发生萎缩的危险性更小。

为降低康秕孢子菌数量，可将抗真菌药直接涂于患处。治疗头皮脂溢性皮炎，应用含硒硫化物、吡硫锌、酮康唑的抗真菌洗发液最有效。治疗皮肤脂溢性皮炎，酮康唑霜剂是最有效的抗真菌制剂。

银屑病：银屑病的治疗方法包括润肤剂、外用激素、外用维生素D、地蒽芬、外用焦油、焦油洗发剂、病变部位内使用激素、紫外光照射、甲氨蝶呤和类维生素A。银屑病的最常用治疗包括外用激素，高浓度的软膏是最有效的。外用维生素D联合高效激素是安全有效的治疗方法。较严重的银屑病应转诊以行全身激素和/或光照治疗。

荨麻疹：H_1抗组胺药是治疗荨麻疹一线药物。一代抗组胺药如苯海拉明、氯苯那敏和羟嗪的疗效很好，尤其在治疗急性荨麻疹时。这些一代抗组胺药具有日间镇静作用。镇静作用可缓解瘙痒，但对于驾车或操作机器的患者是很危险的。二代H_1抗组胺药镇静作用较弱，长期日间应用的耐受性更好。虽然这类药较昂贵，但在慢性荨麻疹的治疗中作用很大。

哪些药物可用来治疗皮疹伴随的瘙痒？

外用激素可被用来治疗局部瘙痒。口服激素常被用来治疗严重的瘙痒或接触性皮炎。口服抗组胺药治疗各种瘙痒均有效，但不能改变特应性皮炎的病程。老一代具有镇静作用的抗组胺药治疗瘙痒更有效，但具有使患者出现困倦的危险。驾车或工作中操作机器的患者，尤其要注意避免服用可产生困倦的药物。

何时应转诊？

作为一名医学生，需要回顾随带教老师所见到的所有病例。有些情况下，需迅速将患者由全科医生处转至专家诊治。坏死性筋膜炎必须在使用抗生素情况下转至外科行清创术。即使蜂窝织炎也不应被漏诊。患者可能需要入院治疗。

患有多形性红斑、脓疱型银屑病、弥散性带状疱疹、血管神经性水肿或寻常型天疱疮的患者，可能需要入院接受输液和支持治疗。

大部分单纯性非色素沉着性皮肤癌可由全科医生诊断和治疗。然而，下列5种情况需迅速将患者转至皮肤外科治疗：

1. 进展性皮肤癌
2. 大面积皮损
3. 病变位于敏感部位（美容性和功能性）
4. 病变超出全科医生的能力范围
5. 患者出现并发症的几率更高或术中、术后需要密切监护

关键点

- 系统地评估和描述皮疹。
- 当皮疹的诊断尚不明确时，应考虑进行皮肤活检。
- 掌握黑色素瘤和常见皮肤癌的临床特征。

病 例 33-1

患者男性，47 岁。主因严重瘙痒，影响夜间睡眠 1 天步入门诊就诊。患者手臂和胸前布满风团（图 33-8）。无发热、疼痛或不适。进一步询问发现，患者 1 个月前开始服用甲氧苄啶-磺胺甲恶唑DS治疗前列腺炎，每日2次。患者为了能彻底治愈前列腺疾病，将服用此药3个月。既往无皮肤疾病和过敏史。除前列腺炎外，既往无其它疾病，也未服用任何其他药物。

A．最可能的诊断是什么？

B．最佳治疗方法是什么？

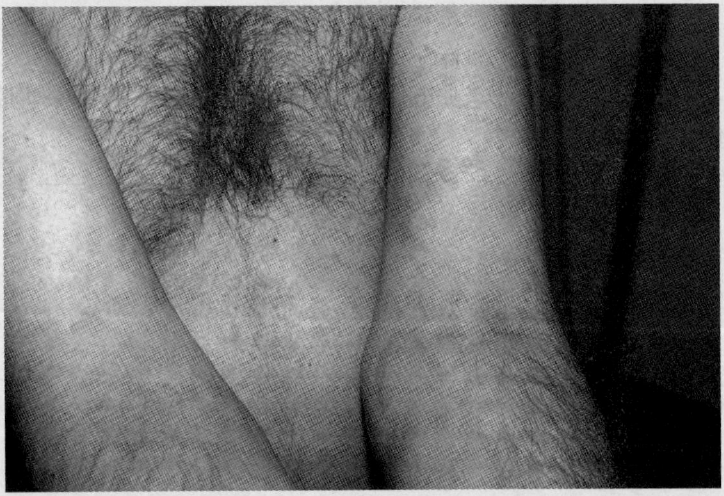

图 33-8　患者躯干和手臂上粉红色、隆起的荨麻疹

病例 33-2

患儿，女，2岁。主因手臂、腹部、双侧膝关节后部出现新发的广泛皮疹2周（图33-9），由母亲领其就诊。皮疹伴瘙痒，其母称已影响到了患儿的睡眠。体格检查发现皮疹以腘窝处为著。皮损为细小的丘疹，少量鳞屑，以红斑为主。未见结痂或渗出。患者无发热、未服用任何药物。有哮喘和过敏性鼻炎家族史。

A．鉴别诊断有哪些？

B．最佳治疗方法是什么？

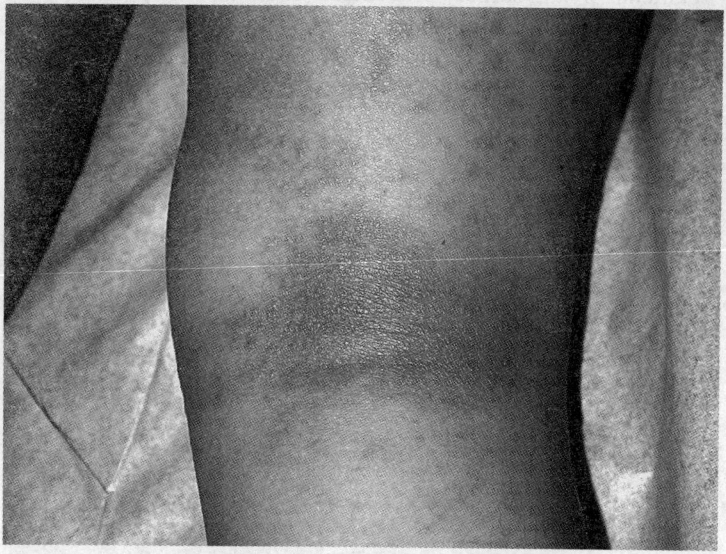

图33-9 两岁女孩腘窝处红色、细小的丘疹

参考文献

Habif T: Clinical Dermatology: A Color Guide to Diagnosis and Therapy, 4th ed. St. Louis, Mo: Mosby, 2003.

Milgrom E, Usatine R, Tan R, Spector S: Practical Allergy. St. Louis, Mo: Mosby, 2003, pp 39-96.

Fitzpatrick TB, Johnson R, Wolff K, Suurmond R: Synopsis of Clinical Dermatology. New York: McGraw-Hill Professional, 2000.
Usatine R, Moy R, Tobinick E, Siegel D: Skin Surgery: A Practical Guide. St. Louis, Mo: Mosby-Year Book, Inc., 1998.

相关网站

Dermatology Online Atlas has more than 4500 images. *http://dermis.multimedica.de/index_e.htm*

eMedicine contains an excellent dermatology section. *http://www.emedicine.com*

Over fifty interactive dermatology cases simulate the diagnosis and treatment of a real patient with immediate feedback at *http://fm.mednet.ucla.edu/derm2*. A reference section includes video segments of skin surgery procedures. The atlas contains more than 1000 photographs, a sophisticated search tool, and a fun quiz mode.

Dermatology Image Atlas with over 6800 images and 240 contributors. *http://dermatlas.org*

（林黎明译　崔刘福校）

第 34 章　睡眠障碍

▶ 病因学

什么是生物学意义上的“正常”睡眠？

睡眠是一种必需的生物学现象，期间可恢复精力、加深记忆。睡眠分为数个截然不同的期，每期有特征性脑电图改变和行为。广义上讲，睡眠分为快速眼球运动睡眠（REM）或非快速眼球运动睡眠。非快速眼球运动睡眠分为四个阶段，随每一阶段的不断进展，睡眠逐渐加深。

随年龄增加，睡眠有何改变？

新生儿每天大部分时间都在睡眠（16～20小时）。随儿童生长，总睡眠时间（主要为 REM）减少。接近成年时，每天睡眠时间常为 7 ～ 8 小时，但正常睡眠间期为每天 4 ～ 10 小时。随年龄的增长，快速眼球运动睡眠减少，非快速眼球运动睡眠的轻度睡眠阶段相应地延长。因此，老年人更容易短暂的觉醒。

什么是失眠？

失眠常成为就诊的主要问题。因为失眠可意味着入睡困难、维持睡眠困难或醒后仍感觉精神不佳，因此，失眠不是一个临床实用诊断。每一种症状都有自己独特的鉴别诊断；因此，获得患者的准确主诉很重要。急性失眠持续时间少于 4 周，患者常能够忍受而不就诊。无论患者的年龄如何，询问所有就诊患者的睡眠情况很重要。

临床医生诊断的特殊睡眠障碍有哪些？

全科保健医生应将由多动腿综合征或生物钟紊乱所致的入睡困难与睡眠过多（如嗜睡症）相鉴别。这些疾病还应与引起睡眠觉醒或日间过度睡眠的疾病如周期性肢体运动或睡眠呼吸暂停相鉴别。还应排除可能由疾病、药物、不良睡眠习惯和精神病引起的失眠。

什么是睡眠呼吸暂停？

睡眠呼吸暂停是一种疾病，指睡眠时发作性咽组织完全(呼吸暂停是指通气停止10秒以上)或部分（低通气）梗阻。此综合征表现为日间睡眠和夜间打鼾严重，且可导致右心室衰竭。患者的室友是有价值的证人，他们发现患者鼾声逐渐加重，随之有20～30秒的寂静期，随后出现喘息或觉醒并开始呼吸。肥胖、酒精、镇静药物可使咽组织松弛引起的睡眠呼吸暂停加重。典型的成年患者为中年人、颈围大、腹型肥胖。儿童发生睡眠呼吸暂停常继发于扁桃体肥大，手术治疗有效。

什么是多动腿综合征？

患有多动腿综合征（RLS）的患者主诉夜间下肢常会出现如“针刺样”或“蚁爬样”奇异的感觉。伴随这些感觉的是迫不及待地动腿以缓解症状。RLS是一种相对常见的疾病，发病率达15%。家族聚集性表明此病具有遗传性。RLS也可由缺铁、尿毒症、药物以及妊娠所致。

什么是生物钟紊乱？

生物钟紊乱常见于经常轮班或旅行的患者。这些活动干扰正常睡眠节律，导致失眠。应询问所有患者有关工作时间、旅行和食用刺激物如咖啡因或尼古丁的情况。

什么是周期性肢体运动？

周期性肢体运动表现为双侧、反复、有节律的抽搐或低振幅颤动。常见于下肢，频率为每90秒发作一次。这些动作通常不会唤醒患者；病史常由同床伙伴提供。可采用多巴胺能的药物治疗如信尼麦。

什么是嗜睡症？

嗜睡症是一种较少见的疾病，表现为日间睡眠过多，非自主性入睡倾向。这些突发的睡眠使患者处于危险状态，在活动中，如操作机器或驾车时可造成伤害。嗜睡患者可发生猝倒，猝倒是指肌张力突然丧失，常由情绪活动如大哭或惊讶所致。行为治疗是有效的方法，其主要在于纠正睡眠习惯和安排患者日间小睡。此外，也可应用精神兴奋药如哌酸甲酯（利他林）、右苯丙胺（硫酸苯丙胺）和米帕明（provigil）。

影响睡眠的常见疾病有哪些？

睡眠困难常提示存在基础疾病。患有烧心或胃食管反流性疾病的患者发现夜间（尤其在饭后不久即睡觉时）平卧时症状加重。心脏病患者常因端坐呼吸或夜间阵发性呼吸困难而影响睡眠。另外，控制不良的糖尿病、各种慢性疼痛、有绝经期血管舒缩症状及泌尿系统症状的患者均可因失眠而首次就诊。

影响睡眠的常见药物有哪些？

患者常自认为有助于缓解睡眠困难的酒精其本身亦可引起失眠。此外，咖啡因和尼古丁均为刺激性物质，可使患者保持清醒而影响睡眠。最后，几乎所有医生开具的处方药物均可影响睡眠，因此，当治疗失眠时应仔细审查所用药物。

▶ 评估

采集病史时，应询问哪些重要问题？

失眠是一种症状，其本身不是一种诊断。检查者必须让患者详细讲述睡眠障碍的特点。了解睡眠困难的确切时间、持续时间以及类型对诊断很重要。关键问题包括患者是否有：（1）入睡困难；（2）夜间多次觉醒；（3）早醒；（4）睡眠正常但晨起仍感疲乏；（5）失眠持续的时间；（6）环境引起的一过性睡眠障碍；（7）药物；（8）包括服用药物在内的病史；（9）心理压力；（10）精神疾患如抑郁或焦虑。

体格检查时应查找哪些体征？

许多疾病表现为失眠。应特别注意检查咽部和颈部以寻找阻塞的证据如睡眠呼吸暂停。对于存在心血管疾病的患者，应寻找心力衰竭的体征。因为30%的慢性失眠患者存在基础的精神疾病，因此应进行全面的精神状况检查。

什么是睡眠检查？

睡眠检查通常在睡眠检查中心内进行。通常下班后到中心登记，然后进行彻夜监测。标准方法包括脑电图、心电图、持续脉搏血氧饱和度监测、外周肌活动和体温。睡眠实验室还配备了进行持续正压通气（CPAP）试验的设备。

何时需要进行睡眠检查？

睡眠检查被用于评估患有睡眠呼吸暂停和运动疾病，如周期性肢体运动或梦游症的患者。根据可靠的病史（尤其是患者伙伴提供的信息）、睡眠日记和体格检查结果，即使不需要睡眠检查也可以诊断几乎所有的睡眠障碍。

如何写睡眠日记？

因为睡眠日记可更加明确和发现睡眠问题，因此对诊断很有帮助。睡眠日记的记录表格可以通过购买或在互联网上获得，但要易于患者自己填写。收集的信息包括：日期、每周天数、睡前习惯、就寝前活动、多久能入睡、睡眠质量、做梦/打鼾/异常行为、唤醒的时间、休息后的感觉和日间是否有小睡。

▶ 治疗

列举良好的睡眠卫生

检查患者的睡眠卫生有助于揭示潜在的疾病和教育患者如何保持良好的睡眠卫生。主要内容包括：

- 避免日间小睡
- 日间增加锻炼，但避免在就寝前6小时内进行

- 每天就寝和晨起的时间不变
- 就寝前避免酒精 / 咖啡因 / 尼古丁
- 卧室仅用于睡眠和性生活
- 保持卧室环境舒适

睡眠障碍的非药物疗法有哪些？

任何治疗方法均应有助于缓解主要问题。治疗方案包括：放松技术、进一步肌肉放松、诱导想象和催眠，可由职业医生或教练传授这些方法。改善患者的睡眠卫生也是一种有效的干预措施。经常出差或旅行的患者应用灯光疗法可改善睡眠。

治疗睡眠障碍的药物有哪些？

催眠药是治疗睡眠障碍的最常用药物（表34-1）。这类药物包括苯二氮䓬类、苯二氮䓬受体拮抗剂和几种非处方药。这些药物诱导睡眠是一种人工的药理过程，因此许多患者仍会主诉日间疲劳。大部分药物具有成瘾性（尤其苯二氮䓬类）。过度镇静可导致损伤或事故。这些因素表明，这些药物仅适于短期应用，在慢性失眠中很少应用。这些药物可引起一些睡眠相

表 34-1　治疗急性失眠的药物

分类	药物	作用时间	半衰期（h）	每日常用剂量（mg）
BNZ 受体拮抗剂	扎来普隆	超短效	1	5~10
BNZ 受体拮抗剂	唑吡坦	短效	2.5	5~10
苯二氮䓬类	三唑仑	短效	1.5~5.5	0.125~0.5
苯二氮䓬类	艾司唑仑	中效	10~24	1~2
苯二氮䓬类	替地西泮	中效	9~15	7.5~30
苯二氮䓬类	氟地西泮	长效	47~100	15~30
苯二氮䓬类	夸西泮	长效	41	7.5~15.0
OTC	苯海拉明	中效	3~10	25~50
OTC	抗敏胺	中效	10	25
OTC	降黑素	短效	＜1	1~2

BNZ= 苯二氮䓬类　OTC= 非处方药

关疾病的病情加重如睡眠呼吸暂停，行为相关的睡眠障碍常用治疗帕金森的多巴胺能药物治疗。目前尚无治疗阻塞性睡眠呼吸暂停的有效药物（见下一问题）。

如何治疗阻塞性睡眠呼吸暂停?

对于确诊为睡眠呼吸暂停的患者，需告知其病情和可能的严重结果。应鼓励患者调整饮食、增加锻炼强度，使体重下降10%。另一治疗途径是采用CPAP法。此法是将一面罩装置在夜间固定在患者面部。通过面罩将空气导入，空气压力足以使气道开放并防止呼吸暂停。尽管初始使用时会有一些不适，但大部分患者会感觉舒适，以至于整个旅途都会携带 CPAP 设备。

关 键 点

- 失眠是一种常见症状，但大部分患者未就诊。
- 通常依据病史可作出正确诊断。
- 短期的药物治疗是治疗急性失眠的主要方法。
- 对于慢性失眠（运动相关性疾病除外），行为治疗较药物治疗的疗效更佳、依从性更好。
- 疾病、不良睡眠卫生、服用药物、滥用毒品或酒精及精神病是慢性失眠的主要病因。这些因素通常是可以纠正的。

病 例 34-1

患者为一对夫妻，丈夫，58岁；妻子，52岁。均因睡眠障碍一起就诊。妻子诉丈夫夜间打鼾太响，使其整夜不能入睡。丈夫诉妻子夜间翻身常常碰到自己，使其睡眠质量差，日间感觉疲乏，仿佛夜间未曾睡眠。夫妻将要分居，想听取医生的建议。妻子稍胖，既往有高血压、2型糖尿病、停经史。丈夫中度肥胖，目前正接受抗前列腺炎、季节性过敏、高血压和高胆固醇的治疗。

A．夫妻失眠的鉴别诊断有哪些？

B．对于他们的病情应如何进行检查？

C．初步治疗方案有哪些？

病 例 34-2

患者女性，83岁。家庭护理查房时遇见的一位新发失眠患者。约1年前丈夫去世时患者迁入家庭护理病房。近几个月，患者出现严重的入睡困难。尽管患者是一位积极的桥牌爱好者，但由于感觉“疲乏”而不能参加任何活动，患者大部分时间在房间里度过。体格检查：无发热，表情疲惫。P 70 次 / 分；R 18 次 / 分；BP 120/70mmHg。体重 59 公斤，较入院时增加 6.8 公斤。既往存在胃食管反流性疾病（GERD）和慢性阻塞性肺病（COPD）病史，但所服用的药物名称已记不清。既往有吸烟史，每日半盒。

A．患者病史和体格检查中，可引起失眠的危险因素有哪些？

B．应做哪些实验室检查和试验？

C．应如何进行药物和非药物治疗？

参考文献

Chesson AL, Milligan SA: Current trends in the management of insomnia. Emergency Med 4:11-20, 2002.

Johnson TA, Deckert JJ: Care of the patient with a sleep disorder. In Taylor RB (ed): Family Medicine Principles and Practice, 6th ed. Portland, Or: Springer, 2003, pp 470-475.

Neubauer DN: Sleep problems in the elderly. Am Fam Physician 59: 2551-2559, 1999.

Thiedke CC: Sleep disorders and sleep problems in childhood. Am Fam Physician 63:277-284, 2001.

相关网站

American Academy of Sleep Medicine. *http://www.aasmnet.org/home.htm*

National Institutes of Health; National Heart, Lung, and Blood Institute. Sleep Disorders Information.

http://www.nhlbi.nih.gov/health/public/sleep/index.htm

（林黎明译　马文有校）

第35章 咽痛

▶ 病因学

咽痛最常见的病因有哪些？

大部分咽痛（约60%）是由“普通感冒”引起的，普通感冒常由鼻病毒、冠状病毒或副流感病毒感染引起。其他常见或不常见病因引起的咽痛，其临床表现明显不同，如“链球菌性咽炎”（A型链球菌引起，其中包括化脓性链球菌）、单核细胞增多症（EB病毒引起）或过敏性鼻炎涕倒流引起的咽痛。依据临床表现不能区分这些感冒病毒，但医术精湛的临床医生应该有能力辨别重要的病原体。

咽痛的其他病因有哪些？

急性咽痛的其他病因包括浸润兽亚纲属感染，表现为在未接种免疫的患者中表现为灰白色伪膜和淋球菌感染，发生于与淋病患者发生口交的患者中。由于晚上吸入冷的、干燥空气，某些人在晨起可出现咽痛，经过一天症状可缓解。胃食管反流性疾病（GERD）和过敏性鼻炎涕倒流也可引起咽痛。患者感染HIV病毒3～5周后出现急性逆转录病毒综合征，综合征表现为非渗出性咽炎、发热、淋巴结增大、关节痛和肌痛。

▶ 评估

A型链球菌（GAS）感染的并发症有哪些？

A型链球菌感染的并发症可为化脓性的或非化脓性的。化脓性并发症包括：局灶炎症向扁桃体周围或咽后蔓延、鼻窦炎、中耳炎、脑膜炎、菌血症和心内膜炎。非化脓性并发症是由链球菌毒素而不是链球菌本身引起的。非化脓性并发症包括：猩红热、风湿热。风湿热是临床诊断，包括心脏炎和多关节炎。

在诊断咽痛时，有哪些重要的病史和体格检查？

通过病史可明确疾病持续时间和发热或寒战史。患者是否有流涎、颈部强直或呼吸困难？是否有伴随的症状如咳嗽、结膜炎或流涕？是否与确诊为病毒性或链球菌感染性咽痛患者有接触史？体格检查时首先注意生命体征，尤其是体温和脉率。全面的头部和颈部检查十分重要，包括鼓膜检查、鼻黏膜和颈部淋巴结检查。口咽部检查时查找红斑和出血点、扁桃体增大和分泌物以及确定呼吸道的通畅程度。

哪些症状和体征可鉴别感冒病毒与单核细胞增多症和链球菌感染性咽痛？

如果患者近期出现咳嗽、鼻塞、结膜炎或腹泻，则患者通常为普通感冒。单核细胞增多症通常有发热的前驱症状，进而发展为咽痛伴发热和全身淋巴结肿大。数周后，咽痛将消退，但全身性疲劳症状会持续存在。

链球菌感染性咽炎的五项诊断标准如下：

- 体温≥38.8℃
- 与确诊为链球菌感染患者有接触史
- 扁桃体有渗出
- 颈淋巴结肿大
- 无咳嗽

应何时行进一步实验室检查？如何进行咽拭子检查？

当具有上述标准中的2～3项时，应行快速链球菌抗原检测。应用涤纶拭子从扁桃体后部和咽后壁采集分泌物标本。由于快速链球菌抗原检测的灵敏度仅为80%，阴性结果可通过标本培养进一步证实。如果10天内咽痛未缓解，行单点试验有助于诊断单核细胞细胞增多症。

▶ 治疗

哪些咽痛的常见病因需要治疗？

虽然多数链球菌感染性咽炎患者未经治疗也可痊愈，但抗生素治疗对将发生并发症的危险降到最小是十分重要的。识别并快速处理重症咽痛、有中毒表现或气道损害的患者也很重要。对疑似会厌炎或扁桃体周围或咽后壁脓肿的患者应迅速请耳鼻咽喉科专家会诊。如果怀疑会厌炎（快速起病、高热、流涎），不必做口腔检查。

如何治疗咽痛患者？

增加液体摄入量、温盐水漱口或服用咽喉含片对任何咽痛患者均有益。非甾体类抗炎药有止痛和降温的作用。如果患者具有链球菌感染性咽炎 5 项诊断标准中的 4 ~ 5 项，或具有以上标准较少项但伴快速链球菌检测或培养阳性时，应采用抗生素治疗。抗生素可选择青霉素（口服或肌注）或红霉素。

应何时请会诊讨论是否行扁桃腺切除术？

对于一年内发生 7 次咽痛发作或 2 年内发生 10 次咽痛的患者，可考虑行扁桃体切除术。每次感染均应有内科医生的病历记载证明，且每次感染时，培养和快速链球菌反应的结果应为阳性。在这些患者中行扁桃体切除可明显降低 2 ~ 3 年内咽炎的发生频率。扁桃体的大小不是行扁桃腺切除术的指征，但如有咽痛以外的情况，如睡眠呼吸暂停或吞咽障碍时可考虑行扁桃腺切除术。

关 键 点

- ► 多数咽痛是由普通感冒病毒感染引起的，避免应用抗生素治疗将有利于减少副作用和降低细菌耐药性。
- ► 评估链球菌感染性咽炎的标准如下：体温≥38.8℃；与确诊为链球菌感染的患者有接触史；扁桃体有渗出；颈淋巴结肿大；无咳嗽。
- ► 青霉素依然是治疗链球菌感染性咽炎的最佳选择。如果患者的依从性差，可经肌肉注射给药。

病 例 35-1

患儿男性，4岁。主因咽痛、食欲减退4天被送入门诊就诊。患儿白天上幼儿园，康复后才能回幼儿园。患儿体检时T 38℃；双侧鼓膜正常；咽后壁充血；扁桃体肿大，无渗出。无颈部淋巴结肿大，无咳嗽。

A．鉴别诊断时，考虑什么病因？

B．是否应做进一步试验室检查？如果需要，应做哪些检查？

C．患儿是否可回家接受抗生素治疗？

病 例 35-2

患者女性，19岁。大学新生。主因咽痛7天就诊。患者主诉发热，且因此旷课；所有密切接触者均无相似症状。

A．咽痛的病因进行鉴别诊断时，还需获取哪些病史和体格检查结果？

B．要做实验室检查吗？

C．患者能向室友和老师汇报告该病可能的病程吗？

参考文献

Bisno A: Acute pharyngitis. New Engl J Med 344:205-211, 2001.

相关网站

Kazzi AA, Wills J: Pharyngitis. eMedicine.com, Inc.
http://www.emedicine.com/EMERG/topic419.htm

（吴永峰译　林黎明校）

第36章 晕厥

▶病因学

什么是晕厥？

晕厥的定义是短暂的意识丧失伴有晕倒，数秒或数分钟内可自行缓解。患者可以准确描述晕厥前兆（意识丧失之前的感觉），无意识障碍的眩晕、耳鸣甚至恶心呕吐等症状。晕厥一词可能具有窘迫感、一种失去控制或濒临无力感觉的含义或有不祥之兆的含义。在发生意外事件或急诊就诊的患者中晕厥者占3%，在年住院患者中晕厥患者占1%～6%。

晕厥最常见的原因是什么？

短暂的全身血压下降或脑血管阻力增加均能导致大脑灌注减少。由于定义和分类系统的差异，因此难以对其病因进行研究。有1/3的病例无法确定病因。血压下降的原因有心律失常（心房纤颤、室性心动过速、病窦综合征、房室传导阻滞）、周围血管变化（动脉血管扩张或静脉充盈）或心肺阻塞（肺栓塞、主动脉瓣狭窄、肥厚梗阻性心肌病）。排尿、排便、进食或快速起立等动作均可刺激颈动脉窦压力感受器，导致静脉松弛，从而引起血管迷走性晕厥。这种静脉松弛能导致低血压和晕厥。脑血管阻力增加的原因包括通气过度、惊恐发作、脑血管收缩和慢性动脉粥样硬化。

晕厥何时提示严重病变？

对任何真正的晕厥发作都应该予以重视。局部神经系统定位体征、癫痫发作和心脏疾病的症状都强烈提示存在严重病变。心脏疾病包括心律失常、心脏瓣膜病或心肌病、急性心肌梗死、肺栓塞或主动脉夹层。

▶ 评估

需要考虑哪些病史特征？

有50%以上的病例，根据病史就能确定可能的晕厥病因。询问患者发病前的行为（如进食、运动、咳嗽、排尿）和先兆症状（如眩晕、心悸、胸痛）。回顾用药史和服药方法对鉴别是否为药物不良反应有重要作用。列出全部伴发病史（特别是心脏疾病、糖尿病、高血压、神经系统疾病）也有重要作用。对经常发作难以解释的晕厥前兆（无意识丧失）的病人应检查有无潜在的精神因素。

体格检查的重点有哪些？

体格检查必须包括对卧位、坐位、直立位时生命体征的检查。直立性低血压的特点是站起时收缩压下降和脉率加快。对心血管系统要进行认真的检查以确定是否有心律失常、心脏杂音及传导和颈动脉杂音、脉搏的改变，还要进行全面的神经系统检查。颈动脉窦按摩对一些老年患者有诊断价值，但对于有室性心动过速、颈动脉杂音、新近卒中或心肌梗死的病人，不能由全科医师进行此项检查。

基础实验室检查对晕厥的评估有何帮助？

晕厥的鉴别诊断包括血液成分异常（如贫血、低碳酸血症、低糖血症、低氧血症）。要根据病史体征考虑到的晕厥病因进行相关血液检查。心电图（EKG）对确定正在发作的心律失常、心肌缺血和梗死很有帮助。

还应考虑哪些检查？

根据所怀疑的诊断，可考虑的实验室检查包括全血细胞计数、代谢全项、生化系列、毒物筛查、治疗药物浓度和妊娠实验。进一步的心脏评估包括超声心动图或运动负荷实验。心脏监护和动态心电图对慢性和间歇发作心律失常的诊断很有价值。

什么是倾斜实验？有何帮助？

对于排除了包括心律失常在内的心源性因素仍无法解释的反复发生晕厥的患者，推荐进行倾斜实验。让患者躺在实验台上，然后倾斜60° 持续45分钟，如果晕厥症状再发为实验结果阳性。45岁以上的男性或55岁以上的女性首先推荐踏车运动实验。

▶ 治疗

如何治疗血管迷走性晕厥？

血管迷走性晕厥经常随时间而改善。患者应避免各种诱发因素如长时间的站立或久坐、过量饮酒、饱餐后或在高温环境中运动。盐和液体的摄入能改善血管内环境。应将引起血管舒张、静脉充盈、脱水的“罪犯”药物减少至最小量或停用。使用加压裤对改善下肢的张力有所帮助。

哪些药物可导致晕厥？

很多种药物都有包括晕厥在内的副作用。常用的“罪犯”药物有抗高血压药、抗抑郁药、抗心绞痛药和止痛剂。一些能抑制中枢神经系统的药物也有此作用。应该详细回顾用药情况并尝试减量。用于治疗血管迷走性晕厥的药物包括氢化可的松、甲氧胺福林、东莨菪碱、茶碱、β受体阻滞剂、ACE抑制剂和选择性5-羟色胺重吸收抑制剂。也可以考虑安装永久心脏起搏器。

关键点

- 病史、体格检查和心电图是评估晕厥患者的核心。
- 排除直立性低血压对晕厥的诊断很重要。
- 心脏评估包括动态心电图和心脏事件记录。劳累后晕厥的患者行运动耐量试验之前，应先做超声心动图检查。
- 针对性的神经系统检测可用于有神经系统体征、症状或有颈动脉杂音的患者。
- 对心脏检查正常而又反复发作晕厥的患者应行精神病学的评估。

病例 36-1

患者女性，28岁。患者诉在过去的1周中有发作性的几乎“不省人事”，共发作4次。口唇和指尖有麻木和刺痛感。同事告知其发作时面色潮红并多汗，病后无胸痛、心悸。既往无心肺疾病史或神经系统病史。未曾用药。患者正常产后从事了新的销售工作。

A．这个病人是晕厥吗？

B．应该考虑如何治疗？

病例 36-2

患者男性，50岁。诉上周末曾出现一次意识丧失。发作时其正在院子里进行重体力劳动，并回忆起每当用力过度时都会感觉到有些胸痛。既往有长期持续高血压病史。最近正在调整抗高血压药物。

A．该患者最令人担忧的症状是什么？

B．评估该患者时应优先做何种检查？

参考文献

Kapoor WN: Syncope. New Engl J Med 343:1856-1862, 2000.
Linzer MD, Yang EH, Estes M, et al.: Diagnosing syncope: Part 1:

Value of history, physical examination and electrocardiography. Ann Intern Med 126:989-996, 1997.

Linzer MD, Yang EH, Estes M, et al.: Diagnosing syncope: Part 2: Unexplained syncope. Ann Intern Med 127:76-86, 1997.

相关网站

Rumm Morag, D Barry Brenner. Syncope. eMedicine.com, Inc. 2004 *http://www.emedicine.com/emerg/topic876.htm*

American Heart Association. Syncope. 2004. *http://www.americanheart.org/presenter.jhtml?identifier=4749*

National Institute of Neurological Disorders and Stroke, National Institutes of Health, Bethesda, Maryland. 2002. *http://www.ninds.nih.gov/health_and_medical/disorders/syncope_doc.htm*

（黄喆译　高景利校）

第 37 章　阴道出血

▶ 病因学

什么是异常阴道出血？

阴道出血可以源于阴道黏膜，但更多见的是源于子宫。阴道出血通常由损伤或肿瘤引起，多为异常出血。异常的子宫出血根据患者的临床情况有不同的病因。正常或功能性阴道出血（月经）不在本章讨论范围。

用于描述异常出血的术语有哪些？

月经稀发是指月经周期超过 35 天，月经频发是指月经周期少于 24 天。月经过多是指月经周期正常，但经期延长，经量增多。子宫不规则出血是指月经周期不规则，经期延长，经量增多。

异常阴道出血的病因有哪些？

生育年龄的患者，异常子宫出血的病因首先考虑妊娠。其次考虑患者可能服用的药物，包括抗凝剂、精神抑制药、激素、SSRIs和甾体类化合物。应评估患者的全身健康状况，因为全身健康状况能影响与全身情况相关的子宫出血，如体重减轻，锻炼成瘾或肝、肾、内分泌或甲状腺疾病。多囊卵巢综合征是引起闭经月经不规则的常见原因之一。

经前或经期疼痛出现与否可进一步帮助鉴别阴道出血的病因，子宫内膜异位症疼痛经常出现在经前而在经后消失。盆腔胀满感、泌尿系统症状或性交痛常与卵巢或子宫病变有关。

多毛和肥胖可能提示多囊卵巢综合征的诊断，青肿病史提示患者可能患凝血病。

子宫内膜癌与许多妇女的异常阴道出血有关，发病率随着年龄增长而增加。其它危险因素包括：无孕酮拮抗的雌激素刺激史，未育，肥胖或患有糖尿病。

绝经妇女异常阴道出血更令人担忧，其病因多为更严重的疾病。绝经后阴道出血是指停经1年以上的阴道出血，这些患者包括激素替代治疗的患者。对癌前病变或是恶性变的子宫内膜进行评估是重要的。由于缺乏排卵或无排卵周期所致的阴道出血仅是一个排除性诊断，只有除外其它病因后方可做出诊断。

▶ 评估

采集阴道出血患者的病史时应询问哪些问题？

应询问末次月经、性生活、恶心、体重增加、性伴侣改变、阴道分泌物、盆腔胀痛或性交困难，这些可能提示妊娠、流产、感染和创伤。为评估甲状腺疾患，应询问体重的变化及便秘、心悸、疲劳、出汗。青肿和出血、黄疸的症状及肝炎病史可能提示凝血病或肝病。头痛和泌乳史有助于诊断垂体腺瘤或高泌乳素血症。近期体重减轻，应激和过度锻炼可导致下丘脑性闭经。

体格检查的要点是什么？

应行生殖系统检查，包括巴氏涂片和盆腔检查，查找有无宫颈炎症或赘生物，以及有无由子宫肌瘤引起的子宫增大或卵巢病变；检查皮肤以发现青肿、黄疸和水肿。触诊甲状腺和肝脏。听诊心脏以发现有无心动过速或异位搏动，注意患者的体形，是否有痤疮及多毛（伴这些体征的肥胖患者可能患有多囊卵巢综合征）。

应做那些检查？

依据患者年龄选择检查项目（表 37-1）

对可疑的阴道病变必须活检。如果有任何妊娠的可能必须做妊娠试验。美国妇产科学会建议对年龄超过 35 岁有异常阴道出血的妇女应评估子宫内膜。

表 37-1　依据患者年龄阴道出血的常见病因

青春期前	损伤
初潮～20 岁	无排卵周期，妊娠或妊娠并发症，感染
20～35 岁	妊娠，妊娠并发症如流产，感染，药物
35～绝经	增生，妊娠，发育异常，癌症，药物
绝经后	癌症，增生，药物

可使用诊断性超声检查或活检评估令人担忧的子宫出血。内膜活检可在诊室进行以排除肿瘤。内膜活检是将一个小导管送入子宫腔，抽取细胞行显微镜检查。应用经阴道超声技术可确定平滑肌瘤、子宫内膜厚度或息肉。由于绝经妇女正常子宫内膜厚度略有变化，可采用盐水灌注超声技术（向子宫内膜腔注入5～10毫升盐水以确定宫腔内病变）。正常子宫内膜厚度 < 5mm，子宫内膜在 5 ～ 8mm 时有临床意义，超过 8mm 时应考虑子宫内膜癌。应通过活检或扩张刮宫获取标本进行病检。评估异常出血的初级检查包括全血细胞计数（筛查贫血）、促甲状腺激素、血糖和血清妊娠试验。

▶ 治疗

治疗年轻妇女异常阴道出血的措施有哪些？

由于绝经前妇女子宫内膜癌的危险性较低，初始的治疗措施是激素治疗，如果激素治疗失败，应行超声检查并考虑内膜活检。如果发现增生用孕激素周期治疗，3个月后，再次活检，如果超声或活检发现病变，应采取相应的治疗措施。

对于那些患子宫内膜癌风险较高的绝经前妇女，只有在完成内膜活检后方可开始治疗。对有内膜增生的患者，行孕激素周期治疗3～6个月后再次活检。对内膜活检正常的阴道出血患者，应行宫腔镜检查或盐水灌注超声检查，对发现的病因进行治疗。

月经过多或周期性月经量多，应使用非甾体化合物或激素治疗，其中包括孕激素，孕激素可通过宫内节育器释放。

对于绝经前妇女，因无排卵引起的月经不规则可应用口服避孕药进行治疗。对急性出血，可口服乙炔雌二醇35mg和孕激素片2～4次/日，直至出血停止（以后不再合用）或合用雌酮25mg静脉注射1次/4～6小时。

外科治疗异常子宫出血的手段包括宫腔镜检查（诊断和切除息肉），肌瘤切除（腹腔镜切除纤维瘤或用手术技术），部分内膜切除（热球子宫内膜去除术）和子宫切除术。微创治疗失败后方可行子宫切除术。

绝经患者的治疗方法有什么不同？

如果绝经或开始激素替代治疗超过12个月，应行诊断性刮宫。如果患者不适合全麻，可考虑经阴道或盐水灌注超声检查并行内膜活检。如果检查结果正常，调整激素治疗。如果异常，将患者转至妇科进一步治疗。

关键点

- 对异常阴道出血患者的评估和治疗取决于年龄。
- 通过病史和体格检查可明确大多数异常阴道出血患者的诊断。
- 对绝经前和绝经后阴道出血应进行全面评估。

病例 37-1

患者，女，23岁。因月经不规则来就诊。患者诉月经周期为3～5个月，而且月经量多。另外，诉面部及腹部体毛过度增长，难以减轻体重。

A．考虑诊断是什么？

B．该患者面临哪些医学问题？

病 例 37-2

患者，女，54 岁。主因“似乎来月经了”而就诊，末次月经是 2 年前。

A．其他重要病史有哪些？

B．应做什么检查？

参考文献

Albers JR, Hull SK, Wesley RM: Abnormal uterine bleeding. Am Fam Physician 69(8):1915-1926, 2004.

Speroff L, Glass RH, Kase NG: Dysfunctional uterine bleeding. In Mitchell C (ed): Clinical Gynecologic Endocrinology and Infertility, 6th ed. Philadelphia, Pa: Lippincott Williams & Wilkins, 1999, pp 575-587.

Vilos GA, Lefebvre G, Graves GR: Guidelines for the management of abnormal uterine bleeding. J Obstet Gynaecol Can 23(8):704-709, 2001.

相关网站

Women's Health Information: *http://www.womens-health.co.uk*

OBGYN.net, designed by obstetricians and gynecologists and monitored by advisory board. *http://www.obgyn.net*

Healthcommunities.com, Inc., developed and monitored by physicians. *http://www.womenshealthchannel.com/dub/index.shtml*

（牛建清译　王燕云校）

第38章 阴道分泌物

▶病因学

阴道分泌物最常见的原因有哪些？

阴道分泌物异常是成年女性的重要主诉。通常，少量分泌物是正常的，且随月经周期而变化，分泌物无异味。阴道黏膜或宫颈病变可导致阴道分泌物异常。表38-1列出了不同年龄段阴道分泌物异常的原因。通常，凭简单的实验室检测就可做出初步确诊。近20%的患者存在两种混合感染。感染包括性传播疾病（STDs），可表现为无任何症状。青春期前阴道分泌异常需进行详细的体格检查和实验室检查。

表38-1 不同年龄患者阴道分泌物异常的病因

年龄	常见病因	少见病因
青春期前	异物、过敏性或刺激性外阴道炎	滥交导致的STD
成年	念球菌病、滴虫病BV、宫颈炎	HSV、瘘管、过敏
绝经后	萎缩性阴道炎、念球菌病、滴虫病、BV	黏膜白斑病、溃疡瘘管

BV=细菌性阴道炎，HSV=单纯疱疹病毒，STD=性传播疾病

什么是细菌性阴道炎？

细菌性阴道炎是阴道菌群失调，即乳酸杆菌减少，诸如加德纳阴道菌、人型支原体、解脲原体、厌氧微生物过度繁殖。通常没有真正的炎症。但细菌性阴道炎可引起阴道分泌物增多，出现异味等症状。尽管孕妇患阴道炎与早产有一定的相关性，但随机对照试验显示，治疗无症状性阴道炎孕妇并不能降低早产的发病率。

不同病因阴道分泌物的对比

见表 38-2。

表 38-2 念球菌性、滴虫性、细菌性阴道炎（BV）的特点

	正常	BV	滴虫性	念球菌性
患者	无	阴道分泌物异常	阴道分泌物过多	阴道分泌物异常
主诉		难闻气味、可能有瘙痒	难闻气味、瘙痒排尿困难	瘙痒、烧灼感
阴道 pH	3.8～4.2	＞4.5	＞4.5	≤4.5
分泌物	少量、白色	少量、灰色、黏稠	黄色或绿色有泡沫、黏稠	白色、凝乳状或稠厚
氨味 KOH“whiff”试验	无	存在（鱼腥味）	可能存在（鱼腥味）	无
显微镜	乳酸杆菌，正常上皮细胞	“线索”细胞黏附球菌，少量白细胞	活动的阴道滴虫，WBC＞10/hpf	芽孢真菌，菌丝或假菌丝（KOH prep）

▶ 评估

重要的病史和体征有哪些？

询问以前感染的情况，是否有新的性伴侣，是否应用避孕套，末次月经情况，是否有阴道出血，近期是否应用抗生素或口服避孕药，是否应用非处方药治疗。控制不良的糖尿病患者易反复发生白色念珠菌感染。性交困难（性交痛）、发热和生殖器新发病灶可提示存在子宫颈炎或上生殖道感染。尿痛在阴道感染时很常见，但也可能提示为尿路感染。

仔细观察外生殖器皮肤或黏膜病变，并检查腹股沟淋巴结。经阴道窥器检查、记录阴道分泌物的外观和气味。萎缩性阴道炎常表现为阴道壁苍白，黏膜光滑缺乏皱褶，宫颈脆，棉签轻触即出血。宫颈举痛或附件压痛提示存在盆腔炎症。

在门诊应进行哪些实验室检查？进行实验室检查时，应获得哪些标本？

常规询问病史和盆腔检查尚不足以确定阴道分泌物异常的病因，如果有pH试纸，可直接对分泌物进行测定。应用棉签收集阴道壁分泌物标本。如果宫颈脆，取标本时应避免血液的污染。棉签必须保持潮湿，以利于滴虫的存活。立即准备盐溶液和KOH载玻片，或将棉签放入装有0.5ml生理盐水的试管内，实验室准备载玻片。一种较好的方法是用棉签将分泌物涂抹在载玻片的两个部位，在其中一处滴加一滴KOH，记录出现的异味。用盖玻片分别覆盖好标本，于显微镜下观察。

检测衣原体和/或淋病，应在宫颈口取标本，对宫颈口获取的脓性分泌物应进行革兰染色，寻找多核细胞或细胞内革兰阴性双球菌。有些实验室可通过DNA测试检测尿液。收集的尿道微生物标本一定会受到“污染”。应用PAP（过氧化物酶－抗过氧化物酶）试验对就诊患者阴道分泌物标本进行检查是令人沮丧的，因为可出现假阳性结果且需要随访。任何怀疑由HSV引起的溃疡均应做培养。如果确诊为性传播疾病，应考虑检测梅毒、乙型或丙型肝炎病毒、HIV。

▶ 治疗

如何治疗念球菌阴道炎？

当前的抗真菌药物（克霉唑、咪康唑、布康唑、噻康唑、益康唑或特康唑）治疗念珠菌阴道炎3～7天，均可取得良好疗效。氟康唑也有效，150mg，口服。对于反复发作的念球菌阴道炎，需维持治疗，如克霉唑栓剂，每周1次。

如何治疗滴虫性阴道炎？

甲硝咪唑治疗滴虫性阴道炎有效，单次剂量2g；或250mg每日3次，疗程为7天；或500mg每日2次，疗程为7天。甲硝磺酰咪唑是一种近期被批准的替代药物，单次剂量2g，性伴侣必须同时接受药物治疗，以避免感染。

如何治疗细菌性阴道炎？

甲硝唑治疗细菌性阴道炎的治愈率为 80% ~ 90%。口服给药时，单次剂量 2g；或 500mg 每日 2 次，疗程为 7 天；或 750mg 每日 1 次，疗程为 7 天。甲硝唑外敷药可选择 0.75% 阴道凝胶，每日2次，疗程为5天。口服或外敷克林霉素也有效，且性伙伴无需接受治疗。

如何治疗萎缩性阴道炎？

萎缩性阴道炎的治疗常采用外用或阴道内雌激素替代治疗。如果患者保留有子宫且长期应用雌激素，则必须加用孕激素。

关 键 点

- ► 确定诊断必须行显微镜检查。
- ► 阴道分泌物异常最常见的病因为真菌性、滴虫性和细菌性阴道炎。

病 例 38-1

患者女性，25 岁。主因阴道瘙痒和分泌物异常 1 周就诊。既往有“真菌感染”史，因此，4天前从药店购买非处方药咪康唑治疗（Monistat），症状未缓解。上个月，患者有了新的性伙伴，未连续使用避孕套。体格检查：患者无发热，腹部检查正常。阴道窥器检查显示宫颈充血，分泌物呈绿色伴恶臭，pH 值 = 5，双合诊检查无触痛。

A．可能引起患者阴道分泌物的病因有哪些？

B．湿标本的检查中，最可能发现什么？

C．应建议患者告知其性伙伴哪些情况？

病 例 38-2

患者女性，43岁。主因阴道分泌物异常，阴道烧灼感2周内第二次就诊。患者无性传播疾病，近期无性行为。上周曾以甲氧苄啶经验性治疗宫颈炎。3天后，尿培养结果为大肠杆菌，且对阿莫西林敏感。体格检查：患者无发热，腹部及背部检查正常，无CVA压痛。外阴充血。阴道窥器检查显示宫颈正常，白色分泌物。双合诊检查无压痛。

A．湿标本检查时，最可能发现什么？

B．如何治疗？

参考文献

Egan ME, Lipsky MS: Vaginitis. Am Fam Physician 62:1095-1104, 2000. Available at *http://www.aafp.org/afp/20000901/1095.html.*

Nasraty S: Infections of the female genital tract. Primary Care; Clinics in Office Practice 30(1):193-203, 2003.

Workowski KA, Levine WC: Sexually Transmitted Diseases Treatment Guidelines 2002. MMWR Morb Mortal Wkly Rep 51 (RR-6): 1-78, 2002.

相关网站

National Guideline Clearinghouse, sponsored by the Agency for Healthcare Research and Quality, U.S. Department of Health and Human Services. *http://www.guideline.gov*

Centers for Disease Control guidelines for STD treatment. *http://www.cdc.gov/STD/treatment*

（范淑英译　牛建青校）

第 39 章　呕吐

▶ 病因学

呕吐最常见的病因有哪些？

多种病毒感染和食物中毒均可引起胃肠道的刺激和炎症，此时最常见的症状就是急性呕吐。此种情况也称之为胃肠炎。然而，呕吐可能是严重疾病的警示性症状，患者所处的年龄组不同，所患疾病谱也略有不同（见框 39-1 和框 39-2）。

框 39-1　呕吐的常见病因
胃肠炎（病毒性、细菌性、寄生虫性）
消化不良
晕动病
眩晕
药物，通常为化疗药或麻醉术后
酒精（“宿醉”效应）
早期妊娠
应激 / 焦虑
偏头痛
进食紊乱（厌食或食欲过盛）
炎症性肠病
胆囊炎
阑尾炎
胰腺炎
糖尿病酮症酸中毒
脑膜炎
幽门梗阻
脑部肿瘤
脑积水
肝炎
消化性溃疡

框 39-2 婴儿呕吐的主要病因

胃肠炎
乳糖不耐受
处方药物不耐受
牛奶过敏
幽门狭窄
糖尿病酮症酸中毒
肠套叠
绞窄性疝
泌尿系感染

▶ 评估

为什么呕吐患者的病史和体检非常重要？

呕吐的原因很多。从情感忧伤、消化不良，到危及患者生命的感染和需要迅速做出诊断与治疗的外科急症均可以引起呕吐。通过全面详细的采集病史和体检，查找出某些“警示”诊断的阳性体征（如表 39-1 所示）就可以做出诊断。

表 39-1 呕吐病人的重要病史和体检阳性发现

病因	病史	体检
早期妊娠	停经、乳房压痛/增大、疲劳、经常晨起恶心、厌恶某些食物/气味	胎心音、腹部膨隆
脑膜炎	头痛、嗜睡/倦怠	颈强直、畏光、皮疹（脑膜炎球菌）、发热
颅内压增高（脑积水、肿瘤）	头痛、上午恶心、行为改变、有癌症病史、癫痫发作	血压增高、视乳头水肿、局灶性神经体征
阑尾炎	上腹痛、然后出现转移性右下腹痛、无食欲	发热、腹肌紧张/强直

▶ 治疗

如何治疗呕吐？

多数胃肠炎病例是自限性的，只需支持治疗，但要注意口服补液不能操之过急，以病人能够耐受为度。严重脱水且不能耐受口服补液的病人则需要住院治疗。不能确定特异性感染病原体者，无需抗生素治疗。抗组胺药如非那根和5-羟色胺拮抗剂昂丹司琼可以缓解病人的恶心症状。

关 键 点

- ► 为除外危及患者生命的呕吐病因，全面细致地采集病史和体检是非常必要的。
- ► 呕吐患者最常见的并发症是脱水，不能耐受口服补液的病人需住院治疗。
- ► 止吐药可以缓解呕吐症状，并有助于口服补液。

病 例 39-1

患者女性，22岁。主因恶心、呕吐2周来诊。患者上述症状白天逐渐减轻，平均每天呕吐1～2次，只能进食清淡食物。恶心症状常由某些强烈气味诱发。否认发热，近期家庭成员中无类似发作史。生命体征：T 37.2℃，BP 102/45mmHg，R 20次/分，P 112次/分。体检两侧乳房明显压痛。

A．该患者的鉴别诊断有哪些？

B．需要补充哪些最有助于诊断的病史？

C．是否需要做实验室检查？若需要做，应做哪些项目？

病 例 39-2

患儿男，6岁。由其母亲陪伴来诊。主诉脐周痛3天，伴有食欲进行性减退。今晨患儿呕吐 2 次。生命体征：T 39.6℃，BP 130/81mmHg，R 28 次 / 分，P124 次 / 分。查体：痛苦表情，手按右腹，腹部有不自主肌紧张、反跳痛和叩痛。腰大肌试验阳性。

A．鉴别诊断时必须除外什么疾病？

B．应做哪些实验室和影像学检查？

病 例 39-3

患者男性，26岁 。参加教堂野餐后腹泻水样便，频繁呕吐 1 小时来诊。患者同时诉腹部痉挛性疼痛，有时干呕。与其一同参加野餐的女朋友也出现了类似症状。

A．最可能引起上述症状的病原微生物是什么？

参考文献

Fauci A, et al. (eds): Harrison's Principles of Internal Medicine, 14th ed. New York: McGraw-Hill, 1998, pp 230-232.

Hasler WL, Chey WD: Nausea and vomiting. Gastroenterology 125: 1860-1867, 2003.

Quigley EMM, et al.: AGA technical review on nausea and vomiting. Gastroenterology 120:263-286, 2001.

Rudolph AM, Kamei RK: Rudolph's Fundamentals of Pediatrics, 3rd ed., New York: McGraw-Hill, 1994, pp 466-467, 485, 489-490.

相关网站

Family Practice Notebook. *www.fpnotebook.com*

WebMD Corporation. *www.webmd.com*

Centers for Disease Control provides information on infectious causes of gastroenteritis. *www.cdc.gov*

（张　杰译　刘淑梅校）

第3部分

系统疾病

第 40 章　家庭暴力

▶ 病因学

什么是家庭暴力？

家庭暴力是指一个家庭成员或监护人对另一个家庭成员的精神和肉体上的伤害。受害者包括儿童、成年夫妇、老人。家庭暴力在美国是一个普遍存在的问题，每年大约影响七百万人。

家庭暴力的类型有哪些？

对儿童的虐待主要有4种类型：躯体虐待、性虐待、漠不关心及感情虐待。躯体虐待是监护人对儿童的躯体伤害，性虐待是指作恶者以儿童作为性对象，为了自己的满足而与儿童发生性交或性接触。漠不关心是指监护人有意或无意地不能满足儿童的基本需求。感情虐待是指监护人的行为或疏忽导致儿童严重的行为、认知、情感、心理障碍。

夫妻间的虐待有 3 种主要类型：躯体虐待指包括导致疼痛、伤害和/或损伤的行为；性虐待是指通过性来伤害、贬低、羞辱或强加于受害者的一种暴力形式；心理虐待是指只对受害者造成心理上的极度痛苦、焦虑、抑郁的行为或威胁。

虐待老人的4种常见形式是：躯体虐待、心理虐待、经济虐待及漠不关心。对老人躯体和心理上的虐待形式与夫妻间的虐待形式相同。经济上虐待是指监护人不正当地应用老人的收入和经济来源，或者没有用可得到的资金或经济来源来维持或恢复老人的健康、幸福。漠不关心是指监护人不能为老人提供维持正常生活或避免伤害所需的用品和服务。

家庭暴力的原因是什么？

虐待儿童的主要因素包括：缺乏抚养子女的技能，对儿童的成长缺乏理解，父母感情不成熟，社会孤立及夫妻间的虐待。夫妻间的虐待特有的危险因素包括：妇女认为不惜一切代价来维护家庭的完整是她们的责任，娱乐及媒体不断宣扬的暴力行为促使男性把女性看成他们财富的社会观点。对于老年人虐待的特征包括：监护人的怨恨和/或精疲力尽，被监护人受伤害（物质上的虐待、心理疾病、认知障碍），在老年人中广泛存在的消沉及僵化思想。

三种形式的家庭暴力所共同的特点包括：社会经济地位低下、物质滥用、隔代之间的暴力史。家庭暴力及其相关的行为是后天学会的，牢记这一点非常重要，被父母虐待的儿童成人后很可能会虐待配偶、儿童，并且作为家庭老年成员的监护人可能会对老年人实施暴力。仅有危险因素并不能证明有家庭暴力。

家庭暴力的后果是什么？

家庭暴力会引起心理和躯体上的伤害，大多数的离家出走者、少年妓女及青少年犯罪者称，他们均是儿童虐待的受害者，大多数的暴力犯罪者在儿童时期遭受过虐待。配偶或老年虐待的受害者经常有抑郁、焦虑和有自杀倾向，躯体上受虐待的后果包括死亡、骨折及性传播疾病。

▶ 评估

如何判断一个患者是被虐待或受忽视的受害者？

大多数受害者都不愿意说出受虐待或被忽视的真相，受虐待的配偶或老年人经常被压服、不知所措、尴尬和害怕。老年人经常有认知障碍从而使他们的遭遇不被发现。受虐待的儿童很可能被施暴者威胁强迫而保持沉默。对所有类型的家庭暴力保持高度警惕是非常重要的。建议对所有的患者、尤其是那些有模糊的躯体主诉和/或行为线索的患者进行受虐情况筛查。

虽然家庭暴力很难发现，但是仍有一些行为和躯体的迹象能够帮助作出判断（表40-1），这些迹象有赖于不同的虐待形式和受害者。

表 40-1　家庭暴力的躯体及行为迹象

受害者	虐待形式	描述
儿童	躯体	撕裂伤、青肿，面部、嘴、口唇部的鞭痕，躯体及腹部的外伤
		烧伤
		● 香烟烧伤
		● 烫伤（短袜形、手套状、炸面饼圈状）
		● 图案形烧伤
		中枢神经系统损伤
		● 硬膜下血肿
		● 蛛网膜下腔出血
		● 视网膜出血
		颅骨、鼻部、面部骨折，多发或脊柱骨折
		行为偏激
		对于大人不同寻常的害怕
		对外伤的解释自相矛盾，不解释
		无法解释延迟治疗
	性	反复发生泌尿道感染
		性传播疾病
		乳房、臀部、腹部及下肢的青肿、生殖器或直肠损伤、炎症、分泌物
		行走及就座困难
		睡眠紊乱
		遗尿 / 大便失禁
		难以完成学业或逃学
		性关系随意
		离家出走
	漠不关心	营养不良
		不讲卫生
		衣服不得体
		持续疲劳或无精打采
		在校行为不良
	情感	道德问题，攻击性行为
		躯体发育迟缓
		情绪低落

续表

受害者	虐待形式	描述
配偶	躯体	腹部损伤（特别是泳装遮挡区域）、撕裂、青肿、鞭痕、人咬痕
		不同痊愈期的中枢神经系统多发性损伤
		自发性流产、流产、早产
		害怕受到惩罚
	性	妇科问题
		● 阴道和 / 或尿道感染
		● 性交疼痛
		● 慢性盆腔炎
		● 感到羞耻和自卑
		● 抑郁、焦虑
		● 躯体不适
		● 慢性头痛、失眠
		● 上腹、盆腔及后背疼
		● 月经周期不规律
老人	心理上	躯体不适
		抑郁、焦虑
		感到孤独和自责
		感到可耻和自卑
		有自杀倾向
	躯体	撕裂伤、青肿、鞭痕
		双侧外伤
		烧伤
		绳索或手痕迹
		骨折或以前骨折的征象
		无病因解释的脱水或体重减轻
		无法解释的性病和生殖器感染
		不同愈合阶段的损伤
	心理	与社会相隔绝
		慢性疼痛、精神性疼痛
		退隐
		抑郁、焦虑
		害怕家庭成员
		不敢公开讲话
	经济上	强迫老年人签定合同、改变医院或购买物品

续表

受害者	虐待形式	描述
		虽然有经济能力，但是缺乏必需品
	漠不关心	营养不良
		脱水
		卫生状况差
		对医嘱的依从性差
		十二指肠溃疡

评估可能的虐待或不被关心的内容有哪些？

如果怀疑一个患者受到虐待（或者在极少数情况下患者倾诉受到虐待），必须与患者进行面谈和查体。

如何进行面谈？

要用间接的方式提出问题，不要责备受害人或行凶者，也不要直接面对行凶者。面谈应该安排在一个私人场所单独进行，并向患者解释医学伦理的有限性，应从普通问题到特殊问题，循序渐进地进行询问，留出足够的时间让患者回答问题。一定要根据患者的年龄、受教育状况提出贴切的问题。

如果可疑受害者是儿童，应让儿童对面谈有所准备，准备工作包括讲清此次会面的目的（如了解患者的关切所在，评估症状和/或损伤），向他解释单独会面的必要性。要用与年龄相适应的语言解释所发生的事情。会谈中，语速要适当，在涉及身体的某个部位时要使用儿童语言，记住一定要从“如何发生的”开始询问，这要比从“为什么发生”开始询问更有效。

如果遇到配偶间的暴力事件，对患者可提出如下问题：

“我担心你的症状是由于他人伤害引起的。”

“妇女被丈夫殴打是一种很普遍的现象，你受到过伤害（威胁、推搡、殴打、窒息、管制）吗？”

“你害怕你丈夫吗？（你曾经被和你关系很亲密的人威胁过吗？）”

“你对目前的婚姻感到安全吗？”

“别人强迫你发生性关系吗？”

如果考虑到老年人可能受到虐待时，可以提出下列问题：
"有家庭成员伤害过你吗？"
"有人不经请示就拿走你的东西吗？"
"有人训斥或威胁你吗？"
"在家里有人使你害怕吗？"
"你觉得很孤独吗？"
"当你需要帮助时，是否有人拒绝帮助照顾你？"
"你是否签署过自己不理解的文件？"

描述对可能受到虐待或冷淡患者的体格检查

无论患者是儿童、成年夫妇还是老年人，全面的体格检查对于诊断是至关重要的。在进行体格检查时，一定要记住家庭暴力的症状和特征，更为重要的是，绝不能忽视需要治疗的损伤。

评估儿童受虐待时，要遵循以下几个原则：在体格检查以前，留出时间让儿童提出问题；查体应从没有受伤的部位开始，对每一步骤均要做出合理的解释；查体时一定要有一名护士和一个家长在场，因为家长会对儿童有强大的支持作用，但除外施暴者。如果怀疑患者受到躯体虐待且年龄小于5岁，一定要进行X线检查，因为1周后骨折的临床症状通常会消失。

男性医生为被丈夫虐待的女性患者进行体检时，应有一名女同事在场。

▶ 治疗

应报告可疑的受虐待或受冷漠的事件吗？

当然，所有的政府都要求医生将可疑儿童受虐事件向有关部门的权力机构报告，否则将予以惩处。如果报告是出于诚意的，法律会提供责任免除，这并不违背医学伦理原则，家庭隐私权并不适用于可疑受虐儿童的情况。学习所在州的法律是很有必要的，因为每个州的情况有很大的差异。法律规定的报告程序也有差异，对老年人受虐情况也必须上报。

如同儿童、老年受虐情况一样，应当向当地法律机构报告夫妻间的虐待事件。一旦怀疑有家庭暴力，不论是对儿童、配偶还是老人，均应在患者离开之前向带教老师汇报。

除了报告，在处理家庭暴力时实习生的作用有哪些？

在处理家庭暴力时，根据受虐的类型不同实习生所起的作用也不同。当遇到儿童可能受虐时，支持和随访是很重要的。这包括为这个家庭提供社会资源信息，这些信息可以满足他们的特殊需求，增长有关的知识。这些社会资源包括（并不仅限于此）：心理健康服务、经济支持和家长教育；其他一些资料也很有价值（见框 40-1）。

框 40-1　热线电话	
国际儿童虐待热线	1-800-422-4453
国际家庭暴力热线	1-800-799-7233
帮助受害者国际机构	1-800-879-6682

安排定期随访，以便知道这些家庭正在接受适当的帮助并提供支持。一定要记住你可能是唯一与他们保持固定联系的人。

如果患者是一个受配偶虐待的受害者，应记住患者正处于难以应对及处理问题的危机时刻。应帮助患者清晰地思考所处的情况，并想办法改变这些情况。一定要帮助患者转至适当的社会机构，如避难所、法律援助机构及心理卫生机构。随访是很有必要的，这可以使受害者有机会证实他的经历，重新估价自己的想法，开始思考改变现状。当患者想要改变时，你可以帮助他制定一个安全的计划。一个安全的计划包括：何时离开？到哪里去？为自己和孩子准备换洗的衣服，额外配一套汽车和家门钥匙，受虐的证据（照片、医学报告），现金、支票、法律文件（如结婚证、出生证明及社会保险卡）。

如果一个老年患者能够肯定地回答你提出的任何一个问题，你需要明确他对自己目前的处境有何想法，是怎样处理的。你的目标是帮助他更仔细地思考他目前的处境，制定一个计划以终止受虐。对于其它类型的虐待，求助于适当社会资源是很重要的。这些资源包括：法律机构、心理卫生机构、当地政府的老年部门、老年人社会服务机构。如果老年人认知功能受损，就需要更进一步的干预。需要求助于成年人保护机构，一定要安排好随访，以便你能确定患者正在接受所需要的帮助，帮助患者处理其他问题（社会服务、法律），并给予支持。

如何书写医疗文件？

对于任何医疗服务，正确的医疗文书是重要的，但在可疑家庭暴力的病案中，医疗文书是必须的。如果涉及法律事件，一份良好的医疗文件可以提供证据，而且可能是虐待或冷漠的惟一证据。医疗文件应包括以下几个方面：

- 对事件一字不差的描述
- 受虐待的部位
- 受虐时间和顺序
- 完整的病历和与之相关的社会史
- 对于损伤的详细描述，包括：类型、部位、数目、愈合的程度和部位，可能的原因和所做的解释*
- X 线及实验室检查报告

医疗文件应当被很好地组织且字迹清楚，所述事件应当客观，只需描述行为而不必进行解释说明。如果警方介入，还要记录警察的姓名、徽章号、调查机构的电话以及采取的措施。

---

*建议使用躯体表格记录所有伤害的部位，性质，范围。建议医务工作者对伤害情况进行拍照存档（35mm 或偏振片）

关键点

- 家庭暴力的受害者包括儿童、成年配偶、老年人。
- 在家庭发生的暴力事件远高于社会的其他地方。
- 由于大多数受害者不告知被虐待或遭受冷漠，医师必须对此保持高度警惕。
- 非评判的、非威胁性的面谈是评估和干预家庭暴力的基础。
- 要求医生将可疑受虐儿童和老人的情况向权威机构报告。

病例 40-1

患儿男，3月龄，由母亲带来就诊。其母诉非常担心患儿右臂红肿。经进一步的询问，其母承认 3 天前，当她正把衣服放入甩干机时，患儿自沙发上摔到了地毯上。

A．为什么此病例使你怀疑儿童受虐待?

B．应进一步获取哪些信息?

病例 40-2

患者女，80 岁。主因无食欲来诊。老人身体虚弱，衣服污浊。陪同来诊的是老人50岁的儿子，其子称他负责“照顾”老人。当你询问问题时，其子抢先回答，每当老人试图回答问题时其子总要打断老人讲话。

A．体检应包括哪些内容?

B．如何继续进行评估?

C．如果体检和实验室检查阴性，如何办?

相关网站

National Council on Child Abuse and Family Violence.
http://www.nccafv.org

（李　欣译　李冬梅校）

第41章 哮喘与慢性阻塞性肺疾病

▶ 病因学

什么是哮喘？

哮喘是一种慢性反复发作性的炎性疾病，以气道高反应伴平滑肌肥大为特点。哮喘不同于慢性阻塞性肺疾病，它是一种对各种刺激反应性增加引起的发作性支气管收缩，可用支气管扩张药逆转。哮喘患者有长短不一的无症状期，无症状期的长短取决于疾病的严重程度。

哮喘的诱发因素有哪些？

有许多污染物能够触发支气管－肺泡树的高反应性。难以控制的危险因素包括：过敏反应、哮喘家族史、病毒感染、男性、低体重出生儿。可控制的诱发因素包括：出生前后烟雾暴露、尘螨、动物皮毛、蟑螂、花粉、污染物、吸烟及被动吸烟、香水、药物（阿司匹林，非甾体类消炎药，β－受体阻断剂，亚硫酸盐）、运动、冷空气、胃食管反流性疾病及感染。

什么是哮喘发作？

哮喘急性恶化是指哮喘症状突然不同程度加重。对哮喘发作不能轻视，因为可以导致死亡。哮喘发作症状包括：言语困难、焦虑不安、大汗、呼吸频率≥28次/分，心动过速、吸气时收缩压下降值≥25mmHg，喘息加重并不是哮喘严重发作的标志。

▶ 评估

在诊室应查找哪些体征？

根据病情严重程度的不同哮喘的症状也有很大的差异。患者可叙述既往有喘息，咳嗽，胸部紧缩感，呼吸急促。这些症状会持续一段时间后消退。体检时在胸部可闻及哮鸣音（呼气时常见，但吸气时也可闻及）。患者可有鼻翼煽动，或缩唇呼吸，或用辅助呼吸肌（胸锁乳突肌、肋间肌）辅助呼吸。

应做哪些实验室检查？

在诊所，证明哮喘最好的方法是进行肺功能测定。哮喘患者的FEV_1下降，FEV_1/FVC比值小于0.75。这些数据表明阻塞性改变。然而，在舒喘灵雾化吸入后，FEV_1可以提高12%以上，这表明气道梗阻是可逆的。

在某些类型的哮喘患者，可有免疫球蛋白（IgE）水平增高，特异性皮炎，鼻息肉，鼻炎及阿司匹林过敏。所有这些表明哮喘是一种过敏性及特异性疾病。因此，建议对哮喘患者应行过敏试验。这个试验可以通过皮肤划痕或放射变应吸附实验完成（RAST）。这些IgE高敏感性试验能够确定哪一个过敏原对患者是高敏感性的。

如何判断患者的哮喘是否严重？

通过患者的症状判断哮喘的严重程度（表41-1）。发作频率及持续时间，发作时间（运动后还是运动中，晚上还是白天）治疗效果都是非常重要的判断因素。为判断严重程度及是否得到有效的控制，应询问患者：白天是否经常出现症状？症状持续时间？在晚上，运动中，寒冷天气时发作吗？干扰你的日常生活、睡眠及娱乐吗？多长时间使用一次急救吸入药，有效吗？

表 41-1　判断哮喘的严重程度

哮喘诊断	白天症状	夜上症状	最大呼气流量
重度持续	持续存在	频繁存在	≤ 60%
中度持续	每天有	每月 ≥ 5 次	60% ~ 80%
轻度持续	每周 ≥ 2 次	每个月 3 ~ 4 次	≥ 80%
轻度间歇发作	每周 ≤ 2 次	每月 ≤ 2 次	≥ 80%

▶ 治疗

如何治疗哮喘发作?

哮喘发作治疗时，需吸氧，雾化吸入肾上腺素，立即开始激素治疗。如果患者出现呼吸疲劳，要考虑气管插管。分析血气结果时，要记住哮喘发作时通气过度，因此 CO_2 分压会降低。如果患者的CO_2分压正常或升高，患者开始呼吸疲劳，必须要考虑气管插管。

非药物疗法对哮喘有益吗?

对哮喘患者进行有关哮喘方面的宣教是治疗的主要组成部分。宣教的重点是预防急诊就诊和急性发作，减轻症状，采取积极的生活方式。宣教也应着重于避免诱发因素及合理的应用气雾剂，强调日常服用药物的重要性，哮喘发作时的急救措施。

对于所处环境的控制也能减轻哮喘发作，患者应该撤掉地毯、玩具动物，因为它们含有灰尘及其他一些刺激物。把宠物关在外面，将特殊滤纸放在空调或其它空气循环。除此之外，应用特制的枕套和床单。床上用品应每周用热水清洗 1 次。

哪些药物有效?

有 3 种方法能迅速改善症状。第一，也是最普遍的方法，是用短效的 β_2-受体激动剂吸入或喷雾，其主要用于治疗运动性哮喘及支气管痉挛。第二，可用抗胆碱能药，但只限于 β_2-受体激动剂治疗无效或有禁忌时使用。最后，短期口服皮质类固醇药物，此类药物有抗炎作用可减轻气管水肿。

慢性哮喘的长期治疗

哮喘的长期治疗取决于哮喘的严重程度，见表 41-2。

表 41-2　慢性哮喘的长期治疗

哮喘诊断	慢性治疗
重度、持续	大剂量吸入皮质类固醇药物及长效 β_2- 受体激动剂，如果病情严重需口服皮质类固醇药物
中度、持续	中等量或小剂量皮质类固醇药物吸入＋长效 β_2-受体激动剂
轻度、持续	小剂量皮质类固醇药物吸入或白三烯拮抗剂
轻度、间歇发作	不需治疗，只需急救治疗，运动诱发哮喘可用舒喘灵治疗

慢性阻塞性肺疾病

▶ 病因学

什么是慢性阻塞性肺疾病（COPD）？

慢性阻塞性肺疾病是一种由于支气管树的不可逆性损伤而引起的通气和气体交换障碍的疾病。COPD通常用来描述肺气肿和慢性支气管炎，以及其他导致气道阻塞的系统性疾病，包括囊性纤维化、支气管扩张、细支气管炎。

▶ 流行病学

COPD 是影响健康的主要问题吗？

COPD是一种很常见的发病日益增高的疾病。由于吸烟者增加、环境污染及其他一些气体的排放，目前COPD是活动受限性疾病的主要原因。几乎有1/5的美国人被诊断患有COPD，目前在美国 COPD 是引起死亡的第四大疾病。90% 以上的 COPD 患者有吸烟史。

肺气肿是 COPD 的一种类型吗？

是的。有两种不同类型的 COPD：肺气肿和慢性支气管炎。不同的类型有不同的临床表现形式，但最后的结局相同。肺气肿特点是气道远端及终末支气管的异常扩张，是支气管壁细胞的破坏而没有明显的纤维化。因此，肺气肿的病变导致气道扩张。

慢性支气管炎，临床上称作“紫肿型”。可以发生在任何人（尤其是吸烟者），表现为持续数天的咳嗽，有或无痰。咳嗽至少持续3个月，且连续2年。咳嗽通常在早晨较明显，称之为“吸烟者咳嗽”。因黏液多凝聚于呼吸道难以咯出，容易发生感染。

导致COPD急性加重的病因有哪些？

急性加重是指呼吸状况较基础正常的呼吸状况急剧恶化，其临床表现为呼吸困难加重及咳脓性痰。细菌感染是引起急剧恶化的最常见原因。病原菌包括：肺炎链球菌、流感嗜血杆菌、肺炎衣原体、肺炎支原体、病毒及绿脓杆菌（最严重的）。环境污染、充血性心衰及药物的依从性差也可使症状加重。

▶ 评估

在肺气肿和慢性支气管炎患者查体时应查找哪些体征？

慢性支气管炎和肺气肿的大多数症状和体征相同，相同的症状包括：慢性咳嗽、咳痰、吸烟、呼吸困难、缩唇呼吸、辅助呼吸肌参与呼吸。症状在睡眠时消失（咳嗽除外）。查体可发现呼吸音减弱，哮鸣音减弱，哮鸣音或水泡音，胸廓前后径增大（桶状胸），叩诊过清音。

慢性支气管炎和肺气肿有两点不同之处，慢支通常在40多岁左右发病，发病年龄比肺气肿早。慢支与肺气肿相比呼吸困难少见，但是咳嗽较肺气肿严重。胸部X线检查可发现，慢性支气管炎患者以肺纹理多，心脏增大为主；而肺气肿患者可表现为肺过度膨胀，膈肌平坦，心脏缩小。

应做哪些实验室检查？结果如何？

胸部X线检查发现，膈肌平坦，低于正常，表明过度充气。肺野血管影减少，充气过度（尤其在上肺多见）。肺功能测验可发现FEV_1下降，FEV_1/FRC比值低于0.75（这不同于限制性肺疾病，限制性肺疾病时 FEV_1/FRC 比值正常或增加）。比值减少提示由于小气道气流受阻，塌陷，患者必须用力呼吸，以呼出肺内气体。而且肺总量、残气量及功能余气量增加。

由于气流受阻和痰液阻塞，使得通气血流比值失衡。由于通气减少，血流正常，因此不能进行适当的气体交换。在动脉血气中，出现 CO_2 蓄积伴代偿性代谢性碱中毒（碳酸氢盐增多）。注意：COPD 患者需要增加 $PaCO_2$ 以兴奋大脑的呼吸中枢，因此纠正这些患者的高$PaCO_2$是没有益处的。如果患者正在讲话且没有症状，那么就不必增大吸氧量（是治疗患者，而不是其他成员），这些患者的氧饱和度在90%以下时仍可以生存。

▶ 治疗

如何治疗急性加重的 COPD？

治疗急性加重的 COPD 有以下五步：

1．经鼻导管或 GPAP 吸氧，保持氧饱和度在 92% 以上。氧饱和度不应过高，维持在 92% 左右。

2．用短效的 β_2 受体激动剂每 4 ～ 6 小时 1 次，长效的 β_2受体激动剂每 12 小时 1 次，以扩张支气管。吸入抗胆碱药(异丙托溴铵）可作为辅助治疗。

3．通过静脉补充液体，脱水可使痰液黏稠不易咳出。

4．针对最常见 / 可能的病原菌选用抗生素。

5．应用激素以减轻炎症。静脉给予甲基泼尼松（1~2mg/kg），每 4 ～ 6 小时 1 次，用 2 ～ 3 天，然后改为口服泼尼松 60mg 共 2 周，以后 2 周逐渐减少激素剂量。

COPD 患者每天需要服用哪些药物？

对于COPD患者有许多治疗方案。然而，只有两个被临床证明能减少死亡率，治疗方案中最重要的是戒烟。通过鼻或CPAP吸氧也被证明是有益的治疗。患者$PaCO_2 \leqslant 55mmHg$或氧饱和度≤88%是氧疗的指征，否则保险公司将不予付款。吸氧后氧饱和度保持在90%～95%。其它治疗方案包括吸入β_2受体激动剂以扩张支气管。短效的β_2受体激动剂可作为急救药，长效的β_2受体激动剂用于预防支气管痉挛，吸入类固醇激素具有抗炎作用，有长效的β_2受体激动剂及小剂量的激素混合吸入剂供临床使用。COPD患者应当每年接种流感疫苗，每5年接种一次肺炎球菌疫苗。

关键点

- 哮喘发作的患者，CO_2分压正常或增高，表明患者处于疲劳状态，如果发现患者可能出现疲劳时应准备行气管插管。
- COPD与哮喘的不同之处在于哮喘用支气管扩张剂治疗后病变是可逆的。
- 有些患有气道阻塞性疾病的患者不要用β受体阻滞剂，肺需要β_2受体的作用以保持气道开放。
- 气道阻塞性疾病患者的FEV_1/FVC比值小于0.75，限制性气道疾病患者的比值升高。

病例41-1

患者，男，65岁。主因气短加重来诊。有吸烟史45年，每天2包，在最近15年里，患者每天早晨剧烈咳嗽、咳痰。服用的药物有乙酰水杨酸、舒喘灵。近1周患者出现流涕和呼吸困难和喘鸣。步行一个街区即感疲劳。查体T 37.6℃，R 22次/分，P 92次/分。鼻无分泌物，咽部红肿，胸廓前后径增宽，呼吸音减弱，满布哮鸣音。无颈静脉充盈，心率节律正常，无杂音。

A．导致该COPD患者病情急性加重的原因是什么？

B．应做哪些实验室检查？

C．如何治疗COPD急性加重？

D．如何改变该COPD患者的治疗方案？

病 例 41-2

患者女，15岁。因呼吸困难喘鸣来急诊室就诊。患者有哮喘病史，在九月一个多风的下午，她正在祖父的农场里玩，突然发作哮喘，由其祖父带来急诊室。患者正在使用的药物包括：舒喘灵，孟鲁司特。询问病史时，患者仅能用三个字的句子来回答问题。查体：T 36.2℃，R 14 次 / 分，P 120 次 / 分，BP 呼气时 110/78mmHg，吸气时 82/66mmHg，眼圈发黑，面色苍白，鼻翼煽动。心脏节律规整，无颈静脉充盈。肺部听诊可闻及弥漫性哮鸣音，咳嗽后不消失，毛细血管充盈时间小于 3 秒。

A．需要引起注意的哮喘病情加重的体征有哪些？

B．对该患者应立即采取哪些治疗措施？

C．需要进行哪些实验室及诊断检查？

D．如果患者平时每天白天发作，每周 2 次夜间发作，应采取哪种长期治疗方案？

参考文献

Hunter M, King D: COPD: Management of acute exacerbations and chronic stable disease. Am Fam Physician, 64(4):603-612, 2001.

Kemp JP, Kemp JA: Management of asthma in children. Am Fam Physician, 63(7):1341-1348, 1353-1354, 2001.

相关网站

American Lung Association. *http://www.lungusa.org*

American Academy of Family Physicians. *http://www.aafp.org*

（李冬梅译　刘运秋校）

第42章 心绞痛和冠状动脉疾病

▶病因学

冠状动脉疾病和缺血性心脏病关系如何？

缺血性心脏病（IHD）是一个广义的概念，是指由于各种原因导致心脏得不到充分的血液灌注满足其需求。动脉粥样硬化、血栓形成、血管痉挛、栓子、大动脉炎综合征如大动脉炎或川崎病均可导致缺血性心脏病。然而，90%以上的缺血性心脏病是由动脉粥样硬化和继发于动脉粥样硬化的血栓所致。冠状动脉粥样硬化性疾病通常被称作冠心病（CAD）。

什么是心绞痛？

心绞痛是由缺血性心脏病引起的心源性疼痛。通常表现为胸骨后沉重、压榨或阻塞感。可能放射至上肢、颈部或下颌。也有患者描述为后背和上腹部疼痛。伴随症状包括恶心、出汗或呼吸困难。重要的是要牢记心绞痛的表现非常多样，一旦病人出现胸痛，一定要考虑该病（参见第17章胸痛的其他病因）。心绞痛可以由任何导致缺血性心脏病的原因所致，但常见的原因是冠状动脉粥样硬化性心脏病。有一点很重要，就是冠状动脉粥样硬化性心脏病与心绞痛并非密切相关，实际上它也可以没有临床症状。

冠心病的发病机制是什么？

目前普遍接受的简单假说如下：血管内皮长期受损导致内皮功能紊乱，功能紊乱使血管的通透性增加和白细胞黏附增多。低密度脂蛋白（LDL）和极低密度脂蛋白（VLDL）在损伤的上皮组织沉积，这些微粒逐渐被氧化。巨噬细胞吞噬脂蛋白后形成泡沫细胞。平滑肌细胞增生，细胞外基质沉积，形成成熟的损伤灶。

冠心病的主要危险因素是什么？

可改变的危险因素有吸烟、肥胖、缺乏锻炼、脂代谢紊乱、高血压和胰岛素抵抗。不可改变的危险因素包括性别、年龄和基因构成。

临床上冠心病分为哪 5 类？

临床上将冠心病分为 5 类：无症状心肌缺血、猝死、稳定型心绞痛、急性冠脉综合征和缺血性心力衰竭。其根本病因是动脉粥样硬化和 / 或血栓形成。

什么是稳定型心绞痛？

稳定型心绞痛是指劳累引发的心绞痛，经休息后5分钟内可以得到缓解。其他诱因包括应激、发怒、饱餐或受凉。其关键在于：并非新近出现，有可预测的诱因，发作短暂。

稳定型心绞痛的病因是什么？

稳定型心绞痛是因冠状动脉稳定狭窄 75% 或以上所致，而不是因为破裂或血栓。

什么是急性冠脉综合征（ACS）？

急性冠脉综合征包括不稳定型心绞痛、非 ST 段抬高型心肌梗死和 ST 段抬高型心肌梗死。这是用于描述患者的术语，因为开始的表现并不能明确患者属于哪一亚组。评估后，患者可归入适当的亚组，而不是广义的急性冠脉综合征组。

■ 警示：注意急性冠脉综合征可以没有胸痛，特别是老年病人、糖尿病患者和术后的病人。这些患者的症状可仅表现为意识障碍、呼吸困难、心力衰竭。在本文中称为“心绞痛的等同症状”。

急性冠脉综合征的病因是什么？

急性冠脉综合征通常是由动脉粥样硬化斑块破裂所致。破裂的斑块导致冠状动脉内形成血栓。如果血栓没有完全阻塞动脉，就可导致不稳定心绞痛；如果动脉完全被阻塞，由于透壁心肌坏死，出现ST段抬高型心肌梗死。短暂的动脉完全闭塞导致非透壁心肌坏死，通常引起非ST段抬高型心肌梗死。

相反的是，导致急性冠脉综合征的破裂斑块一般小于引起稳定型心绞痛的斑块。在形成完全闭塞性血栓的破裂斑块中有2/3在破裂前狭窄面积≤50%。

什么是不稳定型心绞痛？

不稳定型心绞痛是新发作的心绞痛，休息时发生的心绞痛，或发作的频率、持续时间或严重程度加重的心绞痛。就是说，一个已经确诊的稳定型心绞痛病人，平时心绞痛症状稳定，除非现在病情加重，才会被归入急性冠脉综合征，并接受适当的评估。心肌梗死后2周内出现的心绞痛也考虑为不稳定型心绞痛。

■ 警示：在证实为不稳定型心绞痛之前要先考虑心肌梗死。

什么是非ST段抬高型心肌梗死？

非ST段抬高型心肌梗死是指不稳定型心绞痛伴心肌特异性肌钙蛋白或肌酸磷酸激酶同工酶水平增高。所以没有心肌酶检查无法鉴别非ST段抬高型心肌梗死和不稳定型心绞痛。这些病人可有或无心电图的改变，如一过性ST段抬高或压低，或者一过性的T波倒置。这些“典型”的心肌梗死并不形成病理性Q波。

什么是ST段抬高型心肌梗死？

心绞痛或心绞痛的等同症状持续时间延长，至少两个相邻导联ST段弓背样抬高时方可诊断ST段抬高型心肌梗死。心肌酶检查应为阳性，但不是诊断的必要条件。ST段抬高型心肌梗死的特征性改变是 Q 波形成。

什么是无症状的心肌缺血？

无症状性心肌缺血患者可有一过性的心肌缺血（发作期可以通过心电图证实）或病人已发生心肌梗死但却无相应的症状。

什么是变异型心绞痛？

变异型心绞痛是一种少见的不稳定型心绞痛，由冠状动脉局部痉挛所致。常在休息时发作，病人一般是吸烟者，而且比典型的缺血性心脏病患者年龄小。通过冠状动脉造影激发试验可以确诊。可用硝酸甘油和钙通道阻滞剂治疗。

▶ 评估

对各种胸痛的鉴别诊断和检查参阅第 17 章。

如何评估稳定型心绞痛患者？

首先，应该明确是稳定型心绞痛而不是急性冠脉综合征。如果有所怀疑，就要按急性冠脉综合征处理。询问病史的目的在于证实确实是稳定型心绞痛的症状。评估发作频率、持续时间、性质、诱因和相关症状，如呼吸困难、出汗、恶心。评估危险因素如高血压、高脂血症、糖尿病、年龄、吸烟、肥胖、缺乏运动和家族史。如果家族直系亲属中有 45 岁以下男性或55岁以下女性发生缺血性心脏病者，应考虑有家族遗传因素。应考虑使冠状动脉粥样硬化性心脏病加剧的疾病，如贫血、甲状腺疾病。在病史中也应考虑运动耐量和心力衰竭的症状。

应该对病人进行全面的体格检查，但多无明显异常。要特别查找黄色瘤、心力衰竭的体征、心脏的杂音和传导。有价值的实验室检查包括尿常规（可以发现糖尿病或肾脏疾病，两者均加重动脉粥样硬化）、红细胞压积（除外贫血）、血脂系列、血糖和肌酐。如果有临床指征应检查甲状腺。胸部 X 光片能显示心力衰竭的征象和心脏增大。12导联心电图能发现陈旧性心肌梗死形成的Q波，但也可能正常。心绞痛发作期间记录心电图可以显示 ST 段压低。

无创性检查可以明确诊断和指导进一步治疗。主要无创检查包括心电图运动试验和心电图运动试验心肌灌注显像、药物负荷灌注显像、多巴酚丁胺超声心动负荷试验。冠状动脉造影是诊断的金标准。其适应证包括运动试验强阳性、心绞痛症状非常严重的病人或诊断不明确但确实需要明确诊断的病人。

稳定型心绞痛的病人适合哪种无创性检查?

如果病人能够做踏车运动，那么心电图运动试验是非常合适的。如果某些情况下难以解释患者的心电图，如起搏心律、传导异常或左束支阻滞，那么心肌灌注显像更有意义。如果病人由于骨骼肌肉病变或其它原因不能运动时，可以使用腺苷或潘生丁进行药物负荷心肌灌注显像。

如何评估急性冠脉综合征患者?

急性冠脉综合征患者应收住院治疗。初步的评估包括前文提到的询问病史和体格检查。实验室检查包括验尿、基础代谢系列、全血细胞计数、凝血系列和心肌酶。通常要查入院时、入院后 8 小时、16 小时的 CK、CKMB 和肌钙蛋白 I 水平。入院 5 分钟之内要做心电图检查，还应立即拍胸部 X 光片，对病人行心电监测。

如何分析心肌酶?

肌酸磷酸激酶－同工酶（CK-MB）在心肌梗死后4～8小时内升高，高峰时间在 20 ～ 24 小时，48 ～ 72 小时恢复至正常水平。然而，CK-MB 并非心肌组织所特有，也可来源于骨骼肌。如果 CK-MB 并非由心肌梗死引起，则不能在 48 ～ 72 小时恢复到正常水平。

心脏特异性的肌钙蛋白的敏感性和特异性较 CK-MB 为高。心肌梗死后 3 ～ 10 小时内升高，24 ～ 48 小时达到峰值。

但需要 7 ~ 14 天方可恢复至正常水平。

何时考虑无症状心肌缺血，应如何评估？

糖尿病、高龄和其它多种危险因素的病人应考虑该病。一旦有所怀疑，就要采用合适的无创性检查方法进行评估。

▶ 治疗

如何针对危险因素进行治疗？

除本文后面讨论的特殊治疗外，积极治疗各种可改变的危险因素是非常重要的，如高血压、血脂紊乱、糖尿病、肥胖、吸烟和缺乏锻炼。这些因素在其他章节里有所讨论。

如何治疗稳定型心绞痛？

所有病人均要服用阿司匹林，用法为81 ~ 325mg/日（如果病人对阿司匹林过敏，选用氯吡格雷）。所有患者均需服用β受体阻滞剂，除非存在禁忌证。禁忌证包括哮喘（COPD不是禁忌证）、房室传导阻滞、严重心动过缓、有症状的心力衰竭（相对禁忌证）和雷诺病。如果不能使用β受体阻滞剂可改为钙拮抗剂。可以舌下含服硝酸甘油以终止心绞痛发作或在有可能发作时舌下含服预防发作。必要时服用长效硝酸酯类药物。运动负荷试验强阳性或药物治疗效果不佳的病人应通过冠脉造影进行评估，以期经皮腔内冠状动脉成形术（PTCA）和冠状动脉旁路移植术（CABG）。

如何治疗急性冠脉综合征？

治疗急性冠脉综合征之前首先要简单了解病人的病史并在5分钟内记录12导联心电图。对所有急性冠脉综合征病人（没有禁忌证时）应给予阿司匹林、吸氧、舌下含服硝酸甘油、应用β受体阻滞剂、肝素，建立静脉通路，疼痛时使用吗啡。可考虑使用糖蛋白（GP）II_b/III_a拮抗剂以阻止血液凝固。如果心电图出现相邻两个导联ST段抬高1mm以上或新出现左束支传导阻滞，那么应溶栓治疗或行PTCA，按照ST段抬高型心肌梗死进行治疗。

如何治疗不稳定型心绞痛？

心肌酶结果回报阴性方可诊断不稳定型心绞痛。如果病人48小时内无症状发作，可考虑进行无创性检查或冠状动脉造影以评估病情。如果病人仍有症状应行冠状动脉造影以进行评估。然后根据其结果选用PTCA或CABG进一步治疗。

如何治疗非ST抬高型心肌梗死？

治疗非ST抬高型心肌梗死应遵循急性冠脉综合征的治疗原则。但要加用糖蛋白$Ⅱ_b$/$Ⅲ_a$拮抗剂，而且要行冠状动脉造影评估病情，以指导选择PTCA或CABG。

如何治疗ST抬高型心肌梗死？

ST抬高型心肌梗死病人应接受上文所述的急性冠脉综合征的标准治疗。然而，主要的目标是在30分钟内进行溶栓治疗或1小时内行冠状动脉造影和PTCA。溶栓治疗的绝对禁忌证包括：过去12个月内的卒中或TIA发作、活动性内出血、妊娠、可疑主动脉夹层、已知的中枢神经系统肿瘤或动脉瘤、10天内外科手术或2个月内神经外科手术史。相对禁忌证如收缩压高于180mmHg或舒张压高于110mmHg、心肺复苏术后、INR大于2以及其它必须考虑的因素。心肌梗死病人应在24小时内服用ACEI类药物。心肌梗死后可出现很多并发症，但这已经超出了本章的讨论范围。

如何治疗典型的心肌梗死后病人（没有并发症）？

心肌梗死后的病人应该服用β受体阻滞剂、阿司匹林、ACEI类和HMG-CoA还原酶抑制剂。要进食心脏病饮食，服用软化大便的药物和缓泻剂以防止便秘。卧床12小时后要逐渐恢复活动。出院后加入心脏病康复组织并且在适合时加入戒烟组织是很有益处的。心肌梗死后4～6周应做运动负荷试验，并根据结果进一步治疗。

关键点

- 在美国，冠心病是发病率和死亡率最高的疾病，但有时可能没有临床症状。
- 现证明积极控制危险因素是拯救生命的有效方法，这也是基层医务工作者最重要的工作之一。
- 不稳定型心绞痛是一种内科急症，要按照急性冠脉综合征进行治疗，包括 5 分钟内完成心电图检查。

病 例 42-1

患者女性，56岁。主因严重胸部压榨感伴出汗、恶心 30 分钟来急诊室就诊。

A．首先要做的工作是什么?

B．开始询问病史时，需要着重询问哪些主要问题?

C．如果心电图正常，应该开始哪些治疗和检查?

病 例 42-2

患者男性，62岁。因非常担忧心脏疾病而来诊。其父44岁时死于心肌梗死；其弟46岁时接受了CABG术。患者已经5年未曾就医。患者已吸烟40年，缺乏锻炼但体力活动不受限制。否认糖尿病史，轻度肥胖。患者否认既往病史，无用药史和过敏史。系统回顾阴性，体格检查未见特异表现。生命体征：T 37℃，P 88 次 / 分，BP 152/90 mmHg，R 16 次 / 分。

A．需要做哪些诊断性检查?

B．如果检查结果正常，应向患者提供哪些建议?

C．病人希望开始锻炼，但又担心开始运动时会“晕倒”，你有何建议?

参考文献

Lee TH, Boucher CA: Noninvasive tests in patients with stable coronary artery disease. N Engl J Med 344:1840-1845, 2001.

Lee TH, Goldman L: Evaluation of the patient with acute chest pain. N Engl J Med 342:1187-1195, 2000.

Yeghiazarians Y, Braunstein JB, Askari A, Stone PH: Unstable angina pectoris. N Engl J Med 342:101-114, 2000.

相关网站

American Heart Association site with management guidelines for CAD. *http://www.americanheart.org*

（黄　喆译　郑晓明校）

第 43 章 乳腺疾病

乳腺疼痛

▶ 病因学

乳腺疼痛的常见病因有哪些？

多数乳腺疼痛可分为周期性的和非周期性的。周期性乳腺疼痛的特点是双侧发生，与生理变化有关。非周期性的特点是单侧发生，易发生于绝经后妇女，与乳腺或胸壁病变有关。哺乳期妇女患乳腺炎或泌乳导管堵塞也表现为疼痛。其它原因包括：Cooper 韧带紧张、外伤性脂肪坏死、胸壁或胸肌疼痛。

什么是纤维囊性乳腺病？

纤维囊性乳腺病是描述“乳腺有多发性压痛性肿块”的统称。疼痛常为周期性，30～49岁为发病高峰期，常在绝经后消失。从病理学角度看，它是良性纤维组织与囊肿并存。许多人认为它是一种过度的生理变化，患纤维囊性乳腺病的妇女乳腺癌的危险并不增加。

▶ 评估

描述乳腺疼痛妇女的典型病史

采集病史应注重疼痛的特点及其相关因素。询问患者疼痛是否为周期性的。如果是周期性的，疼痛是在月经中期还是在月经前期最明显。让患者按日期或周记录症状是有价值的，同时应询问患者口服激素和近期怀孕的情况。也应询问同时伴随发生的颈部情况、胸部肌肉群的用力情况、胸壁的外伤、乳罩类型及全身症状，如发热和皮肤变化。

体格检查应查找哪些体征？

体格检查的主要目的是发现恶性肿瘤的征象。全面检查乳腺是非常重要的，包括确定乳腺触痛的部位、肌肉触痛和皮肤病变。让患者采取侧卧位，使得检查者能够触及与乳腺分开的胸壁，这对区别触痛的来源有一定的帮助。

列举一些需要检查的项目

对于检查正常的患者，无需进行其他检查。对于局部有触痛的患者，应考虑进行超声检查。任何适于行乳房X线摄影的妇女均应进行此项检查。发现有肿块时，需进行其他诊断性检查（将在本章乳腺肿块部分讲述）。

▶ 治疗

大部分患者可以改善症状吗？

在乳腺疼痛的患者中自愈率高达60% ~ 80%。

有哪些有效的治疗方法？

改变生活方式是治疗乳腺疼痛的主要措施，其中一些已得到了有限的随机对照试验证实：（1）低脂肪（占热卡的15%）和高碳水化合物饮食；（2）避免咖啡因；（3）补充维生素E(400单位，每天2次）；（4）晚间使用报春花油（每天1500 ~ 3000mg）。其他有益的调整是减少雌激素替代治疗的剂量或改服具有较高孕激素活性的避孕药物和有关的非甾体类抗炎药物。

当乳腺疼痛非常严重以致影响患者的生活时，应考虑化学药物治疗。达那唑（Danazol）是食品药品管理局规定的惟一用于治疗乳腺疼痛的药物，该药通过抑制垂体促性腺激素进而抑制雌激素的分泌来发挥作用，其用量为每天100 ~ 200mg。达那唑（Danazol）的主要副作用包括体重增加、痤疮、多毛症、肿胀、闭经。也可以使用他莫昔芬和溴隐亭 。

乳头溢液

▶ 病因学

生理性和病理性乳头溢液的不同点是什么？

生理性乳头溢液的特点是双侧发生，累及多个导管，只在挤压才有溢液。病理性的特点是单侧发生，累及单个导管，自行流出溢液可呈血性或伴有肿块。

什么是溢乳？

溢乳是指在非怀孕、非哺乳期产生乳汁。常双侧发生，并不是乳腺癌和乳腺早期病理改变的征象。其常见原因有：乳头受刺激、胸壁创伤、药物和内分泌异常如甲状腺功能减退、垂体腺瘤。

乳头溢液的常见原因

乳头受刺激是最常见的生理性乳头溢液的原因（例如，反复检查溢液）。病理性乳头溢液最可能的病因是乳管内乳头状瘤合并乳管扩张。如果同时伴有肿块，乳腺癌的可能性增加。

▶ 评估

应询问哪些相关病史？

确定溢液的颜色、部位和溢液的自发性是非常重要的，另外询问乳腺的其他情况，如乳头刺激或损伤、药物的使用也很重要。也应询问闭经或甲状腺功能减退的症状。

体格检查应查找哪些体征？

进行全面的乳腺检查。在乳晕周围由轻到重挤压，使液体流出。要特别注意溢液是从一个乳管还是多个乳管流出的。取溢液标本进行潜血检查。对血性样本应进行细胞学检查，不过其临床意义不大。

列出应进行的其他检查

溢乳的妇女应检测促甲状腺素和催乳素水平。对35岁以上或35岁以下患病理性乳头溢液的妇女，应进行乳腺X线检查，但放射学家认为对35以下的妇女更适合用超声检查。乳管造影是一项乳腺影像学技术，其方法是向乳管内注射造影剂，可用于单乳管病理性溢液的进一步评估。由于存在较难区分乳管和较高假阴性率的缺点，该检查并不经常使用。

▶ 治疗

有哪些合理的治疗方法？

对生理性乳头溢液的患者应给予安慰治疗并建议患者避免做检查。无外界刺激后，乳头溢液常消失。病理性乳头溢液但其他方面检查正常的患者应被推荐到外科医生那里进一步评估并行末端乳管切除术。对良性乳头溢液的患者，末端乳管切除术可达到诊断和治疗的目的。

对溢乳的妇女，应针对病因进行治疗。根据病因确定是否使用引起泌乳的药物和治疗内分泌疾病。

乳腺肿块

▶ 病因学

乳腺肿块的常见原因是什么？

虽然患者和医生担忧乳腺肿块具有恶性的可能，但大部分乳腺肿块是良性的。

乳腺癌的危险因素有哪些？

在美国，一生中患乳腺癌的危险为1∶8，因此所有妇女均具有患乳腺癌的危险。危险因素有：年龄、月经初潮年龄、一级亲属（母亲、姐妹、女儿）中有乳腺癌病史、乳腺活检的次数、非典型性增生、既往有乳腺癌（表43-1）。哺乳是保护性因素。

表 43-1 乳腺危险因素

增加危险的因素	保护性因素
母亲或姐妹患乳腺癌	哺乳时间大于 16 个月
年龄大于 70 岁	生育 5 个以上子女
月经初潮年龄小于 12 岁	锻炼
初产年龄大于 30 岁	体重指数小于 22.9
停经年龄大于 55 岁	35 岁前行卵巢切除术
正在行激素替代疗法	
每天饮酒 2 ~ 5 杯	
乳腺良性病变活检史	
非典型性增生活检史	
BRCA-1/BRCA-2 基因缺陷	

▶ 评估

应询问哪些相关病史？

让患者描述肿块的部位，开始如何发现的，发现后有多长时间，肿块大小的变化，是逐渐增大还是随着月经周期增大和变小。良性囊肿在月经前明显（可有触痛），月经后减小。评估乳腺癌的危险因素，了解患者对肿物的恐惧性。

体检时应查找哪些体征？

正确的检查是必要的，仔细触诊乳腺组织。有两点要特别注意，一个是肿块的特点，另一个是锁骨上和腋窝淋巴结情况。视诊乳腺表面凹陷和皮肤改变（桔皮样改变）在检查时常被忽视。

乳腺癌触诊特征是什么？

典型的癌性病变是单发、质硬、固定并和周围组织有粘连，肿块的边界不规则，其直径大于或等于2cm。这些特征不具有诊断性，所有可触及的肿块还需要进一步评估。

应进行哪些其他检查?

乳腺肿块的下一步评估主要依赖于患者的年龄和临床查体。如果肿物是囊性、光滑、随月经周期变化、边界清楚、可活动的，应建议其在下次月经后 3 ~ 10 天再来复诊。如果囊肿还存在，应通过对囊肿进行直接穿刺抽吸或超声检查来分析肿块。如果穿刺液为非血性或穿刺后肿块完全消失，则不需进一步评估。如果肿块未消失，进行超声检查是必要的。如果超声检查发现肿块是实质性的，患者就有必要进行组织活检以明确诊断。

对年龄小于 35 岁的妇女，由于其乳腺组织致密，乳腺 X 线检查很难发现问题，超声检查较为适用。对于年龄大于35岁的妇女，行乳腺X线检查可以用于分析可疑病变，也可以发现临床隐性病变。提示恶性病变的乳腺X线片的特征是：密度增加、边界不清、针刺状伴有簇状不规则钙化斑。可触及肿块但乳腺X线片正常时，应进行包括组织活检在内的进一步检查。

关 键 点

- 乳腺疼痛是自愈率很高的良性症状。
- 纤维囊性乳腺病与生理变化有关，并不是真正意义上的疾病。
- 纤维囊性乳腺病的妇女患乳腺癌的危险并不增加。
- 乳腺恶性病变的特点是单侧、单导管血性溢液伴乳腺肿块。
- 虽然有些特征和危险因素增加了恶变的可能，应对所有乳腺肿块进行全面分析和长时间随访。

病 例 43-1

患者女性，55岁。主因自我检查时发现乳腺肿物来诊。医生查体发现在左侧乳腺有一直径为1.5cm的质硬、形状不规则的肿块。

A. 应进一步收集哪些病史信息?

B. 通过临床检查得到了什么线索?

C. 如果其余检查正常，应如何处理?

病 例 43-2

患者女性，40 岁，主诉为乳头溢液。

A. 还需要收集哪些病史?

B. 根据体格检查，如何分析乳头溢液?

病 例 43-3

患者女性，28 岁。主因乳腺疼痛来诊。疼痛有周期性常合并感觉乳腺肿块和触痛，在月经前最明显。该患者在口服避孕药。

A. 该患者乳腺疼痛的原因是什么?

B. 建议患者采取什么治疗措施?

C. 如果疼痛影响其生活，进一步的治疗意见是什么?

参考文献

Fletcher SW, Barton MB: Evaluation of breast lumps. Up To Date 11 (2), 2003.

Morrow M: The evaluation of common breast problems. Am Fam Physician 61:2371-2378, 2385, 2000.

Pena KS, Rosenfeld JA: Evaluation and treatment of galactorrhea. Am Fam Physician 63:1763-1770, 2001.

Shirley R: Breast pain. Up To Date 11(3), 2003.

Shirley R: Nipple discharge. Up To Date 11(2), 2003.

（张青松译　邹玉环校）

第44章　癌症的预防和筛查

癌症的预防和筛查的目的是什么？

癌症筛查的最主要目的是减少癌症的发病率和死亡率，这主要是通过一级预防（预防癌症的发生）、二级预防或筛查（发现已发生的癌症）来完成。第二个目的是避免疾病过程中的伤害。我们应该积极从事这方面的工作，这不仅对患者有益，而且对医务人员也同样有益。这方面的失责是全科医生受到失职指责的最主要原因之一。

如何知道做什么？是否值得去做？

一些组织和专家建议对特定的癌症进行筛查。美国癌症学会网站主要是为患者提供信息，不过医生也可从中发现有用的信息。健康保险规划一般拒绝支付没有被证实是灵敏的、特异的或是有价值的新筛查项目。

许多有证据的建议来自美国预防服务工作组（USPSTF）。该组织是由基础保健和预防方面的专家组成的独立机构，主要从事有效性证据的评估。他们的建议常被分为：A（一定要做）、B（要做）、C（不确定）、D（不做）和I（数据不充分）5个等级。此外，工作组定期对现有的建议进行更新并增加新的评述。由于数据更新快，该网站为医生提供了获得当前主要癌症筛查和预防建议的简捷途径。

决定做什么和如何做的关键是患者实际完成干预措施的可行性。知道吃水果和蔬菜能预防癌症是一回事，让患者改变饮食习惯是另一回事，所以一些美国预防服务工作组的评论把重点放在建议的可行性上。

关键的第一步是什么？

首先是做危险评估，再依次咨询（表44-1）。医生应知道哪些诊断与癌症有关，比如溃疡性结肠炎和肝硬化。吸烟不仅与肺癌有关，而且与膀胱癌、从口到直肠的胃肠道癌症、宫颈癌及白血病也有关。在死亡的癌症患者中，30% 与吸烟有关。酒精与口腔、喉、肝脏、结肠和乳腺部位的癌症有关。一些分析提示在死于癌症的患者中，另外有 30% 的死因与饮食不良和锻炼不足有关。高脂肪和低水果、低蔬菜饮食与多种癌症有关，例如，胃肠道肿瘤、肺癌、膀胱癌和乳腺癌。肥胖与多种癌症有关，所以低热量饮食、锻炼获得并保持非超重的体重指数是“抗癌的”。

表 44-1　癌症预防和筛查指南：危险评估和咨询 *

项目	评论	USPSTF分级（实施年份）
家族史	特别是乳腺癌、结肠癌、前列腺癌、黑素瘤	无
吸烟	经常吸烟者教育其戒烟	A（2003）
过量饮酒	经常过量饮酒应对其教育	无
过多日晒	经常、重度或无保护措施的日晒有较高的危险	I（2003）
饮食	建议每天 5 份水果和蔬菜和低脂肪饮食，对超重的要低热量饮食	I（2003）
维生素及保健品	避免高剂量 β 胡萝卜素、维生素 A、D，增加其它维生素；对一些价格贵未得到证实的产品要警惕	I（2003）
锻炼	所有人都应规律锻炼	I（2003）
乳腺自查	建议每月进行一次	I（2002）
睾丸自查	建议年轻男性注意发现阴囊异常	I（2002）
环境和职业暴露	警惕暴露在镭、石棉、铅和橙色染料	无

USPSTF= 美国预防服务工作组，分级 =A（一定要做）、B（要做）、C（不确定）、D（不做）和 I（数据不充分）

* 从 20 多岁初期开始以上所有项目，然后再周期性进行

描述在考虑患者有癌症可能时应采取的步骤

■ 在患者问题清单上记录危险因素。

■ 使用系统提示（如，图表和计算机引擎）作为提示和快速参考优秀完善措施的途径。

■ 在药物史中应包括所有非处方保健品。

■ 确定每个患者对预防的态度。许多人是漠不关心或视而不见，而有些人却过分关心甚至达到恐惧的程度。对前者，我们应该鼓励其重视预防；而对后者，我们应劝告其行为是有害的，浪费金钱的。

■ 当遇到有癌症倾向的临床情况时，应考虑到“癌症”。这些情况包括：无痛性血尿、成人缺铁性贫血、皮肤损伤不愈合、不明原因的疼痛、消瘦、厌食、排便排尿习惯的改变。

■ 使用写好的患者培训资料。讨论一些建议或一些筛查为什么没有被推荐是很费时间，保险部门对这些时间是不付费的。此外，应审慎地对因其他原因前来就诊的患者传输预防信息。遗憾的是诊治过程不能提供充足的时间进行交流。

关于维生素和保健品

强烈推荐使用维生素和有关保健品时要注意，因为对许多建议和实践尚无充足的证据来证实。一般来说从食物获取的维生素和矿物质比从保健品更有效，而且如剂量、时间和产品名称会使患者更加迷惑。美国预防服务工作组（USPSTF）建议不要使用β胡萝卜素（可致肺癌），认为其他维生素的等级为I（数据不充分）。然而，美国预防服务工作组（USPSTF）认为没有理由劝阻公众服用标明了“高剂量维生素D、A有害”警示的保健品。由于可能有其他方面的益处，且没有坏处，建议或允许每天服用含有0.4mg叶酸盐的复合维生素还是可行的。对补充维生素是有剂量限制的，维生素C（500~1000mg），维生素E（400单位），硒（200μg）。简单注明疗效未被证实的提示可引起患者注意，但没有必要把钱花在声称有预防癌症的非处方保健品上。

对特定癌症有哪些建议及措施？

见表 44-2 的执行指南概要。

乳腺癌　尽管有些研究有相反的结论，美国预防服务工作组（USPSTF）的结论是乳腺X照片可减少死亡率，并建议对40 岁以上的妇女每 1 ~ 2 年筛查一次（等级为 B）。证据强烈支持对 50 ~ 69 岁的妇女进行筛查，尚不清楚对 75 岁以上的妇女进行筛查是否有益。临床乳腺检查的等级为“I”，因为还没有进行与筛查相比较的实验。自我检查乳腺因为没有充足的证据及假阳性的问题，其等级也为“I”。其他组织却认为应进行上述检查，并且这些检查已成为临床实践的标准步骤。接受或正准备接受激素替代疗法的患者应被告知该治疗可略增加乳腺癌发生的危险。对大部分妇女来说，激素替代疗法没有或仅有待商榷的益处，而且长期使用该疗法可引起害处。美国预防服务工作组给予其预防慢性紊乱的等级为“D”，而给予进行过子宫切除术的绝经后妇女行该治疗的等级为“I”。

宫颈癌　宫颈癌是癌症死亡的第十大原因。人类乳头状病毒（HPV）感染是重要的危险因素，且是必要的先兆。吸烟使危险增加2 ~ 4倍。宫颈细胞学检查可发现癌前病变和早期癌症，这样就可以减少发病率和死亡率。传统的方法是将宫颈刮出物在玻璃片上涂片固定（巴帕尼科拉乌试验）。新的技术中包含了将刮出物冲洗成液态。该项技术可能更加敏感，但价格较贵。一项公认的建议是从性生活开始3年内，进行宫颈细胞学检查。虽然大多数指南建议即使无性生活也应从 21 岁开始进行检查，但对一些有可靠禁欲史的妇女延期进行检查是安全的（有时是最合适的），特别是进行有创检查时。没有证实盆腔检查是有效的癌症筛查项目。具有人类乳头状病毒高危因素妇女每年应进行巴帕尼科拉乌试验（Pap smear），其余妇女则应每 2 ~ 3 年进行一次。对子宫切除术或 65 岁以前无阳性发现的妇女，因无患病危险故不必行宫颈细胞学检查。可行人类乳头状病毒检查，但不建议作为癌症筛查项目（美国预防服务

表44-2 癌症预防和筛查指南：临床查体和检查

项目	年龄（岁）20~39	40~49	50~74	>75	结论	USPF分级（年份）	保险支付范围
体重和身高	+	+	+	+	用体重指数筛查肥胖	B (1996)	
乳腺检查(女)	+	+	+	?	每1~2年进行检查，同样用于危险评估和乳腺照片	I (2002)	是
皮肤检查	+ *	+ *	+ *	+ *	+因其它原因就诊，进行部分检查 *如有白化变、雀斑、痣和家族史则每1~2年进行全面检查	I (2001)	否
直肠检查			?	?	意义不大；?只在前列腺高危险癌变	I (2002)	是
口腔检查		*	*	*	*吸烟，过度饮酒，每2~3年进行检查	无	否
睾丸检查(男)	*				*隐睾	I (1996)	否
宫颈细胞学(女)	+	+	+ 到65		低危险的每2~3年进行检查，其他每年进行1次	A (2002)	是
乳腺X照片(女)		+	+	+	每1~2年进行检查；高危险的每年进行1次	B (2002)	是
便潜血或乙状结肠镜或结肠镜		*	+	+	潜血每年进行1次，乙状结肠镜每5年进行1次，结肠镜每10年进行1次，*家族史	A (2002)	是
PSA或讨论(男)		*	+	?	家族史	I (2002)	是

+对所有人有意义

*仅有高危险

USPT=美国预防服务工作中心，等级=A（一定要做）、B（要做）、C（不确定）、D（不做）和I（数据不充分）

注意：除A和B级外建议经常间歇

工作组给予其等级是“I”)。

皮肤癌　最为关注的是恶性黑色素瘤。鳞状细胞癌和基底细胞癌在老年人也是比较常见的，常需进行广泛切除。美国预防服务工作组认为推荐全身皮肤检查或劝说每个人采取预防措施的证据尚不充分。无论如何，对所有的人进行周期性危险评估是草率的，因此只对一些具有高危因素者进行检查和咨询。病史中包括家族史、过度无保护性日晒、特别是暴晒。在因其他原因进行检查时，也应注意一些危险因素：皮肤类型、雀斑、多发痣，特别是非典型性痣（在一定程度上与黑色素瘤相似)。建议的程度应与危险度相适应。建议高危者尽可能避免日晒。如可能要在太阳下超过数分钟时，要使用防晒霜和防晒衣。

前列腺癌　前列腺癌是男性常见的恶性肿瘤，在男性一生中发生前列腺癌的几率为17%，占死亡人数的3%。虽然有更多的前列腺癌被诊断出来，且其生存时间得到了延长，美国预防服务工作组（2002年）认为尚无充分的证据证实需要对前列腺癌进行早期筛查。前列腺癌的危险因素包括：非裔美国人、家族史（危险增高2倍)、高脂肪饮食、红肉和奶制品。保护性因素包括：富含豆制品、西红柿、硒或维生素E的饮食。虽然历来建议行直肠指检筛查前列腺癌，但这项检查并没有减少死亡率。由于大部分人感到该项检查极为烦琐，所以医生认为不进行直肠指检是合理的。血液PSA检查是筛查的主要项目，但其意义还不明确，据估计该方法检出的前列腺癌有50%以上从未出现临床症状。大多数专家认为医生至少应与患者讨论前列腺癌筛查的利弊。为减少不必要的干预，最近的趋势是对PSA轻度增高的患者随访检查总PSA和游离PSA水平，这是因为游离PSA的含量与前列腺癌的危险呈反比。测量血浆中游离PSA水平也有作用。

结肠癌　结肠癌的病因是复杂的、多因素的。推荐的危险因素包括：久坐的生活方式、肥胖、吸烟饮酒和饮食（高脂肪、低叶酸盐和低纤维素）。筛查项目有结肠镜、便潜血（FOBT），或乙状结肠镜与便潜血相结合 。美国预防服务工作组给予以上项目的等级均是“A”，没有倾向某一项。由于结肠镜检查较敏感，因此作为筛查方法倾向于优先选用。除了检查前肠道准备有些烦琐外，用一些镇静剂后该检查相对是无痛的，而且医疗保险和一些其它保险公司均支付该项检查的费用。大多数医生愿意将患者转至胃肠病专家那里进行筛查。乙状结肠镜检查常在全科医师诊所进行。应在调整饮食后数天行便潜血检查，避免服用阿司匹林、非甾体类抗炎药和含维生素C的保健品，应检测三次（不是只一次）非同次大便。印有说明的标本卡片和器具由政府提供。模拟结肠镜（通过直肠向结肠充气后行CT检查）可代替结肠镜检查。

睾丸癌 睾丸癌大多数首先由患者自己发现（美国白种人多见），且通常可以治愈。然而无论是定期临床检查还是让年轻男性定期自我检查均无筛查价值。美国预防服务工作组推荐医生们应该建议所有青春期和年轻男性在发现任何阴囊异常时均应就诊。尽管男性的大部分睾丸癌并无危险，但对有高度危险性的个体（如，对侧睾丸癌变、多发非典型痣和隐睾）定期自我检查或临床检查还是有价值的。自行下降或经手术下降的隐睾和正常睾丸均存在患睾丸癌的危险。

其它癌症 对无症状具有一般危险的患者不建议针对任何种类的癌症筛查。事实上，美国预防服务工作组给予下列器官癌症筛查的等级是“D”（均是1996年）：胰腺（体格检查和超声检查）、甲状腺（体格检查）、膀胱（尿分析）、肺（胸部X线）、卵巢（体格检查、超声检查和肿瘤标志物），体格检查筛查口腔癌的等级是“I”。对于考虑避孕的妇女，应告知其口服避孕药与癌症有关。有证据表明口服避孕药使卵巢癌和子宫内膜癌减少，而使乳腺癌和宫颈癌增加。单方面危险增加是微不足道的，应考虑其综合作用。

如何筛查及防护环境致癌因素?

在这方面花费的工作时间是不够的，至少要将它作为常规的和全民的行动。把这方面的责任归为政府是有道理的。总体来说，没有被证实的和易被忽略的危险因素有：杀虫剂、毒性废物、核电厂、微波、移动电话和发射台、电线、电视终端、甜味剂。一些被证实的或高度怀疑的危险因素是镭、石棉、铅和橙色染料。以需要为依据的建议包括：

- 检查镭的场所。
- 如果有暴露于石棉的危险，不要自己动手加工材料。
- 提前采取预防措施。
- 退伍军人部门的橙色染料污染问题。

患者高龄就不需筛查吗?

是的，尽管很难确定高龄的具体数值。筛查项目主要是乳腺癌、结肠癌、前列腺癌。大部分有效的研究没有包含极高年龄患者。总的来说，如果患者的预期生存期少于5年，放弃这些筛查是安全的。老年人群不进行PSA的检测是合理的，即使这些人中有的预期生存年限大于 5 年。

如果接诊癌症患者，应首先要问自己和上级医师哪些关键问题?

应问该患者有关癌症的情况。包括处于什么阶段、“TNM”的特征（肿瘤大小、淋巴结受累情况、是否有远处转移）及预后情况。应该认识到，即使有肿瘤专家参与，对上述情况的判断也会缺乏准确性，而且医生常高估患者的生存时间。应了解目前已经或正在进行的治疗或手术情况，是否有肿瘤专家参与。

如果癌症患者可能在近几年死亡，临终关怀的关键是什么?

主要缺陷　主要缺陷是医师没有进行充分的讨论。你应考虑应用一些时间与患者和上级医师就下面提到的内容进行讨论。这不仅对你自己，而且对患者和上级医师均有益处。

主要的讨论项目（记住应包含全部内容）

■ 信息（坏的和好的）：引出有关诊断、预期生存时间及愿望。如果有，加上现实的“希望”。

■ 规划（治疗计划）：决定有关治疗、延缓病情、减轻症状；治疗的场所、进一步的指导等。

■ 尽力延长生命：鼓励和咨询。

主要行动

■ 启动讨论（患者和医生常不愿进行讨论）。

■ 早期讨论（不要等到患者崩溃）。

■ 不要把所有责任归于肿瘤专家。

■ 理解患者（参照下面的内容）。

■ 确定患者的决策能力。

■ 与健康代理人和其他重要人员沟通。

■ 坐着交谈（利用额外时间倾听和讨论）。

■ 列出长期的随访时间表。

有关患者对病情了解情况的谈话主题

■ 患者目前对疾病的了解（如：疾病名称、部位、严重程度和预后）。研究表明患者、家人和医生对于疾病信息的领悟及讨论主题的范围有很大的偏差。

■ 渴望得到多少关于疾病诊断和治疗的信息？

■ 患者处于什么心理状态（受惊、否定、愤怒、争吵、抑郁和接受）？

■ 没有回答的问题。

■ 幽默感：是否消失？

■ 既往精神状态。

■ 怎样使生活更加满意？

缓解症状的关键

■ 对症状不能忽视，要经常询问。

■ 要特别注意以下症状：疼痛（建议不受限制使用麻醉

药品)、抑郁、焦虑、失眠、恶心、厌食、腹泻、呼吸困难、瘙痒。

■ 有一针对临终关怀包含 100 多例特定症状和临床纲要“简明病例”的网页，其名称是临终/缓解教育资源中心（见本章后面可使用的网站)，这些网站需要免费注册。

关 键 点

- ► 癌症筛查和预防是全科医生主要的和必须做的工作。
- ► 只有一些临床干预被证实是有效的。
- ► 有理由对一些未被证实的干预进行评估。
- ► 对每个患者进行风险评估是合理的。
- ► 在诊治癌症患者时，积极主动提前与患者接触是非常重要的。

病 例 44-1

患者，女，55岁。因糖尿病检查来诊。无癌症诊断，既往未进行癌症预防，也无令人担忧的症状。其他患者在等待看病，但你有 1 ~ 2 分钟的时间做“其他事”。

A．在这段时间内针对癌症你可提出哪些建议？

乳腺 X 线照片

特定年龄的教育手册

约定日常健康查体的时间

如果处于流感季节、病原体有高致病性，不针对癌症做什么，仅为患者注射流感疫苗

以上全部

B．医学记录和单位资源是如何帮你认识癌症？

常规卫生保健记录单

患者教育材料

为后续的治疗列出指导项目

风险问题列表

以上全部

病例 44-2

患者，男性，60 岁。为取抗高血压药来诊。6 个月以前患者被诊断为小细胞肺癌合并纵隔受侵。曾行放射治疗，目前感觉良好；每天进行步行锻炼，饮食较好。他与肿瘤专家已约好 2 月后进行一次检查。你有 5 分钟的时间做与肿瘤相关的事项。

A．如何利用好这 5 分钟？

进行有关锻炼方面的教育：包括长时间步行、举重

讨论肿瘤治疗的药物选择

讨论肿瘤预防，如：结肠癌筛查，饮食，前列腺特异性抗原（PSA）

抑郁症筛查

谈谈他喜爱的棒球队的表现

B．在该患者的病案中下面哪项容易发现但不重要？

关于癌症的类型、严重程度和治疗的信息

先进的指导信息

与癌症相关的家族史

顾问医师的姓名

是否有与癌症有关的症状

相关网站

American Cancer Society. *http://www.cancer.org*

United States Preventive Services Task Force. *http://www.ahcpr.gov/clinic/prevenix.htm*

End of Life/Palliative Care Education Resource Center. *http://www.eperc.mcw.edu*

（张青松译　邹玉环校）

第 45 章 心力衰竭

▶ 病因学

什么是心力衰竭？

心力衰竭是各种心脏疾病终末期共有的一种临床综合征。其定义为心脏功能异常。心脏功能异常是指心脏不能向组织充分泵血（收缩性心衰）或心脏舒张期容量异常增加（舒张性心衰）。心力衰竭分为左心衰竭、右心衰竭、收缩性心力衰竭和舒张性心力衰竭。收缩性心力衰竭是指左室不能充分收缩，因而射血分数（EF）下降（＜50%）。舒张性心力衰竭是指左室充盈异常和充盈压升高，因为舒张性心衰的EF正常，所以有时也被称为“高输出量”心衰。本章主要介绍左心衰竭，因为它在上述四种类型当中最为常见。

心力衰竭的严重程度如何分级？

心力衰竭的分级主要有两种标准（框45-1）。纽约心脏病协会（NYHA）分级是根据病人日常活动时症状的严重程度来衡量的。另一种是近期美国心脏病学会和美国心脏协会根据心力衰竭演变和进展制定的分级标准。这个标准是很重要的进步，因为它强调了心衰是可以预防的，心衰的进程是可以终止的以及确定了严重疾病危险的患者。

左心衰竭的常见病因有哪些？

在寻找病人发生心力衰竭的病因时，必须考虑心力衰竭发生的诱因和心衰的基本病因，及时处理诱发因素能挽救患者的生命。例如，长期患高血压和器质性心脏病的患者出现急性贫血时可导致心力衰竭。高血压是心力衰竭的基本病因，而贫血能加重心脏的应激从而导致心力衰竭。长期高血压是心力衰竭最常见的病因。其他基本病因还有冠心病、先天性心脏病、心

框45-1 心衰的主要分级标准

NYHA分级：

Ⅰ级（轻度）——日常活动不受限。

Ⅱ级（轻度）——休息时无任何症状。活动时可能出现症状，体力活动轻度受限。

Ⅲ级（中度）——休息时无任何症状。但较轻的体力活动可引起呼吸困难和乏力。

Ⅳ级（重度）——休息时也有症状。从事任何活动均有不适感。

ACC/AHA分级：

A级——病人具有发生心衰的高度危险，但无器质性心脏病证据。

B级——有器质性心脏病，但从无症状。

C级——有器质性心脏病且以前或现在有心衰症状。

D级——终末期心衰的症状，难治性心衰。

肌病、病毒性心肌炎、心脏瓣膜损害（特别是主动脉瓣狭窄）。急性的心力衰竭应激因素包括贫血、感染、甲状腺机能亢进、妊娠、心律失常、心肌炎（病毒性或风湿性）、感染性心内膜炎、运动、饮食、液体、环境因素和情绪过分激动、急性血压升高、心肌梗死和肺栓塞。

▶ 评估

诊断心衰的标准是什么？

用Framingham标准诊断充血性心力衰竭（框45-2），病人必须符合一项主要标准及二项次要标准方可诊断。

描述重要的心力衰竭病史

活动或休息时呼吸困难是左心衰竭最常见的症状，原因可能是肺静脉淤血和心排血量下降引起的。肺水肿增加了呼吸道阻力和刺激J感受器（近肺毛细血管感受器）导致呼吸变浅并加快。浅呼吸导致呼吸肌疲劳和乳酸聚积，可以加重病人的呼吸短促感。应询问病人运动耐量有何变化，步行多远才会出现呼吸困难。

框 45-2　诊断充血性心力衰竭的 Framingham 标准

主要标准：
夜间阵发性呼吸困难
颈静脉怒张
肺部啰音
心脏扩大
急性肺水肿
第三心音奔马律
静脉压增高（> 16cmH_2O）
肝颈静脉回流征阳性

次要标准：
肢端水肿
夜间咳嗽
劳累性呼吸困难
肝脏肿大
胸腔积液
肺活量较正常减少 1/3
心动过速（> 120 次 / 分）

主要或次要标准：
治疗 5 天后体重减轻> 4.5kg

脑部血流灌注不足可以导致反应迟钝。

由于白天肾灌注减少，夜间平卧时血液重新分布，肾灌注增加，从而排尿变化。要询问病人晚上去洗手间的次数。

患者仰卧时液体积聚并在肺部重新分布，出现夜间阵发性呼吸困难、端坐呼吸和夜咳。询问病人睡眠时需要几个枕头，或者是否必须半卧位睡眠，询问病人是否曾在睡眠中因严重的呼吸困难憋醒以判断是否存在夜间阵发性呼吸困难。

要经常询问病人出现心力衰竭的诱因，如胸痛、贫血、甲状腺疾病、近期所患疾病和感情压力等。

重要的体征有哪些？

心力衰竭的症状体征取决于病情由急性发作向慢性持续发

展的过程（框45-3）。急性患者可表现为严重的呼吸困难、体力耐力下降和难以平卧。急性心衰可以表现为低血压合并发绀和颈静脉充盈。

框45-3 心力衰竭的症状和体征

S_3和/或S_4：尽管这些额外的心音并非心衰的特异性表现，但心衰时经常出现。

心尖搏动点移位：心脏扩大的病人可出现心尖搏动移位。查体时能触到心尖搏动点较正常人向外侧移位。

肺部啰音：肺水肿时全肺满布湿啰音，但慢性心力衰竭的病人可能没有啰音。

颈静脉充盈：颈静脉充盈是右心衰竭的典型体征。当中心静脉压增高时，颈静脉充盈高度随之增加。当肝静脉淤血时，压迫肝脏出现颈静脉充盈高度增加，提示肝颈静脉回流征阳性。

水肿：心源性水肿与重力有关，一般均发生在下肢且双侧对称。水肿为指凹性，通常下午最为严重。

肝肿大：中心静脉压升高导致肝脏淤血而出现肝脏肿大。静脉压升高和肝损害还可分别导致腹水和黄疸。

如何鉴别舒张性和收缩性心力衰竭？

除超声心动图射血分数正常外，舒张性心衰常和收缩性心衰有相同的症状和体征（表45-1）。

应做哪些实验室检查及其他方面的检查？

最重要的是发现引起功能障碍的潜在病因，寻找可治疗的病因。全面检查包括超声心动图、全血细胞计数、尿素氮、肌酐、甲状腺检查和胸部X光片。胸片可发现心脏扩大和肺静脉充盈导致的肺血管影增强。事实上对每个新发现的心衰病人都应行超声心动图检查以确定射血分数用以衡量心功能。随后还要经常复查超声心动图来追踪病情的发展。当临床证据不肯定时，脑钠肽对诊断心衰有一定的价值。

表 45-1　舒张性和收缩性心力衰竭的鉴别

特征	舒张性心衰	收缩性心衰
年龄	高龄	所有年龄，特别是50~70岁
性别	女性	男性
左室射血分数	＞40%	＜40%
左室腔大小	正常 / 左室向心性肥大	扩大
心电图左室肥大	有	有时有
胸片	肺淤血伴或不伴心脏扩大	肺淤血和心脏扩大
奔马律	第四心音	第三心音
高血压	+++	++
糖尿病	+++	++
陈旧心肌梗死	+	+
肥胖	+++	+
慢性肺部疾病	++	0
呼吸暂停	++	++
长期透析	++	0
房颤	+	+

+ 偶尔相关，++ 经常相关，+++ 密切相关，0 无关

引自Jessup M，Brozena S:Heart failure.N Engl J Med 348:2007-2018，2003

心力衰竭的鉴别诊断有哪些？

劳累性呼吸困难可见于正常人、体弱者、有慢性肺部疾病、贫血和肥胖者。端坐呼吸也可以见于慢性肺疾病患者。水肿可出现在肾脏疾病、肝衰竭、营养不良、关节炎、外伤、静脉曲张或甲状腺功能障碍的患者。心衰的其他症状和体征多是特异性的，可以直接在临床上做出诊断。

▶ 治疗

如何治疗心力衰竭？

像对其他慢性病一样，首先要针对多种危险因素进行治疗。如戒烟、坚持活动和锻炼、饮食的调整包括每天钠盐的摄入不能超过3克，这一点对阻止疾病的进展至关重要。对心衰

的病人要限制其锻炼，仅允许日常活动如走路和慢跑，还要避免等张运动（举重）。如果患者心衰的病因已明确，就应针对原发病因进行治疗。如果病人有冠心病，可以实行介入性血管成形术以改善心肌功能。更严重的可能需要旁路移植手术。对于严重左心衰竭的病人，有必要安装辅助人工心脏。

药物治疗对长期慢性心衰和急性心衰同样适用（见框45-4）。

框 45-4 充血性心力衰竭的药物治疗

利尿剂：利尿剂常用于治疗液体潴留以减轻水肿和降低中心静脉压。袢利尿剂和安体舒通（一种保钾利尿剂）是最常用于治疗心衰的药物。有效治疗液体潴留应该详细记录每天的出入量和体重变化。RALES试验显示在标准治疗的基础上加用安体舒通可降低Ⅲ级和Ⅳ级左心衰病人的死亡率。这种作用被认为与拮抗醛固酮，降低肾素-血管紧张素－醛固酮系统活性有关。

ACE抑制剂：已证明这些药物对左室收缩性心衰和没有心衰的左室功能异常患者均有效。禁忌证包括高钾血症（$K^+ > 5.5mmol/L$）、妊娠、肾功能不全和低血压。已证明ACE抑制剂能降低心衰病人的死亡率。

β受体阻滞剂：由于β受体阻滞剂的负性肌力作用，心衰似乎是其禁忌证。使用β受体阻滞剂的机理是其可下调β肾上腺素受体，改善心功能。

在使用β受体阻滞剂的早期，患者会抱怨症状加重，但应嘱患者坚持应用使β受体下调。急性患者经治疗稳定后方可服用β受体阻滞剂。β受体阻滞剂的禁忌证包括支气管痉挛所致肺部疾病、有症状的心动过缓或心内传导阻滞。

地高辛：这种正性肌力药对改善左室收缩性心衰病人的心输出量很有效。它对死亡率无影响。

血管扩张剂：对于不能应用ACE抑制剂的病人，血管扩张剂有一定的益处。可以应用肼屈嗪和硝酸异山梨酯，但达不到和ACE抑制剂同样的效果。

治疗收缩功能异常性心衰的基石是ACE抑制剂和β受体阻滞剂。钙拮抗剂对治疗心脏收缩功能障碍无效，事实上还可以导致心输出量下降。

关 键 点

- 一定要查找引起心衰加重或首发充血性心衰的原发病及应激因素。明确并治疗这些急性应激因素能挽救病人的生命。
- 用 NYHA 和 ACC/AHA 标准对心衰的严重程度和预后进行分级。
- 用 Framingham 标准帮助诊断充血性心力衰竭。
- 所有充血性心力衰竭的患者均要使用ACE抑制剂（除非有禁忌证），已证明 ACE 抑制剂能延长病人的生命。
- 考虑使用螺内酯和 β 受体阻滞剂。
- 地高辛能减少充血性心力衰竭的发病率，但是不能降低死亡率。

病 例 45-1

患者男性，65岁。主因“精疲力尽感”2天来急诊室就诊。询问病史发现患者吸烟40年，每天1包；胆固醇始终异常并且有高血压病史。系统回顾发现病人轻度活动后即出现呼吸急促，并且夜间睡眠需要枕 2 ~ 3 个枕头。

A．鉴别诊断有哪些？

B．患者有哪些心衰的症状和体征？

病 例 45-2

患者女性，53 岁。主因“咳血”2 天前来就诊。进一步询问病史得知患者 1 周前曾有持续“几分钟”的发作性胸痛。既往有 2 型糖尿病史。生命体征均在正常范围。查体发现双肺满布湿啰音，可闻及 S_3。

A．要进行哪些实验室检查或影像学检查？

B．心衰最常见的病因是什么？

参考文献

Braunwald E, Fauci AS, Isselbacher KJ, et al.: Harrision's Principles of Internal Medicine. New York: McGraw-Hill, 2001.

Jessup M, Brozena S: Heart failure. N Engl J Med 348:2007-2018, 2003.

相关网站

eMedicine. *http://www.emedicine.com/EMERG/topic108.htm*

National Heart, Lung and Blood Institute. *http://www.nhlbi.nih.gov/health/public/heart/other/hrtfail.htm*

（张瑞志译　郑晓明校）

第 46 章　痴呆

什么是痴呆？

痴呆是一种渐进性智能减退的状态，它能够影响各种认知功能。但是依据定义，诊断痴呆必须要影响到患者的记忆（个别病例除外，如额颞痴呆）。典型痴呆患者认知功能逐渐丧失。痴呆导致高级皮层功能丧失的顺序与学习顺序相反。例如，儿童的学习顺序如下：行走、讲话、去厕所、形象思维、简单运算、抽象思维、复杂运算/解决处理问题。痴呆患者首先是丧失记忆、然后是解决复杂问题的能力，抽象思维等，依此类推。可用 DSM- Ⅳ痴呆的确诊标准对痴呆进行诊断。

▶ 病因学

痴呆的病因是什么？

重要的是强调痴呆是一个渐进的过程。事实上，95%的痴呆患者的病情是不可逆转的。阿尔茨海默病占痴呆患者的60% ~ 70%（称为阿尔茨海默性痴呆）。血管性痴呆占痴呆患者的20%，是构成痴呆的第二大原因。阿尔茨海默性和血管性痴呆的混合型也很常见。酒精性痴呆、亨廷顿痴呆、匹克病和帕金森病是不可逆性痴呆的主要类型。

遗憾的是，仅有5%的痴呆可以逆转，因此，逆转的原因显得非常重要。如能给予正确的诊断，则患者重要的认知功能就可被保留。

痴呆的可逆性病因有哪些？

痴呆的可逆性因素包括药物因素、抑郁（假痴呆）、甲状腺疾患、甲状旁腺疾患、维生素 B_{12} 缺乏、电解质紊乱、创伤（硬膜下的 / 硬膜外的）血肿，以及正常压力脑积水。

▶ 评估

在询问病史之前应注意哪些问题？

从痴呆的定义上讲，痴呆就是患者认知功能下降。但事实上，痴呆的病史很复杂。你必须依靠间接信息来源，最好是家庭成员或其他与患者日常接触的人。痴呆的患者通常知道他正在丧失记忆，且极力向医生显示他的智能没有问题。意识到自己的智能减退对每个患者都很可怕——很多人表示宁愿死也不愿意丧失记忆。患者通常为自己的缺陷寻找借口：例如，询问既往的总统情况来测试患者的长期记忆时，痴呆的患者常以不关心政治来掩饰他们的缺陷。

采集病史时应询问什么问题？

一定要询问两种最常见痴呆的危险因素：即阿尔茨海默性和血管性痴呆。对于阿尔茨海默性痴呆，危险因素包括：高龄，家庭遗传因素，唐氏综合征，女性。对于血管性痴呆，卒中的危险因素有：高血压、糖尿病、高脂血症、吸烟、男性。全面系统回顾可以帮助查找可逆性因素。询问患者和家人患者出现记忆衰退的具体事例等。询问日常生活行为，发现患者出现失认（不认识熟悉的物品）、失语（语言障碍）、失用（自主运动能力削弱）。有时性格的改变与痴呆相关。因为痴呆为渐进性疾病，所以询问近一段时间内症状是否加重非常重要。出现症状的时间也很重要。如果突然起病，很可能是其他疾病引起的痴呆或与痴呆相混淆。

体格检查

应该进行一次全面的神经系统检查以发现其他需要治疗的伴发疾病。此外应行全面的神经状态评估（MSE），抑郁和精神失常是痴呆常见的后遗症。可针对痴呆的可逆性病因进行体检。

应做哪些实验室或其他检查？

完整的有关痴呆的实验室检查包括全血细胞计数、电解质、肌酐、血钙、维生素 B_{12} 水平、促甲状腺激素、尿素氮。记住，对于痴呆的患者，很少（仅5%的患者）在上述与痴呆相关的检查中发现明显异常。但必须获取这些结果。切记最后的诊断来源于临床而不是实验室检查。

简易精神状态检查量表（MMSE）是常用的对认知功能进行定量并可发现智能低下的工具。MMSE满分为30分，若23分或更少提示痴呆。接诊怀疑有认知功能障碍的患者时，应进行MMSE检查以获取基线值。MMSE测量值的变化比一次测量的结果更有意义。用目前的MMSE结果与以前的进行比较是发现疾病进展的好方法。

医学文献提供了可靠的证据，即头颅CT或头颅MRI都是适用的检查项目。但有些内科医生认为除非患者有明显的神经系统症状和体征，有急性起病过程，或癫痫发作，否则不必行头颅CT和MRI检查。目前行头颅CT和MRI是为了除外正常压力脑积水，脑血管疾病和硬膜下血肿。

神经心理测试是另外一个检查认知功能的方法。它由一系列检查项目组成，需要由经过训练的神经心理学家来完成。这些检查有利于进一步定量评估患者的认知功能。由于费用高操作复杂，因此神经心理测试的应用呈下降趋势。

痴呆的鉴别诊断是什么？

可与痴呆相混淆的疾病不多。精神病或其他精神紊乱有时被误认为痴呆。所以要注意区分精神病的症状。很多痴呆患者表现出各种精神症状，但通常见于疾病的晚期。再次重申，掌握详细的病史和连续观察病人对于痴呆的诊断是必不可少的。

抑郁和痴呆有联系吗？

抑郁可表现为酷似痴呆，这种现象叫假性痴呆。与痴呆相比，假性痴呆倾向于：①起病快；②患者对问题缺乏兴趣（患者不是尝试回答而是遗漏问题，在测试中典型的回答是“我不知道”甚至拒绝回答）；③病人夸张自己的症状而不是隐瞒。对于假性痴呆最好的方法就是抗抑郁治疗以缓解痴呆症状。

如何区分谵妄和痴呆？

痴呆与谵妄的鉴别很重要，因为治疗方法不同。与痴呆相比，谵妄的典型症状是起病快，它与“日落”联系更紧密，即症状夜晚加重。意识障碍有加重-缓解的规律；有潜在的药物影响；病程较短。

▶ 治疗

治疗痴呆最好的药物是哪一种？

如果临床提示或怀疑有阿尔茨海默病，就应使用乙酰胆碱酯酶抑制剂。通常情况下，痴呆容易被漏诊。而且即使确诊的病人也未正确服用乙酰胆碱酯酶抑制剂进行药物治疗。常用的胆碱酯酶抑制剂有四种：他克林（箭毒拮抗剂）、加兰他敏（抗胆碱酯酶药）、donepezil、rivastigmine。这些药仅能改善患者的认知功能，其主要作用是减缓疾病的发展。大剂量维生素E的应用（1000IU每日2次）可以从某种程度上有效地减缓阿尔茨海默病的进展。正在接受抗凝的病人不主张应用维生素E。

痴呆的伴发病有哪些？如何治疗？

抑郁 正如前面所提及的，抑郁在痴呆患者中常见。副作用小的5-羟色胺再摄取抑制剂适用于抑郁症。

精神病症状 精神病症状最好用一些新的非经典型抗精神病药进行治疗。

漫游 对于患者和陪护人员来说这是一种令人不安的危险行为。适当锁好卧室门、家门、大门可能有一定益处。有时这种做法对于陪护者来说收效甚微，因而陪护者将患者转至专门的机构。抗精神病药物对于减少漫游无效。

内科并发症 痴呆患者年龄偏大，因此易并发内科疾患（尤其是心血管疾患）。对于内科疾病的治疗方法与非痴呆患者的治疗方法相同。

焦虑不安 用这个含糊的词汇来描述痴呆患者的不安，恐惧或愤怒。在最严重时，患者可表现出躯体暴力或极度沮丧。一些胆碱酯酶抑制剂是防止焦虑的一线药。苯二氮䓬类药并非良药，但适用于焦虑急性期。新的非经典型抗精神病药也常用于焦虑的治疗。

对于这种进展性疾病全科医生的作用是什么？

痴呆是一种慢性的无情的疾病，它给看护者带来了巨大的经济负担和心理压力。当他们看到自己所爱的人日渐加重的时候，巨大的负荷使他们易患抑郁和情感障碍性疾病。全科医生应帮助他们树立信心并与其沟通商量关于是否、什么时候和如何将患者转至专门机构进行看护。知道社区里有哪些专门的机构是很重要的。最后，大多数国家都反对老年人吸毒，如果怀疑吸毒，全科医生有责任向有关机构报告。

关 键 点

- 阿尔茨海默病是最常见的痴呆。
- 痴呆的可逆性因素虽不常见，但必须从痴呆的病因中进行查找。
- 所有阿尔茨海默病患者必须用胆碱酯酶抑制剂进行治疗。
- “看护者负担”是与痴呆有关的严重问题，应让患者家属了解。

病 例 46-1

患者男性，76岁。在女儿的陪同下来诊。女儿诉说其父最近不能理财。且认为这种现象很奇怪，因为其父是退休会计，以前理财毫无问题。患者能够自己吃饭和穿衣。体检正常。MMSE 检查结果 23。全血细胞计数、CMP、TSH 和维生素 B_{12} 水平均正常，头颅 CT 亦正常。

A. 这种情况最可能的病因是什么？

B. 收集病史时应询问哪些问题？

病 例 46-2

患者男性，76岁。由妻子陪伴来诊。主诉“如果不用手摸着他将忘记自己的头”。该症状已出现多年，自出现症状后病情相对稳定，但最近数月加重。既往有高血压病和 2 型糖尿病病史，有吸烟史。体检血压 146/90mmHg，其余检查均正常。CBC、CMP、TSH 和维生素 B_{12} 水平均正常，血糖 192mg/dl。

A. 这种情况最可能的病因是什么？

B. 下一步应该如何诊断 / 处理？

相关网站

Alzheimer's Association. *http://www.alz.org*

（袁建新译 元小冬校）

第 47 章　抑郁症和焦虑症

▶ 病因学

情感障碍的生物、心理、社会因素有哪些？

生物因素：大量资料显示，遗传因素在情感障碍发病中起重要作用。双生子研究显示，同卵双生子情感障碍的发病率达67%～76%，而异卵双生子的情感障碍发病率仅为19%。情感障碍家族史阳性是情感障碍的高危险因素。很多疾病与情感障碍有关（如心血管疾病、多发性硬化症、癌症、甲状腺功能障碍、AIDS、内分泌疾病）。

心理因素：持续承受巨大压力，消极对待生活，或产生悲观情绪的个体，很可能患情感障碍。这些个体发生认知扭曲，包括不现实的期望，对不良事件的过度泛化，困难或不良事件的个人化，对压力过度反应。在行为方面，持续承受巨大压力的个体，相信自己所做的一切均是徒劳的，因此，他们长期无所事事（习得性无助）。

社会因素：有影响的问题很多，包括婚姻情况差、离婚、儿童问题、经济困难。许多个体缺少社会资源（如友谊、家庭），或缺少有助于应对的缓冲作用（如精神性）。

抑郁症和焦虑症时，应查找哪些伴发情况？

酒精和药物滥用：很多人试图以应用酒精和药物来缓解他们的焦虑和抑郁症状，而且很多人因酒精和药物滥用而出现抑郁症和 / 或易激。

自杀企图和计划：抑郁症和焦虑症患者自杀率较高。评估患者的自杀危险时，应确定患者是否有：（1）死亡或自杀的想法；（2）自杀计划；（3）实施自杀计划的方法；（4）可签署安全合同。如果患者有自杀计划并且不能签署安全合同时，他或她必须住院治疗。

杀人的想法和计划：具有难以控制的愤怒和/或精神病症状的焦虑症和抑郁症常见。例如，因为抑郁症伴有精神病性症状，患产后抑郁症的年轻母亲可能伤害她们自己和/或她们的婴幼儿。如果患者有计划及实施办法，应考虑签署安全合同并向相应的安全部门报告。

物质滥用：很多物质滥用的个体承认患抑郁症和/或焦虑症，但如果不特殊询问，他们将隐瞒自己是物质滥用的牺牲品。在儿童期患焦虑症和/或抑郁症，而在成人期成为物质滥用者的现象也很常见。

最常见的焦虑症有哪些？

惊恐障碍，当惊恐障碍反复发作时（表现为呼吸短促、恐惧濒死和末日、心跳、出汗、胸痛、感觉异常、颤抖、恶心、怕失控)，诊断伴有或不伴有广场恐惧的惊恐发作。广场恐惧因害怕下一次惊恐发作，限制了患者离家的能力，不敢去不能立即逃离的场所。

急性应激障碍（ASD）和创伤后应激障碍（PTSD）以再现严重创伤体验为特点（如强奸、谋杀、交通事故)，伴有警觉性增高，进而试图回避创伤情景。鉴别 ASD 和 PTSD 的要点为症状持续时间：PTSD 患者症状持续时间在 1 个月以上。评估和治疗 ASD 很重要，因为早期干预治疗效果更佳。

特定的恐惧症是由特定的物体或情境引起的过度焦虑。常见恐惧症包括害怕动物或昆虫、自然环境（如高处、风暴、水)、静脉输液（以强烈的血管迷走神经反应为特征）或情境(如公交车、隧道、桥梁、电梯、飞机、驾驶)。社交恐惧症是由社交或工作场所引起的过度焦虑。

强迫症（OCD）以强迫观念（可引起焦虑，如手上有细菌）和强迫行为（行为的目的是减轻焦虑，如反复洗手）为特征。广泛性焦虑症（GAD）是指，至少在6个月的多数日子里持续存在过分担心和焦虑。

如何评估抑郁障碍患者？

记住首字母缩写 SIGECAPS 有助于提示严重抑郁症发作

的可能症状，患者必须具有五个或五个以上的症状，包括抑郁心境和/或快感缺乏。

S 睡眠障碍——早醒或睡眠浅
I 兴趣——对曾经喜欢的活动失去兴趣（快感缺乏）
G 负罪感——负罪或无价值感
E 精力——感觉疲劳或疲乏
C 注意力——注意力受损和/或犹豫不决
A 食欲——体重改变和/或正常饮食习惯改变
P 精神运动性障碍——精神运动性激越或迟缓
S 自杀观念——反复想死的念头、自杀观念、自杀企图

常见的抑郁症类型有哪些？

当患者有两次或以上重性抑郁发作，则诊为重性抑郁症。恶劣心境是至少持续两年的轻度抑郁障碍（即不符合重性抑郁症发作标准）。环性情感障碍至少在两年内有数次轻度抑郁和轻躁狂发作。季节性情感障碍、悲痛反应和适应障碍是分别由季节变换、亲人去世和生活处境明显改变（如离婚）所引起的抑郁障碍。

双相障碍Ⅰ型，患者有一次或以上躁狂发作，通常伴有重性抑郁症发作。躁狂发作必须至少有下述症状中的三项：

1．自我评价过高或夸大
2．睡眠需要减少
3．较日常话多或滔滔不绝
4．思维奔逸或自觉言语与思维赛跑
5．注意力不集中
6．目的活动增多（社交、工作和性活动），精神运动性兴奋
7．过多地从事有潜在痛苦后果的快乐活动（如挥霍、冒险、性行为轻率）

双相障碍Ⅱ型，患者有一次或以上的重性抑郁症发作，至少有一次轻躁狂发作。轻躁狂的诊断标准与躁狂发作相同，只是轻躁狂社会功能和职业功能无明显损害，不需要住院，见图

47-1。

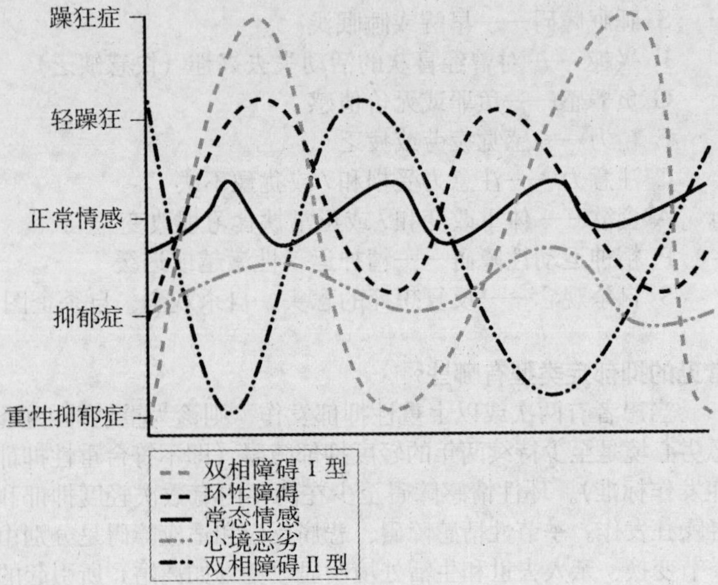

图 47-1 相对常态情感抑郁障碍程度

▶ 治疗

治疗重性抑郁症的最佳药物有哪些？

抗抑郁剂的选择应考虑其安全性、耐受性、有效性、方便和经济。5-羟色胺再摄取抑制剂（SSRIs）已成为公认的最常用的一线抗抑郁药（表47-1），这些药物镇静作用、抗胆碱能作用、心血管副作用较小，对于老年人和躯体疾病患者更为安全，小剂量每天服用一次。SSRIs 也用于治疗其他精神障碍，如常与抑郁症状并存的焦虑障碍。

抗抑郁药使用的时间问题

一旦开始了适当的抗抑郁药治疗，就要向患者宣教药物起效和副反应方面的知识。这种教育有助于解决对抗抑郁药治疗

表 47-1　常用抗抑郁药一览表

药物	优点	缺点	注释
SSRIs 西酞普兰（氰酞氟苯胺） 氟西汀（百忧解） 帕罗西汀（塞乐特） 舍曲林（左洛复）	● 过量相对安全 ● 普遍耐受性高 ● 对重性抑郁发作和焦虑障碍有效 ● 对经前紧张综合征有效 ● 对内科疾病、老年、心肌梗死后或冠心病患者安全 ● 对孕妇安全 ● 哺乳安全：左洛复和赛乐特	● 胃肠不适 ● 中枢神经系统兴奋 ● 性功能障碍 ● 5- 羟色胺撤退综合征：赛乐特（缓慢减弱） ● 5- 羟色胺综合征 ● 药物相互作用：百忧解和赛乐特 ● 费用高（百忧解除外）	● 百忧解：多见兴奋；赛乐特：多见镇静 ● 为重性抑郁症和焦虑症的一线药物 ● 治疗初期，小剂量开始，以减轻胃肠不适和中枢神经系统兴奋性 ● 焦虑障碍患者以 1/2 抗抑郁症剂量起始
丁氨苯西酮	● 体重正常或减少 ● 无减低性功能作用 ● 用于 SSRIs 所致性功能障碍 ● 用于戒烟	● 过量诱发癫痫 ● 中枢兴奋：焦虑、失眠、震颤、恶心、头痛 ● 费用高	● 禁用于癫痫、脑外伤或神经性贪食症者 ● 禁用于激越和失眠者
咪氮平（瑞美隆）	● 过量相对安全 ● 用于轻度焦虑、失眠症、恶心和性功能障碍者 ● 镇静作用强，用于失眠症 ● 增加食欲，对老年人有效 ● 一般应用	● 镇静效果强 ● 体重增加 ● 血脂升高 ● 罕见的粒细胞缺乏症	● 用于老年人 ● 用于焦虑症、激越和失眠者

表 47-1 常用抗抑郁药一览表（续）

药物	优点	缺点	注释
奈法唑酮	● 过量相对安全 ● 无明显性功能障碍 ● 常用于减轻焦虑症状	● 每日两次逐渐加量 ● 药物相互作用 ● FDA 黑框警告：肝毒性 ● 费用高	● 二线或三线用药 ● 用于焦虑症、激越、睡眠障碍、失眠症、性功能障碍
文拉法辛	● 过量相对安全 ● 双机制药物：低剂量产生 5-HT 再摄取抑制作用；高剂量产生 NE 再摄取抑制作用 ● 比单一机制抗抑郁疗效好 ● 对广泛焦虑症有效	● 大剂量血压升高 ● 胃肠不适 ● 中枢神经系统兴奋 ● 性功能障碍 ● 费用高	● 用于严重抑郁症 ● 用于 SSRIs 无效或对其他抗抑郁药有抵抗者 ● 大剂量时需观察血压 ● 用于治疗更年期症状
三环类抗抑郁剂	● 疗效确切 ● 镇静作用用于失眠症 ● 对慢性疼痛综合征和神经系统疾病有效 ● 预防偏头痛	● 大剂量易致肥胖 ● 中断治疗率高 ● 镇静、静态平衡性差、抗胆碱能作用、体重增加 ● 需逐渐增加剂量 ● 需要血浆药物浓度监测 ● 依从率低	● 非一线用药 ● 多用于疼痛和偏头痛 ● 小剂量用于失眠症治疗 ● 禁用于躯体疾病、心肌梗死（MI）后和老年人

丁螺环酮	● 对广泛性焦虑症有效 ● 无镇静作用 ● 无认知功能和精神运动性损害 ● 无滥用和依赖危险	● 起效慢 ● 对其他类型焦虑障碍无效	
苯二氮䓬类 阿普唑仑（佳乐定） 氯硝西泮 劳拉西泮（氯羟安定）	● 快速缓解焦虑障碍	● 镇静作用 ● 滥用和依赖危险 ● 认知功能和精神运动性损害	● 建议短程小剂量应用

AD：焦虑障碍　CHD：冠心病　MDE：重性抑郁发作　MI：心肌梗死　PMDD：经前紧张综合征

高的非依从率的问题。研究显示抗抑郁药治疗前一周无统计学意义的疗效，而且在4～6周治疗期间也无明显的抗抑郁效果。所以，在未产生明显疗效前，患者常必须等待。

治疗时间要足够以缓解抑郁症症状（6～8周）和预防抑郁症复发（6～12个月）。所以抑郁症患者需要治疗6～12个月后再评估进一步治疗的需要。长期维持治疗（2年到终身）适合于三次或更多次重性抑郁发作者。

有抑郁症治疗抵抗吗？

绝大多数抑郁症治疗抵抗是由不合理治疗引起的。常见因素包括剂量不够、时间短未起效和依从性差。抗抑郁药的不耐受是抗抑郁药治疗中断的主要原因之一。绝大多数副作用是暂时的，通过减少用药剂量或与其拮抗药物合用可减轻副作用。提高疗效的对策包括：（1）增加药物剂量；（2）换用其他不同种类的SSRIs药物，或双重机制药物；（3）合用其他药物以增强抗抑郁效果。

抗抑郁药在妊娠期或哺乳期能使用吗？

研究表明，妊娠期间应用SSRIs类药物与对照组比较，不增加严重畸形、流产、死胎、早产危险。但应注意在妊娠前三个月尽可能不用药物治疗，在其他妊娠期内应首选SSRIs类抗抑郁剂。至于哺乳期，应用SSRIs（舍曲林、赛乐特）和三环类抗抑郁剂（TCAS：阿米替林、去甲替林、去甲丙咪嗪、氯丙咪嗪）未发现对婴儿有不良影响。

治疗焦虑症的最佳药物有哪些？

已确定焦虑症是一种慢性疾病，需长程维持治疗。具有5-羟色胺或去甲肾上腺素作用特点的抗抑郁药如SSRIs、文拉法辛、米氮平、奈法唑酮和TCAs也有抗焦虑作用。而且SSRIs类药物除氟西汀（百忧解）外，被认为是治疗各种类型焦虑症的首选药物。舍曲林（左洛复）和帕罗西汀（赛乐特）是研究最多的药物。百忧解是最具兴奋和激活作用的SSRIs，丁氨苯西酮是一种具有大部分多巴胺活性的药物，二者不是AD的理想治疗药物。丁螺环酮是与以上药物作用机制不同的抗焦虑药物，仅适用于广泛性焦虑症。

由于潜在的躯体依赖和成瘾，不提倡长期应用苯二氮䓬类药物治疗焦虑。在抗焦虑药未充分显效或未生效时，它们可以短期应用或在抗焦虑药维持治疗初始作为基础治疗。

治疗双相障碍的最佳药物是什么？

双相障碍的药物治疗包括情感稳定剂和辅助剂。锂盐和丙戊酸盐被认为是双相障碍治疗的一线药物。锂盐最常用于具有典型躁狂者，且曾对锂盐反应好、非快速环性障碍、无神经系统损害、无精神病性症状、无物质滥用史者。相比较而言，丙戊酸盐最常用于具有混合型或快速环型障碍者，有神经系统损害、有物质滥用史者或分裂情感障碍双相型者。丙戊酸盐也可替代锂盐治疗典型躁狂。其他抗惊厥药物，如卡巴咪嗪（痛痉宁）、拉莫三嗪、加巴喷叮、托吡酯（妥泰）对双相障碍也有效。

辅助药物主要用于治疗急性躁狂，因为其起效快，常用非典型抗精神病药物（如奥氮平）。这些药物也可能具有情感稳定作用，尤其适用于具有精神病性症状或攻击性行为的躁狂症。苯二氮䓬类药物（如劳拉西泮）也有助于激越的初期治疗和在情感稳定剂达到治疗量前减轻患者的症状。

对抑郁症和焦虑症患者哪些社会心理干预最好？

认知、行为和人际关系治疗对抑郁症和焦虑症有效，最近研究也充分证明，婚姻和家庭治疗有效。对于因婚姻不美满而发病或以前有类似发作的患者，婚姻治疗尤为有效。家庭治疗适合于有症状的儿童和青少年。对于适应障碍和其它一些疾病（如单纯恐惧症），心理治疗完全有效，或者是惟一有效方法。

研究和治疗指南均鼓励单独应用心理治疗或与药物治疗相结合。关注健康政策和研究机构（AHCPR）、退伍军人健康防治管理部门（VHA-DOD）和美国精神病学会建议中度到重度的抑郁症应综合治疗，轻度抑郁症可单独心理治疗。应对病人的病情和治疗效果观察8周，如果病人病情无改善应更改治疗方案。其它干预方法包括，鼓励患者和家庭成员增加社会支持，使睡眠规律正常化，执行锻炼计划，减少或消除咖啡、酒精与药物等刺激，制定有效地解决、应对及放松的策略。

关键点

- ► 抑郁症是一种流行性疾病，要求在基层卫生机构进行全面筛查。
- ► 抑郁症和焦虑症常合并存在，并常常合并其他社会心理问题（如物质滥用）。
- ► 目前对抑郁症和焦虑症的治疗建议是心理治疗和药物治疗相结合。
- ► 建议及时随访，直到病情缓解。

病例 47-1

患者女性，27岁。主因担心患性传播疾病来诊。当问及性行为时她称自己是“上帝送给男人的礼物”，昨日曾与4个男人交往。她咀嚼口香糖并吹着气泡，微笑着与医生谈话。医生问及是否总是如此愉快时，她回答说“不是！这种感觉常瞬间即逝，尔后则无精打采，深感自责，几乎难以起床。”

A．为确定这位女士患什么病，你还需要什么信息？你如何区别双相障碍Ⅰ型与双相障碍Ⅱ型？为获得这些信息需要问哪些问题？

B．应考虑到哪些合并症？

C．若这位女士回答了全部问题，证明其符合双相障碍Ⅰ型标准，你将如何制定治疗计划？

病 例 47-2

患者男性，47 岁。诉说睡眠困难，有恐怖性梦魇，反复回忆 6 周前经历的交通事故。他否认自杀想法，希望你给出建议，帮助解决神经质问题。

A．患者最可能的诊断是什么？

B．急性应激障碍与创伤后应激障碍有何区别？

C．最合适的治疗是什么？

参考文献

Keller MB, McCullough JP, Klein DN, et al.: A comparison of nefazodone, the cognitive behavioral-analysis system of psychotherapy, and their combination for the treatment of chronic depression. N Engl J Med 342(20):1462-1470, 2000.

Papolos D, Papolos J: Overcoming Depression: The Definitive Resource for Patients and Families Who Live with Depression and Manic-Depression. New York: Harper Collins, 1997.

相关网站

Anxiety Disorders Association of America. *http://www.adaa.org*

Depression and Bipolar Alliance. *http://www.dbsalliance.org*

（马文有译　张　本校）

第48章 糖尿病

什么是糖尿病？

糖尿病是一种葡萄糖代谢异常导致血糖增高的疾病，高血糖由胰岛素分泌不足和（或）胰岛素抵抗伴胰岛素分泌不足引起。据报道美国糖尿病患者超过1300万，但这一数字并不包括另外30%或更多未诊治的糖尿病患者。糖尿病的危险主要源于与其相关的血管病变。这些血管病变是视网膜病变和失明、终末期肾病、周围和自主神经病变以及下肢截肢的主要原因。此外，这些疾病还可导致脑卒中和心血管疾病。

糖尿病如何分类？

以前，糖尿病按照发病年龄分类：如果发病年龄在十几岁或更小，则最有可能为青少年发病型糖尿病（现在的1型糖尿病）；若发病年龄较大，则归为成年型糖尿病（现在的2型糖尿病）。但随着肥胖的日益流行，青少年也可患2型糖尿病。同样，年龄较大的成年患者也可表现为新发1型糖尿病和糖尿病酮症酸中毒（DKA）。

▶ 病因学

什么是1型糖尿病？

1型糖尿病是由于胰岛B细胞破坏，胰岛素分泌绝对不足所致。胰岛B细胞分泌胰岛素。90%患者B细胞受自身免疫破坏，由于胰岛不能分泌胰岛素，1型糖尿病患者必须依赖于外源胰岛素。1型糖尿病患者需要每天使用外源胰岛素预防严重的高血糖和糖尿病酮症酸中毒，因此被称为胰岛素依赖型糖尿病。

什么是 2 型糖尿病？

2型糖尿病患者的外周组织对胰岛素不敏感，或当血糖升高时，胰岛B细胞不能分泌足够的胰岛素。大多数2型糖尿病患者仍有分泌内源性胰岛素的能力，因此，使用外源胰岛素的患者不会因停用胰岛素而发生DKA，2型糖尿病又被称为“胰岛素需要型”而非“胰岛素依赖型”糖尿病。90%的糖尿病患者属于2型糖尿病。妊娠期糖尿病（GDM）定义为妊娠期间血糖增高，通常在分娩后血糖可恢复正常。其他类型的糖尿病并不常见，主要由胰岛B细胞功能遗传性缺陷、胰岛素作用遗传性缺陷、药物或化学品所致的胰腺外分泌疾病引起。

▶ 评估

如何诊断糖尿病？

糖尿病诊断和分类专家委员会制定了糖尿病的诊断标准(见表48-1)。测量空腹血糖（FPG）由于价格低廉、易于操作而成为诊断和筛查的首选。75g口服葡萄糖耐量试验（OGTT）

表 48-1　糖尿病和糖耐量异常的诊断标准

	分类			
检查项目	正常	空腹血糖受损	糖耐量异常*	糖尿病†
空腹血糖(FPG)	< 100 mg/dl	100~125 mg/dl	—	≥ 126 mg/dl
OGTT(75g) 2 小时血糖	< 140mg/dl	—	140~199mg/dl	≥ 200mg/dl
随机血糖且伴有糖尿病症状†				≥ 200mg/dl

PG= 血浆葡萄糖，OGTT= 口服葡萄糖耐量试验

* 由 75g OGTT 2h PG 决定。

† 若无糖尿病（DM）症状，应在非同一天重复测量血糖值满足该标准；DM 的症状包括多尿，烦渴及难以解释的体重减轻。

经允许，摘自美国糖尿病学会。From Diabetes Care, Vol.27. Copyright © 2003 ADA.

的2小时血糖较FPG更敏感、更特异，但价格昂贵，且不易反复测量，因此不推荐OGTT作为常规检查。当患者空腹血糖调节受损（IFG）或FPG正常但仍怀疑糖尿病时，可进一步检查OGTT。IFG患者的FPG介于正常和糖尿病诊断标准之间。若患者随机血糖（一天内任意时间）≥200mg/dl，且伴有典型的多尿、烦渴多饮及难以解释的体重减轻，就可以诊断为糖尿病。糖化血红蛋白（HbA_{1C}）不应用于诊断糖尿病。

在诊断糖尿病时，有哪些重要的病史和体检结果？

一旦怀疑2型糖尿病，应重点询问患者的一般情况，包括难以解释的体重减轻、疲劳或日益加重的烦渴；复发性或顽固性感染，包括阴道念珠菌感染或糜烂；皮肤破损延迟愈合或感染；近期视力变化或视物模糊；多尿；双侧手足麻木、针刺感或灼热感。虽然并非所有2型糖尿病患者均超重，但大多数患者均如此并伴有胸、腹、颈、面部脂肪分布增加。体格检查应包括寻找长期隐匿性2型糖尿病所致的神经和心血管并发症的证据。如果2型糖尿病患者有急症表现，尤其是老年人，还可以出现精神错乱、脱水和低血压。

1型糖尿病患者的典型临床表现较2型糖尿病更迅速，症状快速出现，包括体重减轻、乏力或疲劳、多尿、烦渴多饮（因口渴而多饮）、多食（频繁进食）、视物模糊、感觉异常、夜尿增多。体检常可发现患者的皮下脂肪减少和肌肉萎缩，后者是由于氨基酸转换成葡萄糖和酮体所继发的肌肉消耗所致。还可出现直立性低血压和脱水征。在起病阶段胰岛素绝对缺乏越快，上述症状体征出现得越急。若发生酮症酸中毒，通常会出现食欲减退、恶心、呕吐。根据高渗的程度，患者意识障碍可以表现为警觉甚至昏迷，呼气中还可有烂苹果味（丙酮）。

应对哪些人进行常规筛查？

大多数情况下，2型糖尿病初期多无症状，直到出现并发症才确诊为糖尿病。目前尚无证据支持对无症状患者进行筛查，但对于糖尿病的高危患者，可经临床判定筛查。对于未孕成年人，当BMI大于25且伴有以下危险因素时，应考虑用FPG进行筛查：年龄大于45岁；体力活动少；一级亲属中有糖尿病患者；高危种族的成员，如美洲土著人、拉丁美洲人，非洲裔美国人、亚裔美国人、太平洋半岛居民；曾分娩体重超过9磅婴儿的女性；高血压；高密度脂蛋白胆固醇（HDL-C）水平低于35mg/dl且甘油三酯（TG）水平高于250mg/dl；多囊卵巢综合征（PCOS）；曾有糖耐量异常（IGT）或IFG；有血管病病史。

美国糖尿病协会（ADA）建议在首次产前检查时对高危孕妇进行筛查，高危因素包括明显肥胖、尿糖、有GDM史或有典型糖尿病家族史。对于非同日所测空腹血糖≥126mg/dl或随机血糖≥200mg/dl的患者，即使不伴有多尿、多食及无法解释的体重减轻，也可考虑诊断糖尿病。首次筛查未发现GDM的中危或高危孕妇，应该在妊娠24～28周期间复查。复查时可做100g OGTT试验；也可做50g OGTT试验，筛查出OGTT 1h血糖≥140mg/dl的孕妇，进一步做100g OGTT试验。100g OGTT的诊断标准如下：空腹血糖≥95mg/dl；1小时血糖≥180mg/dl；2小时血糖≥155mg/dl；3小时血糖≥140mg/dl。确诊GDM必须符合上述2条或2条以上标准。对于低危孕妇(年龄小于25岁、孕前体重正常、尚未发现一级亲属患有糖尿病、无糖耐量异常病史、非高危种族、正常产科分娩病史）则无需进行筛查。

儿童伴有以下危险因素，应从10岁开始筛查，只要危险因素存在，应每2年检查一次空腹血糖。

■ BMI超过同年龄、同性别人群的第85百分位数

■ 按身高计算所得体重超过第85百分位数，或体重超过按身高计算所得理想体重的120%

加上以下任两种危险因素：

■ 在一级或二级亲属中，有2型糖尿病患者的家族史

■ 属于前面提到的高危种族人群

■ 有与胰岛素抵抗相关的症状和疾病（高血压、血脂异常、PCOS、黑棘皮病）

一旦确诊为糖尿病，初始评估应包括哪些内容？

初始评估应将糖尿病分为1型或2型，询问并检查患者有无糖尿病并发症。

- 现病史：糖尿病的症状；诊断检查的结果
- 既往史：高血压，血脂异常，可影响血糖水平的药物
- 社会史：体育锻炼情况；饮食构成；是否存在影响治疗的因素，如生活方式、经济、文化、教育情况、吸烟、饮酒以及是否服用违禁药物
- 家族史：糖尿病以及动脉粥样硬化的家族史
- 系统回顾：既往或现有的皮肤、足部、牙齿及泌尿生殖系统感染；与糖尿病相关的靶器官病变的症状，包括：眼、心血管、神经、肾、泌尿生殖系统、脑血管以及足部并发症；生殖和性生活史

确诊后，应如何进行体格检查？

体格检查应注重以下几个方面：身高和体重；血压，包括立位血压；眼（白内障、视网膜病变）；口腔；甲状腺；心脏；腹部（肝肿大）；周围血管搏动；双足（溃疡、感染或感觉缺失，后者可用单丝测试）；皮肤；神经系统体征（震颤觉、痛觉、温度觉减退，踝反射消失）。同时寻找引起继发性糖尿病的体征（如血色素沉积症、库欣病以及胰腺疾病）。

应进行哪些实验室检查？

首先应检查：HbA_{1C}；空腹血脂全项（包括CHO、HDL-C、LDL-C和TG）；筛查尿微量白蛋白（针对病程大于5年的1型糖尿病患者和所有2型糖尿病患者）；血尿素氮和肌酐；所有1型糖尿病患者和有临床指征的2型糖尿病患者均应检测促甲状腺激素（TSH）；对有临床指征者，进行EKG检查；尿液检查包括酮体、蛋白、沉渣以及感染情况。

▶ 治疗

治疗目标有哪些？

几项临床试验（包括糖尿病控制和并发症试验DCCT，英国糖尿病前瞻性研究 UKPDS）结果表明，控制血糖可以推迟并延缓糖尿病微血管病变以及神经系统并发症的发生发展。自我监测血糖可用于观察血糖控制情况，其监测的频率由疾病的总体稳定状态、患者的意愿以及HbA_{1C}结果决定。糖尿病及其并发症的控制标准为：餐前血糖为 90 ～ 130mg/dl；餐后血糖 ＜180mg/dl；HbA_{1C} ＜ 7%；CHO ＜ 200mg/dl；HDL ＞ 40mg/dl；LDL ＜ 100mg/dl；TG ＜ 150mg/dl；血压＜ 130/80mmHg，伴有肾功能不全的患者血压＜120/75mmHg；同时应戒烟，并预防糖尿病视网膜病变、蛋白尿、足部皮肤和组织的损伤。

治疗糖尿病应采取哪些步骤？

治疗糖尿病需要团队协作，即患者及其家属、内科医生及其它专业医务人员（包括糖尿病宣教工作者、眼科医生及足病医生）。在该团队指导下，患者自己管理糖尿病和可能无法控制的并发症。超重的成年糖尿病患者应首先强调限制热量摄入及加强体育锻炼；对于非肥胖者，则需要降低饮食中碳水化合物的比例，但不必改变总热量。体育锻炼对后者也同样重要。若经饮食治疗和体育锻炼后，患者的HbA_{1C}下降不明显，应开始药物治疗。

治疗糖尿病的药物有哪些？

治疗2型糖尿病的口服药主要有三类：影响葡萄糖吸收的药物（阿卡波糖）；刺激胰岛素分泌的药物（磺酰脲类）；改变胰岛素作用的药物（二甲双胍和噻唑烷二酮类）。

阿卡波糖可延缓碳水化合物的消化从而降低餐后血糖峰值。未经消化的碳水化合物到达小肠下段可以引起腹胀，该副作用可阻碍糖尿病患者摄入过量的碳水化合物，但许多患者也因此停用此药。另一个常见副作用为低血糖症，因此老年人及伴有心脏病的患者应慎用。

二甲双胍适用于肥胖的或服用最大剂量磺酰脲类仍无反应的2型糖尿病患者。它可改善空腹血糖、餐后血糖峰值及高甘油三酯血症，但不会出现类似其他降糖药的体重增加和低血糖的副作用。伴有肝、肾或心肺功能不全、酒精中毒的患者禁用此药。噻唑烷二酮类可以增强外周组织对胰岛素的敏感性，单药治疗有效，但通常也与二甲双胍类或胰岛素合用。常见的副作用为体重增加和水肿，用药期间需要监测肝功能。

胰岛素治疗适应证：所有1型糖尿病患者；饮食控制、体育锻炼、口服降糖药物治疗失败者（$HbA_{1C} \geqslant 8$）；妊娠糖尿病经饮食治疗失败者。胰岛素治疗期间应每日监测血糖。根据胰岛素起效时间、峰值作用时间以及药效持续时间，选择不同类型的胰岛素。2型糖尿病患者开始常常只在晚间或睡前注射一次长效胰岛素（如NPH，中性鱼精蛋白锌胰岛素0.1～0.2U/kg或甘精胰岛素 10U）。如果初始的夜间剂量不能使血糖达标，长效胰岛素应加量或给予餐前短效胰岛素（常规胰岛素或赖脯胰岛素）。有些胰岛素为长效和短效胰岛素的混合制剂，如70%NPH 和 30% 常规胰岛素的混合制剂。这种合用使胰岛素给药更容易，但调整其中每一种成分的剂量却变得更加困难。自我监测的血糖值可用于调整胰岛素剂量并有助于预防低血糖的发生。2型糖尿病患者开始使用胰岛素治疗后，通常还需继续服用 1～2 种口服降糖药（有关 1 型和 2 型糖尿病胰岛素治疗的更多具体信息可以在本章结尾的 DeWitt 参考文献中获取）。

如何对糖尿病患者进行随访？

当已确诊的糖尿病患者来访时，应对以下情况进行评估：患者对自身糖尿病情况的了解，通过饮食、锻炼和/或药物控制血糖的情况；危险因素的存在及控制情况，包括高血压、血脂异常；对药物的依从性以及患者服药过程中出现的任何问题；任何靶器官损害的体征。每次随访均应检查患者的足部情况。何时进行实验室检查取决于糖尿病的总体控制情况、并发症的存在情况以及是否需要筛查用药后的副作用。HbA_{1C}反映了前 8 ~ 12 周的血糖状态；HbA_{1C}超过正常上限 2% 时，至少每 3 ~ 4 个月复查一次，在正常范围内者每 6 个月复查一次。每 3 ~ 4 个月检查一次血脂，直至血脂达标，之后每年检查一次。每年检查一次尿微量白蛋白，若阳性，每次随访应复查。每年进行一次扩瞳的眼部检查。按建议，每年接种流感和肺炎球菌疫苗。视具体情况口服阿司匹林治疗。

什么时候患者需要住院治疗？

糖尿病患者住院治疗的两个最主要原因为：糖尿病性酮症酸中毒（DKA）以及高渗性昏迷。除了本章前述的典型症状外，确诊 DKA 的标准为：血糖＞ 250mg/dl；代谢性酸中毒，血浆pH值＜7.3，血浆碳酸氢盐浓度＜15mEq/L；血浆酮体阳性。高血糖性高渗昏迷常见于 2 型糖尿病，但较 DKA 少见。其特点为高血糖不伴有酮体。其它诊断标准包括：血糖＞600mg/dl；血浆渗透压＞310mOsm/kg；不伴酸中毒，血浆pH值＞ 7.3，血浆碳酸氢盐浓度＞ 15mEq/L，阴离子间隙正常(14mEq/L)。

关键点

- 糖尿病分型不能简单地以患者的年龄为依据。
- HbA_{1C}对于监测血糖控制情况非常重要，但不能用于糖尿病筛查。
- 为了预防急性并发症，减少慢性并发症，糖尿病患者需要连续用药并对患者本人及其家属进行宣教。
- 不应认为胰岛素治疗是糖尿病治疗的最后手段。

病例 48-1

患者女性，54岁。非洲裔美国人，肥胖体形，病史为反复发作的念珠菌性阴道炎。系统回顾泌尿生殖系无异常，但有多尿。此外，患者无典型的烦渴多饮或无法解释的体重减轻症状。该患者被疑为糖尿病。

A．什么检查可以确诊 2 型糖尿病？

B．一旦确诊为糖尿病，应进一步收集哪些病史？

C．一旦确诊为糖尿病，应着重进行哪些有针对性的体格检查？

D．对于新诊断的 2 型糖尿病患者，应该进行哪些基本的实验室检查？

E．对于该患者，治疗的第一步是什么？

病例 48-2

患者男性，68 岁。2 型糖尿病随访。连续 4 个月服用最大推荐剂量的二甲双胍和罗格列酮。患者强调，自从妻子 6 个月前去世后，自己不能坚持糖尿病饮食，也不愿散步和锻炼。血压 140/88mmHg，上次血压为 135/82mmHg。体格检查未见异常。

A．为帮助该患者继续控制糖尿病，需采取哪些非药物干预措施？

B．对于该患者的常规糖尿病随访，应进行哪些项目的血液检查？

C．哪些药物可用于控制该患者的血压？如果检查时发现尿微量白蛋白，应如何调整降压治疗？

D．如果决定对其进行胰岛素治疗，应如何调整治疗方案？

参考文献

American Diabetes Association: Standard of medical care in diabetes. Diabetes Care 27 Suppl 1:S15-S35, 2004.

DeWitt DE: Outpatient insulin therapy in type 1 and type 2 diabetes mellitus. JAMA 289:2254-2264, 2003.

Masharani U, Karam J: Diabetes mellitus and hypoglycemia. In Tierney L (ed): Current Medical Diagnosis and Treatment, 42nd ed. New York: McGraw Hill, 2003, pp 1152-1192.

相关网站

American Diabetes Association (Clinical Practice Guidelines). *http://www.diabetes.org*

U.S. Department of Health and Human Services, Agency for Healthcare Research and Quality. *http://www.preventiveservices.ahrq.gov*

（周　永译　赵莉莉校）

第49章 家庭纠纷/家庭问题

什么是“家庭不和”？

正常家庭，必须具备的条件：(1) 家庭成员之间必须存在亲密的情感；(2) 夫妻双方对性生活的满足；(3) 能够生育、哺育、养育子女并使其长大成人；(4) 由一个经济单元为家庭成员们提供物质生活资料（如房屋、食物、服装）；(5) 促进自主性意识以使每个成员可以独立；(6) 激励每个成员形成一种被社会认可的荣辱观和价值观念。

引起问题家庭的原因有哪些？

问题家庭可能源于染上恶习和/或父母未树立良好的榜样，也可能来源于生活中的压力超出了家庭的承受能力，这些压力可能源于家庭正常的养育义务，也（或者）可能来源于外部的意外危机。一些家庭比另外一些家庭能够更好地处理这些危机，因为他们之间的动态关系能够帮助他们更好地适应这些变化。

什么是家庭系统？

系统是指有关的单位构成及其相互影响相互作用的状态。系统必须被理解为是一个整体，这个整体既大于结构单位又不同于结构单位。例如，心肺系统包括彼此分开相互独立的两个器官，但这个系统中的某一器官出现病变都会侵袭这个系统的其他器官。同样，直接治疗某一器官对其他器官既可以起到积极的作用，也可以起到消极的作用。家庭系统也包括彼此分开相互独立的个体（每个家庭成员都有惟一的个性特征）他们都有各自的作用、责任并且相互联系。这个家庭的特征不仅超出了而且是不同于每个成员特征的简单累加。任何一个成员的活动都能波及影响其他人。

家庭系统是如何运转的?

德荷特和巴德提出了家庭系统运转的五个主要方面。

1. 家庭作为一个整体不仅仅是每个成员的集合(是最早被讨论的)。

2. 家庭成员之间存在着重复、相互作用的模式(有时叫惯例)。这些模式指导成员们的行为并常常使之变为程序,这些模式指导着家庭每天的生活,使之具有规律性和稳定性。一些惯例或许是令人生厌的,像“打断两个人的谈话在一些时候是可以的”,“酗酒的配偶总是在为他/她未能履行责任而期望得到原谅”,还有如“在家庭中引起注意的惟一方式是生病”。

3. 家庭成员的健康状况对这个家庭有一定的影响作用,作为一种保持家庭和谐性和规律的重要因素会使家庭变得紧密。一名 1 型糖尿病患儿的不稳定病情可能维持不稳定的婚姻,或者说这对父母的婚姻可能是以患儿和夫妻互助为基础的。反复发作的心理和精神疾病以及不当治疗的后果能够提示隐藏在病人症状后面的家庭问题。

4. 具有转变能力是一个家庭系统正常的标志,随着家庭周期的变化,不可避免地要面对家庭危机,因此变化不断地对家庭提出挑战。健康家庭可以改善他们各自的习惯、职责以及彼此之间的关系来帮助他们适应环境的变化。

5. 家庭成员共同分担遇到的困难,家庭成员常同时行动或互助,尤其在面对困难问题时。在帮助一个家庭时,医生所想和所做的都来源于系统的观点,即假设每个家庭成员均愿意为家庭所面临的困难承担一定的责任。

如何识别和睦家庭?

和睦家庭具有一些常见的特征,彼此相互独立的成员间存在着亲密的、感情深厚的、忠诚的、稳定和谐的关系。家庭成员也要平衡好自己单独的时间和留在家里陪亲人的时间,并且他们既是相互独立的又是家庭中的一员。家庭成员中互相尊重彼此的观点、选择和看法并认可个人和大家共同做出的决定。平时留意子女的感受和想法,他们能够自我约束并且具有极为出色的自我管理能力、控制力，当家庭成员发生矛盾时，他们能够很快地化解它。

家庭中的每个家长均享有平等的决定权，都是这个家庭的领导者。家庭内部的分工是明确的，并且家庭的每个成员都有私人的空间和时间。家庭中每个成员的职责是相对固定的，但有时也经常与其他成员合作，家庭成员的职责一定是要被大家所认可的并且是可行、公正的和固定的，但也要有相对灵活性。同样，纪律是可行的或者是经过民主协商达成的结果，并且还具有一定程度的宽松性。健康家庭对外部环境是敞开的，他们在关注家庭的同时，也从事社会活动——学校、教堂、社会团体、政府部门、慈善机构等。

在健康家庭中，随着子女的成熟，家庭的紧密关系更为平等，子女承担起照顾父母的责任。

家庭中的沟通是感情交流，家庭成员间互诉衷肠，他们自由地谈论各自的信念和彼此之间的关系。无事不谈、措辞通俗易懂并附以恰当的肢体语言。

家庭成员间很少用不适当的方式进行交谈，即使有也及时转移话题，不使用负性的肢体语言。

如何描述"危险"问题家庭的特征和行为？

当家庭关系向着融洽（感情密切）和适应（适应变化）的相反方向发展时，家庭常出现问题，无论家庭成员是否对现有的家庭感到满意，重要的变化仍会显现出来。当某个家庭成员表现出不满时，这个家庭功能将受到巨大的影响。不稳定的家庭关系使家庭处在分裂的威胁之下，稳定的家庭关系可以更有效地满足家庭成员的需要。

融洽性 家庭的解体显示出家庭成员间严重的感情不和，并且毫无下例特征，如：对家庭的忠诚、家庭成员间亲情、共同分享情感、父母与子女间存在亲密的关系，或一家人有充足的时间在一起。家庭成员更喜欢用他们各自的方式去生活和独立地做出决定。

另一个极端，家庭成员间的感情处于非常的亲密状态，他们的精力主要放在家庭的内部，要求对家庭忠诚，一些决定是由整个家庭做出的，成员间相互依赖，个人空间很少，成员间的界线不清，并且很少有各自的朋友。

适应性　家庭秩序的混乱显示出家长的反复无常，常常带有失败的家长式管理或达不到效果的惩罚。决定的做出需要家庭成员无止境的协商，并且常常有些决定还是因为一时的冲动做出的。各自的职责是不明确的，并且是频繁的不可预知的变化，家庭的规定同样也是频繁的无原因的变化。

向适应的相反方向发展，家庭事务的管理采取独裁的、严格的家长式管理，家庭各成员的职责不可以改变并且惩罚是严厉的，决定不经协商即由家长作出，强迫家庭成员服从，各成员的权利被严格限定并且沿用陈规陋习。

全科医生是如何关注家庭系统和评估家庭状况?

大多数全科医生不介入家庭关系的维系，但你可以从事这方面的工作。因为你将花费时间为家庭成员提供服务，你或许有机会搜集、记录更多的关于家庭的信息，例如以下信息：

家庭背景信息　搜集和记录与首字母缩写CHERESH（见第五章）有关的所有信息。

家谱图　通过家谱可以绘制出一个反映家族的结构、发展历程、相互关系、基因和疾病及生活应急事件的图示。

家庭关系　记录家庭关系的破裂如离婚和分居，发现家庭成员间的冲突，过分紧密的关系，特别是跨越两代人之间的关系（如母女关系比夫妻关系更为亲近）。

家庭生命周期的阶段　记录家庭生命周期的各个阶段，家庭生命周期的每个阶段需要完成其特有的工作（表49-1），如果不能完成这些特定的工作，家庭生命周期就很难正常的延续，因为从一个阶段到另一个阶段的过渡需要变化和适应。这些变化给家庭造成的压力，而这些压力较其它压力更容易促使家庭关系受到伤害。

举办家庭讨论会　家庭讨论会是了解家庭以及其向前发展动力的信息及交流重要信息的良好的机会，未被邀请参加如此重要的会议会令人沮丧，这种沮丧可以用充分的准备和（框49-1）列出的组织秩序来避免。

表 49-1 不同家庭生命周期所要完成的任务

生命周期阶段	应完成的任务
青年	树立自信，和原来所在的家庭分居但未完全分开，或未建立新的家庭。 形成了一个支持体系，与同年建立了亲密的关系。 自食其力，有一份自己的事业。
新婚夫妇	在亲密与自主之间寻找平衡点。夫妻双方要分享彼此的观点、感受、所支配的物体和身边的朋友等，并且他们还应该保留各自的私人空间。 在互相依附与自由中寻找平衡点。确定彼此之间保持协商，但不涉及各自的时间、金钱、交友、事业、学业等。 必须共同承担责任、确定各自的家庭职责（例如，谁做饭、购物、打扫房间、赚钱养家、保养汽车、支付账单等）；尊重各自的宗教信仰、还要做家务、陪孩子玩耍、绝对不要“游手好闲”。 与原来的家庭确立新的关系，相对于各自家庭的关系，配偶的关系更为重要。
分娩期/学龄前期的家庭	允许并欣赏婴儿的依赖。 分享双方对新生儿的关注，克服被遗弃或被忽视的感觉。 在怀孕初期即应重新诠释夫妻间的关系，包括重新审视夫妻间亲密关系及性关系的表达方式，并且还包括重新完善夫妻间各自新的位置和职责（例如，父亲、母亲必须与丈夫、妻子、爱人的职责相结合）。 重新密切与各自家族的关系，一个婴儿的出生又使这对夫妻和各自家族的关系密切起来，重新融入了家庭之中。他们在家庭的生命周期中具有重要地位，频繁的来访和给予更多的帮助（常涉及如何抱起、放下婴儿等）。 正视孩子逐渐增长的自主意识，孩子尝试利用他/

续表

生命周期阶段	应完成的任务
	她的抗争影响父母的决定以获取自由，加强自主独立性。
学龄期的家庭	处理好家庭和社会之间的界限，学校作为这个社会的缩影也如社会一样对家庭产生影响，向孩子介绍新的事物，是儿童第一次接触家人以外人的场所。 维持夫妻关系并继续各自的职责。由于孩子的存在，各自放松的时间以及各自的私人时间和培养夫妻双方感情减少，很容易形成以孩子为中心并忽视了夫妻间的紧密关系，父母必须找到一种既维护推进夫妻感情又能照看孩子的方式。 焦点是“管理的方式”。大多数的时间、精力和金钱都要花费在孩子的学业、娱乐和其他有意义的活动中，父母的成就、素质、习惯和创造力真实地反映在孩子的成长过程中。
青少年家庭	关注个性问题。孩子的个性成长历程与他所处的同时代的成人有惊人的相似。青少年试图独立脱离家庭。而且成年人也在对信仰进行评估，根据数十年个人、家庭和社会的一些变化做出决定。这些成长过程中的问题，常常导致两代人之间频繁的、激烈的争吵。父母应尊重孩子有自我独立的意识，在子女处理个性危机时，他们对子女不是威胁，而是鼓励孩子们去克服困境。 关于性的问题。青少年承受着巨大的躯体和情感变化的压力，他们在寻找一种表达新的自我的方式，并且也常常被表面上的成功和失败所迷惑和烦恼。成年人面对他们在思想上的变化，应询问他们对这方面兴趣和性活动情况。 自立问题。青少年逐渐为他们的行为负责并且变得意识到他们的行为对家庭以及对社会的影响。成年人需要放弃对他们过多的控制并对他们的孩子的行为负责。 对长辈的依赖性问题。当子女与父母关于孩子的独立意识，对性的认识和他们渴望的自立发生争执

续表

生命周期阶段	应完成的任务
	时，祖父母也常常是“为了他们的生活而奋斗”。父母们期望得到祖父母的支持，但有时却得不到祖父母的支持。父母们常常发现自己处在一个夹缝之中，一边是自己的孩子，一边是自己的父母。双重挤压导致了父母们被孤立。
孩子能独立生活后的家庭	由孩子对父母的依赖转变成两者之间相互的依赖。已经成年的孩子承担责任的能力变得越来越强并且开始劝说父母。这些年轻人已经结束了对个性的探求，其父母也进入了中年。 重新调整家庭关系并且重新安排各自的职责。家庭要变得适应其中的任何一个成员去世的情况下，这种对个人和家庭改变促使其他人接管死者生前在家庭中的日常职责。父母们的责任和义务有所减轻，父母们一定要增加其他有意义的爱好和活动来打发时间和原来耗费在孩子们身上的精力。 父母们赡养祖父母的责任也有所减轻。
空巢家庭	重新回到两口之家。这段时间常常是夫妻感情最恩爱的时期，但如果这对夫妻之间的关系原本就很脆弱，那么将会变得更加紧张。夫妻必须重新面对婚姻。面对年龄的增长，身体和精神变得越来越差，需要重新调整生活环境并且主动面对年龄增长的现状。 他们已经处于祖父母的角色。 料理好他们年老父母的后事。
老龄化家庭	面对潜在的绝望时保持充分的自尊。老年夫妻对家庭中各成员之间的关系发挥着重要的作用。像夫妻关系、父母与子女的关系以及祖孙关系都会受其影响，但这种影响会变得越来越弱。 做出适当调整以适应自己积蓄的大量减少。对老年夫妻还要忍受来自健康、工作、出行、生活来源等诸多方面的不利。 主要是调整生活计划，减小财政风险。 继续积极、舒适、自由的生活。

框 49-1 准备主持家庭会议的步骤

准备工作

家庭内部的准备工作

——确定通知到家庭中的每一个成员

——为这次会议确定一个主题

——确定谁将出席

——确定会议召开的日期、时间、地点

重新审视家庭结构

——前期的调研工作——了解各自的作用以及他们是如何联系的

——标记出家庭生命周期的阶段，预测危机出现的时间

召开家庭会议的目的

——为这次家庭会议制定有限的几个目标

——暂时提出一些关于家庭和家庭成员感兴趣的议题

——为家庭会议确定一个议程

召开家庭会议的注意事项

不要冷场

——邀请家庭中的所有成员，如重要还可邀请亲朋好友

——通过一句亲密的语言、一个握手、一个微笑、一个友善的眼神和每个成员建立一种亲近的关系

确定议题

——要求每个愿意发表意见的人阐述他们对某个议题的看法

——重新陈述每个议题使其明确、简单明了、具有现实意义

——增加一些必要的议题

——经过深思熟虑之后，将议题写在白板上或新闻纸上使每个成员一目了然，不要忘记或省略这一点

——重点议题，为这次会议选择几个最重要的议题

讨论事项 / 问题

——询问每个人的观点

——鼓励每个家庭成员积极提问

——询问家庭以前如何处理类似的问题

确定可以帮助解决家庭事务 / 问题的资源

——列出家庭的优势

——可利用的医疗资源

——记录经济来源，列出其他社会资源——支持组织、财政帮助、住

框 49-1 准备主持家庭会议的步骤 -续
房情况、饮食、政府和私人机构、私人慈善帮助、宗教组织 制定管理计划 ——询问家庭成员是否想过制定计划 ——与家庭成员接触，帮助他们制定计划处理家庭事务，如有需要可包括一些介绍和重新分工 ——询问对这一计划是否仍有疑问，以便家人充分理解计划的每一步骤

全科医生在帮助缓解家庭压力和问题时有哪些作用？

大多数医学生开始他们的临床轮转都将临床医学作为重点，而把调解家庭关系置于次要地位，并不认为与家庭沟通是医生职责的重要组成部分。然而毕业之后，应该意识到患者属于一个家庭，还有家庭成员在家庭内的诸多方面相互影响，包括传染性疾病、健康的行为、影响健康的应激和压力、社会对疾病预防和康复的支持、识别症状的性质和严重程度、获得保健服务的时间和地点。你也应该意识到受疾病和其治疗影响最直接的社会组成部分是家庭，并且对诊断治疗最有价值的信息都来源于家庭。多与家属沟通，告知患者的检查结果和治疗方法的选择，询问有关诊断与治疗的信息，倾听问题和关切，就治疗和康复的需要向家属提出建议，要和家庭的重要成员保持联系。

越来越多的高年级学生和全科医生将能够处理家庭危机和情感反应。可以和他们讨论重要的医学数据和家庭成员的情感及关切，列出家庭对某个家庭成员的病情及病情对家庭影响的关切和感受；关注家庭顾虑，在适当时候消除顾虑；围绕家庭成员的问题，对家庭问题的程度做出评估，鼓励家庭内部妥善处理；对治疗建议做出适当修改使之满足家属的需要、关切以及感受；若确定有家庭问题，还可以将其转诊。

帮助问题家庭首要关键步骤有哪些？

通过讨论医生和家庭的作用及责任的家庭会议，与他们达成协议，以此来帮助遭受应急和显现问题的家庭。在讨论之中，考虑以下几点。

介绍到一个专业性的治疗机构　大多数全科医生将有严重问题的家庭转诊，像酗酒和对化学药品依赖，家庭暴力和严重的家庭纠纷。一旦决定转诊，医生应帮助选择一个适当的治疗和咨询机构。在家庭和咨询机构之间起桥梁作用，向咨询或治疗机构提供有关家庭的信息，监督工作。指导和监督家庭治疗的进展情况，治疗完成后还要保持随访。

进一步家庭评估和治疗　在家庭会议开始后不久，医生可以确定在做出转诊或进一步咨询之前他/她需要了解更多的关于这个家庭的信息。这些信息包括这个家庭作为一个整体是怎样发挥作用的，家庭对家庭成员问题的影响或家庭成员的问题对整个家庭的影响，搜集以上这些信息有赖于与家庭成员进行更多的沟通。

在一个充分的评估之后，一些全科医生确定他们可以就这个家庭的基本情况给予一些建议，重点采取鼓励、教育、预防的方式。这些忠告不仅对关系正常的家庭有效，而且对那些面临大转变的家庭同样有效。这种方式不注重专门的药物上的治疗，而且对那些面临在作用、关系需要做出重点改变危机的家庭，对面临适应资源挑战的家庭同样有效。药物治疗对家庭的构成和其相互关系模式造成了根本性的破坏。

单个成员的评估和治疗　除了对整个家庭的评估和治疗以外，家庭中的单个成员也会受益于针对个人的心理上的评估和治疗。家庭成员心理方面问题的治疗，如对抑郁和焦虑的治疗将助于家庭治疗的成功。在一些病例中，家庭问题是在家庭成员因个人原因就诊的过程中被发现的。在这样的病例中医生将继续评估和治疗就诊的患者，随后再去治疗其他家庭成员。

在评估家庭时，哪些临床表现是“警示信号”？

家庭评估对那些在治疗家庭系统引起成员的焦虑问题，或者家庭成员的健康问题对整个家庭产生影响时是十分重要的。有些情况在本节中进行了讨论。

当家庭成员必须成为另外家庭成员的看护者时，家庭评估有助于医生预测其依从性。因为照顾家庭其他人员的意愿是受家庭系统影响的。也可预测看护者可出现的问题，因为看护者家庭成员所带来的压力可波及看护者的健康问题。

若家庭以前曾显现出严重的家庭问题，那么家庭评估是必须的。所谓的严重问题包括：处在离婚和分居的边缘；无休止的争吵、打架凌辱；家庭成员之间没有交流；乱伦、虐待儿童和其他形式的家庭暴力；少年犯罪和离家出走；严重的学业荒废和行为不检。

家庭评估对那些以隐性问题为主的情况也有一定的作用。隐性问题包括过高的估计保健机构，医疗市场，极度的躯体症状化。当“正面评估家庭系统”时病人几乎对全部询问做出肯定的回答。特殊的家庭压力也可能是对治疗无反应的抑郁症的病因。这些患者常是经受数十年的抑郁，且治疗效果差。一些全科医生并未认识到这些问题，而且有可能通过一些处方药使这些问题持续存在，例如镇静药物可以使抑郁加重。

家庭评估对那些慢性焦虑的患者是有益的，这些患者常反复提出不同的主诉，但没有器质性病变。这些病人有长期服用抗焦虑药物的历史，并且家庭的功能状况已经恶化，而且家庭的关系模式已被焦虑的症状扭曲。

慢性疲劳是一种需要全面医学和心理评估的症状，在评估的前期，医生需评估每个成员以及家庭的生活压力。如果医学的评估无阳性发现，那么医生可以集中精力对其家庭的核心问题进行评估和治疗。

当父母连续带孩子去办公室并反复抱怨孩子，而且劝说无效时，应怀疑该家庭有问题。

在某些情况下失眠可能与家庭争执有关。例如一名主诉失眠的中年男子或许正在承受中年的生活危机、与离婚有关的抑郁并以酗酒帮助睡眠。

一些严重的情况，特别是无法挽回时，家庭将经历严重的冲击并最终失去控制。

有些性问题是源于对正常解剖、生理和性反应的错误信息和偏见，也可能源于特殊的器官问题。然而大部分是源于夫妻间和家庭内部的问题。

最后的忠告：经过反复全面评估及专家会诊后仍无法用医学原理解释的问题，问题家庭可能是其根源。

关 键 点

- 家庭问题可以影响家庭成员的健康。
- 全科医生可以发现家庭问题。
- 在医疗实践中，家庭医生可以解决家庭问题或将问题家庭转至专家进行治疗。

病 例 49-1

患者，男，47 岁。主因疲乏 3 个月前来就诊。患者的症状始于其妻子在家中照顾82岁的母亲开始。其岳母需要24小时护理，护理工作全部由妻子承担。其子即将大学毕业，患者以前健康状况良好，家庭和睦。

A．该患者疲乏的可能病因有哪些？

B．建议该患者采取哪些干预治疗？

病 例 49-2

患者，女，25岁。患者为社区教师，她童年时代你就曾照看过她。在停经之后来进行评估，做妊娠检测为阳性。你确定她已怀孕6周。2周后在丈夫的陪同下首次做胎儿检查。两人都很激动，因为他们已经结婚 2 年，并且在期盼着能有一个孩子。当她的丈夫还是个孩子的时候，你也曾照看过他。你与他们一家人都很熟，同时他们也是你的患者。你了解这位丈夫有着一个与之感情疏远并且整天酗酒的父亲和一个对其过分溺爱和呵护的母亲。母子之间仍保持着很亲密的关系。这位妻子的父母已离婚并且她与其父亲保持亲密的关系，与其母亲关

病例 49-2 续

系疏远，她的父亲是一个当地有名的商人。她是四个兄弟姐妹中年龄最大的，并且她与两个弟弟保持着亲密的关系，但却不能与妹妹和睦相处，她妹妹与她们母亲的关系很好。

A．该病例中的家庭处于生命周期的哪个阶段，每个阶段所要完成的任务是什么？

B．家庭系统是否正常，若不正常，需要对这个家庭进行调查吗？

病例 49-3

患者，男，75岁。数天前因意识混乱，开始在家外游荡，切菜时不关闭炉火，与子女及周边的人争执的次数越来越多并被收住院。经临床神经、精神系统检查诊断为中重度老年性痴呆症。当你和他的女儿谈论这个问题的时，她控制不住流下了眼泪。为了照顾痴呆的父亲，她已经筋疲力尽了，她对为未能照顾好父亲感到内疚，她注意到因照顾她父亲产生的压力对夫妻关系产生了负面影响。她的兄弟姐妹（一个哥哥和两姐姐）已明确表示不让他们的父亲长期住在养老院。因为她没有工作，她是最适合在家照顾他们父亲的人选。毕竟，她曾说过"她要尽一切努力报答父亲为她所做的一切"。你提议召开一次家庭会议帮助这个家庭做出一些决定。

A．应邀请谁参加这个家庭会议？

B．如何筹备这次会议？

C．对于家庭问题要回答哪些提问？

D．如何主持这个家庭会议？

参考文献

Doherty WJ, Baird MA: Family Therapy and Family Medicine. New York: Guilford Press, 1983.

McGoldrick M, Gerson R, Shellenberger S: Genograms: Assement and Intervention, 2nd ed. New York: Norton, 1999.

Mengel MB, Holleman WL, Fields SA (eds): Fundamentals of Clinical Practice, 2nd ed. New York: Kluwer Academic/Plenum Publishers, 2002.

The Working with Families Institute. Working with Families: case-based modules on common problems in family medicine. Toronto: University of Toronto Press, 2003.

（张　健译　高竞生校）

第50章 体弱多病

体弱多病的人口学特征

据最近的人口普查估计，到2020年，美国老年人口将增加到5400万，其增长率是同期总人口增长率的2倍。到2020年的美国人口，每6人中就有一位老年人。2050年，该比例将增加到每5人有一位老年人。更为重要的是，该调查还显示，85岁以上的老年人口将增加到1800万，占总人口的5%。由于老年人口的预期增加及其不断增加的伦理多样性，在未来，70～100岁的人群将对物质及服务产生难以预料的需求。这一人群最可能发生体弱多病。

体弱多病的定义是什么？

关于体弱多病，还没有统一的定义。但大多数临床医生认为体弱是由于耐受应激的储备和能力减弱所致的一种生理上的易损性。这种储备上的减弱表现在神经肌肉系统、神经内分泌系统和免疫系统。

体弱在晚期也被称作老年期的成长失败。体弱多病与缺氧、非计划性地减轻体重（6个月内减轻体重达10%或更多）、虚弱、精力不足及活动减少有关。上述原因还可导致慢性营养不足、肌肉萎缩（肌肉质量减轻）、骨质疏松、平衡和步态异常、去适应以及步态缓慢。上述任一情况均可导致各种不良结果，包括功能减退、收住入院以及死亡。

体弱多病与年龄增大、女性、非裔美国人、教育程度及收入低下以及伴随的慢性病发生率较高有关。

▶ 病因学

导致体弱多病的原因有哪些？

医学还不能完全阐明体弱的原因，但认为其与增龄及某些非特异性疾病显著相关。增龄通过体重减轻、肌肉萎缩以及骨骼肌肉质量的减少而影响骨骼肌肉系统。味觉减退、牙齿功能减退、痴呆、精神错乱、慢性消耗性疾病以及社会孤独感都会加重营养不良，进一步导致体重减轻和衰竭。年龄越大受影响越重。可导致体力和耐力减退、虚弱和疲劳。此外，骨骼肌的丢失可导致体力减退，骨密度减低以及静息代谢率减慢，继而破坏体温调节，因此年龄越高越不能耐受冷热。中老年糖耐量减低以及胰岛素抵抗可能与脂肪替代肌肉组织有关。

免疫系统随年龄的改变而发生变化，其中包括T细胞数量的减少和T记忆细胞效能的减低，这些改变将影响机体对新抗原的反应。超高龄者和极度虚弱个体也可表现为CD_4细胞数量的减少。这种减少可能是老年人免疫效果持续时间较短的原因。此外，抗体的产生随年龄的增加而减少，这种减少使得老年变得虚弱并使受感染和死亡的危险性增大，这可能是由于蛋白/热量营养不良或长期暴露于高水平的应激激素造成的。

神经内分泌系统通过调节激素与神经系统对应激的反应维持平衡。这些功能随着年龄增大而改变。其中最明确的就是绝经期雌激素水平的下降。该系统其他部分也随着年龄增大受累，主要表现为对正常刺激反应减慢以及阴性反馈环反应迟缓。通过了解交感神经在对生理和情感刺激所起的作用，我们可以理解该系统的复杂性。长期暴露于高水平的应激激素（包括皮质醇、肾上腺素、去甲肾上腺素）可以导致免疫系统功能抑制、胰岛素抵抗增加以及肌肉质量减少。其他随年龄增加而水平下降的重要激素包括生长激素、睾丸激素以及脱氢表甾酮等，脱氢表甾酮水平下降可能与肌肉质量有关。

这三个系统的相互变化可能增加了对应激的易损性以及减少了适应外界变化的能力。一旦年龄和其他不可改变的危险因素（继发于器质性病变的应激如痴呆、抑郁、癌症、慢性感染、慢性心衰）结合在一起，就会导致神经内分泌调节障碍、肌肉萎缩、免疫功能失调以及虚弱的临床表现。

体弱多病和残疾是一样吗？

不要将体弱多病和残疾相混淆。体弱多病可能是许多患者残疾的病因，同样，残疾也可导致体弱多病，但两者不是同义词。

▶ 评估

如何诊断体弱多病？

患者主诉通常为“无力”或“虚弱”，伴有相关功能的减退和完成日常活动的能力下降，如不能准备晚饭、饭后不能收拾、不能铺床或洗衣服。病史方面的提示包括既往炎症性肠病、结缔组织病、肿瘤、缺血性心脏病、充血性心力衰竭、肝硬化、慢性阻塞性肺病、结核、卒中、帕金森病、反复发作的泌尿系感染、长骨骨折、抑郁、痴呆以及精神错乱。

引起老年特殊问题的医源性因素包括利尿剂、β受体拮抗剂、麻醉药品、精神抑制药、苯二氮䓬类、抗胆碱能药物、糖皮质激素类以及其他任何一种超过6种或以上的联合用药（多药联合使用）。

社会史有时会发现患者独居，经济条件差，缺乏家庭和社会交往。患者可能有长期饮酒史或吸烟史；近期丧偶或其他物质的丢失（居住环境的改变导致生活环境感的丧失）都会增加患者体弱多病的易感性。1980 ~ 1995年之间的输血史也应该注意。家族史可能无帮助。

系统回顾可能会发现疲劳、发热或体重减轻这些阳性表现。口干、牙齿功能减退、吞咽障碍可能导致患者饮食困难。气短可导致活动减少，进食缓慢。关节疼痛或肌肉无力限制患者活动并增加患者功能依赖性。皮疹或溃疡史患者全身不适且易感染。局灶性的神经损害或认知障碍将会给患者的记忆、判断及安全带来麻烦。

体格检查应包括哪些内容？

生命体征检查包括身高和体重，确定患者的情感和转移能力以及搜集任何被忽视或虐待的证据。确定皮肤和黏膜脱水的体征。通过检查心脏和外周血管可以发现心衰的证据。肺部查体发现啰音，哮鸣音及呼吸音减低提示急性感染性呼吸衰竭或限制性肺病。腹部检查有价值的表现包括疼痛、包块、腹水或器官肿大。关节检查可发现感染、关节畸形以及活动范围缩小。神经系统检查可发现痴呆、抑郁，或包括运动、感觉或记忆障碍在内的定位体征。

特殊检查如“起来行走”试验，计时行走或Folstein神经状态简短量表可以帮助对患者的功能障碍进行定量。

▶ 治疗

如何治疗体弱多病?

若体弱多病的病因已知可以针对病因治疗，还可有针对性地预防与虚弱病人住院有关的不良后果。这些不良后果包括意识紊乱、精神错乱、跌倒、残疾以及依赖性。预防性措施包括减少加重体弱多病的刺激，这些刺激包括身体状况低下、脱水、孤独、药物副作用（包括麻醉药）以及有陌生环境带来的应激。目前惟一达成共识的是针对肌肉萎缩的治疗，这些治疗包括规律锻炼或同时辅以或不辅以饮食调节。这些饮食调节强调增加足够热量和蛋白质。鼓励患者使用富含营养的食物，包括肉类、碳水化合物、蔬菜和水果。还应食用营养丰富的甜点，如奶油、冰激凌、布丁和固体牛奶混合物。建议患者服用保健食品，但医生应注意这些保健品病不能降低患者的食欲也不能代替饮食，鼓励患者服用多种维生素。

对于超高龄以及状态低下、需要家庭护理的患者进行规律的体育锻炼是可行且有益的。年龄在85岁以上、需要家庭护理的老年患者在经过10周的重力训练附加服用保健品治疗后，与对照组相比，肌肉力量增加超过125%，而对照组的增加低于3%。肌肉力量和质量的增加提高了患者行走的速度以及骨密度。规律的有氧运动减少胰岛素抵抗并改善患者有氧状态。柔韧性训练提高关节活动的范围和协调性。平衡性训练

（包括太极拳、跳舞以及其他专业的理疗）可以预防跌倒。

多学科的团队（包括中级医务人员、康复师和营养专业人员）合作可以使患者获得最佳的治疗效果。对于许多居住在社区的老年体弱多病的患者，提供上门护理以及其他方面的支持如“在轮椅上进餐”是有益的。

如果体弱多病没有改善，应该怎么办？

通常在老年虚弱的患者中，没有发现急性病，但即使是在调整药物或社会环境改善后，患者的衰弱状态仍没有好转。与多种慢性病相关且可能有急性发作加重（如髋骨骨折）的体弱多病可以导致患者不能参加康复活动、收入减低、营养不良、无力、体重减轻甚至死亡。应鼓励患者家庭以及医务人员对这些终末状态进行计划。该计划应是周密考虑的、超前的、且旨在减轻患者的痛苦。

关 键 点

- ► 进展性的体弱多病似乎是一种随年龄增长的生理综合征，该综合征与高度致残、依赖和死亡有关。
- ► 该综合征导致患者储备减低，应对生理和心理应激的能力减退。
- ► 在体弱多病的临床前期，该病可以通过规律的锻炼和饮食中含有足够的蛋白质和热量来预防。治疗可以预防残疾。

病例 50-1

患者男性，82岁。最近丧妻。自己一直独自生活在离女儿很近的新家里。既往史包括充血性心力衰竭、踝骨骨关节炎。最近入院行全踝骨置换术。术后用便携式静脉输液器输液，在步入卫生间时摔倒。自己认为所服用的止痛药可产生精神错乱。卧床休息导致虚弱、不便、食欲减低和体重减轻。患者出院后在护理院进行康复。

A．入院前，患者体弱多病的征象有哪些？

B．导致急性体弱多病的原因是什么？

病例 50-2

患者女性，89岁。丧偶，自己居住在退休社区。主诉为在过去的数月中无力且经常摔倒。既往患有结肠癌、慢性阻塞性肺疾病，最近体重减轻。患者有轻度的意识模糊，血压正常，脊柱后侧凸。起身行走困难，需要20秒以上和多人的帮助才能从椅子上起身。有明显的肌肉萎缩。简化心理状态量表的分数为 21 分（认知障碍），体重 52.2 公斤，身高 1.7 米。3 个月前结肠镜检无阳性发现。包括促甲状腺素（TSH）在内的实验室检查正常。首先进行理疗和专业治疗，但在治疗期间患者的依从性差。保健品也被“遗忘”在冰箱里。在数月及多次摔倒后，患者转诊到协助性生活机构。在该机构，患者的体重、饮食和活动可以被监视。

A．哪些体格检查结果提示患者为体弱多病？

B．你能预测与患者体弱多病有关的不良后果吗？

参考文献

Fiatarone MA, et al.: Exercise training and nutritional supplementation for physical frailty in very elderly people. N Engl J Med 330:1769-1775, 1994.

Fried L, Darer J, Walston J: Frailty. In Cassell C (ed): Geriatric

Medicine, An Evidence-Based Approach, 4th ed. New York: Springer, 2003, pp 1067-1075.
Goldstein A, Damon B: We the Elderly. US Department of Commerce, Bureau of Census. Accessed Dec. 12, 2003, at http://www.census.gov.
Heuser M, Adler W: Immunological aspects of aging and malnutrition. In Verdery R (ed): Clinics in Geriatric Medicine. Vol. 13, Num. 4, Saunders, 1997, pp 697-715.
Verdery R: Clinical evaluation of failure to thrive in older people. In Verdery R (ed): Clinics in Geriatric Medicine. Vol. 13, Num. 4, Saunders, 1997, pp 769-778.
Young, H: Challenges and solutions for care of frail older adults. Online Journal of Issues in Nursing 8(2). Accessed Dec 12, 2003, at http://www.nursingworld.org/ojim/topic21/tpc21_4.htm.

（周　永译　吴寿岭校）

第 51 章 保健

在门诊中，如何接诊寻求保健者？

在门诊，社区医生经常会接诊一些寻求保健的“患者”。这些患者可能使用一些非专业词汇，如“体格检查”或“健康检查”。医学生往往熟悉接诊有特殊主诉的患者，对于没有特殊主诉的患者，接诊更具有挑战性。系统地与这些患者交谈，可使接诊条理清晰、全面、有针对性，可满足就诊者目前和将来的需要。

每次接诊均应从询问身体状况是否有变化开始。若患者是第一次就诊，或在上一次就诊至此次就诊期间，患者的健康状况发生变化，则病史会相对广泛。病史信息的收集将有助于指导体格检查，减少对无症状的常见病的筛检，以及指导患者的咨询和教育。

儿童保健

儿童保健门诊的接诊内容有哪些？

完善的儿科门诊将保证医生能够完成以下5个基本任务：

- 确定遗传性疾患（特别是幼龄儿童）
- 评估生长和发育关键标志
- 筛检常见的或明显的无症状性疾患
- 按计划给儿童注射疫苗
- 提供咨询、教育和预先的指导

以上 5 个任务是维护儿童健康的基础。

儿童与成人门诊的区别有哪些？

儿童与成人门诊的最大区别在于家长的存在，家长能够提供可供参考的相关信息。应该意识到这一角色的地位，应给家长机会分享有关孩子的医疗信息并表达他们的关切。同样重要的是应该记住：大多数患儿家长能够参与分享病史，因此应主动地让他们参与就诊的整个过程。将这些行为协调好是具有挑战性的。

大多数患儿来诊所的经验很少。他们不清楚自己为何要来诊所，且不知道将要发生什么，这也是儿科门诊与成人门诊的第二个显著区别。在询问病史和查体时，尽可能采取一种合适的方式以保证患儿舒适，这是成功接诊的开始。医生应使用儿童能够理解的词汇来解释将要做什么。同样，以下几个简单的指南将会有利于接诊：

- 无论有多少检查，尽可能让熟睡的患儿继续睡觉。
- 对在诊室不舒适的患儿，询问病史和必要的查体时，尽可能让其舒适地呆在家长的腿上。
- 使体格检查的过程保持最小的侵袭性。一般来说，视诊较触诊的侵袭小（如观察婴儿抓家长手中的物品要比听诊患儿的心肺侵袭性小）。触诊比操作的侵袭小（如触诊股动脉比检查臀部发育不良的侵袭小）。儿童呆在家长腿上能完成的检查比那些需要患儿与家长分离的检查侵袭小。

如何安排健康儿童的随诊？

美国儿科学会（AAP）目前推荐自出生至18岁需要进行的24次随诊。主要的随诊在学龄前期完成（从出生至4 ~ 6岁），这些随诊检查的详细内容见表51-1。

应推荐儿童进行哪些预防接种？

推荐的儿童预防接种方案需不断完善和定期修改。美国疾病预防与控制中心（CDC）最近在其网站上颁布了一份协调一致的详细的疫苗接种程序（见本章最后的“相关网站”）。

新生儿体检的频率是多少？

新生儿应在出生后的较短时间内进行首次体检。院外首次检查通常在出生后第一个月内完成。病史和体格检查比随后的任何一次检查都要广泛，因为以后没有必要反复收集或记录如

表 51-1　学龄前儿童健康体检项目

	出生	2~4 周	2 个月	4 个月	6 个月	9 个月	12 个月	15 个月	18 个月	2 岁	3 岁	4 岁	5 岁
摄入	X	X[a]											
体检	X	X	X	X	X	X	X	X	X	X	X	X	X
生长		X	X	X	X	X	X	X	X	X	X	X	X
发育筛检	X	X	X	X	X	X	X	X	X	X	X	X	X
疫苗[b]	X	X	X	X	X		X	X	X			X	X
筛检													
听力	X[c]										X[d]	X	X
视力											X[e]	X	X
血铅							X[f]						
结核							X[g]						

[a] 任何年龄首次门诊均应进行的项目

[b] 参见本章结尾有关疫苗接种计划的相关网站

[c] 新生儿的听力检查常在育婴室进行

[d] 婴儿每次门诊应筛检有无听力减退的症状，正规的听力筛检应从 5 岁开始

[e] 应根据病史和危险因素筛检，高危患儿应测定血铅值；随后的检查应根据前次结果及危险状态进行

[f] 应根据病史和危险因素筛检，高危患儿应测定 PPD；随后的检查应根据前次结果及危险状态进行

此表参考 NIH，以作者临床实践为基础，由 AAP 推荐。

此多的信息。

新生儿既往史应包括哪些内容？

出生史 病史应包括对产前的简要回顾，包括母亲产前的保健史、母亲的病史，应包括产前的并发症情况；还应包括对分娩的回顾，包括分娩年龄、分娩方式（顺产、助产或剖宫产），以及分娩或分娩过程中的并发症；注意在分娩过程中是否采用了复苏手段。

新生儿婴儿室过程 简要地回顾婴儿在医院中的病史，包括每一异常记录、每一项完成的检查、是否给予接种乙肝疫苗以及新生儿住院天数；还应记录出生时体重和出院时体重。许多医院有标准化的出院病历来记录这些信息。如可以得到这些信息，应当仔细地回顾并将其作为首次院外随诊的一部分。

新生儿期情况 拥有新生儿的第一个月是令人激动且充满挑战的。特别是对那些初为家长，第一次拥有孩子的家长来说更是如此。应当特别关注正常新生儿的活动，包括吃（吃什么、吃多少和多长时间吃）、睡（特别是夜间的睡眠习惯）、尿（通常用每天所使用的尿布数量来衡量）、大便（通常用每天带有大便的尿布数来衡量），以及哭（哭闹程度、频率、家长安抚孩子的技能）。除收集上述信息外，医生还应该适时地教授给家长关于以上各方面的正常指标。

新生儿体格检查的内容有哪些？

作为门诊的第一次评估，初次检查被视为基线资料，因此检查应全面。主要体征包括：体温、脉搏、呼吸、身长、体重和头围。

■ 可测量不同部位的体温，但应注意特殊部位的体温值。

■ 在婴儿安静状态下脉搏和呼吸的测量值最为准确，因而最佳方式是让父（母）怀抱或将婴儿放在腿上测量体温脉搏。

■ 常用放在诊床上有标记的一次性纸张轻松测量婴儿的身长。在婴儿的头冠做一记号，并让其腿充分伸展，在足跟部做另一记号，然后将其抱走，两个记号之间的距离即为婴儿的身长。

■ 对于婴儿来说，衣服和尿布的额外重量对其体重的影响是显著的，因此应净身测量体重。

■ 头围应是测量从额部（两眉上方）至颞部（两耳上方）环绕至枕骨（大概与帽檐的位置平齐）的周长。

一般状况 新生儿外观是否健康、表情是否舒适，以及外貌是否正常。

头颈部 观察面部是否有皮疹；检查耳道是否开放以及双耳的位置；前耳窝是否存在；口和软腭是否异常；注意黏膜是否潮湿以及有无鹅口疮；前后囟门是否开放；触诊颈部是否有淋巴结肿大；将新生儿从诊床上轻轻抱起时，注意其头部运动是否延迟。

眼 检查红光反射和眼球各方向的正常运动，注意瞳孔对光反射。

心血管 新生儿心率快，因此医学生难以区别心音，但对所有的婴儿应注意S_1、S_2和杂音。出生时，新生儿先天性心脏疾患表现得不甚明显，在医生的诊所可首次发现该病。触诊外周血管，特别要注意股动脉的搏动（包括搏动强度及是否对称）。

胸部/肺部 注意正常呼吸音；注意是否有额外呼吸音（湿啰音、干啰音以及喘鸣音）；注意胸廓，特别是肋骨；触诊锁骨是否凹凸不平，如有，则可能提示骨折。检查乳房并触诊乳房组织。

腹部 特别注意脐带残端是否存在。残端通常在出生后2～4周脱落。检查脐带周围是否有脐疝形成，如果脐带下方可触到缺损或可看到在脐带残端以下区域存在凸起，则可能有脐疝形成。

生殖器检查 检查男婴双侧睾丸是否存在。检查割包皮的部位，在未割包皮的男性，应将包皮翻转以检查阴茎头；对于女婴，注意阴道是否开放。检查腹股沟区域是否有先天性疝。

肛门 检查肛门的开放情况，注意有无皮疹，这可能提示尿布接触性皮炎或念珠菌感染。

脊柱 检查整个脊柱，是否有脊柱裂的表现，特别注意脊柱的最上部分和最下部分。

皮肤 注意皮肤的张力以及是否有先天性胎记存在。特别注意颜面、头皮、后颈部以及骶骨皮肤。

四肢 检查四肢的对称性和外形。注意肌肉的张力、运动和正常姿势的对称性。通过稳定和复髋试验检查是否存在髋关节发育异常的表现。稳定试验的具体方法为：髋关节弯曲90度并内收，下落的压力加在脚踝上。在髋关节不稳定的婴儿，可以听到或/和触到弹响声。复髋试验要求弯曲90度，然后髋关节轻轻内收，再外展，可以再次听到或/和触到弹响声。

新生儿常规筛检实验有哪些？

大多数新生儿在婴儿室就做过多项筛检。在第一次门诊检查中，确认这些检查是否完善且已记录在案。大多数新生儿将做先天听力障碍筛检。此外，采集血标本，筛检各种常见的先天性疾病，包括甲状腺异常、苯丙氨酸水平以及血红蛋白病。每个州规定了不同检查项目，应熟悉本州新生儿筛检的项目及检测机构。

新生儿应接种哪些疫苗？

从婴儿室出来之前，大多数新生儿都接种了第一支乙肝疫苗。应该证实是否接种了该疫苗。根据疫苗接种日程，如果新生儿在出生后第4周或以后未行第二次疫苗接种，应在首次随诊时予以接种。

正常发育的标志有哪些？

发育阶段的重要标志可以用标准化方法测量，如 Denver Ⅱ，或者医生开发他/她自己的标准来评估患儿的发育状况。表 51-2 简要总结了与年龄相关的标志。

表 51-2　关键发育指标的门诊检查（从出生到 2 周岁）

	运动	语言	社交
出生～1 个月	对称性运动	可发声	注视面部
2 个月	抬头	发出笑声	微笑
4 个月	头可保持稳定，抓玩具或物品，用眼搜寻物体	因喜悦长声尖叫	开始观看他人的活动
6 个月	坐起时头部跟随运动，独坐，传递物品	追寻声源，发出单个音节	开始自己进食
9 个月	扶物站立，他人协助下可站立，对指抓握（拇指对指）	发联合音节，开始使用特殊音节，如“ba”音	挥舞、指向以及用手做游戏
12 个月	独站，开始行走	使用特殊语言，发展早期词汇	开始使用水杯喝水
18 个月	行走自如，开始跑，可以上台阶，堆积物品	使用多个词汇，开始联合使用词汇	使用工具，很好地使用水杯，模仿父母活动
2 岁	持物走和跑，可以原地跳	联合使用词汇，在敦促下可看图说话	在协助下自己穿衣，在协助下自己打扮

预期的咨询内容有哪些？

第一次接诊就已确定了在以后的随诊中将遵循的咨询模式。回顾与年龄相宜的发育、安全和健康问题，询问并解释家长所关心的问题。

此外，必须注意预约下次随诊的时间，并一定要向家长讲明在下次随诊前可能出现的发育、安全及健康问题（预期指导）。特别注意意外伤害、暴力预防及睡眠姿势和营养情况。

随诊应包括哪些内容？

随后的门诊应该遵循第一次门诊所制定的计划，但应主要集中在上次门诊和此次门诊之间的变化和发育情况。

病史 主要应关注的是随诊间隔期间的病史情况。如没有出现需要澄清的问题，则没有必要重复产前和出生史。不加限制地询问可使家长提供有关随诊间隔期间的患病、受伤以及发育的信息。病史还应关注家长对发育情况的报告。在进行体格检查前，回顾与年龄相宜的发育标志是有益的，这可以帮助更直接和针对性地询问病史。

体格检查 生长指标（婴儿的身长、体重以及头围）仍然是关键的，应将这些指标记录在一张标准化的生长表格中以记录婴儿发育是否正常。除了以上的体格检查项目外，还应注意生长的其他问题。美国预防服务工作组（USPSTF）建议应特别注意血压监测（开始于3岁）和视力筛检（开始于3～4岁）。此外，在大约3个月的时候，应开始筛检斜视。采用蒙上－拿开试验是有用的。儿童用双眼注视远处的物体（视力表、图片或玩具），当一只眼被蒙上后，另一只眼会移动并注视物体。在对侧眼睛重复同样实验。从8～10岁开始，孩子应筛检青春期的发育表现，也应筛检脊柱侧凸。

筛检 USPSTF建议从出生到10岁，一般人群不需要进行额外的实验室筛检。对于特殊危险人群，额外的筛检包括血红蛋白/红细胞压积、结核菌素精纯蛋白衍生物试验（PPD）、血铅水平以及艾滋病病毒（HIV）筛检。USPSTF在其网站上详细地描述了具有风险人群的定义，网址已在本章后注明。此外，美国儿科协会还推荐从 1 岁开始常规进行尿常规检查。

疫苗接种 每次随诊均应回顾疫苗接种史，以确保按日程接种或及时补种疫苗。疫苗补种的规定参见本章末列出的 USPSTF 网站。

咨询 USPSTF推荐进行以下几方面的咨询：意外伤害的预防、乘车安全（5 岁以下儿童汽车专座、5 岁以上儿童使用安全带）；自行车头盔；烟雾探测的使用；穿阻燃睡衣；水温(最高120～130°F)；窗户/台阶保护；水池护栏（如有水池）；潜在有毒或危险化学品的保存，如化学品、武器以及火柴；中毒控制中心电话号码；饮食建议；规律的体育锻炼；牙齿保健；主动和被动吸烟咨询。

青少年保健

什么是青春期？

青少年患者是一个独特的群体，兼有儿童和成人患者的许多问题，同时还有自身特点。虽然青少年经常与十几岁的青少年交换使用，但许多青春期发育都开始于 10 岁以前。例如，女童在8岁之后进入青春期发育为正常现象，在8岁以前则为不正常或称为“早熟”。因此，青春期最好理解为儿童期和成年期之间的发育过渡阶段，而不是特殊的年龄阶段。美国预防服务工作组推荐 11 ～ 24 岁为青春期。

什么是青春期的健康危险？

作为从儿童期向成年期生理、认知和社会心理的过渡阶段，青春期对患者、家长和医生都是挑战。大多数青少年在告别儿童期以及进入成人期时都能够保持健康。青春期死亡的主要原因为意外事故、他杀和自杀，这并非严格意义上的医学原因，而属于行为学范畴。在这个阶段，多数疾病同样是行为性的。性传播疾病、怀孕、吸毒、意外、体象障碍以及饮食失调症都是青少年的行为表现，造成了很高的社会和医疗负担。

青少年保健随诊的目的是什么？

通过查体医生可以评估青少年的发育状况，同时确定那些可以造成即刻或长期不良后果的行为。青少年保健随诊给医生带来诸多困难。许多青少年不愿意接受体检，因此，在他们因为其它急性疾病来就诊时，把劝说他们接受健康体检作为门诊工作的一部分就尤为重要了。虽然青少年家长在其子女的健康方面继续扮演着重要角色，但父母在场时，青少年不愿意在诊室提供所有必要的信息。在与青少年讨论保健问题时，必须适合青少年的认知和社会心理发展水平。

如何使青少年乐于接受体检？

使青少年乐于接受体检的几个关键性指导原则：

■ 所有的青少年体检都应该为医生和病人提供必要的相处时间，以保障医生可以搜集到全面和准确的信息。

■ 使青少年确信他们的信息不会被公开。

■ 每次随诊，都应该给家长和青少年机会让他们阐述他们认为最重要的问题。

■ 家长应该意识到“相处时间”和随诊信息的保密对每一位青少年全面健康保健的重要作用。家长还应该认识到随诊的内容都是标准的，不是针对其子女的特别关心和评判。

什么是青春期过渡？

青春期是从儿童期向成年期的过渡阶段。这种过渡阶段，应理解为生长发育期。正因为如此，青春期被解释为步入成年期前的一个时期或必要发育，而不是明确的年龄阶段或确定的一组问题。概括地说，这些发育包括以下三个主要方面：(1) 身体发育；(2) 社会心理发育；(3) 认知发育。三者互相联系，每一方面对青少年和家长都是很大的挑战。

青春期有哪些身体发育变化？

身体发育包括身材的增长、肌肉的强健以及第二性征的发育。对于女性，还包括成人形体的发育（通常在初潮或之后不久），乳房的发育（乳房初长，北美平均年龄为 11 岁），出现月经（初潮，北美平均年龄为 12.5 岁），开始具有生育能力。对于男性，还包括成人形体的发育（一般在 16 岁，但可有不同），出现第二性征（腋毛、胡须及阴毛的发育），肌肉的强健，以及声音成人化的改变。全面地讨论这些改变不仅是为了复习，更因为身体发育是青少年最显著的变化。了解这些基本变化，正常标志，以及青春期分级（表51-3）对全面评估青少年患者十分重要。

表 51-3 Tanner 分级

	Tanner Ⅰ	Tanner Ⅱ	Tanner Ⅲ	Tanner Ⅳ	Tanner Ⅴ
阴毛	青春期前	色浅、直、稀	颜色变深，更弯曲、更浓密	成人型，但分布局限	成人分布，扩展到大腿中下
乳房	青春期前	乳核发育	乳房和乳晕增大	乳晕形成初步轮廓	乳头增大且隆起呈成人轮廓
阴茎	青春期前	增大	长度增加	阴茎头增大，周径增加	成人的大小和形状
睾丸	青春期前	阴囊增大，色淡红	阴囊体积增大	体积继续增大色素加深	成人型

青春期有哪些社会心理变化？

青少年的社会心理发育集中在三个相互关联的发展阶段：（1）独立性格的发育；（2）与家庭分离；（3）融入同年龄群体。这些变化中每位青少年的具体表现不同，与之相关的许多行为都有着文化背景，但基本阶段是相同的。独立性格的发育导致青少年模式的危险行为增多。他们开始独立地探索和尝试，不再愿意被家庭的行为价值观念左右。对于某些青少年，这种探索表现为不良行为，诸如吸毒和性行为。其他青少年可能采取比较积极的尝试，比如参加体育运动、新的学术尝试，以及新的宗教和社会活动。尝试本身并非不良或有害。相反，它是我们成人探索和发现知识的开始。

儿童的生活和环境更多由家长决定。青少年第一次通过自己的独立判断来选择朋友、行为和周围环境，而不是依照家长的要求。这种活动往往是家长的价值观或期望的反映，但由孩子而非家长来完成。决定权开始从家庭转移到青少年自己手中。正如预料的那样，这种转换具有冲突性，虽然冲突的程度不一。当这种冲突需要控制甚至很明显时，就导致从家庭中分离。旨在问清有关这种尝试的问题有双重目的，一是确定该行为的潜在危险性，二是对青少年在该领域成长的大体评估。与积极参与这些行为的青少年相比，没有这些行为表现的青少年发育较慢。

随着家长对青少年社会活动影响的淡化，青少年自己选择的伙伴所起的作用越来越重要。一般来说，这种组合模式可以预测，同性之间形成团体，而异性交往形成配对（约会），最终形成长期伴侣。此外，询问与这些行为有关的信息，不仅提供了"危险"信息（如早期的性行为），也提供了正常的发育信息。

青春期有哪些认知变化？

青春期的认知发育是复杂的。从青少年日常保健角度看，应注意两个特殊的认知变化，这两个变化是儿童向成年转变的重要标志。儿童的认知理解是具体的——世界只有黑和白，人只有好和坏，对人只有喜欢和厌恶。很少有儿童对事物的认知理解是一分为二的或有"梯度"的。成人的理解或思维包括分析和判断，从而引出许多细微差别（例如……他是一个好人，但在这点上，我和他有不同的立场……）。

儿童认知理解的第二个特点是缺乏从当前行为预见未来结果的能力。在青少年参加各种有潜在危险的活动之后，这种预见能力明显提高。

获取青少年患者病史的常用方法有哪些？

青少年患者一般健康状况良好。他们通常不存在过多或复杂的健康问题，因此随诊最关键的内容是病史特别是社会史的询问。一个组织良好的病史收集方法将会为医生提供重要的医学、发育和社会信息。使用非强迫手段探寻潜在的敏感问题，为他们勾画人生蓝图，以便帮助他们决定将来做什么。下面是此类方法的一个概要，虽不是惟一的方法，但包含了主要内容，非常简便，适合定期门诊随诊；非常灵活，在必要时可以做随访，同时反映了上面所提到的成熟模式。以“面谈时间”来帮助记忆，反映了青少年保健随诊的关键是你的谈话和倾听能力。

注意的问题：接下来的关键问题决不是面面俱到，也不是试图用惟一的措辞。在询问青少年病史时，医生必须梳理线索以发现深层的问题。有必要用不同方式来询问同一问题，以确保青少年同医生一样来理解问题。

家庭 虽然青少年开始向独立个性转变，但家庭在他们的生活中仍占有重要位置。评价青少年就需要了解其家庭构成和职责，同时还应了解青少年在家庭中的角色和对家庭的态度。关键问题包括：

与谁生活在一起？

父母相处如何？与兄弟姐妹相处如何？

在家里，哪里是自己的“空间”？

有多长时间是在家里度过的？

与父母吵架吗？如何解决分歧？

学习 对于那些仍在上学的青少年来讲，学校是他们独立活动时间最长的地方。考核青少年上课出勤状况、成绩、了解他们的困难及打算，就可以发现哪些青少年因学业失败而存在危险因素，同时也提供了一个了解青少年社会心理和认知发育的惟一窗口。关键的问题包括：

在上学吗？

哪一年级？

学习成绩如何？

喜欢或不喜欢什么？

在学校感觉安全吗？

毕业后希望做什么？

社会 虽然家庭从感觉上来讲仍是中心，但许多青少年从这一时期开始第一次独立选择伙伴团体、活动以及社会交往。这些领域的问题包括同伴可能有潜在危险的相互影响（比如加入帮派），还有一些活动可能是保护性的（如参与体育活动和宗教团体）。记住，对于青少年来讲，危险行为最简单且最大的预测是伙伴对该行为的参与情况。关键问题包括：

不在学校的时候，做些什么？

喜欢和谁呆在一起？

当和朋友在一起的时候，做些什么？

参加体育活动吗？

参加哪些学校活动？

尝试 青春期的一个显著特点就是喜欢尝试。新的伙伴，不断增加的独立性，以及不断减少的管制都标志着该时期有更多的机会参与各种不同的新奇活动（潜在危险性）。虽然尝试本身是一个青春期正常和理想的特征，但当尝试和对潜在、长期后果的认知性理解较少相结合时，则是一种危险的结合。确定危险行为的一个关键在于其同伴行为。所有问题都应该包括其同伴活动（关于不良习惯见下一节）。关键问题包括：

有性行为吗？你的同伴有吗？

曾经离家出走吗？

会骑自行车吗？戴头盔吗？

会开车吗？系安全带吗？

开车的时候，是否曾被警察截住并罚款？

打过架吗？

不良习惯 根据青春期所形成的行为习惯，完全可以预测与药物使用与滥用有关的成年行为。由于青少年并不完全了解这些行为的短期和长期后果，许多行为第一次都是抱着尝试的态度，所以，医生筛检这些行为非常必要。青少年的行为常常可以用伙伴的行为预测，注意这一点也很重要。因此，问题还应包括同伴的药物使用情况（从实际角度出发，询问同伴的行为作为开始是更可取的。因为陈述朋友的行为比承认自己有这样的行为更容易）。关键问题包括：

朋友中有人吸烟吗？吸烟规律吗？

朋友中有人饮酒吗？饮酒规律吗？

朋友中有人吸毒吗？吸毒规律吗？

你吸过烟吗？

你饮过酒吗？

你吸过毒吗？

形象 自我形象对于青少年是极为重要的。原因是多方面的，但可能与从家庭分离，以及尝试和他人建立伙伴关系时与他人进行比较有关。虽然这些在青少年中是正常的，但可以从心理和生理上表现出危险行为，例如神经性厌食或贪食症。关键问题包括：

是否曾经减肥？

是否曾经节食？

是否曾经饭后强迫自己呕吐？在非便秘的情况下，是否使用过泻药？

如果可以改变关于自己的一件事情，你会选择什么？为什么？

躯体或心理健康 虽然大多数青少年是健康的，但询问既往病史也是很重要的。对于先前存在某些疾病的青少年来说，不断增强的独立个性意味着对自己健康责任的提高。由于家长在管理上逐渐减少，先前控制良好的疾病（如哮喘）开始变得不易控制。某些疾病也会第一次在青春期出现（如痛经或性病）。应特别注意青少年需要的日常保健。根据需要，回顾并更新疫苗接种记录（乙肝疫苗、腮腺炎联合疫苗或破伤风抗毒素是经常需要的）。注意可以造成长期健康威胁（如心血管病）的危险因素（在该年龄段中应该进行胆固醇检查）。对该年龄段进行性健康筛检也是必要的。对有性生活的年轻女性，每年的宫颈涂片检查和性病筛检也是必需的。因为自杀是造成青少年死亡的第二或第三大原因（依照所研究人群），在该年龄段进行抑郁症的筛检也很重要。关键问题包括：

能告诉我曾患过什么疾病吗？

曾经有过以下症状吗？如睡眠障碍、对日常活动丧失兴趣、负罪感或焦虑、精力减退、注意力集中困难、缺乏快感、食欲改变、精神运动性激越、抑郁或自杀意念。

环境 不了解青少年的居住环境，对他们的健康了解就不会全面。这里我们所指的家庭环境包括：安全，社区以及资源，学校及家庭经济状况，同伴的相互影响以及滥用毒品，安全的危险因素（包括枪支和其他武器，或者家中烟雾探测器的缺乏）。关键问题在于医生意识到社区中存在的环境危险因素。这是全科医学的基石。必须理解生物-心理-社区医学模式要求所有的卫生服务必须对患者、家庭以及患者所居住的社区有所了解。对所有患者来讲，应询问几个环境危险因素。关键的问题应这样开始：

家中有枪吗？

你或你的朋友随身携带枪支吗？

在自己家中感到安全吗？

和伙伴在一起，感到安全吗？和重要的朋友在一起安全吗？

家里有烟雾探测器吗？

青少年保健体检包括哪些内容？

青少年体格检查的价值往往比不上病史对发现疾病的价值，但也是对复杂病史的一个重要补充。USPSTF建议，对一般人群体格检查应包括：身高、体重和血压。在全面体检中，有些关键部位应予以特别关注：

- 生命体征：身高、体重和血压，检查体力和视力。
- 皮肤：青少年痤疮是常见问题。虽然这不是严重的疾患，但可引起青少年的过度关注。此外，应注意第二性征，如腋毛和胡须的情况。
- 胸部：在该年龄段，乳房开始发育并应加以注意。青少年男性也可出现双侧或单侧的男子乳腺过度发育。此现象普遍存在，应该加以注意，这一般是非病理性的迹象。
- 脊柱：该年龄段应开始检查脊柱硬化。
- 泌尿生殖器：应对青春期生理发育表现进行检查。

推荐健康青少年行哪些筛检？

对一般人群，USPSTF并不推荐进行额外筛检。对于有性行为的女性，建议行子宫颈涂片检查和衣原体检查。美国妇产科协会目前推荐在首次性活动3年内或21岁时（无论哪一个在前），应进行早期子宫颈涂片检查。对于有性行为的青少年，USPSTF建议进行梅毒、艾滋病病毒以及淋病筛检。对于没有接种乙肝疫苗的患者，应筛检乙肝。对高危人群，USPSTF建议进行PPD筛检。

健康青少年应接种哪些疫苗？

多数儿童在青少年期以前已经完成了疫苗的接种。在10～12岁时，建议行破伤风和白喉二合一疫苗（Td）附加接种。至少有一次需注意所有疫苗的接种情况，特别是水痘、Td、MMR以及乙肝疫苗。对于高危人群，USPSTF也推荐对肺炎双球菌、流感以及甲肝的疫苗接种（可在本章最后所提供的网站上查找有关高危人群的详细定义）。

健康青少年的随诊应包括哪些咨询内容？

青少年还应接受在病史询问过程中没有提到的相关问题的咨询。应确信这些问题对将来有参考意义。此外，USPSTF建议对一般人群的健康咨询应包括：安全带的使用、自行车/摩托车头盔的使用、烟雾探测器、枪支的存放、规律的体育锻炼、牙齿保健；（孕期或育龄者）饮食问题包括：脂肪、胆固醇、热量平衡、钙和叶酸的摄入。

成年人保健

成年人的一般健康问题有哪些？

与儿童和青少年相比，成年人是一个具有更多个体特征的人群。如果儿童期是一个以先天性疾病为主的年龄段，青少年期是以行为相关疾病高发为主，那么成年期是一个获得性疾病的高发时期。环境、遗传易感性、活动（非活动），再加上年龄特点本身，使得该人群发生重大疾病的危险增加。

何为成年人的亚人群？

对该人群患者采用统一的方法是完全不可能的，因此，USPSTF将该人群分为两个年龄段：25～64岁，65岁及以上。虽然该分类是有用的，但也许你会发现将成年人分成40岁以上组以及80岁以上两个附加亚组也是很有用的。对于最常见的疾病（心脏疾患、肿瘤、肾病、诸如肺炎和流感这样的感染性疾病），第一组人群在成人组中表现出了相对较低的发病率和死亡率。该人群可考虑进行较少的筛检。考虑到人群年龄，超过65岁的人群并非是同质人群，这一点似乎是明显的。应当意识到“年轻的老年人”并不能反映老年人群典型的特征，对“年龄较大的老年人”应给予额外的关注，而这些关注并不适用于他们的年轻同伴。

应将成年的服务对象看作整体人群，而非截然分开的人群。从整体的角度将年龄分组是有益的，但对每一个体患者及其病史，必须给予相应的阐述。此外，每一年龄段特殊的疾病都会受到前一年龄段疾病的影响。反过来，当进入下一年龄段时，它们又会影响下一年龄段的健康状况。因此，对某一类患者的全面保健，需要关注当前的、过去已发生的或将要发生的疾病，主动帮助患者健康长寿的生活。

成人保健的一般指南有哪些？

与患者形成治疗联盟。各种有意义的变化均来自于患者。医生的角色在于为所有患者尽可能的获得健康提供必需的帮助，并不是使患者发生变化。

全面地听，认真地看，认真地检查。病史能提供绝大部分的信息。体格检查可提供少量但重要的附加信息。成年人的健康保健中，筛检的作用很重要但是有限，因此，在安排筛检的时候应该仔细考虑其在治疗患者中所起的作用。

耐心咨询。患者的行为改变是逐步且缓慢的。不要认为患者没有改变就意味着没有遵从医嘱。重复、理解、鼓励和耐心将获得最好的结果。

25 ~ 39 岁年龄段的成年人的一般健康问题有哪些？

年龄分组是人为的，该年龄段的成年人一般都很健康，很少有获得性疾病的发生，他们与青少年患者的健康问题有许多相同之处，所以可看作是青少年时期的一种自然延续。对于这些人群，在保健随诊中，病史是最关键的因素。

25 ~ 39 岁年龄段成人的病史包括哪些内容？

现病史　虽然大多数患者没有主诉，但有部分患者有主诉。一个好的、简单明了的询问能引起患者的关注。这样的询问方式有："请告诉我您今天就诊的原因？"或"请告诉我可以帮助您做什么？"或"您有什么健康问题我可以和您讨论？"如果发现了特殊的健康问题，就应进一步询问。如果没有特殊的问题，应转向询问其他病史。

既往史　对既往史的回顾可使医生对该患者健康状况有一总体的印象。这也使医生可以收集到与保健相关的信息。有许多好的构建既往史的模式，这样的模式包括以下部分（适合患者的提问）：

内科疾患：患者所知道的当前和既往的内科疾患。

外科疾患：包括儿童时期手术史（如扁桃腺切除）以及成人手术史。

住院和急症医疗情况

用药情况：包括处方药、非处方药、天然的、草药、其他的补充或替代药物。

过敏史：包括药物过敏以及所发生的反应。

不良嗜好：吸烟、饮酒以及违禁药物的使用（包括现存的数量）。

妇科 / 产科 / 和性病史：包括妇女的月经史和生育史，男性和女性的性病史。

精神障碍史：包括患者未曾求助过的心理问题。

保健：包括与年龄和性别相关的保健问题。

家族史 对患者家族史的回顾可以使医生对患者将来有可能发生的健康问题有一个全面地了解。一般的家族史应该包括三代：上一代（父母)、下一代（子女）以及同代（如果有兄弟姐妹)。家族史的基本信息包括：年龄、家庭成员是存活或死亡、每一个家庭成员的重要病史。对于已故家庭成员，应注意死亡年龄和原因，还应注意其它任何已出现的疾病情况。

社会史 社会史是病史中丰富多样的组成部分。它有助于更好地了解患者（如习惯、教育、家庭状况)，并给予可以影响患者健康的重要信息（如高危职业、是否入狱、疫区旅行史、锻炼以及饮食结构)。

系统回顾 保健随诊常为医生提供一个良好的机会来分析患者细微的主诉，这些主诉或许没有引起医生的关注。系统回顾对个体各种疾病的常见主诉进行了全面、系统且相对集中的总结。

25 ~ 39 岁年龄段成年人的体格检查包括哪些内容？

体格检查主要是针对患者病史回顾所发现健康问题来进行的。对于一般人群（如那些没有特定危险因素的人群)，USPSTF 建议进行血压、身高、体重的测量以及体重指数(BMI) 的计算。

25 ~ 39 岁年龄段成年人应进行哪些筛检？

USPSTF对该年龄段推荐的筛检项目有限。对一般人群来讲，男性从 35 岁开始筛检总胆固醇水平，女性则进行宫颈涂片检查（在首次性行为的 3 年之内或 21 岁开始，无论哪一项在前，每隔3年检查一次)。对于一些相应的危险群体，USPSTF 建议进行STD（梅毒、淋病、HIV、病毒性肝炎、衣原体）和 PPD 筛检。

25 ~ 39 岁年龄段成年人应进行哪些疫苗接种？

对于年轻患者，应回顾疫苗接种情况。对于该年龄段，应特别注意乙型肝炎疫苗、Td、水痘以及风疹疫苗接种。后两者对于生育期妇女应特别注意。对于高危人群，应进行甲型肝炎、肺炎和流感疫苗的接种。

对 25 ~ 39 岁年龄段成年人应进行哪些健康教育？

在询问病史以及教育患者预防疾病时总有一些项目未被提及。另外，USPSTF 建议进行特殊的健康咨询，包括：戒烟、酒精问题、驾车时（或参与同类活动）的酒精和药物使用问题、饮食问题（包括脂肪/胆固醇摄入、热量平衡、妇女钙的补充、生育年龄妇女叶酸的补充）、规律的体育锻炼、安全带的使用、火器、烟雾探测器、高危的性行为、避孕/安全套的使用以及牙齿保健。

40 ~ 64 岁年龄段成年人的一般健康问题有哪些？

该年龄段的一个显著特点是获得性疾病的发病率增加，如高血压病、糖尿病、癌症以及高胆固醇血症。此外，与这些普通疾病相关的死亡率和发病率也显著增加。这些疾病很常见，早期常无症状。疾病的自然史可以被恰当的药物治疗所改变。筛检试验有足够的灵敏度和特异度来确定这些疾病。对于患者来讲，这些检查可以接受，从整个卫生系统来讲，费用也合理。所以，在该年龄段，保健可包括几种用来确诊可治疗疾病的筛检方案。

40 ~ 64 岁年龄段成年人的病史应包括哪些内容？

病史的组成与前一年龄段相似。对于该年龄段最关注的是疾病的发展，所以应特别注意病史中增加心血管病、糖尿病、高胆固醇、癌症（特别是肺癌、乳腺癌、结肠癌以及前列腺癌）的危险因素，以及吸烟、过量饮酒这样的高危行为。

40 ~ 64 岁年龄段成年人体格检查包括哪些内容？

该年龄段患者经常患病，因此应进行更加全面的体格检查。对于已经患有疾病的患者来说。保健体检应该包括所有体格检查的必备项目，这对于评估患者病情是必须的。对于一般的没有潜在疾病的人群，体格检查的项目同上面提到的年轻成年人相似。此外，视力的常规检查对该人群可能是重要的。

40～64岁年龄段成年人应进行哪些筛检？

对于一般人群，USPSTF建议对男性（35～65岁）和女性（45～65岁）进行胆固醇、粪便潜血检查、纤维结肠镜检查（50岁以上男性或女性）和乳房X线照片（女性50岁以上）。美国糖尿病协会建议在40岁时开始筛检糖尿病（两次偶测空腹血糖≥126mg/dl或随机血糖≥200mg/dl）。美国癌症和泌尿协会建议从50岁开始筛检前列腺癌（直肠指诊和前列腺特异性抗体）。目前，没有推荐对肺癌进行筛检。筛检仅包括吸烟者（以及有关戒烟的健康咨询）。

40～64岁年龄段成年人应进行哪些疫苗复查？

有关疫苗的建议与前一年龄段相同。

40～64岁年龄段成年人应进行哪些健康咨询？

对该年龄段的建议与前一年龄段类似。该年龄段的妇女接近绝经期，因此应该接受的相关健康咨询包括：经量的减少、骨密度的保持以及绝经后妇科的保健。

65岁及以上成人组的一般健康问题有哪些？

正如前面所提到的那样，该年龄段存在非同质性。但对于年龄大于65岁的所有患者多数建议是可取的。该年龄段的许多患者，特别是“年轻的老年人”身体非常健康和充满活力，因此期望寿命很高。

在老年人保健中普遍存在一个错误认识：对年轻的成年人重要的问题不再适合于该年龄段。许多老年患者的性行为仍很活跃。许多人一直开车。越来越多的年龄大于65岁的老年人仍继续工作（在原工作岗位或可能在新的岗位）。老年患者可能存在酒精和其它药物的误用。实际上，有关“老年人”一般的认识有时不正确，或者在其适用性上存有限制。一份完整的病史的关键在于完整地记录病史。

65岁及以上成人组的病史应收集哪些内容？

前面所讨论的病史组成仍然重要。该年龄段的许多患者已近退休，这就需要依靠固定收入维持生活，并且不能维持先前的开销。对于该年龄段的患者，医疗保险可以提供重要的但非完全覆盖的医疗保护。

该年龄段的许多患者（虽然不是全部），机能的下降将限制他们安全地参加许多日常活动的能力。家庭环境的安全性显得越来越重要。视、听以及认知功能将随着年龄增大而衰退，而患者自己可能意识不到这种情况。因此，应该从其他人那里了解这部分病史。

对于老年患者来讲，营养也是非常值得关注的问题，因此回顾患者的饮食习惯也有帮助。该年龄段的大多数患者将患有特定的疾病且难以根除，因此病史应该包括对这些疾病的简要描述。注意患者的服药情况，因为许多老年患者服用很多容易混淆的药物。探讨药物可能的副作用和相互作用，认真复查药物是必要的。

65岁及以上老年人应进行哪些体格检查？

由于潜在健康问题不断增多，该年龄段的体格检查应考虑得更加完善。对于一般人群，USPSTF建议测量血压、身高、体重，同时进行视力和听力的检查。

65岁及以上老年人应进行哪些筛检？

USPSTF建议该年龄段的筛检包括：大便潜血、纤维结肠镜检查和乳房X线照片（有或无临床乳腺检查）。对于常规筛检或低危患者，65岁以上的妇女可以进行间断的宫颈涂片检查。美国肿瘤协会和美国泌尿协会建议即使健康的男性也应进行前列腺癌的连续筛检，这样可以使预期寿命增加至少10年或更长。在该人群中进行胆固醇筛检的意义不很明确。

65岁及以上老年人应进行哪些疫苗的复查？

在该年龄段应特别关注肺炎和流感疫苗。该年龄段有关感染的发病率和死亡率很高。此外，该年龄段的患者需要一次Td加强。对于高危患者，USPSTF建议进行甲肝、乙肝和水痘疫苗的接种。

65岁以上老年人应进行哪些健康咨询？

前面提到的问题同样适用于该人群。即使在该年龄段，戒烟也是有益的。如果条件许可，对于危险因素增加的患者，强化防跌倒项目是有益的。这是该年龄段应考虑的问题。对于没有进行生活计划的患者，应鼓励他们制定暮年计划。在需要制定任何此类该计划之前，应该更加努力地制定好暮年计划，其内容应包括意愿、生活的意愿和（或）一个健康保健代理计划。

关键点

- 完整的病史为全面保健提供了基础。
- 不应在一般人群中盲目地进行体格检查和诊断性筛检，应根据患者病史有针对性地进行体检和筛查。
- 对保健最好的理解应是：与年龄相宜的生理、认知和社会心理的发育。

病例 51-1

患者为一对夫妇，妻子45岁，丈夫50岁。妻子患有轻度高血压，服用氢氯噻嗪控制血压，无其他异常主诉，其家族史和社会史无异常；丈夫目前无疾病主诉，既往史无异常，有结肠癌家族史，其兄于58岁时被确诊患有结肠癌。

A．对于该女性患者，最有意义的肿瘤危险因素是什么？如何对她进行筛检？

B．对于该男性患者，最有意义的肿瘤危险因素是什么？如何对他进行筛检？

病 例 51-2

患儿男性，5岁。学前查体。既往无特殊病史。与同龄儿童相比，其生长和发育正常。

A．该儿童可表现出的与其年龄相宜的最主要的生长发育标志有哪些？

B．假定，该儿童2岁时按计划接种疫苗，此后没有接种任何疫苗。今天，他将接种哪些疫苗以完成其学龄前的疫苗接种计划？

相关网站

Centers for Disease Control and Prevention. *http://www.cdc.gov*

The United States Preventive Services Task Force recommendations and updates.
http://www.cdc.gov.mmwr/preview/mmwrhtml/rr5102al.htm

（周　永译　雷　军校）

第52章 肝脏和胆道疾病

▶ 病因学

肝脏疾病的病因有哪些?

肝脏疾病的病因多种多样。感染如慢性病毒性肝炎和肝脓肿可对肝脏造成损害，酒精、肝毒性药物和有机溶剂也可导致肝损害。全身性疾病包括遗传性血色素沉着病、Wilson's 病、自身免疫性疾病、高脂血症和充血性心力衰竭等可导致肝功能异常和肝脏检测结果异常。导致急性肝损害的许多疾病也可引起慢性肝脏疾病和肝硬化，原发性和转移的恶性肿瘤可导致肝损害，肝功能和异常的肝脏检验结果可反映肝脏损害。

胆道疾病的病因有哪些?

胆管或胆囊管梗阻可导致胆囊炎、胆管炎和梗阻性黄疸。梗阻的绝大多数原因是胆石，但内在或外生性肿物、腺性增生和原发性硬化性胆管炎也可引发梗阻。胆囊炎大多数继发于胆囊结石造成的胆囊管梗阻。这种情况下患者常有疼痛并且潜在严重的胆囊炎症，可导致糖尿病和其他免疫系统受损的患者发生胆囊坏疽。急性胆管炎是一种危及生命的感染，最常发生于结石或肿瘤造成的胆总管梗阻。原发性硬化性胆管炎是一种不明原因的特发性疾病，与炎症性肠病导致的炎症有关，也可继发于肝内外胆道的创伤。

▶ 评估

相关病史的描述

肝脏疾病可以表现为相对无症状或出现包括不适感、乏力、食欲减退、腹痛、大便习惯的改变、体重减轻、发热和瘙痒等非特异性症状。相反，胆道疾病通常有右上腹或腹正中疼痛、恶心、发热和黄疸等特异性症状和表现，所有这些也可以是肝脏疾病的症状。褐色尿和陶土样大便常提示血浆胆红素升高的肝脏功能障碍和胆道功能障碍。

注意患者的职业和日常生活。如果患者接触潜在性肝损害性物质如有机溶剂时应明确患者的职业。日常活动应包括生活方式的选择，如大量酒精摄入、静脉注射毒品或性滥交，这些都是造成乙型肝炎和丙型肝炎的因素。曾经接受过血液制品的患者也是乙型肝炎和丙型肝炎的高危人群，尽管这种危险性在近10～20年来由于对献血者的全面监测已经明显下降。旅途中不洁饮食和水对于评估甲型肝炎和寄生虫病的可能性是必要的。包括非处方药和处方药在内的服药史将提示潜在的肝脏中毒的可能性。家族疾病史可提供包括Wilson's病和遗传性血色素沉着病等遗传性疾病的线索。通过全面的系统回顾，可揭示一些引起肝功能异常的病因，如高脂血症和炎症性肠病。

体格检查时应注意哪些体征？

密切观察生命体征，因为发热、心动过速、低血压和呼吸急促经常是急性、严重感染或休克的体征。如果发生黄疸和巩膜黄染则很容易观察到。在肝脏疾病中，黄疸的程度反映了肝功能衰竭的严重程度；而在胆道疾病中，反映的是胆管的梗阻程度。在总胆红素水平约为2.5mg/dl时就可出现黄疸。紫癜和瘀点通常提示继发于肝脏产生的凝血因子不足而引起的凝血异常。肝掌和蜘蛛痣经常发生在慢性肝脏疾病。全身性肌肉萎缩在长期的肝功能障碍患者中十分明显，典型者提示门脉高压的腹水和下肢水肿同时存在。腹部表浅静脉凸突，如海蜇头和脾肿大是门脉高压的体征。仔细评估肝脏的大小和质地，炎症性肝脏通常肿大且质地坚硬，而肝硬化时肝脏常萎缩呈结节状。肝缘触痛提示肝脏的急性炎症。通过患者深吸气时按压右锁骨中线肝缘可观察胆囊炎症。这种方法可出现阳性的 Murphy's 征，即手指触及胆囊时患者出现痛苦表情。

应选择哪些基本的实验室检查？

一旦怀疑各种原因肝炎或肝硬化时，应进行多项实验室检测。这些检测项目包括：

■ 完整的肝功能系列，包括肝脏酶学、胆红素和血浆蛋白。

■ 肝炎系列，可对各种肝炎病毒抗体出现做出评估。

■ 全血细胞计数和凝血酶原时间 / 国际标准化比。

综合分析这些检验结果不仅提示急性肝细胞损伤的程度，还将明确肝脏的储备功能和急、慢性感染的可能性。天冬氨酸转氨酶（AST）和丙氨酸转氨酶（ALT）水平的升高反映肝细胞损害。AST与ALT的比值在酒精性肝病时大于2，而在其它类型的肝炎时通常小于1。胆红素升高和凝血酶原时间 / 国际标准化比延长伴随白蛋白水平下降提示肝脏功能下降。

如何判断上述检测结果？

如果直接（结合）胆红素升高，伴随碱性磷酸酶（ALP）和γ-谷氨转氨酶（GGT）升高，考虑肝内或肝外胆管流出道梗阻。这种梗阻可来自于胆道结石或肝胆管结石、肿瘤或如原发性硬化性胆管炎的胆管瘢痕造成的梗阻。

常见的良性遗传性疾病 Gilbert's 综合征，间接（非结合）胆红素水平升高，而其他所有肝功能指标均正常。全血细胞计数可显示与急性炎症或感染性疾病相一致的白细胞计数升高。如果考虑胆总管梗阻，需要检测淀粉酶和脂肪酶以明确有无胰腺炎。

在发生代谢性肝脏疾病的患者中，最常见的是脂肪沉积性肝炎、遗传性血色素沉着病和Wilson's病。对于这些疾病的检测，应检测空腹血脂、血浆铁蛋白和转铁蛋白饱和度以及血浆铜蓝蛋白水平。在原发性胆管性肝硬化患者中，抗线粒体抗体出现的机会在 90% 以上。自身免疫性肝炎患者特征性的平滑肌抗体、抗核抗体和肝肾微粒体抗体水平增高。

哪些影像学检查有助于诊断？

超声检查对于明确各种肝脏和胆道疾病有很大的帮助。超声能测量胆管和胆囊的直径，而且能发现胆囊和胆总管内的大多数结石。超声能分辨肝囊肿、肝脓肿和大多数实质性肿块包括肝细胞肝癌。强化计算机体层扫描（强化CT）对肝实质性疾病的诊断是有用的，并且能强化占位性病变组织。磁共振（MRI）不用含碘造影剂强化对比即可分辨出肝脏内的血管结构。如果初始的检测结果（如前面描述的）提示胆管的潜在性梗阻，内镜逆行胰胆管造影（ERCP）能使胆道解剖更加清晰，可行内镜下梗阻结石取出术，也可借此解除远端胆管的狭窄。磁共振胆道造影术（MRCP）提供了一种分辨胆管的无创性方法，但不能进行治疗。如果怀疑胆囊炎而超声检查正常却不能明确诊断时，HIDA扫描通过胆囊示踪摄取缺如能明确急性胆囊炎的诊断。

▶ 治疗

对于急性肝炎患者来说，哪些治疗步骤是合适的？

急性肝炎患者的治疗为支持疗法。补充足够的水分是必需的，即可通过静脉补充液体，还可应用药物来控制恶心和呕吐以减少液体丢失。患者应该避免应用任何对肝脏有潜在毒性的物质包括酒精和各种药物。补充维生素K对凝血酶原时间延长的患者是有益的。对有暴发型肝功能衰竭症候的重症患者，应进行重症监护（ICU）和早期肝脏移植。

列举对慢性肝炎和肝硬化患者的正确治疗步骤

明确疾病的病因是治疗慢性肝脏疾病的关键，可针对特殊病因进行治疗。干扰素和抗病毒药物对慢性乙型肝炎和丙型肝炎有效。戒断酒精摄入对酒精性肝病十分有效。血色素沉着症性肝病对通过间歇的治疗性静脉切开放血以降低总体铁负荷有效。铜螯合物如青霉胺或曲恩汀及锌盐能减少Wilson's病对肝脏的影响。自身免疫性肝炎对强的松和咪唑嘌呤有效。在治疗原发性胆汁性肝硬化时，已经证明熊去氧胆酸能延迟疾病的进展。减轻体重和控制常伴发的高脂蛋白血症是脂肪沉积性肝炎患者的理想选择。对慢性肝炎和肝硬化患者，通常进行肝脏细胞病检以明确病因和病变的程度。

对于急性胆囊炎或胆管炎来说，哪些治疗是合适的？

静脉应用覆盖革兰阴性菌、革兰阳性菌和厌氧菌（肠杆菌、肠球菌、拟杆菌和梭状芽孢杆菌）的广谱抗生素对于治疗急性胆囊炎和胆管炎是必需的。在许多情况下，抗生素和静脉补液治疗为急性胆囊炎最终选择手术提供了充分的条件。在疾病的早期请外科医生会诊是明智的。对出现发热、疼痛、白细胞计数增高或腹膜炎体征的患者需要进行急诊胆囊切除术，特别是易发生胆囊坏疽的糖尿病患者。对于急性胆管炎患者，通过ERCP或手术治疗或通过旁路解除梗阻以确保通畅的胆道引流。如果不进行治疗，胆管炎可危及生命。无症状的慢性胆石病不需要治疗。

关键点

- 急性肝炎的治疗为支持疗法。
- 慢性肝炎和肝硬化的治疗需要明确病因学以达到最佳的治疗效果。
- 出现黄疸、右上腹痛和发热的胆管炎是一种临床急症，需要急诊影像学检查并请胃肠病学医生会诊。
- 及时请外科会诊将使急性胆囊炎患者获益，如果需要手术，可在最佳时间行胆囊切除术。

病 例 52-1

患者女性，26岁。主因体重减轻、不适感伴间断发作性黄疸、发热、呕吐 4 个月就诊。

A．最适当的实验室检查有：

全血细胞计数、抗核抗体和生化系列

肝功能、肝炎系列和全血细胞计数

尿常规、促甲状腺激素和血尿酸

血浆铁蛋白、转运铜蛋白水平和抗线粒体抗体

B．如果患者肝炎系列仅显示丙肝抗体阳性，如何进一步正确选择检验项目？

病 例 52-2

患者男性，82岁。主因进行性右上腹痛、发热伴恶心 24 小时来急诊科就诊。患者尿呈深褐色 2 ~ 3 天。最近患者因为胸痛住院诊断为单支冠状动脉狭窄，并进行了成功的血管成形术和支架植入术。住院期间诊断患有2型糖尿病。

A．患者最重要的初始影像学检查是：

胸片

腹部平片和右上腹 X 线片

静脉肾盂造影

肝胆超声检查

B．如果肝胆超声检查发现急性胆囊炎和胆石症，应采取哪些合适的诊治措施？

病 例 52-3

患者女性，62岁。主因服用降胆固醇药物HMG辅酶A还原酶抑制剂3个月，近期检验发现ALT和AST高于正常值高限3倍而就诊。在治疗开始前来检测这些指标，但在3年前检测这些指标是正常的。

A．你应建议：

检测肝炎系列

停止服用他汀类药物并在3～4周后复查ALT和AST

肝胆超声检查

停止饮用葡萄酒（每周1杯）并在2个月后复查ALT和AST

B．如果患者停止服用他汀类药物3～4周后肝脏酶学指标仍然增高，下一步如何做病因学检查？

参考文献

Ahya SN, Flood K, Paranjothi S: The Washington Manual of Medical Therapeutics, 30th ed. Philadelphia: Lippincott Williams & Wilkins, 2001, pp 376-392.

Johnston DE: Special considerations in interpreting liver function tests. Am Fam Physician 59:2223-2230, 1999.

Kaplowitz N: Liver and Biliary Diseases, 2nd ed. Baltimore: Williams & Wilkins, 1996.

Nordling MK, Rao G: Common Hepatobiliary Conditions. FP Essentials, edition no. 294, AAFP Home Study. Leawood, KS: American Academy of Family Physicians, 2003.

相关网站

Centers for Disease Control and Infection, National Center for Infectious Diseases: Viral Hepatitis. Available at *http://www.cdc.gov/ncidod/diseases/hepatitis.*

（刘四清译　周　永校）

第 53 章　绝经

什么是绝经？

绝经是指在闭经 12 个月之后月经永久性的停止，伴随有卵巢卵泡功能的丧失。

什么是外科绝经？

外科绝经是指继发于双侧卵巢切除术后的卵巢功能突然丧失。

围绝经期的定义是什么？

围绝经期是指始于月经周期首次中断至绝经期以前的时期，其特征是月经周期长短及月经量不规则，伴闭经月份增多。在围绝经期内无排卵周期占优势并且周期延长。

一般围绝经期开始于什么时间？持续多长时间？

马塞诸塞州女性健康研究机构曾经是研究围绝经期开始年龄及持续时间的大型研究机构之一。在连续观察 2500 余名女性之后得出的结论是围绝经期开始的中位数年龄是47.5岁，结束的中位数年龄为 51.3 岁。

月经周期改变是临床上确定围绝经期的起点。对具有规律月经周期的女性如果月经周期开始中断，但是停经时间没有超过3个月就可以认为是围绝经期早期。随着向绝经期发展，闭经的次数越来越多。闭经 3 ～ 11 个月后，就可认为是围绝经期的后期。闭经超过 12 个月即为绝经期。

更年期就是女性从具有规律生殖周期到围绝经期再过渡到绝经期。围绝经期一般为 2 ～ 8 年。

影响围绝经期至绝经期时间的因素有哪些？

始于高龄的围绝经期者，自围绝经期至绝经期的过渡时间可能很短。吸烟者绝经期很可能开始得较早，过渡时期也较非吸烟者短。从未生育过的女性比生育过的女性更易较早进入围绝经期。

在围绝经期和绝经期生理上会有哪些变化？

35岁以后，女性的生育能力急剧下降。在围绝经期初级滤泡的衰竭更加迅速。在围绝经期月经间期明显缩短，常为3～7天。继发于孕激素水平下降所致的卵泡期加速导致了这一变化。卵泡刺激素（FSH）的水平升高是对卵泡生成改变和抑制激素（抑制垂体产生卵泡刺激素）分泌减少的反应。在围绝经期雌二醇是“规则的”并且经常达到高于生育期的水平。在围绝经期雌激素水平增高，孕激素水平降低，这可能是造成围绝经期女性子宫内膜增生、内膜癌、子宫息肉以及子宫平滑肌瘤的原因。从围绝经期转向绝经期的时候，随着卵泡刺激素和黄体生成素水平增加，雌二醇的水平会急剧下降。

女性在围绝经期的早期可能出现与黄体期缩短或排卵周期相关的月经增加。然而，随着绝经期的临近，雌激素水平下降、月经量减少、月经期延长。卵泡损耗加速直到补给衰竭。

女性为什么会经历绝经期？

据估计，人类已繁衍了约5000代，仅最后5代人的平均预期寿命达到绝经期。似乎女性的生殖并养育子代至其生育阶段的年龄即为生理预期年龄。随着公共卫生和医学的发展，绝经后女性预期年龄为86岁，在女性生命中平均超过1/3的时间将处于绝经后状态。

绝经的远期危险有哪些？

绝经的主要远期危险是骨质疏松。这可能发生在绝经后期，是因为骨骼失去雌激素的作用造成的。

什么是过早绝经？

过早绝经的定义是：在40岁以前绝经（未通过外科手

段)。

过早绝经的原因是什么?

过早绝经的原因还不是很明确,但是与一些女性有遗传倾向和某些自身免疫现象有关。对过早绝经女性的卵巢活检显示有大量的淋巴细胞浸润。

女性在绝经12个月后出现阴道出血意味着什么?

绝经期后的阴道出血被分类为"绝经后出血",必须进行评估。尽管有很多良性原因可以引起绝经后出血,但应做盆腔和阴道超声检查以及子宫内膜活检以明确病因。

▶ 评估

评估从围绝经期至绝经期的常见症状和体征是什么?

围绝经期的症状和体征有月经的改变:月经周期不规则、经量过多或过少。一些女性还会出现血管舒缩功能障碍的症状(发热、潮红和盗汗),性功能障碍和性欲下降。还包括情绪、认知力和躯体的症状,包括易怒、焦虑、记忆力下降、疲劳和失眠。这些症状和体征在强度、持续时间和频率上有很大差异。

"突然发热"与"突然潮热"之间有区别吗?

没有。在各类书籍、杂志、非专业出版物上这两者是可以互换的。突然发热/潮热是指感到身体和面部发热,伴有皮肤发红和出汗。这经常发生在绝经前。这是因为下丘脑释放的促性腺激素释放激素增加并影响到它邻近的体温调节中枢所致。

有哪些实验室或诊断性实验方法可以确定某人是否处在围绝经期?

卵泡期的早期(2~5天)促卵泡生成素的下降与围绝经期的诊断并不一致。然而,在绝经期促卵泡生成素和促黄体激素的水平明显升高。巴氏涂片阴道细胞学检查可以发现与低雌激素水平相一致的副底层细胞占优势，提示成熟上皮细胞缺乏。

体格检查有哪些发现？

绝经后女性体检（当这些女性还没有因为绝经而进行激素替代疗法）可以发现阴道口直径变小，阴道黏膜失去通常的皱褶变得苍白和光滑，宫颈和子宫变小，卵巢通常不能触及。

如何治疗围绝经期的妇女？

围绝经期一般不需治疗。然而当伴有明显症状，例如发热潮红、盗汗、失眠、阴道干燥、情绪不稳或抑郁时可能需要一些激素干预。可用一些小剂量的复合口服避孕药进行治疗。这些复合制剂常常含有 20μg 的乙炔雌二醇和 1mg 的醋酸炔诺酮，每月服用 21 天。小剂量的口服避孕药可以消除血管收缩功能障碍引起的症状并且恢复规律的月经周期，同时可消除这一过渡时期的许多其他症状。40岁女性意外怀孕发生的几率等同于青春期，而这些治疗可提供额外的避孕作用。围绝经期月经过多的患者应单纯用黄体酮治疗，尤其是对那些有血栓栓塞性疾病或吸烟等高危因素的患者。对于有月经过多情况的患者，减少月经量的非激素疗法包括使用非类固醇类抗炎药物。当月经持续过多并且激素治疗无效时，可以考虑子宫内膜剥脱术。

围绝经期患者应开始补钙吗？

是的。这时应该每日给予钙 1000 mg 和维生素 D 400 单位。

绝经后的激素疗法有哪些益处和害处？

临床观察和随机临床试验均显示雌激素对控制血管收缩功能障碍及泌尿生殖器的症状非常有效。通过减少骨转换和骨重吸收的速率，雌激素可以减缓与年龄相关的骨丢失。通过治疗可以使脊柱的骨矿物质密度增加4%～6%，骨盆为2%～3%。

与绝经后使用激素替代治疗相关的危险包括，如果单独使用雌激素可能会出现子宫内膜癌。如果联用黄体酮则会消除这一危险。绝经后应用激素替代疗法（HRT）的妇女患静脉血栓栓塞性疾病的危险至少增加 2 倍。在经 HRT 治疗大于 5 年的女性当中，雌激素-孕酮联合治疗比单独应用雌激素治疗的患者患乳腺癌的危险性增加了35%（每100 000患者当中新增80例）。目前还没有证据能显示HRT对预防心血管疾病有益。胆囊疾病发病率在 HRT 时也似乎增加了。对于先前所认为的 HRT 在某些方面可以防止认知力的下降和痴呆的说法目前显示没有实际意义。

然而，有一个益处是经 HRT 治疗后，女性患结肠直肠癌的风险似乎显著下降，经过 5 年治疗后风险下降了 20% ~ 35%。

绝经期治疗还有其他途径吗?

尽管女性健康行动是一项很大的研究，但它主要集中在研究雌激素－孕酮的联合应用上，即合用雌激素 0.625mg/ 天和甲羟孕酮 2.5mg/ 天。目前尚不清楚该研究获取的相关危险及益处的证据是否适用于至其他不同剂量的雌激素及黄体酮合用的 HRT。

什么情况下在围绝经期使用避孕药或在绝经期使用 HRT 是禁忌的?

口服避孕药或激素替代疗法在吸烟者中属相对禁忌，而在有严重肝脏疾病、栓塞性疾病史、乳腺癌活动期或原因不明的阴道出血的患者中属禁忌。

一位以前一直口服小剂量避孕药的女性想要换用激素替代疗法，什么时机最适合?

女性可以从其母亲绝经期的年龄或人为的规定在围绝经期后 4 ~ 5 年由口服避孕药过渡到 HRT。

考虑到始于2001年的争议，对患者个体化的HRT方案和有关风险和益处的宣教是非常重要的。20世纪90年代末，杂志上发表了大量的文章，生活在这个时期的大部分女性注意到了这些争论。

一个合理的方案是应用小剂量的雌激素－黄体酮（0.45mg，1.5mg）联合治疗，持续5年以控制绝经期症状，同时可给予选择性雌激素受体调节剂或二碳磷酸盐化合物。

什么是选择性雌激素受体调节剂（SERMs）?

雌激素受体存在于很多组织，包括子宫、乳腺、阴道黏膜、脑组织、皮肤。选择性雌激素受体调节剂所要达到的理想效果是雌激素具有保护骨骼的作用但不增加患乳腺癌的危险。这些理想的药物还应有助于防止阴道萎缩、血管收缩症状以及情感症状。目前在美国有一种选择性雌激素受体调节剂(SERM)，它能有效地防止骨丢失并且可能对预防心血管疾病有益，但它也增加血栓栓塞疾病及血管收缩症状的发生率，而不导致乳腺癌危险性的增加。人们期待将来其他的SERMs能够有更理想的作用。

除了激素替代疗法外还有哪些治疗绝经期症状的方法?

其他被证实能够减轻血管收缩症状的药物包括：选择性5-羟色胺重吸收抑制剂、可乐定、加巴喷丁。可以通过局部应用雌激素或使用雌激素环减轻阴道萎缩和干燥的症状。应用经典的抗抑郁药治疗抑郁症，及应用抗组胺类镇静药（苯海拉明）或小剂量的三环类镇静药（如阿米替林）治疗失眠症。

替代药物治疗的方法有哪些?

没有对照研究显示植物雌激素对预防绝经期症状有明显益处，尽管它在21世纪初期非常普及。“黑色升麻”类草药被证实有温和地防止血管收缩不稳定的作用。

雄激素是否可用于女性?

睾酮有时被应用于绝经后女性。事实上，已证实在治疗方案中增加雄激素能改善女性的情绪、交际能力并提高性欲。恢复生理水平的睾酮可以增加快感。

治疗绝经期骨质疏松症的方法有哪些？

骨质疏松症易发生在身材苗条的白种高加索妇女，诊断的金标准是核医学双能量X射线吸收测定扫描。足跟部超声检查也是骨质疏松症的一种筛查方法。

有几种防止女性绝经后骨质疏松症的预防方法。基本的治疗方法就是每天分次服用总量为1000mg的钙及维生素D 400IU直至70岁，70岁以后维生素D的推荐剂量为至少每日600IU。用于治疗女性绝经后骨质疏松症的二磷酸酶、降钙素、甲状旁腺激素和选择性雌激素受体调节剂已经被证实有预防作用。

男性有更年期吗？

男性没有像月经那样的明显标志。在一些文献中已有“男性更年期”的描述。这一时期可表现为性欲下降、肌肉松弛、体力下降、勃起无力，这些都与睾酮生成减少有关。

在评估和治疗绝经期时应注意哪些事项？

对于绝经期患者的理解和同情是很关键的，应牢记患者可能有各种绝经期症状。应铭记处于围绝经期和绝经期患者的多种变化，这些变化包括：月经周期的改变、血管舒缩不稳定、性功能障碍、抑郁和明显的失眠。这常与她们的子女由儿童成长为成人并独立生活有关，也与她们的男性伴侣正在发生生理学上的改变有关。实习生和医生都应意识到这些生理学的改变。与患者开诚布公的谈论这一问题，并且努力记下患者的每一个症状。这时患者会非常感激你的理解和同情。

关键点

- 绝经期始于停经后 12 个月。
- 围绝经期始于规律的月经周期被打乱时，持续大约 4 年。
- 可使用小剂量的口服避孕药治疗围绝经期症状。
- 围绝经期及绝经期的症状包括血管收缩不稳、情绪的变化、失眠症、阴道干燥。
- 长期绝经的主要后果是骨质疏松症。
- 绝经期的治疗应个体化。

病例 53-1

患者女性，64岁。高加索人。主因长期疲乏伴每晚觉醒 4 次、夜尿症、阴道干燥、性交困难、性欲下降及胸骨后疼痛就诊，末次月经为13年前。患者诉衣服不再合身，似乎有些驼背。患者未曾服用任何绝经期药物（激素）。患者已经超过5年未曾就诊，既往无手术史。卵泡激素阴性。体格检查示生命体征正常，轻度的脊柱后凸，身高减少 3 厘米，阴道口狭窄。其他检查均正常。

A．描述鉴别诊断。

B．最适合的检查项目有哪些？

C．结合现有的病史及体格检查，最适合的治疗方法有哪些？

参考文献

Barbieri RL, Berga SL, Chang RJ, Santoro NF (eds): Managing the Perimenopause. Crofton, Md: Association of Professors of Gynecology and Obstetrics, 2001.

Barbieri RL, Lobo RA, Walsh BW, Santoro NF (eds): Improving Quality of Life During Menopause: The Role for Hormone Replacement Therapy. Crofton, Md: Association of Professors of Gynecology and Obstetrics, 2002.

Kasper DL, Braunwald E, Fauci AS et al. (eds): Pre-Publication

Prospectus——Harrison's Principles of Internal Medicine, 16th ed. New York: McGraw-Hill, 2004.
Tierney LM, McPhee SJ, Papadakis MA (eds): Current Medical Diagnosis & Treatment 2003, 42nd ed. New York: Lange Medical Books/McGraw-Hill, 2003.

相关网站

The North American Menopause Society website has an outstanding scientific review section, which can be accessed at *http://www.menopause.org*.

（王燕云译　牛建清校）

第54章 营养与肥胖

营养不良

▶ 病因学

哪些潜在的生理问题会导致维生素缺乏？

任何有损于营养物质消化吸收的生理情况均可引起维生素缺乏。检查营养物质消化和吸收的生理状况是有帮助的。没有牙齿或牙齿情况很差的病人难以进食平衡膳食。同样，咀嚼和吞咽困难的病人也具有发生营养缺乏的危险。

维生素B_{12}的吸收依赖于胃壁细胞分泌的内因子。如果病人患有严重的消化性溃疡或接受过胃大部切除术，则可能因为内因子缺乏而导致回肠对维生素B_{12}的吸收不良。其他水溶性维生素的吸收部位在小肠的近端，所以部分小肠受损（如Crohn's 病）或手术切除的病人可以出现维生素缺乏。

维生素A、D、E、K是脂溶性维生素，在小肠的吸收依赖于胰腺和胆管的功能。慢性胰腺炎或其他原因导致脂肪泻的病人可能会出现脂溶性维生素的缺乏。尽管许多乳制品添加了维生素D，但仍难以从食物中获取足够的维生素D。在维生素D的代谢过程中，紫外线对皮肤中的前维生素原的活化作用是很重要的。没有接受充足的阳光照射或对食物中乳糖不能耐受的人也可能发生维生素 D 缺乏。

描述食物中叶酸的特殊作用

叶酸对细胞再生和分化、蛋白质的新陈代谢、防止包括神经管发育畸形和心脏发育缺陷在内的先天性发育缺陷是很重要的。The U.S. Preventive Services Task Force（美国疾病防治中心）建议所有计划妊娠和生育期的妇女补充叶酸。美国儿童医学院同意这个建议并给出专业性的指导：所有妇女每天的饮食中应包括400微克叶酸。补充叶酸可以降低血清半胱氨酸的水平，而过高的血清半胱氨酸与冠状动脉疾病相关。有关叶酸治疗冠状动脉疾病能否改善预后的证据尚存有争议。

▶ 评估

哪些症状和体征提示营养缺乏？

营养缺乏的症状和体征取决于营养缺乏的种类和时间。如果一位患者缺乏多种营养物质，对症状和体征的解释可变得非常复杂。营养不良是一个进行性、持续性最终导致机体营养储备完全消耗的过程。营养缺乏性疾病的发生包括五个步骤：营养不足，组织消耗，生化改变，功能性改变，解剖学改变。根据营养供应不足的状况不同，生化改变或损害发生于全身不同的特定部位。生化改变最终会转化为功能性改变如食欲减退、易疲劳和消化道功能失调。如果营养不良继续发展，则出现解剖学改变并出现明显的临床症状和体征，如舌炎、唇裂和皮炎。

营养不良分为两类：

1. 必需营养物质摄入不足所致的原发性营养不良。不良饮食习惯、贫穷而无法购买足够的食物、缺少足够的营养知识、过多的进食精炼食物和饮料都是缺乏必需营养物质的原因。不能提供合理营养的食物干预，如不适当的全肠道外营养/全肠道内营养也可能导致营养不良。

2. 不缺乏营养物质，但由于生理状况或环境因素所致的必需营养物质的吸收利用障碍可引起继发性营养不良。继发性营养不良可分为六部分：

- 摄入障碍（如口腔损害、味觉减退）
- 消化和吸收障碍（如胃酸缺乏导致维生素B_{12}的吸收不良、肠道手术、摄入无法吸收的脂肪）
- 营养利用障碍（如糖尿病、酗酒）
- 营养需求增加（如褥疮破溃的病人对蛋白质和热量的需求增加、哺乳）
- 营养破坏增多（如胃酸缺乏、药物影响）

■ 营养丢失增多（如腹泻、使用利尿剂）

进食障碍的常见症状有哪些？

进食障碍疾患表现出的症状可能很轻微，特别是进食障碍达不到厌食、易饥或两者兼有的DSM-IV标准时。下列征象需要注意：

■ 明显的体重下降

■ 对有关饮食或食物的话题感到厌烦

■ 对食物而不是进食有特别的兴趣（如做很多食物却不吃）

■ 营养不良

■ 抑郁伴体重下降

■ 体重正常但伴有下降的征象如碱中毒、脱水、低血钾或牙釉质受损

如何评估成年人非意愿性体重下降？

如果在 6 ~ 12 个月内出现非意愿性体重下降超过 5% 需要进行评估。成年人非意愿性体重下降的最常见原因包括：癌症、胃肠道病症、痴呆或抑郁症。对这一问题的评估包括由系统病史回顾、心理评估、抑郁状况的评估和体格检查。在恶性肿瘤或胃肠道疾患患者，症状和体征可提示病变部位。乳糜泻是常见的吸收不良综合征（发病率为千分之四），其发病机制为摄入谷蛋白导致的自身免疫炎症损伤小肠黏膜、影响吸收功能而出现乳糜泻。患者常有慢性腹泻、贫血、疲劳，也可能有 1 型糖尿病病史或乳糜泻家族史。

评估体重下降的相关实验室检查包括全血细胞计数（评估贫血、感染、炎症）、血生化、尿检（观察蛋白质、血细胞、酮体或感染）、血清学检测（如检测 HIV，因乳糜泻而进行的血清学检测应包括抗内膜抗体）、促甲状腺激素、筛查常见的肿瘤，如结肠癌、宫颈癌、乳腺癌。一些专家建议行消化道放射学检查以发现吸收不良或消化不良的病因。应特别注意病人服用的药物对食欲和食物吸收的影响，尤其是老年患者。

▶ 治疗

哪些人具有营养不良的危险？

那些由医疗护理系统照看的人具有发生营养不良的危险。危险最大的是那些应用免疫抑制剂、慢性疾病及衰弱的患者。

如何治疗营养不良？

对营养不良患者应采用口服或非胃肠途径进行补充。注意：如果患者不缺乏某种营养物质，在饮食中补充这一营养物质并不能更好地改善营养状况。例如，患者缺锌，其伤口愈合不良；但如果不缺锌，增加锌的摄入并不会加速或促进创伤愈合的过程。各种营养物质的功能和缺乏的症状见表 54-1。

体重管理

对于一位体重正在增加的中年患者，就预防肥胖应给予哪些建议？

体重增加的基本原因是能量摄入超过消耗。每增加或降低1公斤需要摄入或消耗3500卡路里热量。因为已习惯久坐生活方式，享受丰富的食物供给，因此随着年龄的增长保持能量平衡越来越困难。即使每天摄入的热量只增加 50 卡路里，10 周就是 3500 卡路里，结果导致美国人的体重普遍每年增加 5 公斤。因此，每个美国人都应加强运动和/或节制饮食，以每天增加消耗或减少摄入 50 卡路里的热量。考虑到机体对能量的需求每 10 年下降 2% ~ 5%，这个调整是困难的。增加活动量和部分减少或停止脂肪及高热量食物的摄入，在保持健康体重方面所起的作用明显不同。增加活动应是人们喜欢并能坚持做的事情。目前关于保持体重的活动指南建议每天至少运动 30 分钟；为了降低体重，每天应至少运动1小时。应向患者强调，运动可在每天的任何时间内完成而不必固定于某一时间。

对抱怨不能增加体重的患者有哪些建议？

在一个公众为战胜肥胖而努力的社会，对不能增加体重的

表 54-1 主要营养物质总结

营养物	主要食物来源	主要功能	缺乏的征象	导致缺乏的常见原因	摄入过多的影响
蛋白质(每克提供4卡路里热量)	鱼类、鸡肉、牛肉、其他动物性食物、扁豆、果实、豆类、干豆、乳制品、蛋类、坚果	所有细胞生长，维持和修复的原料(氨基酸)；调节血液与细胞间的液体平衡；提供能量。必需氨基酸包括苏氨酸、色氨酸、组氨酸、赖氨酸、亮氨酸、异亮氨酸、蛋氨酸、缬氨酸、苯丙氨酸	恶性营养不良(蛋白质营养不良综合征)；免疫力下降；水肿；生长发育迟缓；肌肉萎缩；消瘦(蛋白质－能量不良)	蛋白质特别是高质量蛋白质摄入不足；热量不足以至于蛋白质供能；吸收障碍；遗传性蛋白质/氨基酸病(如苯丙酮尿症)	减少钙的储备；体重增加/肥胖
碳水化合物(每克供应4卡路里热量)	谷类、干豌豆/豆类、面包、面食、蔬菜、水果、乳制品、糖、果冻、其他甜食	为机体的生理活动和运动供能；协助脂肪的利用和保存蛋白质；供能。碳水化合物中含有各种维生素和大部分纤维	发育迟缓；体重下降	摄入不足；吸收不良；碳水化合物的遗传性代谢病(如糖原累积症)	体重增加/肥胖；血甘油三酯水平增高
脂肪(每克供应 9 卡路里热量)	饱和脂肪酸：肉类、奶油脂肪（如冰淇淋、酸奶酪、黄油)、咸肉、香肠；不饱和脂肪酸：鳄梨、	浓缩后供能；运输脂溶性维生素；供应必需的脂肪酸（亚油酸、亚麻酸、花生四烯酸）；组成细胞膜结构和参与胞内转运	鳞片样皮肤；发育不良；毛发稀少；免疫力减弱；伤口愈合不良	摄入不足；吸收障碍；偏食或长期辅助营养(如无脂肪的静脉营养或肠内营养)	血胆固醇增高和 / 或血甘油三酯增高；体重增加或肥胖

	油（如玉米、红花、蔬菜）；单不饱和脂肪酸：鱼类、贝类、坚果				
水	水；饮料；水果；几乎所有的食物都含有一些水分	为大部分机体反应提供介质；帮助细胞转运废物和其它原料；帮助保持体温；润滑机体关节	脱水；死亡	摄入不足；医源性；腹泻；呕吐；高热	过多的液体潴留与矿物质不平衡相关；过多的消耗很少见但可导致死亡
叶酸盐(叶酸、叶酸类似物）400μg/天推荐孕前服用	深绿色蔬菜；未加工的谷类；豆类；坚果；动物内脏；橙汁；强化谷物制品	帮助红细胞成熟；嘌呤和嘧啶的合成因子；细胞核和氨基酸代谢过程中的辅酶	巨幼红细胞型贫血；胃肠道功能紊乱；胎儿神经管缺陷与母体叶酸缺乏相关	摄入不足；吸收不良	大量的维生素B_{12}缺乏
烟酸(包括烟酸盐氯化物、烟酸盐、尼克酰胺、菸酰胺）	动物肝脏；肉类；麦麸；鱼类；家禽；未加工的谷物；花生；谷物加强型产品	氧化/还原反应中的部分辅酶；脂肪酸能量释放和生物合成	糙皮病；色素沉积性皮炎；黏膜炎症；腹泻；衰弱；抑郁症	摄入不足；吸收不良；摄入加工过程中去除烟酸的谷物；血液透析	面红;面部、颈部、手部烧灼感和麻刺感；肝细胞损害，胃肠不适

续表

营养物	主要食物来源	主要功能	缺乏的征象	导致缺乏的常见原因	摄入过多的影响
泛酸	动物肝脏；蛋黄；肉类；鱼类；家禽；未加工的谷物；新鲜蔬菜；燕麦；酵母；甘蓝	组成辅酶A；参与碳水化合物、蛋白、脂肪释放能量；脂肪酸代谢过程中的辅酶	疲劳；不适；失眠；腹部痛性痉挛，肢体烧灼感；身体协调功能减弱；情绪抑郁	摄入不足；吸收不良；不完整的全肠道外/全肠道内营养	未知
生物素	动物肝脏；肉类；水果	羧化反应中的辅酶；碳水化合物和脂肪的新陈代谢中起作用；脂肪、糖原、氨基酸合成过程中的辅酶	皮炎；神经炎；食欲减退；恶心；呕吐；舌炎；失眠；毛发稀疏；情绪低落	不完全的全肠道外/全肠道内营养	未知
水溶性维生素					
维生素 B_1（硫胺素）	瘦猪肉；麦胚；未加工或强化谷物制品；豆类；面食	在碳水化合物和脂肪转化为能量的过程中起作用；促进生长、增加食欲和肌力；促进神经系统正常工作；碳水化合物和支链氨基酸新陈代谢过程中的辅酶	脚气病；神经系统改变；机体内水潴留；食欲减退；抑郁症；肌痛；高排性心力衰竭；多发性神经炎	摄入不足；吸收不良；血液透析	未见报道

维生素B_2（核黄素）	日常食物；肝脏和其他动物内脏；肉类；鱼类，深绿色蔬菜，强化的谷类食物	能量释放过程中起作用；生长必需；作为黄素辅酶的一部分在细胞氧化过程中起作用	唇炎；畏光；口角炎；品红样舌；脂溢性皮炎；角膜新生血管	摄入不足；吸收不良	未见报道
维生素B_6（吡多辛）维生素B_6包括相关的六种成分：吡哆醛；吡哆醇，吡哆胺；5'磷酸盐（PLP，PNP，PMP）	动物肝脏；猪肉；家禽；未加工和加工的谷类食物；香蕉；豆类；黄豆；豆类加工品，肉类替代食物	参与蛋白质和氨基酸代谢过程酶的辅助因子，在血红蛋白合成过程中起作用	贫血；易激惹；惊厥（儿童）皮肤损害；神经系统功能改变；镜面舌（舌炎）；体重下降	摄入不足；吸收不良；衰老（对维生素B_6的需求随年龄变大而增加）	行走蹒跚，足麻，双手协同功能减退
维生素B_{12}（钴铵）	动物肝脏；牛肉；家禽；鱼类；鸡蛋；酵母（植物性食品中没有）；其他预防性肌注剂量5～50mg/月；低剂量肌注100～250mg/周；大剂量肌注：超过500mg/周	维持神经组织和血液的生成；合成核苷酸；四氢叶酸酯的再循环	巨幼红细胞性贫血（恶性贫血）；神经系统的永久性损伤；外周神经病；体重下降；舌炎	胃酸缺乏（伴随年龄增加而发生）；严格的素食；过量摄取叶酸会掩盖维生素B_{12}的缺乏	未见报道

续表

营养物	主要食物来源	主要功能	缺乏的征象	导致缺乏的常见原因	摄入过多的影响
维生素C（抗坏血酸）	柑橘类的水果；西红柿；土豆；甘蓝；花茎甘蓝；草莓；菠菜	减弱铁和铜含金属酶的沉积的反应中的辅助因子；保护性抗氧化剂	坏血病；易出现瘀斑；创伤愈合缓慢；皮肤、牙龈、血管变性	吸烟者对维生素C需求增多；摄入不足	胃肠道功能紊乱；肾结石；摄入过多的铁
脂溶性维生素					
维生素A（包括前维生素A如视黄醇，类胡萝卜素）	动物肝脏；乳制品；鱼类；胡萝卜素(前维生素原)；胡萝卜；深绿叶蔬菜；红薯；哈密瓜；花茎甘蓝	维持皮肤和黏膜正常；参与视觉过程；特别参与暗适应；免疫功能	夜盲(症)；眼球干燥症；角膜软化症；Bilot's斑；滤泡的过度角化；免疫力下降，生长缓慢	摄入不足；吸收不良和脂肪泄；肝脏疾病	食欲减退；头痛；呕吐；最终可出现眼部损害，视力模糊；肝毒性
维生素 D（又称钙化固醇）	强化乳制品；鱼类；油；蛋类；日光照射(15分钟/天，3～4天/周)	骨骼和牙齿的矿化；肠道吸收和钙磷代谢的调节	佝偻病(儿童)；骨质软化症(成人)；肋骨串珠样改变；肌无力和抽搐；低血钙	日照不足；摄入不足；随年龄增加利用能力下降；糖皮质激素治疗需要额外的维生素D	发育不良；体重下降；食欲减退；软组织内钙沉积
维生素E（亦称α-	坚果，脂肪和多不饱和蔬菜油；人造	抗氧化剂；防止多不饱和脂肪酸脂类的过氧化；消	新生儿溶血性贫血；红细胞脆性增加；	吸收障碍	干扰维生素K(增加创伤

维生素E)	黄油；果实；未加工的谷类	除自由基	严重的吸收障碍可出现神经和肌肉的失调		后出血的危险)；中毒性出血；对接受抗凝治疗的个体需要监测并补充维生素E
钴	动物器官和肌肉；乳制品	组成维生素B_{12}	当维生素B_{12}缺乏时发生恶性贫血	与维生素B_{12}相关	未见报道
铜	肝脏；贝类；坚果；完整的谷类；谷物；豆类；可可制品	参与铁的吸收和利用；酶的辅助因子；神经髓鞘	贫血；中性粒细胞减少；或骨失衡	通常为遗传疾病所致	肝豆状核变性(遗传疾病)；缺铁性贫血；慢性肾衰竭
氟化物	氟化的饮用水；氟化的牙用产品；海鲜食品	组成骨骼和牙釉质；减少龋牙	龋齿	未氟化的饮用水和牙用产品	斑釉齿；氟骨症和氟牙症
碘	碘化食盐；海鲜食品；咸水鱼类	组成甲状腺激素	甲状腺肿；呆小病	栽培植物的食品和油中缺碘	很少；过多可导致甲状腺肿；增加促甲状腺激素的浓度

续表

营养物	主要食物来源	主要功能	缺乏的征象	导致缺乏的常见原因	摄入过多的影响
铁	肝脏；瘦肉；豆类；蛋黄；强化的谷类和面包	组成血红蛋白；参与氧和电子的转运	低色素小红细胞性贫血；疲劳；降低免疫力	摄入不足；失血	肝和胰腺损害；一次大量可导致休克和死亡；胃肠道功能失调
镁	谷麸；坚果；豆类；绿叶蔬菜；肉	参与蛋白质的合成；参与肌肉收缩和神经冲动传导	少见；行为障碍；震颤；痉挛；神经肌肉易激惹	少见	很少；腹泻；疲劳；神经系统障碍（通常为药源性而不是来源食物）
锰	坚果；豆类；完整的谷类、谷物	参与骨形成；是支链氨基酸和脂肪、碳水化合物代谢酶的组成部分	很少；皮炎；体重下降	很少	很少；吸入锰与中枢神经系统紊乱和神经毒性有关
钼	坚果；豆类；完整的谷类	参与氧化还原反应；是含硫支链氨基酸、嘧啶和嘌	无	没有	未知

		呤代谢酶的组成部分			
磷	乳制品；鸡蛋；肉；完整的谷类；汽水	组成骨骼和牙齿；组成磷脂；参与酸碱平衡；能量代谢	很少；骨骼脱矿质；衰弱；生长缓慢；手和足功能障碍	在美国很少	可导致钙缺乏；骨质疏松；干扰钙的吸收
钾	水果(特别是香蕉和桔汁)；乳制品；土豆；蔬菜	细胞内液的主要组分；调节酸－碱和水平衡；维持心脏和神经系统功能	肌肉无力；快而不规则的心率；麻痹和死亡	药物，如利尿剂的应用特别是在摄入不足时	电解质失衡；肌肉无力；心功能障碍；死亡
硒	动物器官；海鲜食品；生长在含硒土壤中的植物	抗氧化剂；谷胱甘肽氧化成分	很少：心肌病；肌痛	很少	很少：毛发和指甲脆性增加和易脱落
钠	食盐；除水果外的大部分加工食品	维持水平衡；影响肌肉收缩和神经兴奋性	很少：肌肉痛性痉挛；食欲减退	很少；过量药物限制食欲	在部分人群可出现液体潴留和高血压
硫	蛋白食品，如：肉、牛奶、豆类	组成辅酶A、氨基酸、毛发、软骨	食物中蛋白质充足时无缺乏征象	很少	很少
锌	肉类；海鲜食品；家禽肉；未加工的谷类；豆类	组成多种酶和蛋白质；参与基因表达的调节	发育不良；伤口愈合不良；味觉改变；免疫力减低	蛋白质食物摄入不足；摄入植酸抑制其吸收	发热；恶心；呕吐；腹泻；减低铜含量

人很少抱有同情。增加体重和降低体重的机制是相同的——即在个体遗传的范围内保持食物摄入和能量消耗之间的平衡。与减轻体重一样，实现体重增加的改变也很困难。下面的建议可以帮助患者增加体重以使食物摄入超过能量消耗：

- 少吃多餐
- 增加食物中的可消耗的热量而不是容量。例如，用富含蛋白的牛奶取代热麦片粥或汤里的水分。同样的容积，一杯富含蛋白的牛奶比无脂奶粉提供更多的热量
- 如果需补充液体，应在餐前2小时摄入以便不影响主餐

尽管每克脂肪提供的热量最大，但对希望增加体重的人它并不是有效的食品。因为脂肪极快使人出现饱胀感，以至于患者不去获得所需要的额外热量（框54-1）。

框54-1 常量营养元素的热量	
脂肪	9 kcal/g
蛋白质	4 kcal/g
碳水化合物	4 kcal/g
酒精	7 kcal/ml

▶ 治疗

一个超重/肥胖个体的具体减肥目标是什么？

从治疗意义上，减肥的具体目标并不明确。日前的指南建议平均每周不超过2kg是合理的。记住，虽然从数字上看，亏空3500卡可明显减轻体重，但实际只有1kg。这意味着为了在1周内减轻2kg需要亏空7000卡热量，一个人每天必须增加身体活动消耗1000卡热量或减少摄入1000卡的热量或两者结合。大部分有关行为改变的文献认为生活方式的改变是不持久的。每周小量的体重减低使肥胖者沮丧，而每周大量的减低体重则难以达到或不能保持。应提醒正在强化锻炼和改善饮食的患者：减轻10kg的体重也可减轻肥胖对健康的负面影响。

怎样有效地揭穿流行食品？

如果流行食品确实有效，我们的社会将会成为一个“消瘦”的社会。虽然我们已经尝试了各种流行食品，但却没有成为“消瘦”的社会。长期有效的减重手段是能量负平衡，即身体活动消耗的能量超过摄入的能量。另外必须清楚遗传决定了个体的体重范围，因此并非体重到了120磅时才健康。是个体遗传的能量平衡范围决定了个体的体重，而不是一时的流行饮食。

一些流行饮食是以显著减少个体某一营养物质（蛋白质、碳水化合物或脂肪）消耗为基础的。当前的研究表明与减少总热量摄入相比，减少某一营养物质的饮食在降低总热量的摄入方面较普通饮食有优势。由于丢失大量的液体和短期内酮体导致的食欲减退，现在流行的低碳水化合物饮食可能在开始的几个星期会减去大量的体重。然而进餐低碳水化合物和传统饮食 1 年后比较，发现两者对体重下降的影响并没有显著的差别。

何时对肥胖者进行药物和手术干预？

FDA已经批准了有效地减轻体重的药物（表54-2）。并注明这些药物仅作为 BMI ≥ 30 或 ≥ 27 但伴有肥胖相关性疾病或相关危险因素如心血管疾病、糖尿病以及负重关节退行性关节疾病患者的辅助治疗（在饮食和锻炼方案基础上加用）。

减肥手术适用于 BMI ≥ 40 或 ≥ 35 但伴有并发症者。对那些应用其他疗法失败和临床上严重肥胖者［根据联邦心脏、

表 54-2　减轻体重的药物

药物	剂量	作用机制	副作用
西布曲明	起始量：10mg 口服 1 次 / 日，可增加至 15mg 或减至 5mg	抑制去甲肾上腺素，多巴胺和 5-羟色胺重吸收；降低食欲	升高血压和心率增快
奥利司他（赛尼可）	120mg 餐前口服 3 次 / 日	抑制胰脂肪酶减少脂肪吸收	降低脂溶性维生素的吸收；软便和大便失禁

肺部和血液研究所（NHLBI）的指南确定]，应考虑手术治疗。减肥手术具有潜在并发症，其中一些与肥胖的程度和患者的疾病有关。NHLBI推荐的综合方案是在手术前后提供锻炼、营养和心理方面的指导。

对于正在努力减肥的成人和儿童有哪些简明的忠告？

儿童

■ 限制看电视——看电视使儿童活动减少并增加了食物的热量因而肥胖的危险增加。AAP 建议两岁的儿童每天看电视的时间不超过 1 小时，其他年龄的儿童不超过 2 小时。

■ 避免节食——流行饮食对儿童无益而且可能具有危险。特别的食谱可伤害儿童的自尊心。

成人

■ 更多的运动——无论何时和什么方式。

■ 慢慢吃！用 20 分钟让“胃”知道已经开始进食了。

■ 无论什么食物永远不要吃得太饱！吃得过饱会在基础进食的基础上增加 500 ~ 1000 卡热量。

■ 享受你的食物。

■ 不要一天到晚不停地吃。

■ 不要省略某个正餐。

■ 注意精制的食物，因为食物接受的处理越多，所含的热量就越多。

■ 计算需要的热量——吃能满足热量及口味的食物。

关 键 点

► 营养必须足够以防止营养不良性疾病并有益健康。

► 过多的营养摄入并不能更好地促进健康。

► 能量平衡是保持体重的关键：超出能量消耗（身体活动增加基础代谢率）的能量摄入（食物）会增加体重。超出能量摄入的能量消耗，其结果是体重下降。

病 例 54-1

患者男性，50 岁。主因无法解释的体重下降就诊。患者诉最近 4 个月体重下降了 50kg，感觉疲劳，偶尔腹泻。否认改变了饮食，未服用任何药物。查体：身高 183cm，体重78kg，BMI 24。6个月前体重100 kg，BMI 30。其他生命体征正常。体检正常。

A．患者体重下降最可能的病因是什么？

B．应该做哪些进一步的评价？

病 例 54-2

患者女，45岁。主因无法减轻体重就诊。患者诉已经试过两种低碳水化合物饮食，起初在 2 个月内体重下降达20kg。然而每次停止低碳水化合物饮食后数月，体重就超过了以前的水平。患者身高 165cm，体重 80kg（BMI 29）

A．如何帮助患者制定一个合理的降低体重的目标？

B．为了达到目标，建议患者做哪些改变？

参考文献

Clinical Guidelines on the Identification, Evaluation, and Treatment of Overweight and Obesity in Adults: The Evidence Report. The National Institutes of Health, National Heart, Lung, and Blood Institute. NIH Publication Number 98-4083, 1998.

Manson JE, Skerrett PJ, Greenland P, VanItallie TB: The escalating pandemics of obesity and sedentary lifestyle. Arch Intern Med 164: 240-258, 2004.

相关网站

Children's Nutrition Research Center at Baylor College of Medicine
http://www.bcm.tmc.edu/cnrc/index.html

Directory of U.S. Federal Government Nutrition sites
http://www.nutrition.gov

CDC Chronic Disease Prevention: Improving Nutrition and Increasing Physical Activity *http://www.cdc.gov/nccdphp/bb_nutrition*

Facts about Dietary Supplements from the NIH Clinical Center *http://www.cc.nih.gov/ccc/supplements*

Tufts University Nutrition Navigator *http://www.navigator.tufts.edu*

（舒 荣译 崔刘福校）

第 55 章　妊娠

孕前，应和患者探讨哪些内容？

在每次就诊时，医生均有机会调整患者的医疗保健并能对他们进行帮教。孕前，应将一些情况告诉每一位有生育可能的女性患者。讨论的重点应放在识别那些可能危害妇女或胎儿的情况以及找到合适的能够改善母婴结局的干预措施。识别危害情况的方法包括收集简单的内科和外科病史，病史包括患者目前正在服用的药物（确保询问关于草药或治疗方案的变更），寻找家族史中的遗传情况、既往的产科和妇科病史，并直接询问患者的分娩渴望（表 55-1），最后应做一个营养评估。

▶ 评估

如何诊断妊娠？

在给予治疗之前医生应经常询问育龄女性怀孕的可能性。多数患者均是发现自测妊娠试验（尿）结果阳性，或闭经和/或有其他的妊娠症状如乳房触痛或恶心才来就诊。可选择多种妊娠试验——主要是尿和血清检测（寻找 β -HCG分子，发现 β -HCG即可诊断妊娠）。在某些情况下，例如在可能流产时，应多次检测 HCG 水平并进行对照以发现动态变化。有些传统上所说的体征是不可靠的，例如 Hegar's 征（子宫底及峡部变软）和 Chadwick's 征（宫颈青紫）。超声是诊断和判断妊娠时间的重要工具，并且有助于妊娠并发症的处理。

初始的产科检查包括哪些内容？

一旦证实妊娠，病人的初查包括一次全面的健康回顾，涉及所有内、外科和家族遗传情况，完整的体格检查和产前指导以及必要的实验室检查。在可供使用的，涵盖患者所有重要方

表 55-1 孕前就诊时应询问的有关病史

相关病史	干预措施
遗传疾病家族史	筛查镰状红细胞病（其它血红蛋白病），囊性纤维化（其他的先天性疾病，如 Tay-Sach's 病），智力发育延迟（例如脆X综合征）或肌营养不良
性传播疾病的风险	筛查艾滋病，梅毒，肝炎并确定最近接种
鼓励正确的卫生习惯	维持或使身体脂肪正常（体重指数），运动，保持良好的饮食习惯。包括妊娠的前3个月补充叶酸（每天 400μg 以减少神经管缺陷的风险）
既往史和外科史	完善以前的治疗用药（例如糖尿病或高血压）
药物史	调整任何可能致畸或导致遗传突变的药物例如华法林或抗癫痫药物的治疗

面，着重于患者评估的多种产前表格中选择一种。其中，表格之一是美国妇产科医师学会（ACOG）产前记录（表格A-D）。此表格能全面记录病人的基本情况，包括月经史、既往产科史、既往药物史、遗传咨询和初级的体格检查。此表格包括异常情况随访流程图及实验室检查流程图。每一个提供产科服务的医生诊室或诊所都采用了不同的表格，但这些表格均涵盖了这些内容。你应熟悉实习所在诊所使用的表格。

患者应何时就诊进行初始产科检查？

在这方面没有一个最佳答案，但目前建议应在孕 12 周左右完成检查（从末次月经的第一天加84天）。通过此窗口期全面的检查，可能精确地计算受孕时间，完善病史及部分体格检查，并开始进行合理的干预。尽快地在饮食中补充铁和叶酸。

应完成哪些初始的产科实验室检查？

初始的实验室检查包括血型（ABO和Rh）和产前抗体的筛查（这些检查项目有助于判断患者同种免疫的风险）；血色

素和红细胞压积（获取基础值以监测贫血）；巴氏涂片（确保宫颈卫生）；性传播疾病的筛查（排除衣原体、淋病、风疹、乙肝病毒、HIV和梅毒）和风疹的免疫学检查。这些检查项目大部分都在预先印制好的产前记录表中列出并可依照其进行检查。如果怀疑患者因其民族或种族而具有血红蛋白病或先天性疾病的危险时，你应进行适当的筛查并追踪观察。

▶ 治疗

正常产科患者何时复诊？

首诊后，28周内病人每4周复诊一次，然后每2周复诊一次直到 36 周，此后每周一次直到分娩。

每次产科就诊应包括哪些内容？

在每次就诊时，要询问患者是否有问题，进行恰当的检查，并且在产前记录表中记录这些数据。

每次就诊要估算孕龄（EGA）并同时记录患者的体重、血压和宫高。宫高在 20 ～ 36 周之间（可有正 / 负 2 周的误差）测量最为精确。宫高测量的是自耻骨联合上缘中点沿腹中线至子宫底连线的长度。每次就诊还应尽可能地听胎心。早在孕8周时就可以通过电子胎儿听诊器闻及胎心，如果孕妇计算的日期准确，在孕 12 周左右就应出现明确的胎心。当孕妇进入妊娠中晚期时，要检查胎先露［即胎儿头（臀）朝上还是朝下］，如果必要，还要行宫口扩张或其它临产征象的检查。虽然一些医师已不在每次随诊时检查尿蛋白及尿糖，但有许多医师仍坚持每次随诊时检测尿蛋白及尿糖。

在实验室检查流程图中记录最新的检查结果，回答患者提出的任何问题，并且重新核对患者标准日期以确定准确的孕龄。

在孕期孕妇应掌握哪些预防知识？

你或诊所内有资格的顾问都应至少检查一次每位妊娠患者

对下面提到问题的掌握情况，并且确定让病人掌握这些事项。

弓形体病的预防——孕妇不应接触猫的粪便，避免吃生肉及未熟透的肉食品。

锻炼——妊娠期可进行锻炼，良好的有氧、非接触性运动对心血管系统的锻炼在健康中起重要作用。

限制旅游——孕36周后应避免旅游（以防生产），而且旅游时应经常舒展下肢（如旅行时每2小时舒展下肢10分钟）以防下肢血栓。

热——不要锻炼至过热或中暑并且避免暴露于热源，例如热水盆浴和桑拿。

妊娠期间的性生活——在无并发症的妊娠期，经阴道性交是安全的并且应限于患者舒适的水平。

物质滥用——酒精、烟草和违禁药物的风险应告知患者并且使其掌握。

安全——穿戴并且持续使用安全带及肩吊带。

职业——询问孕妇关于其工作及其接触的任何可能危害胎儿健康和发育的工作环境的情况。

体重增加和营养——对于一个单胎孕妇而言体重增加11.34～15.88公斤是合适的。医院的营养师将向孕妇提供有关热量及按需补充营养方面的咨询。

妊娠后期应给予哪些辅导？

辅导应持续进行，不应中断。有两种针对性的辅导模式：依据孕期的模式，可在每次随诊时进行。参见前述有关妊娠早期的辅导内容。妊娠中期的辅导包括此期主要的实验室检查——三倍体筛查，此检查项目筛查三倍体胎儿（例如21三体综合征）并筛查糖尿病。

妊娠末期的辅导包括建议孕妇行分娩的准备（为婴儿选择医生，在分娩接生计划及母乳喂养上得到指导）并且向孕妇介绍监测胎动的技巧（作为胎儿安全健康的指征）。

应经常对孕妇进行关于胎膜破裂，妊高征（PIH），未足月产（PTL）的危险信号的指导。提醒孕妇如果她出现任何阴道渗液或任何PIH或PTL的危险迹象应立即通知医生。

妊娠期应行哪些实验室检查？

两个主要的实验室检查是在24～28周筛查妊娠期糖尿病以及会阴部培养查找B族链球菌（一个引起新生儿感染及死亡的主要原因）。

导致孕妇发病和死亡的主要病因有哪些？

继发于PTL的早产、PIH、出血、深静脉血栓形成（DVT）及其并发症，包括肺栓塞，是妊娠过程中主要的并发症。可以通过教育和辅导患者有关警示征象以及对其采取的必要措施以减少或更有效地处理PTL及DVT的发生。

在美国，超过10%的分娩是早产（EGA 37周以前分娩）。告知患者当宫缩超过一定水平（每小时6～8次），或出现持久反复的背痛或骨盆痛，或阴道漏液时应就诊进行评估。

妊高征的发病率为6%～8%。告诫孕妇发生任何PIH的症状时要报告以进行评估，症状包括持续性头疼、视觉障碍、呼吸急促、上腹和或右上腹痛、突然的水肿（尤其是手和面部）。在每次随诊中应监测患者的体重及血压，这些指标可提供一些线索。如果在妊娠20周后患者的收缩压大于140mmHg或舒张压大于90mmHg，或出现明显的蛋白尿，一定要行进一步的实验室检查并努力完善PIH的相关检查。

因为肺栓塞和死亡是DVT的并发症，指导DVT的预防并介绍DVT的症状（呼吸困难，下肢浮肿［尤其是单侧］或下肢疼痛）是十分重要的。

出血基本上是很难预防的，但发生出血时一定要向医生报告，因为它可以预示胎盘异常（例如前置胎盘）或未足月产。

关键点

- ► 成功妊娠结局的关键在于预先指导。
- ► 用标准的流程图能将遗漏的错误减至最小。
- ► 对生育期妇女应必须考虑妊娠的可能。
- ► 正确地选择妊娠时间是重要的。

病例 55-1

患者女性，28岁。主因阴道无痛性出血就诊于急诊室。患者有性生活史，未避孕，并且不知道末次月经时间。患者生命体征平稳且妊娠试验阳性。

A．下一步应如何处理?

B．鉴别诊断有哪些?

C．应做哪些实验室检查?

病例 55-2

22 岁的新婚女性和其丈夫就诊，请求孕前指导。

A．应确定她正在服用哪种药物?

B．应与他们回顾哪些问题?

参考文献

American Academy of Pediatrics and the American College of Obstetricians and Gynecologists: Guidelines for Perinatal Care, 5th ed. Elk Grove Village, Ill: AAP, 2002.

（牛建清译　王燕云校）

第 56 章　围手术期管理

▶ 病因学

围手术期管理的内容有哪些？

围手术期管理是指手术前对患者安全性进行评估的过程。这一过程包括主要病史的分析、体格检查、实验室检查以及其他检查。这一过程有助于外科医生进一步了解危险因素，有助于纠正或稳定异常情况。

▶ 评估

评估围手术期风险的主要方法是什么？

手术方式和患者的疾病状况决定围手术期风险。详细询问病史是围手术期风险评估的一个重要因素。它可以解释50%以上与围手术期有关的并发症。

应评估哪些心血管危险因素？

首要的是患者是否已经知道自己患心脏病，包括冠状动脉疾病（CAD）、心衰、高血压性心脏病、症状性心律失常、安装起搏器、植入心脏复律除颤器。患者是否有脑血管或外周血管疾病，这些疾病常提示患者有冠状动脉病变。如果患者已知患心脏病，那么该病是活动期还是稳定期？

对心脏病史不明的患者应询问哪些问题？

对CAD病史不明的患者，应该确定是否有其他危险因素如吸烟、糖尿病、高血压、血脂异常、年龄≥70岁。应注意，除非严重高血压（三级高血压，收缩压大于180mmHg，舒张压大于 110mmHg），尚无证据表明单独高血压是危险因素。年龄本身不是危险因素，但可以预示其他潜在疾病的发生。框

56-1 和框 56-2 分别列出了心脏危险因素进一步分层的步骤和临床预测因素。

框 56-1 非心脏手术患者心脏危险分层 *
高危（报道的心脏危险常大于 5%）
急诊大型手术，尤其是老年人
主动脉或其它大血管手术
外周血管手术
预计长时间的、伴有大量液体转移和／或失血的手术
中危（报道的心脏危险常低于 5%）
颈动脉内膜切除术
头颈部手术
腹腔和胸腔手术
骨科手术
前列腺手术
低危险（报道的心脏危险常低于 1%） **
内镜检查
浅表手术
白内障手术
乳腺手术
* 心源性死亡和非致死性心肌梗死
** 通常不需行术前进一步心脏检查

在什么情况下应推迟心脏病患者的手术？

近1个月内发生心肌梗死、不稳定或严重心绞痛、失代偿性心衰、大动脉狭窄、三度心脏传导阻滞、严重的室性或症状性心律失常疾患者，应推迟择期手术。

在病史中应评估哪些非心脏危险因素？

在病史中应重点询问并逐一查找患者是否有慢性阻塞性肺疾病史（COPD）、哮喘、恶性肿瘤、甲状腺疾病、原发肾上腺功能不全、使用皮质醇激素引起的继发肾上腺功能低下、二尖瓣脱垂、慢性肾脏疾病、血液病等疾病。对COPD急性发作、

框 56-2　增加围手术期心血管危险的临床预测因素（心肌梗死、心衰、死亡）

重要的

不稳定性冠状动脉综合征

- 急性或近期发生的心肌梗死，并由重要的缺血危险证据的临床症状和非侵入性检查证实 *
- 不稳定性或严重的心绞痛（加拿大分级为Ⅲ或Ⅳ **）

失代偿性心功能衰竭

严重的心律失常

- 重度房室传导阻滞
- 基础心脏病伴有症状性的室性心律失常
- 室上性心律失常伴不可控的室性心率

严重瓣膜病

中等的

轻度心绞痛（加拿大分级为Ⅰ或Ⅱ）

由病史或病理性 Q 波证实既往曾得过心肌梗死

代偿性或既往有过心功能衰竭

糖尿病（特别是胰岛素依赖性的）

肾功能不全

次要的

高龄

心电图异常（左心室肥厚、左束支传导阻滞、ST-T 段异常）

非窦性心律（如房颤）

体弱（如不能拿一袋物品爬一层楼）

卒中病史

难以控制的高血压

EKG= 心电图

* 近期心肌梗死是指病期大于 7 天，小于 30 天；急性心肌梗死是病期小于 7 天

** Campeau L. Grading of angina pectoris. Circulation 54:522-523, 1976.

不明原因的呼吸困难或咳嗽、上呼吸道感染患者，择期手术应予以取消。

除感染外，还应考虑哪些呼吸道危险因素？

肺部并发症（肺炎、使用呼吸机时间延长、未预测到的气管插管、肺栓塞）发生的最重要的预测因素是手术部位。邻近膈肌部位的（上腹部、胸部）手术发生肺部并发症的危险最大。

如何评估出血性疾病病史？

筛查出血性疾病的主要证据是以前小的创伤、手术、拔牙后出血过量。皮肤容易青紫或经血较多也提示出血性疾病。肝、肾、胶原血管疾病增加了术中和术后出血的危险。另外还应注意是否有出血性或凝血性疾病的家族史。

如何询问患者用药情况？

详细询问患者的用药情况非常重要。有些患者服用阿司匹林、口服避孕药和非处方药却不认为是在服用药物，这些情况一定要问清。当一些诊断在病历记录中被遗漏或被患者遗忘时，用药情况可以为这些诊断提供线索。还要注意患者是否服用了维生素和草药。一些药品需要停用，一些药品需要减量，还有一些药品需要增加到最佳剂量（表56-1）。还应询问患者以往是否有药物过敏史或有过镇静药、麻醉药方面的问题及是否有恶性高热的家族史。

影响术前危险评估的其它病史有哪些？

患者吸烟吗？至少手术前8周患者应该停止吸烟以减少麻醉并发症和总死亡率。如果时间少于 8 周或只是减少吸烟量，可因排痰能力下降导致发生术后肺部并发症的可能性明显增加。其次是患者是否对酒有依赖性及其营养状况的评估。对牙病患者、慢性疾病患者、抑郁症者、低收入人群、孤独者、体弱者均应认真评估查找营养不良的证据。而后就是患者喜欢运

表 56-1　围手术期常用药的调整

药物	手术前停药天数
ASA	7
NSAIDs/Cox-2 抑制剂	3
口服避孕药[a]	28
雌激素（HRT）	30
草药制剂	14
抗高血压药[b]	继续使用
肺定量吸入药物[c]	继续使用
口服降糖药[d]	术日早晨停用，术后正常饮食后恢复使用
降血脂药物	术日早晨停用，术后正常饮食后恢复使用
左旋甲状腺素	术日早晨用，术后正常饮食后恢复使用
华法林钠[e]	术日凝血酶原时间（INR）小于 1.5
皮质类固醇	慢性疾病手术时增加剂量；如已使用 6 个月，减少剂量

[a] 除非计划外妊娠的危险超过深静脉血栓形成的危险

[b] 手术当日不使用利尿药

[c] 除无症状和肺部无啰音外，可以增加剂量以达最佳疗效

[d] 用胰岛素控制血糖。注意：家中每天使用胰岛素的患者较不使用胰岛素的患者发生术后并发症的风险高

[e] 人工瓣膜——手术前数天改用肝素；房颤——术前 2、3 天停用，术后当日重新开始口服

动吗？运动能力差的患者围手术期并发症的危险增加。那些无症状但不能行 4 个街区或爬两层楼梯的患者，围手术期出现严重并发症的危险增加 2 倍。

应做哪些体格检查？

首先检查重要的生命体征：血压、脉搏、呼吸和体温。高血压应得到良好控制（见本章开始部分）。患者脉搏节律和次数是否正常，呼吸是否正常。体重较以前是否有变化，过去1个月内体重减轻5% 或过去6个月内体重减轻10% 提示营养不良。患者是否处于感染的活动期。患者是否可能有气管插管困难的口咽部疾病（如牙齿松动，张口困难）。当慢性阻塞性肺

病患者出现呼吸音减低、呼气延长、哮鸣音、啰音、水泡音等体征，提示手术后可能发生肺部并发症，其预测价值优于X线检查和肺通气量检查。哮喘患者应无哮鸣音、呼气峰值流速应达预计值的80%以上；无心瓣膜疾病的患者出现心脏杂音时，要行进一步的检查。对心脏瓣膜病的患者应预防心内膜炎并行心脏超声检查评估动脉狭窄的严重程度或其它瓣膜疾病。颈动脉杂音可能是脑血管疾病的征兆。腹部检查应注意肝脾是否肿大，是否有肿块和腹主动脉搏动性扩张（腹主动脉瘤）。不明原因的杵状指或外周水肿应怀疑肺脏或心脏疾病。应检查是否有血肿 、关节积血、关节炎的证据。运动减少可增加围手术期血栓疾病的危险。是否有表浅血栓性静脉炎（常伴有静脉曲张），这种情况可增加深静脉血栓的发生率，有必要行深静脉超声检查。皮肤检查发现瘀点、瘀斑也提示潜在的凝血机制障碍。

手术前必要的常规实验室检查有哪些?

病史和体格检查对选择实验室检查的项目具有指导作用。病情稳定的患者最近数月内做过的实验检查不必重复检查。虽然术前无选择地做实验室检查常是不切实际的，但除了小手术外，术前均要进行全血细胞计数分析，血色素小于 9g/dl 的患者应推迟手术，因为血色素小于 9g/dl 贫血增加手术死亡率。患者年龄对选择实验室检查项目也有影响。45岁以上的男性和55岁以上女性在有两项以上动脉粥样硬化的危险因素时，应检查心电图，心电图病理性Q波会中度增加患者心源性死亡的危险。45 岁以上患者应检查糖尿病，75 岁以上患者应检查基础代谢情况，肌酐高于 2mg/dl 会增加围手术期的风险，进一步的检查取决于病史和体格检查结果。

应完成哪些针对特定病史的检查?

应根据心电图检查和运动耐量试验（ETT）对心绞痛患者进行评估，对不能运动的患者应做心脏负荷影像检查。对中度、轻度或无心脏危险因素但身体状况不好准备行较大风险手术的患者应做ETT检查。大血管手术的患者更有可能患心脏疾病，应行包括心脏负荷影像在内的各种检查。糖尿病患者需要进行血糖、电解质、血肌酐和心电图检查。甲状腺疾病患者需有近期促甲状腺素（TSH）检查结果。有不明原因心脏杂音的患者要行心电图和心脏超声检查。有凝血机制障碍的患者要检查全血细胞（包括血小板计数）、凝血酶原时间（PT/INR）、部分凝血酶原激酶时间（PTT）。高危人群或营养不良的患者要检测血清蛋白和总淋巴细胞数。血清蛋白低于3.2g/dl、总淋巴细胞数低于3000/μl^{3}提示营养不良。育龄妇女还要检查妊娠情况。

术前如何制定术后治疗计划？

应预测手术后疼痛的程度，手术前制定出相应的治疗计划。选择合理的营养。营养不良患者和术前3～5天不能经口进食的患者要在手术前接受7～15天的肠内或肠外营养。应用质子泵抑制剂（PPIs）和H_2受体阻断剂减少术后胃十二指肠溃疡的发生。手术前患者练习深呼吸有利于防止和治疗手术后肺不张和早期发热。缺血性心脏病患者或CAD的高危患者在术前数周甚至数天开始服用β-受体阻滞剂（如无禁忌证：哮喘、高反应性气道病、心动过缓）并在手术后继续服用可明显减少心肌梗死和死亡率。手术中及手术后2小时吸氧可以减少手术切口感染。头颈部手术常规预防性全身使用抗生素。呼吸道、消化道手术、子宫切除术、关节及主动脉瓣置换术、下肢血管重建术应全身使用抗生素。

术后应评估哪些体检项目？

首先检查包括疼痛程度在内的生命体征。手术后发热分为早期发热（48小时以内）和晚期发热（48小时以后）。手术后发热是指体温超过38℃。术后早期发热常是非感染性发热，并常提示肺不张。手术后48小时内体温超过39℃是一警示信号，如无其他原因则提示坏死性伤口感染。手术后晚期发热常继发于伤口感染、尿道感染和深静脉血栓形成（DVT）。术后保留的各种管道和引流条常是感染进入的途径。发现新的杂音（急性细菌性心内膜炎）时，要立即进行血培养、心电图检查、心脏超声检查。要警惕药物热，其特征是使用药物后体温升高。药物热常见于先锋类药物或反复通过肌肉注射的药物，尤其是安泰乐。

手术后常见问题有哪些？

其他应注意的术后问题是伤口裂开。其早期征象是术后3～5天血性液体自伤口流出，血压下降、脉搏加快提示术中、术后的补液不足或失血。肺栓塞（PE）也是常见并发症，征兆是呼吸困难，呼吸频率正常但心率加快。切记正常氧饱和度不能排除肺栓塞。如果患者有症状或怀疑为肺栓塞，应行肺部螺旋CT检查。

有哪些需要牢记的术后DVT和PE的危险因素？

血栓形成的高危人群包括：既往DVT和PE病史、下肢或盆腔手术、高风险手术部位（腹腔、盆腔、下肢）、高龄和创伤患者。其他危险因素有：心衰、陈旧性心肌梗死、长期制动、瘫痪、恶性肿瘤、凝血紊乱、肥胖、静脉曲张、使用雌激素或口服避孕药和妊娠。对这些患者应在手术后12～24小时内给予低分子量肝素以预防血栓形成。后续的抑制作用和酒糟鼻可能是其副作用。

为什么术后疼痛是注意的重点

除非要求患者使用可视的疼痛评分表，通常疼痛是不可视的。75%以上的住院患者肌肉注射鸦片类止痛药后，并没有充分减轻疼痛。在某些情况下，如不稳定性心绞痛，疼痛得不到有效控制可增加死亡率。手术后疼痛能引起有害的心理作用，如应激反应增强。其反过来引起负面心理影响，如儿茶酚胺增多、全身血管和冠状动脉收缩、分解代谢增强（蛋白分解、免疫抑制、高凝状态）。胸腹部手术引起的疼痛可抑制肺功能、可能与术后肠梗阻的发生有关。

关 键 点

- 患者的身体状况和手术类型决定了手术的危险性。
- 在增加围手术期并发症的危险因素中，有 2/3 可通过详细询问病史和体格检查来确定。
- 根据病史和体格检查确定实验室和影像学检查项目。
- 至少在手术前 8 周开始戒烟。
- 围手术期 β 受体阻断剂可以挽救生命。
- 病史是围手术期危险评估的关键。

病 例 56-1

患者男，50 岁。拟 2 周后行胆囊切除术，行术前检查。患者从 17 岁开始吸烟，每天 1 包。患者没有症状但不喜欢运动。不知道胆固醇水平，患者的父亲和哥哥分别在 55 岁和 45 岁死于 MI。体检：患者体重指数（BMI）为 30，轻度高血压 140/92mmHg。

A．围手术期患者具有哪些并发症的危险？

B．预测围手术期危险的最佳实验室检查是哪一项？

C．患者应该戒烟吗？

D．体检发现患者轻度血压升高，手术前是否给予新药治疗（抗高血压药）？

病 例 56-2

患者女性，70岁。因摔倒致右侧股骨骨折到急诊科就诊。患者有COPD病史，目前使用Albulterol和溴化异丙托铵缓吸剂，数月前COPD发作时使用类固醇激素，已逐渐停用。尽管患有COPD，患者仍爱好运动，夏季参加园艺劳动，常年打网球。患者无心绞痛及冠心病史，20年前停止吸烟，无易出血的病史。体检：体重指数28，呼吸平稳，室内条件下血氧饱和度正常。呼吸音轻度减弱，散在细小的喘鸣音。在你对患者评估前，骨科医生已制定了手术方案。

A．患者可以如期手术吗？

B．你所关心的手术后潜在并发症是什么？

C．手术前应如何用药？

D．手术后需要什么药物？

参考文献

Carpenter RL: Optimizing postoperative pain management. Am Fam Physician 56:835-844, 1997.

Eagle KA, Berger PB, Calkens H et al.: ACC/AHA guideline update for perioperative cardiovascular evaluation for noncardiac surgery: executive summary. Circulation 105:1257-1267, 2002.

King MS: Preoperative evaluation. Am Fam Physician 62:387-396, 2000.

Norton LW, Stiegmann GV, Eiseman B: Surgical Decision Making. Philadelphia: WB Saunders, 2000.

Smetana GW: Preoperative pulmonary evaluation. N Engl J Med 340: 937-944, 1999.

相关网站

American College of Cardiology Foundation

http://www.acc.org/clinical/guidelines/perio/update/periupdate_index.htm

American Academy of Family Physicians. This site has updated guidelines available for stratifying risk. *http://www.aafp.org*

（张青松译　刘子洪校）

第 57 章 学校 / 行为问题

▶ 流行病学

学校行为问题常见吗？

据估计，约有 19% 的儿童在学校存在某种形式的行为问题或学习障碍。主要包括：学习障碍（7% ~ 10%），ADHD（9%），情绪障碍（5%），慢性疾患（5%），以及精神发育迟缓（2% ~ 3%）。

注意缺陷多动障碍（ADHD）/ 注意缺陷障碍（ADD）

▶ 病因学

ADHD 的病因有哪些？

ADHD 是一种病因未明的多因素疾患。ADHD 的发生与个体性格及所处环境有关。有人试图将母亲孕期饮酒、家庭环境引发的精神问题、看电视，以及松弛的管理与 ADHD 的发生联系起来。

▶ 评估

ADHD 的鉴别诊断有哪些？

ADHD的鉴别诊断可以分成以下四类：（1）全身性因素，包括视力或听力、药物作用、哮喘、遗尿/大便失禁、甲状腺机能减退以及铅中毒。（2）神经系统因素，包括学习障碍、抽搐、发作性疾病、发育迟缓、脑损伤以及睡眠障碍。（3）精神因素，包括反叛人格、品行疾患、焦虑、抑郁、强迫症以及药物滥用。(4) 环境因素，包括父母精神病性疾患、家庭解体、父母低收入、虐待/忽视儿童，以及学习环境问题。

在接诊 ADHD 患者时，应询问哪些问题？

评估的第一步是全面的病史。病史可以帮助缩小鉴别诊断的范围。恰当的询问包括：(1) 是否有学习障碍、精神发育迟缓、代谢性疾患或神经系统退行性疾病的家族史？(2) 在发育的关键阶段是否有发育迟缓？如果存在，诊断 ADHD 的可能性不大。(3) 是否存在学习障碍？漏诊的学习障碍会使儿童对学业感到灰心。(4) 儿童是否进行过视力和听力的检查？视听困难可引起沮丧情绪和认知发育较其他儿童迟缓。(5) 家庭的生活条件如何？(6) 是否存在大的家庭压力？

如何进行体格检查？

当你从儿童父母那里询问病史的同时，一定要特别关注儿童的玩耍情况。其次，应该注意眼、耳、身高、体重、头围，以及神经系统的检查。如果没有发现明显造成行为异常的器质性疾患，下一步则测评认知功能以评估儿童是否存在学习障碍或精神发育迟缓。患有 ADHD 的儿童智商可以低于正常、正常、甚至高于正常。同时，获取学校和家庭对儿童进行行为量表的评分，以确定引起儿童 ADHD 的主要症状。

还有哪些问题需要关注？

大约有 40% ~ 50% 的 ADHD 儿童至少存在一种其他的精神疾患。这些伴随的精神疾患包括反叛人格（35%）、品行疾患（26%）、焦虑症（26%），以及抑郁症（18%）。

▶ 诊断

如何诊断 ADHD？

ADHD的诊断是一种排除性临床诊断。医生的职责就是排除行为异常的器质性以及精神性疾患。对于ADHD，没有实验室检查。美国精神病协会在《诊断与统计手册：精神障碍》第4 版（*Diagnostic and Statistic Mannal of Mental Disorders-IV*，*DSM-IV*）中发布了诊断精神性疾病的指南。下面是有关诊断 ADHD 的标准：

A．诊断注意力分散的标准：必须有以下 6 种或以上的症状，且该症状至少持续 6 个月。

- 对细节不注意 / 常犯粗心错误
- 对于任务或玩耍无法持续地维持注意力
- 对其讲话时好像没有在听
- 不能遵守教导或不能完成作业和家务
- 组织任务或活动时存有困难
- 不喜欢或逃避参加需要长久注意力的工作
- 在工作或活动中，经常丢下必要的物品（作业、铅笔、书本）
- 容易分心
- 在日常活动中健忘

B．诊断多动 - 容易冲动的标准：必须有以下 6 种或以上的症状，且该症状至少持续 6 个月。

- 坐立不安
- 在教室或其它应留在座位上的场所，离开座位
- 在不适宜的场所爬上爬下
- 无法安静地玩
- 总在"不停地走"或经常像"马达"一样运动
- 不停地讲话
- 问题还未问完就冒出答案
- 无法等待
- 打断或侵犯他人

除了符合以上的诊断标准外，儿童还必须在7岁前有多动和注意力分散的表现，至少持续6个月且在两个或以上的场所发生（如学校和家庭）。他（她）在社会、学业以及职业功能上必须有明显的障碍。最后，医生必须确保这些症状不是由于

发育障碍或精神疾患所致。

▶ 治疗

如何进行非药物治疗?

进行心理干预，鼓励儿童参加体育和娱乐活动，以提高自信心并改善与同伴和成年人的关系。行为干预，包括正性奖励的使用以鼓励恰当的行为并且减少问题行为。教育干预在于获取成功感，集中于发展各种能力，适应各种特殊需求，以及对技能和知识的缺陷进行辅导。

如何进行药物治疗?

目前，有几种不同的药物适用于治疗ADHD。这些药物的半衰期、释放方式和副作用不同。最常用的药物是利他能（盐酸哌醋甲酯)、安非他明（苯丙胺－右苯丙胺)、专注达（盐酸哌醋甲酯控释片）和阿托西汀。

兴奋剂的副作用包括失眠、食欲下降、胃痛、头痛、生长速度下降、高血压，以及抽搐加重（不自主肌肉运动)。

对立性反抗疾患（ODD)

如何诊断 ODD?

反叛人格是一种常伴发于其它精神疾患的人格异常。但也可单独发病。DSM-IV 对 ODD 的诊断标准为：可以观察到的一组负性的、敌对的反叛行为，至少持续 6 个月，在此期间，还应具有以下 4 种（或以上）临床表现：

常发脾气
常与成年人争执
常主动反抗或拒绝听从成年人的要求或规定
常故意激惹他人
常因自己的过失或不当举止而责怪他人
常暴怒或易受激惹

充满愤怒或憎恨

常怀恨或报复

除了符合以上标准外，在临床上，这些行为必须造成社会功能、学习以及职业功能的明显障碍。医生必须排除造成这些行为异常的器质性以及精神性病因。最后，这些行为异常必须在 18 岁之前表现出来。否则，诊断为反社会性人格障碍。

品行疾患

如何诊断品行疾患？

品行疾患常伴发于其它精神疾患，但也可独立发病。DSM-IV 对品行疾患的诊断标准为：反复和持久的一组行为，该行为破坏了他人的基本权利或违背了与其年龄相符的主要社会标准和准则。此外，在过去的 12 个月内，必须符合以下的三条（或三条以上）标准，或在过去的6个月内至少符合一条标准：

经常打架

使用能造成他人严重身体伤害的武器

残忍对待他人

残忍对待动物

直接面对受害者进行偷窃（从背后袭击抢劫、强夺、持械抢劫）

强迫他人与自己发生性关系

故意纵火以意图造成严重损害

故意破坏他人财物

闯入他人住宅、建筑物或汽车

经常说谎以获取财物或利益或逃避债务责任（欺诈他人）

未面对受害者的情况下偷窃价值不菲物件（在商店顺手偷窃、伪造）

经常不顾父母禁止而夜间在外游荡，这在 13 岁之前即开始

在家居住时，至少有两次整夜离家在外

经常逃学，这在 13 岁之前即开始

除了符合以上标准外，在临床上，这些行为必须造成社会功能、学习以及职业功能的明显障碍。医生必须排除造成这些行为异常的器质性以及精神性病因。最后，这些行为异常必须在 18 岁之前表现出来。否则，诊断为反社会性人格障碍。

学习障碍与精神发育迟缓的区别是什么？

一旦出现学习障碍，在一段时期内儿童就会表现出对某种特殊技能或生活技能的障碍。但是，在其他技能方面却表现正常，有时甚至高于正常。学习障碍的原因是多方面的，常难以明确病因。这种障碍可能与产前损伤、发育障碍、生理异常(耳、眼、肢体)、遗传易感性或许多其它原因有关。

智力缺陷是指智商值低于 70 分。智力缺陷的严重程度不同，但智力缺损涵盖了整个认知领域（与学习障碍不同）。儿童智力缺陷主要表现在以下两方面明显低于正常：沟通、家庭生活、自我照顾、社会技能、社区参与、自我监督、健康和安全意识、人文功能，以及工作和娱乐技能。

关 键 点

- 欲做出ADHD的诊断，儿童必须小于7岁，症状长于6个月，且在两个或以上场所表现出来。
- 学习障碍主要表现在某种特殊科目或技能障碍，而智力缺陷在所有的科目和技能上均存有困难。
- 对ADHD儿童，应查找伴发的其他精神疾患，40%～50% 的 ADHD 患儿患有其他精神疾患。
- 品行疾患的行为表现为违法性和伤害性，ODD的行为表现为骚扰他人但不会造成身体伤害或犯罪。

病 例 57-1

患儿，男，6岁。在学校的要求下，由母亲带来就诊。教师告诉孩子的母亲，孩子在课堂上遇到了麻烦。他经常在上课时离开自己的座位并拿着玩具玩耍。在听课时，经常不举手不假思索地抢先回答问题。教师还注意到，由于容易被房间里其他伙伴分散注意力，因此不能完成手工作业。母亲也证实孩子在家中也有这些行为发生。在交流过程中，你会发现，孩子在房间里忙上忙下，一会儿看看橱柜，一会儿移动物品。每当他母亲想跟医生说话时，他总是打断母亲。体格检查中，未发现器质性病变，也无其它明显异常。

A．鉴别诊断有哪些？

B．为明确诊断，还应向患儿母亲询问哪些问题？

C．此时，还需进一步的实验室或其他检查吗？

D．对于该儿童应如何治疗？

E．治疗的副作用是什么？

病 例 57-2

患儿，男，11岁。因行为问题由母亲带来就诊。在过去的几年中，该患儿在学校和校外存在行为异常。孩子的母亲诉，学校的教师讨厌该儿童的急躁脾气和不遵守纪律的行为。他总是有意骚扰其他同学，并因此取笑他们。查体：T 36.5℃，BP 100/82mmHg，R 20 次 / 分钟，HR 96 次 / 分钟，体格检查未见异常。

A．引起该患儿症状的原因是什么？

B．还需要询问哪些问题？

C．还需要进行实验室检查吗？

D．治疗策略是什么？

E．预后如何？

参考文献

Herrerias C, Perrin J, Stein M: The child with ADHD: Using the AAP clinical practice guidelines. Am Fam Physician 63:1803-1810, 2001.
Phillips D, Longlett S, Mulrine C et al.: School behavior problems and the family physician. Am Fam Physician 59:2816-2824, 1999.
Smucker W, Hedayat M: Evaluation and treatment of ADHD. Am Fam Physician 64:817-829, 2001.

相关网站

National Institute of Mental Health. *http://www.nimh.nih.org*
Américan Academy of Pediatrics. *http://www.aap.org*

（周　永译　雷　军校）

第 58 章　痫性发作

▶ 病因学

什么是痫性发作？

痫性发作是由于脑神经元异常的、节律性放电所致的独立事件。痫性发作是脑功能障碍的症状，它既可是正常大脑出现的轻微短暂性的功能紊乱（如低钠血症或撤药反应），也可是暂时或永久性的脑组织改变。癫痫或发作性疾病是指抽搐的持续趋势，且具有自行再发的特征。

痫性发作有哪些类型？

痫性发作主要有两大类：（1）全面性发作，涉及整个大脑皮层且导致意识丧失；（2）部分（或局灶）性发作，起源于脑组织的某一区域无意识丧失。部分性发作可分为简单部分性发作和复杂部分性发作，前者起源于皮层的较小区域而致特异性症状但无意识的改变；后者起源于皮层较大区域且有意识的改变。

痫性发作的发病率是多少？

在人群中约 5% ~ 10% 的个体至少可出现一次抽搐发作，但其发病率与年龄密切相关，儿童时期发病率最高，以后发病率逐渐下降，至 20 ~ 60 岁年龄组发病率趋于稳定。

▶ 评估

在诊治痫性发作时要询问哪些病史？

首先证实抽搐的发生，其次要明确抽搐发生的环境，如有必要，有针对性地提出问题以得到确切信息。

痫性发作前是否有局限性的感觉或运动异常，恶心或轻微头疼？

抽搐前任何类型的预警或先兆均提示局限性痫性发作，相反，全面性癫痫无预警症状。

患者是否有意识丧失？

如果在发作期没有明显的意识丧失，则可能不是发作，或部分性发作，或失神类型的全面发作。

如果没有意识丧失，是否有意识的改变？

根据定义，简单部分发作无意识的改变而复杂部分发作有意识改变。

如果有意识改变而无丧失，痫性发作是否包括凝视、无反应、咂嘴、摸索衣服、手扭动，以及其它运动表现？

在典型复杂部分性发作时，患者可表现为对外界无反应，持续约 30 ~ 90 秒，可出现自动症，如咂嘴等。

是否有全面性僵硬（即强直性收缩）或肌肉节律性运动（即阵挛收缩）？

典型的全面强直－阵挛发作，首先出现意识丧失和强直期，包括躯体和肢体的全面僵硬。随后，从强直期过渡到阵挛期，其特点是高幅的节律性抽搐。

每一种发作持续多长时间？

典型的失神发作通常少于 15 秒，部分或全面性发作通常持续 30 秒到 3 分钟。而假性痫性发作经常持续 10 分钟以上。

发作结束后，需多长时间患者恢复正常？

简单部分性发作和失神发作无典型的发作后意识模糊期。复杂部分性发作通常有发作后意识模糊和深睡，出现于全面强直－阵挛发作后，以短暂性的木僵、意识模糊和深睡为特点，这种发作后状态将持续数分钟至数小时。

应询问有关可能的危险因素和促发事件。发作的危险因素包括高热惊厥史和发作的家族史，促发事件包括头外伤病史、卒中、肿瘤及血管畸形，可能的促发事件包括睡眠剥夺、电解质或代谢异常、全身性疾病、急性感染、饮酒、使用药物或毒品。

在体格检查时应寻找哪些体征？

进行全面完整的体格检查以寻找全身性疾患、感染和外伤的体征，寻找头部及其它外伤、酒精中毒或滥用药物、慢性肝肾疾患，以及与脑血管相关的疾患。要特别注意有无易向中枢神经系统转移的肿瘤。进行全面的神经系统检查，集中于寻找皮层损伤的证据。视野缺损提示着视觉通路或枕叶病灶，对侧上视野缺失有助于明确颞叶起源的癫痫，运动检查或深部腱反射的异常偏侧化提示额叶（运动）皮层的病损，如果出现眼球震颤或共济失调，则考虑可能为药物的毒性反应。

应选择哪些实验室检查？

对无法解释的发作，应进行全面的血细胞计数和标准的生化检查（如电解质、镁、钙、血糖、肌酸酐、肝酶）。疑似癫痫患者应行脑电图（EEG）检查。大约25%癫痫患者的首次脑电图检查结果异常，40%明确癫痫的患者，甚至在7次脑电图检查后，仍不能发现脑电的异常，因此脑电图正常不能作为排除癫痫的诊断标准。如果常规脑电图不能发现异常，可考虑行睡眠剥夺脑电图。

所有部分性发作的患者均应行核磁共振检查，所有不能解释的、新发抽搐的成年人行脑影像学检查可以明确是否有引发癫痫的器质性病变，很少需要侵入性检查。

如何进行鉴别诊断？

详细的病史、神经系统检查、脑电图，若必要还需进行神经影像学检查，即可明确癫痫诊断。由于痫性发作与其它类似发作的鉴别常主要依据病史，因此不能过分强调亲证者叙述的重要性。有类似发作的疾病包括昏厥（心源性、迷走神经性、反射性）、短暂性脑缺血发作、卒中、偏头痛（典型性、普通性、基底性）、眩晕、睡眠障碍（惊恐、肌阵挛、幻觉、瘫痪、梦游）以及继发于精神疾患的假性发作（癔病，病理谎言综合征，转换性障碍）。

哪些图示有助于诊断？

见图 58-1。

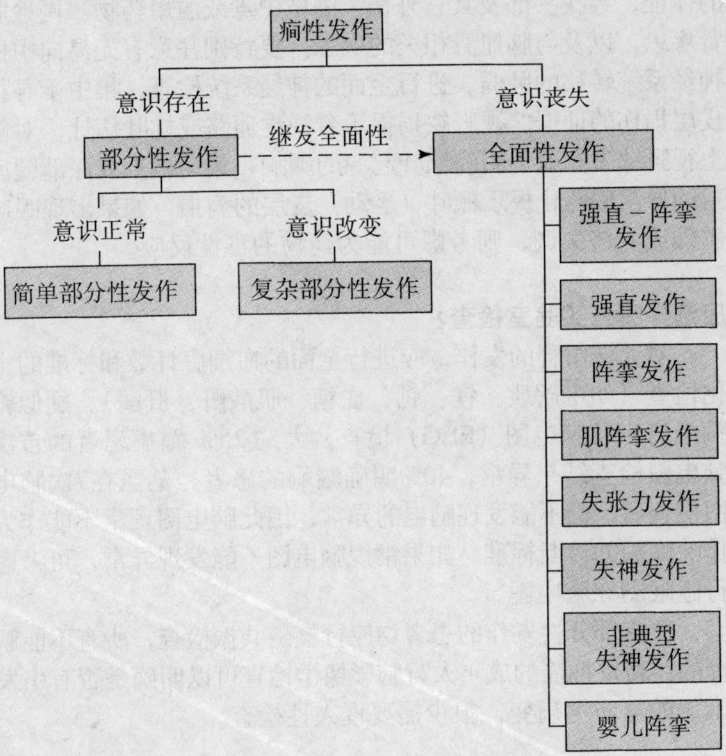

图 58-1 国际抗癫痫联盟（ILAE）癫痫发作分类流程图

选自：Dreifuss FE. Bancaud J. Henriksen等：Proposal for the revised clinical and electroencephalographic classification of epileptic seizures. Epilepsia 22: 489-501，1981.

▶ 治疗

如何治疗痫性发作？

■ 对于出现急性而不能解释的抽搐患者，首先要考虑是否为急性药物或外科所致抽搐。

■ 应对到急诊室时表现为癫痫持续状态、且仍在发作的患者进行治疗。持续痫性发作超过 30 分钟或发作间歇持续意识障碍超过 60 分钟的患者，可引起永久性的脑损伤。由于多数发作常在 3 分钟内停止，因此超过 10 分钟的发作或到急救室仍在发作的患者应按癫痫持续状态进行救治。

■ 教育癫痫患者如何在痫性发作时避免受伤，要告诫有先兆的患者在发作前立即采取措施避免自己跌伤。

癫痫患者的药物治疗

大部分患者对一种或多种抗痫药物（AEDs）有效。然而，不是所有的发作患者均需多种抗痫药物治疗，例如，继发于代谢紊乱的发作对针对代谢疾患这一病因治疗反应良好。同样，首发的不能解释的全面强直－阵挛发作，并且神经系统检查、脑电图、核磁共振正常者，70%可以不予治疗，直至第二次发作。通常，理想的治疗是以正确的发作分型和癫痫综合征的分类为基础的。传统的抗痫药已应用多年，这些药物有苯巴比妥、扑痫酮、苯妥英、卡马西平和丙戊酸钠。大部分全面发作性癫痫综合征的患者应用丙戊酸钠。在全身性发作型里，对药物治疗最敏感的是失神发作，通常对丙戊酸钠和乙琥胺的反应好。

关 键 点

- ▶ 病史采集，神经系统检查，脑电图有助于癫痫的诊断。
- ▶ 昏厥、脑卒中、偏头痛、眩晕、睡眠障碍、继发于精神疾患的假性发作都可出现类似发作的症状。
- ▶ 在诊治癫痫患者时，要明确是否有急性药物或外科疾患所致抽搐。

病 例 58-1

患者男性，35岁。于两周前上呼吸道感染后，出现恶心、轻微头疼。自诉被他人发现有短时间的咂嘴，患者自己不知道这些，但最近自觉怪异及疲劳感。儿时有热惊厥史。体格检查未见异常。

A．可能的诊断是什么？

B．哪些因素影响该患者？

C．需要预约检查吗？

病 例 58-2

患者女性，60岁。由家人送入急诊室。患者因意识丧失摔倒在地，肌肉节律性收缩约2分钟。在过去的1个小时里，她一直处于深睡状态。

A．患者的鉴别诊断有哪些？

B．如何有针对性地询问病史、体格检查？

C．针对该患者，你的诊疗策略是什么？

参考文献

Berg AT, Testa FM, Levy SR, Shinnar S: Neuroimaging in children with newly diagnosed epilepsy: a community-based study. Pediatrics 106(3):527-532, 2000.

Deckers CLP, Genton P, Sills GJ, Schmidt D: Current limitations of antiepileptic drug therapy: a conference review. Epilepsy Research 53:1-17, 2003.

Dreifuss FE, Bancaud J, Henriksen O et al.: Proposal for the revised clinical and electroencephalographic classification of epileptic seizures. Epilepsia 22:489-501,1981.

Markand ON: Pearls, perils, and pitfalls in the use of the electroencephalogram. Seminars in Neurology 23(1):7-44, 2003.

Steinhoff BJ, Hirsch E, Mutani R, Nakken KO: The ideal characteristics of antiepileptic therapy: an overview of old and new AEDs. Acta Neurologia Scandinavica 107:87-95, 2003.

Wheless JW: Acute management of seizures in the syndromes of idiopathic generalised epilepsies. Epilepsia 44(Suppl.2):22-26, 2003.

相关网站

Epilepsy Foundation. Epilepsy: A report to the nation.
http://www.efa.org/epusa/nation/nation.html
Fountain NB: Seizure. Best Practice of Medicine. April 2001.
http://merck.praxis.md

（周　永译　雷　军校）

第59章 物质滥用

物质滥用的根本原因是什么？

物质滥用的原因是五花八门的。一些常见的原因有遗传倾向、婚姻及家庭的长期压力、环境的压力因素（如失业）、躯体或精神上的疾病、社会影响、同事间的压力。物质滥用有多种形式，包括误用、滥用和依赖。酒精、处方药、非法药物和其他物质（例如胶水、汽油、推进剂）都可以对滥用者产生刺激或镇静作用。在16～20岁的年龄组违禁药物的使用率最高(35.6%)，最常见的滥用物质是大麻。在可预防的死因中，酒精滥用排第三位，每年导致100 000人死亡。在18～29岁人群组中，问题饮酒者最多。物质滥用可以见于所有的社会经济阶层、种族和民族。

物质对于个人及家庭的影响取决于药物的种类、应用时间的长短、数量的多少及任何并存的情况。医生应对所有就诊的患者进行物质滥用的筛查，这些患者和家庭否认物质滥用的原因是错综复杂。因此医生必须要提供一个安全的、非审判性的环境，以使患者倾诉他们的苦恼。成功干预这些患者取决于：(1) 患者自己渴望停止；(2) 解毒疗法的疗效；(3) 双重诊断的治疗；(4) 入院治疗或门诊治疗；(5) 复发的预防。

▶ 评估

初筛时应考虑哪些重要问题？

确定患者物质使用的程度。

物质误用：偶尔过量使用合法或非法物质。

物质滥用：在12个月内出现物质滥用的不良适应现象，导致社会、工作、人际关系的损害或出现法律问题。

物质依赖：在12个月内出现物质滥用的不良适应现象，导致明显的损害或痛苦，以物质耐受（需要显著增加物质剂量或继续使用同一剂量的物质时效果明显下降）或戒断综合征（如果病人使用某种药物以减轻或避免戒断症状则可以不发生戒断综合征）为特征。

一个常用的简单筛检酒精滥用者的方法是按头字母缩写CAGE进行检查（阳性表示酒精滥用处于高危状态）。

C：您是否觉得自己需要减少饮酒（cut down）？

A：您是否对批评您饮酒感到不快（annoyed）？

G：您是否感到您饮酒有罪恶感或心情很坏（guilty）？

E：是否曾经早上第一件事就是不得不饮酒来开始新的一天，或用来稳定情绪，或缓解宿醉（eye opener）？

如何筛检其他的物质滥用？

询问病人是否应用过任何非法的物质（例如，可卡因、脱氧麻黄碱、“策划药”）或礼貌地询问是否应用过非处方药物（例如，苯二氮䓬类药物的滥用）。下面的三个问题被认为是很有帮助的：

在你一生中是否曾经超过五次使用街售药物？

去年是否曾经使用过你未提及的药物？

在过去的1年中，你是否觉得你希望或需要减少你所使用的药物？

如果这些问题中任何一个回答是肯定的就提示需要进行更为全面的评估。

什么是准备要转变的阶段？它有什么重要性？

如果医生能够识别患者准备转变其不良行为，就能够更好地在适当的层面进行干预治疗。其目的是帮助患者进展到下一阶段。转变的阶段包括：

思考前期：还没意识到滥用药物的问题。

思考期：已经开始思考物质滥用是否是有问题，想要改变与物质滥用相关的行为。

准备期：开始有一个明确的计划用来停止或改变物质滥用行为。

行动期：开始改变这些行为 / 处境。
随访期：继续履行 / 改变计划，尽管可能有挫折。

如果患者有酒精相关问题，应了解哪些内容？

评估患者当前的饮酒状况：患者饮酒吗？每周饮几天？每次饮酒量？（一个标准饮为1.5盎司的烈性蒸馏酒，或5盎司的葡萄酒，或12盎司的普通啤酒）。在上个月，每日最大饮酒量是多少？

现行的指南认为小于65岁的成年男性，如果每周饮酒达14个标准次或更多，或者在某一天超过5个标准饮，就有发生酒精相关问题的危险。一般而言，超过65岁的男性及女性每周饮酒达7个标准饮或以上或某一天饮酒超过4个标准饮也具有发生酒精相关问题的危险。

酒精及物质滥用者应评估哪些其他问题？

对伴有心理障碍患者的筛查是非常重要的。抑郁症、双相性精神障碍、精神分裂症、焦虑症、受虐狂、婚姻家庭异常、创伤后精神紧张性障碍是常见的并存状态。如果置之不理则会妨碍治疗效果。

▶ 治疗

物质滥用的治疗涉及哪些内容？

虽然大部分成瘾者并不依靠正规的治疗计划或专业帮助能解决物质滥用问题，但一些患者选择或显出需要这种或那种的正规治疗。治疗物质滥用问题需要依靠对病因学的了解，及时对问题严重性程度的评估。这一领域的一些专业人士认为物质滥用是一种疾病，这些患者都是自制力差或没有自制力。结果，这种疾病模式的倡导者常如此开具治疗方案：医学检查、药物戒毒、完全整改、全面节欲和12步治疗方案（例如，匿名戒酒者）。

12 步治疗方案是怎样治疗成瘾者的？

治疗程序，例如匿名戒酒是有组织地按照 12 步治疗方案进行的，酗酒者/成瘾者必须遵循此方案以完全康复。该方案的核心理念是酗酒者/成瘾者最终能逐渐摆脱成瘾和大剂量的依赖，理智的戒除建议是“每天 1 次”。疾病模式也说明了酗酒者/上瘾者对家庭成员的影响。大多数美国的社区有12步团体而且采用许多正规的治疗方法配合此方法。

描述非病模式背后的观念

其他一些治疗成瘾者的专科医生是从心理/行为的高度来进行治疗的。两个相关联的治疗方法是缓和治疗行动和合理恢复行动。该观点认为并不是每一个认为酒和/或物质滥用不是问题的患者均为彻底的酗酒者/上瘾者。大多数有饮酒或药物使用问题的患者（或许前面提及的大多数患者未经正规治疗而摆脱酒精及药物）能够自行戒除酒精或药物，或至少为了减少副作用而减少用量。

缓和治疗（MM）就是一种行为改变方案，它是用来帮助那些关注自己酗酒并希望拥有一个积极的生活方式的群体。它是治疗那些自认为是“没有失去控制的酗酒者”但认识到需要减少或停止饮酒行为者的方法。当适量饮酒是一个能更容易达到的目标时，缓和治疗能促进早期自我认识危险饮酒行为。缓和治疗方案给那些抱定信心改变自己问题行为的人提供信息和支持团体。合理恢复（RR）有类似的哲学理念。RR的核心理念包括计划戒除酒或药物是一门技术，每个人都能学得有节制，并且心理、社会问题更像是成瘾的结果而不是原因。

哪些药物可用于治疗物质滥用？

药物作为心理治疗物质滥用的辅助治疗是非常有帮助的。目前，纳美芬（纳美芬注射剂）和纳曲酮（多巴胺）是减轻对酒精镇静作用成瘾的最有效的药物。双硫仑（戒酒硫）可减少酒精饮用频率的作用，但是与安慰剂比较没有明显的戒瘾作用。常用地西泮治疗戒断症状。美沙酮、纳曲酮、suboxone（丁丙诺啡和纳洛酮的复方)、丁丙诺啡均已经被用于治疗鸦片类的成瘾。上述提及的伴发病应适当应用抗抑郁药、抗焦虑药、情绪稳定药物。

关 键 点

- 物质滥用很常见，因此，常规筛查是非常必要的。
- 提供不带审判性质的，以医学为依据的教育和支持。
- 确定患者准备转变行为的阶段。
- 与患者协商改变行为计划并给予治疗。

病 例 59-1

患者男性，53岁。主因暴躁、有幻觉及定向力障碍由妻儿送至急诊科就诊。患者妻子代诉：患者既往有酗酒史 25 年（每天约 6 ~ 8 瓶啤酒)，因其父于上周死于肝硬化，这促使患者最终决定戒酒，患者最后 1 次饮酒是 1 天半前。

A．该患者最可能的问题是什么?

B．医学上应如何治疗该患者?

C．患者出院时最适合的治疗方案是什么?

病 例 59-2

患者男性，20 岁。主因发现情绪激动伴有幻觉 2 小时，并开始抽搐由其父母送至急诊室就诊。T 38.8℃，皮肤湿冷，患者持续幻觉伴间歇性的抽搐，心率加快伴间歇性心律不齐，呼吸增快，血压升高，瞳孔散大，协调障碍，虚脱。呼吸中没有酒精味。

A．最可能导致患者症状的原因是什么?

B．医学上应该如何治疗该患者?

C．当患者出院后最适合的治疗计划是什么?

参考文献

Brown RL, Rounds LA: Conjoint screening questionnaires for alcohol and other drug abuse: Criterion validity in primary care practice. Wisconsin Medical Journal 94:135-140, 1995.

McGinnis J, Foege W: Actual causes of death in the United States, JAMA 270(18): 2208, 1993.

National Institute on Alcohol Abuse and Alcoholism (NIAAA), Alcohol Health & Research World 18(3): 243, 1994.

National Institute on Drug Abuse (NIDA), 1997 National Household Survey on Drug Abuse.

Roberts L, McCrady B: Alcohol problems in intimate relationships: Identification and intervention. National Institute on Alcohol Abuse and Alcoholism, 2003.

相关网站

Alcoholics Anonymous (AA). *http://www.alcoholics-anonymous.org*
Moderation Management. *http://www.moderation.org*
Narcotics Anonymous/Nar-Anon Family Group. *http://www.na.org*
Rational Recovery. *http://www.rational.org*

（宋海澄译　崔刘福校）

第60章 性传播疾病

▶ 病因学

生殖器溃疡的原因是什么？

生殖器溃疡最常见的原因有生殖器疱疹、梅毒（病原体为梅毒螺旋体）和软下疳（病原体为软下疳嗜血杆菌）。生殖器疱疹所致溃疡一般触痛明显，软下疳也有明显触痛，而梅毒所致的溃疡是无痛性的。尽管在美国其他引起生殖器溃疡的传染因素很少见，但还包括肉芽肿荚膜杆菌所致的性病肉芽肿和沙眼衣原体所致的性病性淋巴肉芽肿（LGV）。而性病性淋巴肉芽肿（LGV）多有腹股沟淋巴结肿大和触痛。

梅毒的其他症状有哪些？

梅毒感染的病人可能表现为三期中的某一期，在感染初期（通常在初次感染后的数天至数周），通常表现为无痛的生殖器溃疡或硬下疳。如果为二期梅毒（硬下疳愈合后6～8周），患者可出现皮疹、淋巴结肿大、和/或皮肤黏膜的损害。至于三期梅毒（出现于初次感染后的数月至数年），患者可以出现梅毒瘤样损害、心脏、眼部或神经的异常。即使感染持续存在，患者也可能进入潜伏期而无任何症状出现。

引起尿道炎和宫颈炎的原因是什么？

尿道炎和宫颈炎，患者可能有明显的黏液脓性分泌物、排尿困难或可能没有症状（特别是女性）。引起这些症状的主要病原体是淋球菌和沙眼衣原体。

什么是盆腔炎症性疾病（PID）？

盆腔炎症性疾病是一种女性上生殖道的感染。常见的是淋病球菌和沙眼衣原体感染，但也与生殖道的菌群有关（例如，阴道加德菌，尿素分解尿素原体，支原体，革兰阴性菌等)。患者症状不一，从轻微的盆腔疼痛到发热、恶心、呕吐、分泌物、异常的阴道出血、剧烈的腹部盆腔疼痛。盆腔炎症性疾病可以继发不孕症，原因是子宫和输卵管的瘢痕形成，因此识别和治疗盆腔炎症性疾病是非常重要的。

生殖器疣的病因是什么?

生殖器疣是由人乳头状瘤病毒感染引起，这种病毒与子宫颈癌有关。这种病毒有超过 30 种的血清型，但是只有少数几型（16，18，31，33，35）与子宫颈癌有关。生殖器疣可发生在外生殖器、子宫颈、阴道、肛周或口周。

无生殖器症状的其他性传播疾病的病因有哪些?

这些性传播疾病包括人免疫缺陷病毒（HIV)、乙肝病毒、丙肝病毒的感染。诊断和治疗这些疾病并不在本章的叙述范围，但对已确诊的其他性传播疾病患者，应考虑这些性传播疾病。

▶ 评估

应重点询问患者哪些病史?

询问患者近期性伙伴是否有变化，以前的感染史、新发损害、发热、避孕套的使用及是否有性交困难。如果患者是女性，还要询问月经史，尤其是末次月经。

评估性传播疾病时应行哪些体格检查?

检查口咽是否有损害，进行全面的腹部检查，包括检查是否有腹股沟淋巴结肿大。检查是否有外生殖器溃疡、疣及分泌物也是非常重要的。对女性患者，要进行仔细的盆腔检查，查看阴道及宫颈是否有损害。在进行双手触诊时，检查是否有宫颈触痛及附件的大小。对怀疑患性传播疾病的患者，无论是男性还是女性均应行直肠检查。

应做哪些实验检查以确定生殖器溃疡的病因？

重要的检查包括梅毒血清学检查（RPR实验），溃疡渗出物的暗视野检查以发现雅司螺旋体，溃疡渗出物的疱疹病毒及杜克雷嗜血杆菌培养（如果在软下疳流行地区）。

应做哪些实验以确定宫颈炎、尿道炎或盆腔炎症性疾病的病因？

用拭子和培养工具从宫颈口或阴茎口采取标本检查淋病和衣原体。在女性，湿的KOH涂片用来检测阴道分泌物可以诊断细菌性阴道炎和念珠菌性阴道炎。

如何诊断盆腔炎症性疾病？

诊断PID具有一定难度，因为在同类疾病患者中，其临床表现各不相同。临床诊断的基本标准是子宫或附件的触痛及宫颈的举痛。其他支持盆腔炎诊断的表现包括体温超过38.3℃，宫颈或阴道有异常脓性分泌物，阴道分泌物涂片可见白细胞，实验室检查发现淋病球菌或衣原体及C反应蛋白升高、血沉增快。最后，更有特异性的证据是侵入性检查所见。例如，子宫内膜活检可以通过组织病理学检查发现子宫内膜炎，也可进行腹腔镜检查，或经阴道超声检查甚至核磁共振检查（如果诊断PID，应注意输卵管增厚充满液体或输卵管卵巢粘连）。

如何诊断生殖器疣？

体检发现疣即可做出诊断，没有必要行进一步检查。

▶ 治疗

如何治疗常见的生殖器溃疡？

见表60-1。

表 60-1　常见的生殖器溃疡的治疗

诊断	治疗方案
软下疳	阿奇霉素1g/日 ×1天口服；菌必治250mg 肌注 / 或环丙沙星 500mg 2 次 / 日 × 3 天；乙琥红霉素 500mg 3 次 / 日 × 7 天
首发的生殖器疱疹	阿昔洛韦 400mg 3 次 / 日 或泛昔洛韦 250mg 3 次 / 日或缬昔洛韦 1g 2 次 / 日 × 7 ～ 10 天
复发的生殖器疱疹	阿昔洛韦 400mg 3 次 / 日或阿昔洛韦 800mg 2 次 / 日或泛昔洛韦 125mg 2 次 / 日 或 缬昔洛韦 500mg 2 次 / 日或 1g 4 次 / 日 × 5 天
生殖器疱疹的非活动期	阿昔洛韦 400mg 2 次 / 日或泛昔洛韦 250mg 2 次 / 日或 伐昔洛韦 500mg 4 次 / 日
一期和二期梅毒	苄星青霉素 G 240 万单位肌注（单次剂量）
潜伏期梅毒	苄星青霉素 G 240 万单位肌注（分 3 次剂量，1 周内给予）
三期梅毒	苄星青霉素 G 240 万单位肌注（分 3 次剂量，1 周内给予）

如何治疗尿道炎和宫颈炎？

见表 60-2。

值得注意的是诊断为淋病的患者很可能同时合并衣原体感染，因此应同时治疗。

表 60-2　尿道炎和宫颈炎的治疗

诊断	治疗方案
淋病	头孢曲松钠 125mg 肌注；或头孢克肟400mg 口服；或盐酸环丙沙星 500mg 口服；或氧氟沙星 400mg 口服；或左氧氟沙星 250mg 口服（以上都是单次剂量）
衣原体感染	阿奇霉素 1g一次口服；强力霉素 100mg 口服 × 7 天或红霉素 500 mg 口服 4 次 / 日 × 7 天；氧氟沙星 300 mg 口服 2 次 / 日 × 7 天；左氧氟沙星 500mg 1 次 / 日 × 7 天
持续存在的尿道炎	甲硝唑 2g一次口服加红霉素500mg口服 4次/日；或乙琥红霉素 800mg 4 次 / 日 × 7 天

妊娠期患者应如何治疗?

若患者处于妊娠期喹诺酮和强力霉素类是禁用的。应该使用大环内酯类和头孢类药物。妊娠期患者在治愈后3周应进行复查(检测疗效)。

如何治疗盆腔炎症性疾病?

如果选择非胃肠道用药,可选用头孢替坦二钠2g 2次/日静点或头孢西丁 2g 4 次 / 日静点加强力霉素 100mg 口服或静点 2 次 / 日。替代治疗方案是克林霉素 900mg 3 次 / 日 静点加庆大霉素2mg/kg肌注或静点3次/日。如果选择门诊治疗,可用氧氟沙星400mg口服2次/日或左氧氟沙星500mg口服4次/日,疗程 14 天,可以加用或不加用甲硝唑 500mg 口服 2 次 / 日,疗程 14 天。另外一种治疗方案是菌必治 250mg 肌注或头孢西丁 2g 肌注加丙磺舒 1g 单次口服(在前述给药的同时服用),加强力霉素100mg口服2次/日,加或不加用甲硝唑500mg 2次/日,疗程14天。尽管门诊治疗盆腔感染性疾病变得越来越普遍,但对严重病例和有合并症危险的患者应该考虑入院治疗。

表 60-3 生殖器疣的治疗

患者实施治疗	医生实施治疗
0.5% 的普达菲洛胶体或溶液外涂 2 次 / 日 × 3 天,然后休息 4 天(重复治疗 4 个循环);晚上使用 5% 的咪喹莫特乳膏外涂,每周 3 次,共用 16 周	包括液氮冷冻疗法的综合治疗(1 次 /1 ~ 2 周) 10% ~ 25% 的黄色树脂剂外涂,必要时可在 1 周内重复使用; 80% ~ 90% 的三氯醋酸(TCA)或二氯乙酸(BCA)在疣部外用,如果过量用滑石粉或液体肥皂去除不起反应的酸,如果必要在1周内可重复使用;外科切除术;激光切除或疣内注入干扰素治疗

妊娠期患生殖器疣应如何治疗?

血清型 6 和 11 与婴儿的呼吸系统乳头状瘤有关。因此，应积极建议切除疣。在严重的人乳头状瘤病毒感染患者，除疱疹暴发外，也应该考虑切除术。记住，无论如何，咪喹莫特、黄色树脂剂、普达菲洛在妊娠期禁止使用。

关 键 点

- 如果诊断为衣原体感染，患者应同时接受治疗合并的淋球菌感染，患者的性伴侣也应接受治疗。
- 盆腔炎症性疾病的诊断依据于各种症状和体征，为防止以后出现不孕的情况，诊断和治疗盆腔炎症性疾病非常重要。
- 如果一种性传播疾病被诊断，那么检查其是否合并包括艾滋病、梅毒和肝炎在内的其他性传播疾病是非常重要的。

病 例 60-1

患者男性，19 岁，大学生。主因 1 周前开始排尿时有烧灼感并且可以看到无色或白色的尿道分泌物而就诊。病后伴右侧睾丸区有触痛和低热 2 天。查无生殖器溃疡或疣。尽管患者否认腹股沟区有触痛，但在右侧腹股沟区可触及淋巴结肿大。当问及他的社会史时，患者诉约 2 周前曾有过一次没有采取预防措施的性生活。

A．评估该患者时，应考虑哪些病原体?

B．为什么患者的其他症状很重要?

C．参照问题 A，如何治疗该患者?

病 例 60-2

患者女性，24岁。主因弥漫性的腹痛伴发热，体温38.5℃就诊。患者社会史包括数次无防护措施的性生活及静脉注射毒品。查体：宫颈举痛剧烈，几乎要从检查床上跳下。患者还表现出较轻的但是值得注意的附件触痛。

A．患者可能的诊断是什么？具有诊断意义的体征是什么？

B．根据可能的诊断应行哪些实验检查？

C．针对该患者还应建议行哪些实验室检查？

参考文献

Centers for Disease Control and Prevention. Sexually transmitted diseases treatment guidelines 2002. MMWR 51(RR-6):1-77, 2002.

Miller KE, Ruiz DE, Graves JC: Update on the prevention and treatment of sexually transmitted diseases. Am Fam Physician 67(9):1915-1922, 2003

相关网站

Center for Disease Control, Division of Sexually Transmitted Diseases. This site covers all STD epidemiology with an emphasis on HIV. *http://www.cdc.gov/nchstp/dstd/HIVSTDInfo.htm*

American Social Health Association. This site has good general information on STDs in a patient-friendly format. *http://www.ashastd.org/stdfaqs*

（王燕云译 崔刘福校）

第 61 章　甲状腺疾病

▶ 病因学

甲状腺功能减退的常见病因是什么？

多数甲状腺功能减退是由桥本甲状腺炎引起的。这种疾病常见于女性（是男性的 5 ~ 8 倍），是一种自身抗体直接破坏甲状腺的自身免疫病，由于甲状腺组织破坏进而引起甲状腺激素合成减少。其他常见病因为外科手术切除甲状腺和放射性碘治疗所致，后者用于甲状腺功能亢进的治疗。其他的病因还包括垂体或下丘脑疾病导致的继发性功能减退。在世界范围内，缺碘是导致甲状腺功能减退的最常见的病因，但在美国很少见。

甲状腺功能亢进症的病因是什么？

甲状腺功能亢进最常见的病因是 Grave's 病。这是由针对甲状腺的自身抗体导致的另一种自身免疫病，抗体刺激甲状腺激素的合成，并将其转化为 T_3。Grave's 病的患者，自身抗体也可能直接作用于眼导致眼球突出（突眼）。无论是单发还是多发，一些被称作腺瘤的甲状腺结节如毒性结节性甲状腺肿也导致甲状腺激素合成增多，进而引起甲状腺功能亢进。甲状腺炎往往发生在病毒感染后，被命名为亚急性甲状腺炎。在亚急性甲状腺炎的患者，腺体储存的甲状腺激素释放量增加。

甲状腺结节令人担心吗？

确实如此。尽管恶性甲状腺结节是少数，但5% ~ 10%可触及的结节为恶性，大于1.5cm的结节恶性的可能性很大。甲状腺结节最常见的是胶质样结节（多结节甲状腺肿中的大结节）、腺瘤或囊肿。腺瘤虽然是良性的，但也可以分泌激素导致甲状腺功能亢进。

▶评估

评估甲状腺功能时，哪些实验室检查最有价值？

目前采用最多的是检测TSH（促甲状腺激素）和T_4（四碘甲腺原氨酸）。T_4的检测包括非结合型、游离型或非结合型与结合型的总和（总T_4）。由于游离型T_4具有生物学活性，所以评估甲状腺功能时，游离T_4是最有帮助和最易于监测的项目。也可以检测游离T_3（三碘甲腺原氨酸）和总T_3。偶尔甲状腺功能亢进时，T_3升高而T_4正常（T_3型甲亢）。其他的检查项目包括抗甲状腺抗体、抗甲状腺球蛋白抗体、抗甲状腺过氧化物酶抗体（亦称抗微粒体抗体）。这些检验有助于确定是否为自身免疫性甲状腺疾病，如Grave's 病或桥本甲状腺炎。

甲状腺素增高或减低时有哪些症状和体征？

由于甲状腺激素影响多个器官和系统，所以症状是多变的。甲状腺功能减退时可有疲劳（99%）、皮肤粗糙（97%）、毛发粗糙、便秘、厚舌和面部水肿、月经失调、怕冷（89%）、言语缓慢（91%）、健忘、轻度体重增加、抑郁、有时出现心动过缓。甲状腺功能亢进时可有无力、震颤、怕热、出汗、疲劳、焦虑、心悸、体重减轻。其他体征包括充血性心力衰竭、骨质疏松、心房颤动、心动过速、皮肤温暖、双眼向下看时上眼睑下落滞后于眼球、毒性弥漫性甲状腺肿时可出现突眼。甲状腺肿大也很常见。

甲状腺素替代治疗时，应监测哪些甲状腺激素？

促甲状腺激素可揭示早期变化。游离 T_4 正常也可出现促甲状腺激素水平升高（亚临床型甲减）。这种情况可能伴有血压和胆固醇的升高。

何时进行甲状腺扫描（放射性碘摄取）或甲状腺超声检查？

没有标准。在评估结节特性和随访其增长方面多是用超声检查。如果细针抽吸（FNA）甲状腺结节为非恶性并且需要随访时，超声检查尤为重要。在甲状腺触诊正常的甲状腺功能减退者，一般不采用放射性检查。在评估甲状腺功能亢进症时，甲状腺扫描有助于鉴别 Grave's 病、亚急性甲状腺炎和高功能结节（“热结节”）。

哪些检查用于甲状腺结节的基础评估？

甲状腺功能正常的病人（甲状腺素水平正常），标准的检查是FNA和超声检查（如有可能）。对甲状腺功能亢进患者（促甲状腺激素降低）应行甲状腺扫描。如果是“冷结节”（摄入不增加），应行FNA。如果是“热结节”，开始治疗（见后面章节）。

▶ 治疗

治疗甲状腺功能减退时，需要了解什么？

不论什么病因，应使用左旋甲状腺素行替代治疗。成人的起始剂量为 0.075 ~ 0.1 mg（约 1.7 μg/(kg · d)）。成人常用剂量为 0.1 ~ 0.15 mg/d。老年患者应严密观察，因为甲状腺素能增加心脏代谢需求和诱发心肌缺血。“越低，越慢”的格言用在这里是合适的（0.025～0.05mg/d）。一旦病情稳定后，每年检查一次促甲状腺激素。

如果改变甲状腺素的剂量，何时复查促甲状腺激素？

由于促甲状腺激素水平稳定至少需要4周，所以应在开始甲状腺素替代疗法或改变剂量后 1 个月复查促甲状腺激素。

哪些方法治疗甲状腺功能亢进症？

根据病因、医生和患者的个人意愿可选择多种治疗方法。如果甲状腺功能亢进是由高功能结节所致，可以选择手术切除或放射性治疗。如果是亚急性甲状腺炎，在炎症消退前，抗炎药物（乙酰水杨酸、非甾体类抗炎药、泼尼松）和用于控制心率、震颤的 β 受体阻滞剂是主要的治疗手段。如果诊断是毒性弥漫性甲状腺肿，可选择手术切除（很少采用）、抗甲状腺药物、放射碘治疗。在美国，大约70%的病人选择放射性碘治疗。

抗甲状腺药物和放射性碘治疗的优点和缺点是什么？

抗甲状腺药物（丙硫氧嘧啶和他巴唑）的缺点是经过1～2年的治疗后长期缓解率低（20%～30%），可能的副作用包括粒细胞缺乏和再生障碍性贫血。放射性碘治疗的缺点是常导致甲状腺功能减退而需要开始甲状腺激素替代治疗，而且不适用于孕妇。

何时切除甲状腺结节？

如果结节是恶性的，通常选择甲状腺次全切除术和甲状腺全切术。如果是良性结节且没有甲状腺功能亢进，不需要行手术切除，除非导致局部症状，如咳嗽、声音嘶哑、吞咽困难。合成过多甲状腺素而导致甲状腺功能亢进的结节需要采用手术或放射性碘治疗。一些医师尝试使用左旋甲状腺素抑制结节，但疗效并不确切。

关 键 点

- ► 甲状腺功能障碍的症状和体征可涉及多个脏器和系统，所以应保持高度警惕，需要时检查促甲状腺激素水平。
- ► 对发现甲状腺结节而甲状腺功能正常的患者，建议行细针抽吸活检。
- ► 对Grave's病所致的甲状腺功能亢进，最常选用放射性碘治疗。
- ► 当改变左旋甲状腺素剂量时，需1个月后复查促甲状腺激素。

病 例 61-1

患者女性，53岁。主因新近出现的神经质、易激惹、心动过速和体重下降就诊。患者近来感压力很大。BP 123/74mmHg；HR 104 次 / 分；体重 60.78 公斤。

A．病史中有哪些关键点帮助缩小鉴别诊断的范围？

B．需要做什么实验室检查？

C．如果 TSH 降低，应做什么检查？如果升高应做什么检查？

D．如果患者心律不规整你关心吗？为什么？

病 例 61-2

患者男性，65岁。主因最近咳嗽就诊。体格检查时在甲状腺右叶发现一个 1cm 的结节。

A．除甲亢和甲减的症状外还需问哪些重要的问题？

B．实验室检查提示甲状腺功能正常，下一步应如何评估？

C．如果结节是恶性的应选择什么治疗方法？

D．甲状腺手术的并发症有哪些？

参考文献

Hueston WJ: Treatment of hypothyroidism. Am Fam Physician 64(10): 1717-1724, 2001.

Welker MJ, Orlov D: Thyroid nodules. Am Fam Physician 67(3): 559-566, 2003.

（宋海澄译　崔刘福校）

第62章 短暂性脑缺血发作和脑卒中

▶ 病因学

什么是短暂性脑缺血发作？

短暂性脑缺血发作（TIA）是一种能很快缓解的缺血性神经功能缺失。它是局部供血区脑功能的短暂性缺失。典型的TIA发作持续5～15分钟，现在TIA与脑卒中的界线为24小时。据估计美国每年TIA的患者有50 000人，其中1/3的患者，TIA是即将发生脑卒中的先兆。

什么是脑卒中？

脑卒中是指因急性脑局部供血区血流中断引起缺血所导致的突然发作的局灶性神经功能缺失。脑卒中分为出血性和缺血性，分别占脑卒中的20%和80%。因为缺乏糖和能量迅速耗竭，缺血区的脑组织会很快丧失功能，但这一过程需要数小时。这一时间窗使神经功能恢复成为可能，尤其在对缺血性脑卒中进行治疗时。因此这就存在一个3～6小时的"治疗窗"，这期间进行治疗可以减少缺血性脑卒中造成的脑损害。典型的脑卒中可以出现神经缺失的症状如无力、麻木或语言障碍。无力和感觉缺失在面部较为严重，且由上肢至下肢逐渐改善。关于出血性脑卒中，神经功能的缺失是由于出血的占位效应和血液对脑组织的毒性造成的。

在美国脑卒中是神经功能障碍的最常见病因，并且是仅次于心脏病和肿瘤的第三大死亡原因。在美国每年大约有700 000初发和复发的脑卒中病例。有近30%的患者在发病1年内死亡。在美国每年因脑卒中所造成的直接和间接费用大约43亿美元。

TIA 和脑卒中的病因是什么？

缺血性脑卒中常由栓子阻塞大的脑动脉所致。栓子的来源包括颈动脉分叉处、主动脉弓和动脉夹层；心源性栓塞的病因包括心房颤动、附壁血栓、心肌梗死、扩张性心肌病、瓣膜损害包括二尖瓣狭窄、人工瓣膜（尤其是机械性）、细菌性心瓣膜炎、房间隔缺损和卵圆孔未闭和左心房黏液瘤。原发脑动脉粥样硬化较冠状动脉粥样硬化更少见。然而，小而深的局部缺血造成的腔隙性梗死常由小动脉病变所致，高血压和糖尿病是主要的危险因素。由低血压或侧支血流减少引起的脑血流速慢、流量少所致的缺血常见于近端动脉狭窄。出血的典型病因是脑动脉瘤或脑的小血管破裂。

危险因素有哪些？

大部分危险因素都与动脉粥样硬化有关。对于脑卒中及TIA，高血压、糖尿病、肥胖、吸烟、缺乏锻炼、每天饮酒超过5个标准饮以及心房颤动都是可改变的危险因素。不可改变的危险因素包括年龄、男性、非白种人、充血性心力衰竭、冠心病，以及脑卒中和缺血性心脏病的家族史。认识并减少这些可变的危险因素，可以降低脑卒中的发病率及死亡率。

▶ 评估

在评估脑卒中时，需要哪些重要病史？

为明确病史，除询问患者外，也应该询问可能的目击者(家属、朋友、邻居)。因为治疗方案取决于很窄的“时间窗”，获得明确的起病时间、持续时间、病情变化、神经系统症状严重程度以及是否伴有心脏症状是很重要的。询问关于行为、言语、步态、视力、活动、记忆力的变化是很重要的。病史中还应包括既往有无脑卒中或TIA病史、是否有吸毒史、近来的服药史。

在评估TIA和脑卒中时，应进行哪些体检？

对于怀疑TIA和脑卒中的患者要进行全面的体格检查，尤其是详细的神经系统的检查。以下几项也是很重要的：记录双上肢血压、脉搏、呼吸频率及方式、有无颈动脉杂音；眼部检查包括眼底视网膜斑块及色泽、瞳孔对光反射。系统检查心脏也很重要，包括听诊异常心率、节律，以及心脏瓣膜病、房间隔缺损、室壁异常所造成的杂音和摩擦（音），这些都是容易形成血栓的因素。

神经系统的查体应全面，包括：脑神经检查，躯体反射和肌力检查，躯体感觉试验；简单的精神状态检查和小脑功能检查包括：快速轮替试验、步态、指鼻试验和跟－膝－胫试验。患者的这些症状可以提示脑卒中患者中枢神经系统受损的部位(表62-1)。

表62-1 脑卒中的定位

症状	累及部位（累及血管）
偏身轻瘫	对侧的顶额叶运动区（MCA）
偏身感觉缺失	对侧的躯体感觉皮层（MCA）
Broca's（运动性）失语	优势半球的额叶（MCA）
Wernicke's（感觉性）失语	优势半球的颞叶（MCA）
记忆缺失	双侧或优势半球的颞叶（海马区）（PCA）
攻击性，性欲亢进	颞叶（PCA）
单侧忽略，失用	非优势半球顶叶（MCA）
共济失调，构音障碍，眼球震颤，意向震颤，断续语言	小脑（椎动脉）
脑神经第3、4对	中脑（PCA）
脑神经第5、6、7、8对	脑桥（BA）
脑神经第9、10、11、12对	延髓（BA）
严重的感觉缺失、自发性疼痛、感觉迟钝、偏身投掷、手足徐动症	丘脑和丘脑底部（PCA）

MCA：大脑中动脉，PCA：大脑后动脉，BA：基底动脉，VA：椎动脉
95%的人大脑优势侧为左侧：包括99%右利者和60%～70%的左利者

应进行哪些实验室和影像学检查？

实验室检查包括血生化系列、全血细胞计数、凝血试验、梅毒血清学、血糖、血沉、抗磷脂抗体检查。一定要筛查物质滥用和高凝状态者，尤其是对于年轻患者（年龄小于 50 岁）。

影像学检查至少应包括头颅CT扫描以鉴别是否有出血或肿瘤。与CT比较，MRI能够更准确地显示缺血病灶，发病后 2 小时的 MRI 影像相当于发病后 48 小时 CT 显示的影像。对于TIA或脑卒中患者，磁共振血管成像术、血管造影术、双侧颈动脉多普勒检查以及经食管的超声心动图检查都是能够对于病因及治疗起辅助作用的检查。

▶ 治疗

对于缺血性脑卒中应如何治疗？

对缺血性脑卒中患者应认真监测血压及液体状态。因为降低血压可加剧缺血性损害，因此不能过度降压。只有收缩压大于220mmHg时，才应采取措施缓慢降低血压。用等渗液维持液体平衡是很重要的，因为这样可以避免低血容量。在严重的脑卒中病例可应用甘露醇以减少脑水肿。小脑梗死或出血，如果怀疑脑干受压应请脑外科会诊。

如果神经功能缺失时间小于3小时，头颅CT无出血证据，应考虑溶栓治疗。在神经功能缺失3小时内使用组织纤维蛋白溶酶原激活剂（t-PA）可以明显改善患者3个月时的临床预后。溶栓开始前 36 小时脑出血的危险性增加，即使出血危险增加，但总死亡率并未增加。应用 t-PA 治疗的禁忌证包括：

- CT 显示颅内出血
- 神经系统症状很快恢复或症状轻微
- 收缩压高于 185mmHg 或舒张压高于 110mmHg
- 凝血功能障碍
- 近期有手术或介入操作
- 脑出血病史

对6小时以内缺血性脑卒中，经动脉内给予单链尿激酶型纤溶酶原激活剂可改善轻度颅内动脉血栓形成患者的临床预后。

因为缺乏客观的临床资料，肝素在治疗脑卒中的作用仍有争议。一般应用于动脉粥样硬化血栓性狭窄或闭塞、不稳定的TIA、后循环不足的患者。华法林用于心源性栓子的治疗，如心房纤颤，维持国际标准化比率（INR）2~3。在使用人工心脏瓣膜的患者，推荐应用阿司匹林联合华法林治疗将国际标准化比率（INR）维持在3 ~ 4。

抗血小板制剂如阿司匹林、氯吡格雷、双嘧达莫可使新发脑卒中事件减少25% ~ 30%。已证实这些药物对急性脑梗死有益处，而且可以降低再发TIA和脑卒中的危险。

如何治疗出血性脑卒中？

治疗出血性脑卒中的目标是控制紧迫的并发症。如果存在凝血障碍，要尽快予以纠正。对于动脉瘤破裂出血，应立即治疗，以降低再次出血的危险；对孤立性动脉瘤常采用外科治疗。出血后继发的脑血管痉挛能够造成迟发的缺血性脑卒中。已证实用钙通道阻滞剂尼莫地平治疗能够降低继发血管痉挛的危险。对于脑积水的治疗，可以应用脑室引流、分流以及反复腰穿治疗。对于脑实质内出血，可使用甘露醇，对一些病例可使用激素以降低由于脑水肿及脑出血的占位效应而引起的颅内压增高。可能需要紧急清除血肿，尤其在小脑出血的情况下。

如何治疗短暂性脑缺血发作？

如果认为TIA的潜在病因是动脉粥样硬化，那么治疗动脉粥样硬化的危险因素是首要的。如果颈动脉狭窄大于70%，应选用颈动脉内膜切除术治疗，而且已经证实其在降低以后发生脑卒中的危险方面优于药物治疗。如果狭窄不太严重，患者可以使用上述提及的抗血小板制剂（阿司匹林、氯吡格雷、双嘧达莫）。再重申，根据TIA的病因学，抗凝治疗的作用是有限的。

关 键 点

记住 TIA 和脑卒中的“经典”病因：

- ► 动脉粥样硬化，心房纤颤形成的栓子和感染性心内膜炎的脓毒栓子引起缺血性脑卒中。
- ► 治疗急性脑卒中，要牢记ABC方案（清除呼吸道、通畅呼吸、建立循环）。
- ► 在处理急性脑卒中时，必须首先行头颅 CT 检查以除外出血或其它占位病变，缺血性卒中发病的 24 ~ 48 小时内 CT 扫描可为阴性。

病 例 62-1

患者，女性，83岁。主因失语来急诊科就诊。既往有 2 型糖尿病、高血压、高血脂以及肥胖病史。

A．对于患者的病史还应询问哪些内容？

B．应进行哪些影像学检查？

C．Broca's 失语和 Wernicke's 失语的区别是什么？相关的受损部位及受累动脉有哪些？

病 例 62-2

患者，男性，62岁。主因右侧视野偏盲来诊。最近有两次发作，持续时间分别为 5 分钟和 10 ~ 15 分钟。

A．患者描述的是什么现象？

B．患者最可能的诊断是什么？

C．未来发生脑卒中的主要危险是什么？

参考文献

Ezekowitz JA, Straus SE, Majumdar SR, McAlister FA: Stroke: Strategies for primary prevention. Am Fam Physician 68(12):2379-86, 2389-90, 2003.

相关网站

Stroke, published by Lippincott Williams & Wilkins for the American Heart Association. *http://stroke.ahajournals.org*

American Stroke Association. *http://www.strokeassociation.org*

（宋海澄译　崔刘福校）

第63章 创伤

▶ 病因学

什么是轻度创伤？

本章节中轻度创伤特指在诊所中能有效评估治疗的损伤。目前在社区诊所就诊的损伤范围较广，但在诊所中有些类型的损伤更为常见。最常见的骨科损伤有轻微骨折，关节损伤及其相关的损伤；头部和面部创伤也可以在社区诊所得以评估治疗。

诊所常见轻度创伤的原因

正如创伤本身的表现一样，其原因也多种多样。运动和娱乐活动可导致多种伤害。工作相关损伤多发在工作场所。意外伤害（家庭日常活动，车祸）也是公众就医的原因。

哪些创伤应转诊？

在处理所有外伤之前，医生首先要意识到自己在诊治创伤患者时知识和能力的局限性。重要的是那些存在潜在致命或能造成永久性残疾损伤的患者，需要立即住院以进行全面的评估。同样，累及神经血管的创伤，也应当立即转院。在大多数社区诊所中不具备评估治疗某些创伤的手段，如韧带损伤需行MRI检查，需要手术修复的创伤（严重骨折，明确的韧带撕裂和神经血管修复）。

▶ 评估和治疗

诊所中常见的骨科损伤有哪些？

最易损伤的关节包括：膝关节、肩关节和踝关节。腕关节和肘关节损伤较少见，但临床上偶尔可以见到这类损伤的患者。

膝关节的哪些结构容易受伤？

四条主要韧带包括前交叉韧带，后交叉韧带，内侧副韧带和外侧副韧带，这四条韧带在四个方向上维持膝关节的稳定。膝关节还依靠半月板软骨来缓冲压力，利于关节的承重。所有这些维持膝关节稳定的结构都易受到损伤。

这些结构是如何损伤，应如何诊断和治疗？

ACL 非接触性的旋转损伤常伴有“砰”的声响，即刻肿胀（关节内出血）常提示有前交叉韧带损伤。Lachman 试验、轴移试验和前抽屉试验可提示该诊断，并需MRI检查以证实。临床处理首先要固定关节和止痛，但是前交叉韧带断裂的多数病例需要手术重建，因此必须将患者转至骨科。

PCL 当屈膝位或足跖屈位过度屈曲，膝关节胫骨前方受到直接撞击时（挡泥板损伤），极易发生PCL损伤。应进行后抽屉试验和肢体远端神经血管检查，以进行评估。同样需行MRI检查以证实损伤。临床上处理首先要固定和止痛。对于大多数 PCL 损伤而言，固定和理疗的非手术治疗方法是最佳方案。如伴有撕脱骨折，应手术修复。慢性的PCL损伤可导致髌骨关节软骨病变。

MCL MCL损伤是膝外翻应力所致，特别是在膝轻度屈曲位时受到外侧撞击，常会听到响声。屈膝 30 度时给予外翻应力可发现关节明显松弛，与其它韧带损伤一样，MRI是明确诊断的最佳检查手段，采用铰链式膝关节支具的非手术疗法可以成功治愈单纯 MCL 损伤。

LCL LCL损伤不常见，但可由膝内翻应力所致。检查时屈膝 30 度持续施加内翻应力，可发现关节松弛度明显增加，并需用MRI检查来确诊。与MCL、PCL一样，单纯的LCL损伤可采用包括膝关节固定在内的非手术疗法处理。

半月板 半月板是形态为C形的纤维软骨盘，具有吸收负荷以及在股骨与胫骨之间将负荷合理分布的作用。膝关节受到剪切或旋转外力导致半月板损伤，损伤后患者出现膝关节交锁和/或因疼痛而蹲坐。半月板损伤可伴有韧带损伤（以ACL和MCL损伤较常见）。内侧半月板撕裂发生率为外侧的3倍。相应部位关节间隙压痛且关节运动时能听到“咔嗒”声即提示有损伤，但仍需行MRI检查以明确诊断。半月板撕裂多不能自愈，多数严重撕脱应在内镜下行清创术或修复术。年轻患者，累及到外1/3（血管区域）的纵裂有可能自行修复，放射状撕裂常需切除。

肩关节损伤的种类有哪些？

肩关节独特的解剖特点使其易受到损伤。肱骨头相当扁平的表面和与其相对应的关节盂，使得肩关节与其它关节相比相对不稳定。与膝关节一样，全面的病史采集和体格检查对做出肩关节损伤的正确诊断是至关重要的。肩关节损伤最常见的三种类型是肩关节脱位，肩锁关节分离，肩袖断裂。

肩关节损伤的诊断与治疗

脱位　肩关节是人体最易脱位的关节，前脱位远多于后脱位。多因过度外旋外展引起，如试图投球时，上肢受到撞击可发生脱位。视诊和触诊对诊断极为重要。此外，应对患肢远端的神经血管进行检查。X线检查能确定脱位的类型以及是否合并骨损伤（如Hill-Sachs损伤）。治疗上应立即闭合复位并悬吊制动。经过积极的康复锻炼，预防肩、肘关节僵直，逐渐恢复关节的活动范围。肩关节脱位的复发率与40岁以上患者肩袖断裂的发生率相同。

肩锁关节（AC）分离　肩锁关节（AC）分离多由直接的外力作用于肩峰所致，如重物落在肩上。分离的严重程度可不同并根据两骨之间的距离进行分级。对受伤关节应进行视诊和触诊，特别是触诊以发现AC分离，同时应行X线检查确诊。应根据AC关节分离的严重程度选择不同的治疗方法。较轻的损伤可以采用悬吊固定和理疗，较严重的损伤如锁骨明显移位则需要手术治疗。

肩袖损伤 肩袖断裂最常见于50岁以上（包括50岁）的患者，也可见于年轻的运动员。其损伤机制包括剧烈运动（如举重或牵拉重物），或上肢外伸位支撑跌倒的身体。患者经常主诉三角肌区疼痛和旋转无力。最易发生损伤的部位是冈上肌的附着处。望诊和触诊有助于诊断，检查肩关节主动和被动活动范围，尤其注意在某一特定角度出现疼痛。冈上肌征敏感性强，具体检查方法为：上肢外展90度时拇指朝下，有此类损伤的患者不能保持其上肢维持这一位置。MRI对于诊断同样重要，肩袖断裂的治疗方法主要是手术修复。

踝扭伤的诊治

踝扭伤常见于运动员，多累及距腓前韧带，损伤可由足过度内翻或外翻引起。内翻损伤通常更为常见。除了对踝关节可触及压痛点外，还可以通过踝关节活动范围的检查和前抽屉试验来了解距腓韧带的完整性。对可疑损伤的患者，早期治疗包括抬高患肢，用冷敷和加压治疗减轻肿胀，应短期制动（1～2天内），休息。但早期活动和低强度锻炼也很重要。对于存在过度不稳定的复发性或难治性踝关节扭伤可以采用手术方法治疗。

腕关节损伤的临床类型有哪些?

腕关节损伤多由跌倒时手呈外展位着地所致。扭伤和骨折均可发生，通过检查腕关节活动范围及触诊来了解鼻烟窝有无压痛。有压痛常提示舟状骨骨折。早期X线检查常无法显示骨折，但随着骨痂的形成，2周后复查X线便可显示骨折。

患者在早期可能会因软组织肿胀累及神经血管，因此早期不能用石膏管型固定，如果此时采用管型固定随着肿胀消退管型变得松动从而无法提供有效的稳定作用。夹板固定在制动的同时还能针对软组织肿胀情况进行调整。舟状骨骨折时，先行拇指人字形绷带包裹后再行外固定，第一掌指关节应包括在夹板或石膏管型的固定范围内。应行长臂外固定以防止旋前或旋后时疼痛加剧。当旋前或旋后无痛时，应当更换为短臂拇指人字形绷带固定。

日常生活中常见的手部损伤有哪些？

最常见的手部损伤是指骨骨折和指间关节扭伤。这些损伤通过X线检查容易诊断。对于扭伤患者，冰敷和手指夹板固定是必要的，但切记冰敷时间应不超过5～10分钟以免引起冻伤。单纯指骨或掌骨骨折可以在社区诊所以石膏管型固定，复合性的或开放性的指骨骨折应立即请骨科会诊，明显的掌骨骨折移位也应请骨科会诊。指尖外伤（常见于关门时手指被挤压）会出现甲下血肿。甲下血肿对指甲及甲床均产生压力，引起剧痛。治疗很简单，先将专用的治疗器械尖端烧灼，然后在指甲上钻一个孔进入到血肿而行减压。在没有专用治疗器械的情况下，可使用针或注射器。在清除甲下血肿时一般不需使用麻醉剂。

常见的肘关节损伤类型

桡骨头半脱位　又称为牵拉肘，经常发生在2～3岁的儿童，当儿童前臂旋前，肘关节伸展位，长者牵拉儿童上肢时易发生桡骨头脱位（如用一只手提起孩子）。桡骨头自环状韧带内向下滑出而发生半脱位。

复位的方法为：医生用拇指压在桡骨头上，同时屈肘旋后前臂，复位时有弹响感。因为复位时让患儿产生不适感，通常患儿会哭闹，故应在复位前向患儿家长解释。一般患儿在复位后数分钟内就可自由活动伤肢。如果一次复位成功，患儿立即活动自如，通常无需X线检查；如果复位不成功或复位后仍疼痛应行X线检查。

肘关节周围肌腱炎也是常见疾病，通常因肘关节过度劳累引起。常表现为疼痛和活动受限。治疗包括停止往复性运动、冰敷，并应用非类固醇类抗炎药（NSAIDs）。

筋膜间隙综合征是什么？它与前面的有关损伤有何关系？

筋膜间隙综合征是一种临床急症，可发生于往复性运动，如跑步，但更常见于骨折和韧带损伤时。患者主诉在运动期间或创伤后疼痛逐渐加重，疼痛是由筋膜间隙内压力增高而致。压力增高是伤后炎症和出血导致筋膜室间隙肿胀所致。胫前间隙和胫后深间隙是最易受累部位。疼痛部位的视诊和触诊非常重要，其中最重要的体征是被动牵拉受累间隙肌肉时产生疼痛。筋膜间隙的压力是可以测量的。在紧急情况下，可以行急诊筋膜切开术。慢性或劳累性筋膜间隙综合征可以通过休息，NSAIDs 或手术治疗。

常见头面部损伤的诊治

角膜磨损 角膜磨损可由眼部轻微创伤或异物划伤眼球表面所致。角膜擦伤可以通过荧光素染色发光——伍德灯检查诊断。用眼科专用麻醉剂将眼部麻醉后，将荧光素滴眼液滴于下眼睑处以着色角膜。伍德灯检查可以发现微小的损伤，树突状、分枝状的缺损可能提示外伤时发生病原菌感染。

多数情况下，使用眼罩无法减轻患者的不适，而且会增加继发感染的机会。局麻药可能会掩盖病情恶化，抑制具有保护作用的角膜反射，所以在角膜疼痛时禁用。单纯的角膜磨损可通过麻痹睫状肌来减少睫状肌的痉挛和疼痛，必要时可口服小剂量麻醉剂，并应用局部抗生素预防继发感染。角膜磨损通常愈合迅速。24小时后再次行角膜荧光素染色——伍德灯检查确定磨损是否修复。如果 24 小时后没有愈合或无显著好转必须将患者转至眼科诊治。

鼻骨骨折 因X线检查对鼻骨骨折的敏感性低，特别是骨折无移位时，而且不影响急症处理，因此对急性鼻部损伤不宜常规 X 线检查。外伤后鼻肿胀，疼痛和淤血足可诊断鼻骨骨折。

多数的鼻骨骨折无需立即转至耳鼻喉科，如果出现某些并发症则需请耳鼻喉科急诊评估。这些并发症包括鼻中隔血肿，脑脊液鼻漏，严重畸形或开放性鼻骨骨折以及难以控制的出血。伴有头面部损伤应立即转诊。鼻中隔血肿若不立即切开减压，就会导致鼻中隔软骨坏死，从而造成鼻畸形。如果鼻骨骨折累及筛板时，可以引起脑脊液漏。鼻外伤后出现清亮的鼻漏液提示存在这种可能。出血会掩盖脑脊液鼻漏的存在。

此种情况下可以用滤纸环试验来检测脑脊液。将一滴混有脑脊液的血滴于滤纸上（如一张咖啡滤纸，纸巾或亚麻织物），当脑脊液在毛细管压力的作用下被滤过后会在血滴周围形成一个晕环。应注意的是当血中存在其它的液体（盐水，鼻分泌物）时也会产生晕环。

对怀疑有脑脊液漏的患者是否应用抗生素预防感染尚存有争议。对无移位的闭合性鼻骨骨折伴有可以控制的鼻出血，不存在鼻中隔血肿和脑脊液漏患者，早期可采用冰敷和止血等保守治疗措施。此类患者1周后或肿胀消退后应到耳鼻喉科行进一步的检查。

面部撕裂伤　大多数面部边缘部位撕裂伤可以在社区诊所进行认真消毒冲洗并用尼龙线间断缝合。如果裂伤深达至骨（骨膜）或长于 4 ～ 5 厘米需转至整形外科手术以减少瘢痕。面部中央部位的裂伤如超过 2 厘米或伤及到面部结构（眼睑，鼻唇区域）时，应转至眼科和整形科行手术以减少相应部位的损伤程度和瘢痕形成。切记面部缝合5天内拆线以减少瘢痕的形成。

外伤性牙齿缺失　轻微损伤导致的牙齿缺失在社区诊所很常见。通常此种损伤应转至牙科，在诊所可采取一些步骤以确保良好预后。如果患者的牙齿完整（牙齿健全并没有破损），用无菌液体轻轻冲洗数次即可置入牙槽内。还应仔细检查牙釉质是否缺损，牙龈中有无异物。如果牙损伤深达牙髓腔，则可等同于牙齿脱落，但可由正畸牙医做铸托修复术。另外，如果牙齿已脱落，应先用无菌液体冲洗数次，然后用无菌纱条将牙槽填塞，需请口腔科医生会诊以决定是否安装义齿。如少年的乳牙脱落，通常口腔科医生不行义齿修复术，而是简单地冲洗消毒后用无菌纱条将牙髓填塞止血。严重损伤，如颌骨骨折伴牙齿脱落或严重的口腔软组织挫裂伤，应立即请口腔科医生会诊。

关 键 点

- ► 危及生命或血管神经功能的创伤应立即送往医院诊治。
- ► 如需手术治疗，简单骨科损伤（无神经血管损伤）的最初评估可由社区诊所来完成。
- ► 较严重的头面部损伤需要专科医师治疗以防止永久的瘢痕形成或功能障碍，但是伤口的初始处理常由社区诊所来完成。

病 例 63-1

患者，男性，17岁。高中橄榄球运动员。主因被对方运动员头盔横向撞在膝关节侧方导致膝关节损伤被送入诊所。患者述当时听到了3次声响，且行走时感膝关节“交锁”，疼痛不明显。查体发现右膝后面肿胀淤血。此时右足感觉正常但足背动脉搏动减弱，右小腿和右足皮肤苍白微暗。

A．哪些骨结构可能受到损伤？

B．其他哪些部位和组织也可能受损？

C．如何对损伤进行评估？

D．应做哪些辅助检查？

病 例 63-2

患者男性，32岁。抢劫的受害者，受到袭击后半小时被送入诊所。自述手表被抢走前头部被两人用坚硬物体反复猛烈的打击。查体发现双眼及耳后脑部青紫(Battle's征)，鼻出血，血液色泽偏淡，患者称该诊所与其它诊所气味不同。外耳道无液体流出，患者否认受到攻击后有意识丧失，但在最后几分钟感极度困倦，欲入睡。

A．该患者已明确的损伤有哪些?

B．需要评估哪些可能存在的损伤?

C．需要完成哪些检查?

D．该患者最急需关注的问题是什么?

参考文献

Eachempati SR, Barie PS: Minimally invasive and noninvasive diagnosis and therapy in critically ill and injured patients. Arch Surg 134: 1189-1196, 1999.

Smith BW, Green GA: Acute knee injuries: Part II. Diagnosis and management. Am Fam Physician 51:800, 1995.

相关网站

American Academy of Family Physicians. This site has extensive journal and practice guideline resources covering injury and office-based trauma care. *http://www.aafp.org*

Beers MH, Berkow R (eds): The Merck Manual of Diagnosis and Therapy, 17th ed. Whitehouse Station, NJ: Merck & Company, Inc., 2004. This is a useful, all-inclusive, site with easy to use trauma guidelines. *http://www.merck.com/pubs/manual*

（刘子洪译　阚志生效）

病例答案

▶ 腹痛

12-1 A 学习目的：正确采集病史和体格检查。

进一步采集病史时，应询问疼痛的性质、严重程度、伴随症状，以及缓解和加重因素，这些情况可帮助诊断；其它重要方面包括大便情况、尿频尿痛等泌尿系统症状、末次月经日期、月经史及症状，以及避孕措施。体检时应仔细检查腹部，注意右下腹麦氏点是否存在压痛。该患者进一步做盆腔和直肠检查也很重要，可以了解子宫大小、宫颈触痛、盆腔及附件触痛、直肠触痛等情况。

12-1 B 学习目的：熟悉鉴别诊断。

阑尾炎是最可能的诊断。但对此年龄段女性患者还应排除其他疾病，如异位妊娠、卵巢囊肿破裂、盆腔炎症性疾病、泌尿系统感染。可能性较小的疾病包括胃肠炎和肠易激综合征。

12-1 C 学习目的：在全科医生诊所做适当的诊断检查。

全血细胞计数若出现白细胞增多伴核左移，可帮助确诊阑尾炎；尿液分析可提供尿路感染的证据，此患者还应做尿妊娠反应试验以排除妊娠；至此如果还不能确诊或病情持续加重，就需要住院做进一步检查，也可请外科或妇科医生会诊。

12-2 A 学习目的：正确采集病史和体格检查。

要求患者清楚地描述疼痛的位置、持续的时间、严重程度、伴随症状、缓解和加重因素；进一步详细询问大便的情况很有必要（如患者所说的“腹泻”和“便秘”指的是什么情况，大便内是否有血液或黏液），还要询问上述症状与饮食的关系，以及体重减轻及发热等全身症状；另外还要询问泌尿系统症状、妇科病史、月经史以及相关症状。医生应做正规的腹部体检，体检时可以无任何异常发现。还应做盆腔和直肠检查。

12-2 B 学习目的：熟悉鉴别诊断。

此患者最有可能的诊断是肠易激综合征，但医生也要考虑其他疾病，如炎症性肠病，细菌、病毒或原虫引起的感染性胃肠炎，吸收不良综合征，乳糖耐受不能，结肠直肠癌；卵巢癌也可以出现不典型腹部症状，需要注意。

12-2 C 学习目的：选择适当的诊断性检查。

多数专家主张做如下检查：全血细胞计数、血沉、促甲状腺激素水平、电解质，为了排除某些严重疾病应将纤维乙状结肠镜或结肠镜作为一项基本检查；若怀疑细菌或原虫感染应做粪培养及虫卵和寄生虫检查；出现下列任何一项警示信号都应做结肠镜检查：贫血、体重减轻、便血。若发现盆腔及附件肿块应做盆腔超声检查。

▶ 贫血

13-1 A 学习目的：了解贫血的流行病学状况。

月经期的年轻女性最易患缺铁性贫血，近期妊娠也可以引起贫血。

13-1 B 学习目的：正确评估贫血。

全血细胞计数及外周血涂片可初步提示贫血的类型（例如小细胞性或低色素性）；通过检查总铁结合力、血清铁、铁蛋白可以确诊铁缺乏；年轻女性无症状性胃肠道出血少见，可通过便潜血检查加以排除。

13-2 A 学习目的：了解贫血的流行病学状况。

此患者可能为慢性病引起的贫血（正常细胞形态、正常色素性贫血），全面评估下列情况，如铁缺乏（小细胞低色素性贫血)、甲状腺疾病、维生素B_{12}和叶酸缺乏(巨细胞性贫血)是非常必要的;原发癌症或潜在疾病也可引起各类贫血。

13-2 B 学习目的:贫血的正确治疗。

该患者在未明确病因之前不应进行治疗;延误确诊或无针对性地服用铁剂和注射维生素B_{12}是不合适的,除非急性失血和患者病情不稳定(例如患者存在活动性胃肠道出血),因为贫血的治疗都应直接针对病因。

▶ 关节痛

14-1 A 学习目的:掌握单关节痛或多关节痛的初步分类,熟悉每种关节痛的鉴别诊断。

该患者为急性单关节痛,主要病因有创伤、感染和结晶。

14-1 B 学习目的:通过了解关节痛的部位、发病年龄、关节外表现、病程,以及该病人口统计学状况,并以此缩小鉴别诊断的范围。

此患者既往曾接受过膝关节人工假体置换术,因此化脓性关节炎的几率增加,同时糖尿病也进一步增加了这种危险。即使没有这些病史,仍需要重点排除化脓性关节炎,因为化脓性关节炎可迅速引起关节结构破坏,需要及时治疗。还应了解其他关节是否疼痛,疼痛是否加重,有无全身症状;考虑到患者存在骨质疏松,应询问患者近期是否有摔伤,因为髋关节损伤常累及膝部。

14-1 C 学习目的:掌握单关节痛和多关节痛主要鉴别诊断。

如上14-1(A)答案所示,单关节痛主要有三种病因:创伤、感染、结晶。创伤的其他体征有伤口和皮肤青紫;感染时可发现关节触痛、皮肤发红、皮温升高;痛风患者应检查全身是否有痛风石,其关节压痛明显。多关节痛的鉴别诊断见框14-1。

14-1 D 学习目的：了解关节疼痛的诊断步骤。

对于该患者必须除外化脓性关节炎，因此需要关节穿刺(也是治疗方法)，穿刺液应做下列检查：革兰染色、培养、细胞计数、偏振显微镜检查和分类；还应做血液培养。

14-2 A 学习目的：了解关节内注射治疗的主要适应证。

见第 14 章中列举的适应证。

14-2 B 学习目的：能够描述并完成膝关节侧方注射。

侧方关节内注射时，在髌骨上缘的水平线与髌骨外缘的垂直线的交点为穿刺点，穿刺针放置在交点上，45 度斜向关节腔，在髌骨和股骨之间刺入关节，抽出液体表示已正确穿入关节腔。

▶ 腰痛

15-1 A 学习目的：掌握非特异性腰痛的相关病史和体征。

根据该患者的临床表现最有可能的诊断是机械性腰痛，因无下肢疼痛或神经系统异常，椎间盘突出症的可能性不大。患者的病史和体格检查未提示有潜在严重疾病如感染或癌症的可能性。

15-1 B 学习目的：了解非特异性腰痛的正确治疗方法。

考虑到患者的症状时间较短，可用非甾体类抗炎药物(NSAIDs) 对症治疗，若2～3周内症状未缓解，应重新评估病情。无需特殊治疗，多数患者的病情可在4周内缓解。应告知患者腰痛的自然病史，鼓励患者尽可能保持活动非常重要。

15-2 A 学习目的：了解腰痛可能是潜在严重疾病的“警示”信号。

此女性患者夜间疼痛加重，与常见的机械性腰痛表现不同，其年龄和近期消瘦的病史提示存在潜在癌症的可能，因此腰痛的原因需进一步检查。

15-2 B 学习目的：掌握进一步评估腰痛是否由潜在严重疾病所引起的检查方法。

应查全血细胞计数（CBC）和红细胞沉降率（ESR），拍摄腰椎平片以查找压缩性骨折或癌变的证据，若发现异常，应做针对性检查；医生还应对患者癌症筛查结果进行评估（例如乳房X线摄影、结肠癌检查）。

15-3 A 学习目的：列出椎间盘突出压迫神经根引起的神经系统体征。

急性下背部疼痛伴腿痛，且疼痛放射至下肢膝关节以下提示椎间盘突出压迫神经根；对双下肢进行神经系统检查时应密切注意双侧反射、肌力，以及感觉是否对称，直腿抬举试验阳性也是提示椎间盘突出症的敏感体征。

15-3 B 学习目的：掌握检查急性下背部疼痛的正确方法。

如果没有明显的神经系统体征（例如马尾综合征）或其他警示信号就没有必要做影像学检查，正确处理方法是密切随访，并告知患者当出现尿失禁或患肢无力加重时及时就诊。在疾病早期，影像学检查并不能改变临床治疗方法；如果患者的症状持续或加重超过2～3周，就应该重新考虑原来的治疗方案。

15-3 C 学习目的：制定急性下背部及下肢疼痛的治疗方案。

考虑到患者疼痛严重，应给予止痛剂治疗，可选用对乙酰氨基酚、非甾体类抗炎药、阿片类药；早期应停止工作，数月内避免持重物和扭腰动作有助于加快病情恢复；应告知患者椎间盘突出的自然病史，如果病情无改善可选择其他的治疗措施。随后数周内应密切随访患者，也可考虑物理疗法。

▶ 儿童行为问题

16-1 A 学习目的：获取确切病史。

其他信息应包括患者家族和社会史、有关行为问题的病史、产前情况和发育史；应从其父亲、家庭重要成员、合法监护人以及学校收集信息。

16-1 B 学习目的：查找儿童学习成绩差的各种原因。

逆反疾病、多动性注意力不集中、适应性疾病、情绪疾病、焦虑症、家庭不稳定或父母教育方式都应考虑。

16-2 A 学习目的：正常与异常行为的鉴别。

如果近 3 年该患儿性格一直如此，而且其他方面发育良好，就不能考虑这些行为是由潜在疾病引起的。

16-2 B 学习目的：获得准确的行为病史。

该患儿有与四岁同龄儿童相似的语言能力吗？他的精细和非精细动作技巧正常吗?如果他在与学校相似的环境（如日托宗教学校）一段时间后，他将如何适应？

▶ 胸痛

17-1 A 学习目的：准确的作出胸痛的鉴别诊断。

如果体格检查正常，此患者可能的诊断是胃食管反流疾病(GERD)。

17-1 B 学习目的：胸痛治疗的费用－效益关系。

假若诊断为胃食管反流疾病（GERD），合理的治疗是选用质子泵抑制剂；另外健康教育、戒烟以及随访也很重要。

17-2 A 学习目的：掌握心脏病的危险因素。

该患者的危险因素有性别、年龄、吸烟史、高脂血症及高血压。

17-2 B 学习目的：胸痛治疗的费用－效益关系。

在明确其他诊断之前，对该患者应考虑不稳定型心绞痛，应抽取血标本以检测肌钙蛋白和心肌酶，立即描记心电图，并服用阿司匹林及吸氧；如果心电图显示ST段抬高应考虑溶栓治疗；进一步治疗取决于初始的快速评估。

▶ 咳嗽和充血

18-1 A 学习目的：咳嗽的鉴别诊断。

此患者为急性发病，需要鉴别诊断的疾病有急性上呼吸道感染、支气管炎、鼻窦炎、慢性阻塞性肺疾病加重期。

18-1 B 学习目的：了解下列检查对评估咳嗽的意义。

因患者有呼吸困难和喘鸣音，测定峰值流速有助于评估病情。若怀疑缺氧，应检测血氧含量。

18-1 C 学习目的：掌握咳嗽的正确治疗。

吸入型β受体激动剂可用于治疗支气管痉挛，慢性支气管炎急性加重期使用抗生素尚存在争议。轻中度患者使用抗生素治疗无助于病情改善。如果病情严重或病程延长应考虑可能存在隐匿性肺炎，应使用阿莫西林/克拉维酸、阿奇霉素、克拉霉素、头孢菌素、氟喹诺酮类。

18-2 A 学习目的：鼻腔分泌物的鉴别诊断。

根据慢性症状和鼻黏膜的外观，最有可能的诊断是过敏性鼻炎。

18-2 B 学习目的：掌握鼻黏膜充血的评估方法。

如果对上述诊断存在怀疑，可作鼻腔分泌物涂片，检查嗜酸性粒细胞。

▶ 腹泻

19-1 A 学习目的：应考虑的急性腹泻病因。

在查看其病历时，切记二甲双胍可以引起腹泻，但患者过去一直服用未出现腹泻，也未增加剂量；感染性腹泻常见；患者来到护理院后饮食情况也发生了改变；手术时患者可能使用过抗生素和麻醉镇痛剂。是否服用了新的药物？

19-1 B 学习目的：通过询问护士获取病史。

患者外观良好，血压正常，直立位时血压无改变。护理院内也无他人发生腹泻，工作人员也进行了肠道疾病的预防，患者粪便中无血，因大便失禁弄脏身体而不能起床进行物理治疗。患者未服用任何新药。昨天护理院对患者的腹泻进行了常规处理，给以洛哌丁胺 2mg 4 次 / 日，但腹泻未见好转。

19-1 C 学习目的：了解有助于鉴别诊断的方法。

腹泻可因感染引起，艰难梭菌抗原检查可帮助诊断，敏感性达90%；感染性腹泻粪便潜血可呈阴性；轻度急性腹泻患者全血细胞计数、粪便培养、电解质检查对诊断无益。应要求护士限制饮食中山梨醇和乳糖的摄入，在监测血糖情况下，暂停服用二甲双胍数天。

19-1 D 学习目的：掌握腹泻时体格检查的重点。

患者住在护理院，主诉腹泻伴恶心和腹胀。由于卧床和使用麻醉剂，行肛门指检时发现粪便阻塞。腹泻是由于稀便从硬结粪便周围溢出所致，用手抠出硬结粪便后排出大量稀水样便。

19-2 A 学习目的：了解急性感染性腹泻的病因。

病史提示共源性暴发，而且是侵袭性病原体（因为伴有血便和发热）。在美国引起腹泻最常见的单一致病菌是弯曲菌属；沙门菌属、志贺菌属、侵袭性大肠埃希杆菌属致病常为食源性；较少见的致病菌有副溶血性弧菌、气单孢菌属、毗邻单孢菌属，这些致病菌常存在于淡水或海水产品中；小肠结肠耶尔森菌属也存在于食物中；若无在国外旅行或近期服用抗菌药物史，则不支持溶组织阿米巴和艰难梭菌感染。其他病因有大肠埃希杆菌O157:H7型感染（虽然就诊时发热并不常见）、炎症性肠病、肠套叠、阑尾炎（两位同时患阑尾炎少见）。

19-2 B 学习目的：咨询有助于感染性腹泻诊断和治疗的病史。

发病儿童生活在养牛场，经常饮用其父亲带回家的生牛奶，其父母未曾饮用（生牛奶中可能存在弯曲菌、大肠埃希杆菌O157:H7型），家中未饲养两栖类（可携有沙门菌）、猫狗（可携有耶尔森菌）等宠物；患儿母亲准备的食物很卫生，家中其他成员（包括6个月母乳喂养的男婴）均未发病。两位女孩无脾切除史、无HIV感染阳性、无镰状细胞贫血、无肝脏疾病史、无其他恶性血液病，患传染性疾病的危险性较低，无妊娠及近期使用抗生素。

19-2 C 学习目的：急性感染性腹泻的治疗。

许多医师在做粪便培养后就开始经验性使用抗生素治疗；也可以先观察病情变化，如果症状加重应及时返回重新评估病情；对有出现并发症危险性高的患者推荐使用喹诺酮。

19-2 D 学习目的：了解感染性腹泻的并发症。

在有免疫活性的宿主中，弯曲菌菌血症少见；菌血症可引发 Guillain-Barré 综合征、反应性关节炎、肠腺炎和阑尾炎；弯曲菌感染需报告州卫生行政部门。

▶ 眩晕

20-1 A 学习目的：了解眩晕的鉴别诊断。

患者最可能的诊断是良性位置性眩晕。患者自述有旋转感，为眩晕的特征性表现，特别是眩晕与头部移动有关。

20-1 B 学习目的：检查眩晕的廉价有效的方法。

Dix-Hallpike 试验常将出现阳性，可重复出现症状和眼球震颤。

20-2 A 学习目的：眩晕的鉴别诊断。

与直立位有关即将失去意识的感觉是直立性低血压的特点。

20-2 B 学习目的：可在床旁完成的有关眩晕的检查。

测直立位血压和脉搏有助于诊断，若收缩压下降20mmHg或舒张压下降 10mmHg 或更多，则考虑为直立性低血压。

▶ 消化不良

21-1 A 学习目的：了解上腹疼痛的鉴别诊断。

最有可能的诊断是功能性消化不良（非溃疡性）。

21-1 B 学习目的:了解上腹疼痛的处理。

因患者年龄超过 50 岁，目前建议做上消化道内镜检查以排除癌症。

21-2 A 学习目的：掌握胃溃疡的治疗方法。

可选用硫糖铝、H_2受体阻滞剂和质子泵抑制剂；质子泵抑制剂治疗成功率最高但也最昂贵。

21-2 B 学习目的：了解胃溃疡治疗的随访。

如果治疗效果良好，就没有必要在治疗后再做食管胃十二指肠镜检，但如果症状持续存在则需要再次行内镜检查。

▶ 胸痛

22-1 A 学习目的：为胸痛患者选择正确的检查项目。

因患者存在呼吸急促、心动过速以及胸痛，动脉血气检查对评价患者的呼吸功能是最佳方法。

22-1 B 学习目的：掌握胸痛的鉴别诊断。

需要除外肺栓塞，目前诊断肺栓塞的常规检查是行胸部螺旋 CT 检查，其它检查还有肺通气灌注扫描和肺动脉造影。

22-2 A 学习目的：掌握心脏疾病的评估方法。

超声心动图可了解左室功能和评估酒精性心脏病。

22-2 B 学习目的：掌握心脏病的鉴别诊断。

从已知的病史来看，此患者最有可能患有酒精性心肌病。治疗方法包括戒酒、利尿、减轻心脏后负荷以及正性肌力药物。

▶ 尿痛

23-1 A 学习目的：了解女性尿痛患者的主要病史。

病史应重点询问性生活史，特别是近期性伙伴的情况、分泌物性质、症状持续的时间、既往病史、烧灼感的部位及其他症状。

23-1 B 学习目的：掌握正确的实验室检查。

正确的检查包括尿液分析、尿培养、尿道分泌物培养，如可能应行尿道分泌物衣原体和淋球菌 DNA 检查。

23-1 C 学习目的：了解有性生活史女性尿痛的原因。

最常见的病因为尿路感染，如伴有水样黏液分泌物的衣原体感染、伴有黏稠黄色或灰色分泌物的淋病奈瑟菌感染、伴有白色凝乳样分泌物和瘙痒的真菌感染。

23-2 A 学习目的：了解尿痛患者的主要病史和全身症状。

病史要点包括症状持续的时间、结石病史（患者本人及家庭其他成员）、性生活史、是否有肋脊角疼痛、恶心以及呕吐情况。

23-2 B 学习目的：了解尿痛患者全身症状和正确的检查项目。

正确的检查项目包括尿液分析、尿培养、腹部超声检查、肾输尿管膀胱 X 线影像学检查。

23-2 C 学习目的：了解伴全身症状和体征尿痛的原因。

患者可能的病因有急性肾盂肾炎或继发于结石梗阻引起的肾盂肾炎。下列原因也可以引起急性腹痛：阑尾炎、异位妊娠、盆腔炎症性疾病。

▶ 耳痛

24-1 A 学习目的：儿童耳痛的鉴别诊断。

该患儿可能患有急性中耳炎或是渗出性中耳炎。

24-1 B 学习目的：获取重要病史。

吸烟环境和日间护理是中耳炎的危险因素。此患儿无发热，精神愉悦，患中耳炎的可能性很小。

24-1 C 学习目的：了解中耳炎的体格检查。

应检查鼓膜的活动度以及是否有积液。

24-1 D 学习目的：中耳炎的随访。

此患儿应在 2 ~ 4 周内复查，查看积液是否已吸收。

24-2 A 学习目的：外耳道疼痛和分泌物的鉴别诊断。

此患儿患有外耳道炎或中耳炎，伴有鼓膜穿孔脓液排出。

24-2 B 学习目的：有分泌物的耳道检查方法。

因有疼痛和分泌物病史，使用耳镜观察鼓膜非常必要。

24-2 C 学习目的：外耳道炎的治疗。

用氟罗沙星和激素滴耳是很好的治疗方法。

▶ 疲劳

25-1 A 学习目的：纤维性肌痛的药物治疗。

选择性5-羟色胺再摄入抑制剂如盐酸舍曲林可减轻疼痛，改善抑郁所引起的睡眠障碍。此类药物也可用于潮热，此外其副作用也是有益的且相当安全。

25-2 A 学习目的：识别睡眠呼吸暂停综合征。

睡眠呼吸暂停综合征的表现有白天疲倦、记忆力减退、打鼾、体重增加。

25-2 B 学习目的：睡眠呼吸暂停综合征的治疗。

首要的治疗措施是减轻体重；持续气道正压通气或咽组织切除也可改善病情。

▶ 消化道出血

26-1 A-B 学习目的：掌握消化道出血的初始评估。

在紧急情况下如该患者，首先应对气道、呼吸以及循环情况进行评估。根据临床情况，快速评估患者的失血量；然后立即将患者转送入急诊室；此患者呕血，应考虑上消化道出血，下鼻胃管可以确诊。

26-1 C-D 学习目的：掌握上消化道及下消化道出血的基本评估及治疗方法。

内镜检查是消化道出血的首选评估方法，此患者需做食管胃十二指肠镜检，检查发现在食管与胃结合部黏膜撕裂（称为马－魏综合征），尽管内镜可进行结扎、栓塞血管和注射血管加压素等治疗，但多数马－魏综合征患者常无需治疗也可痊愈。

▶ 头痛

27-1 A 学习目的：了解紧张性头痛的检查方法。

此患者症状与紧张性头痛相符，无需影像学和实验室检查。

27-1 B 学习目的：紧张性头痛的鉴别诊断。

此患者每天服用止痛药，其鉴别诊断应包括“搏动性”头痛和过量用药引起的头痛。

27-2 A 学习目的：了解头痛的“警示”体征。

体检时发现的“警示”体征包括发热、颈强直、非对称性神经系统体征、眼底和视乳头异常。

27-2 B 学习目的：识别偏头痛的症状。

患者病史和临床表现与偏头痛相符，头痛呈单侧搏动性，伴有恐响症和呕吐。

27-2 C 学习目的：偏头痛的治疗方法。

偏头痛可用特异性药物进行治疗，如舒马曲坦，特别是当患者呕吐时，可经鼻内用药或皮下注射药物。相关的恶心和呕吐可使用止吐剂和静脉输液治疗。

▶ 烧心

28-1 A 学习目的：识别烧心的“警示”信号。

患者有烧心病史，询问其他表现，如体重减轻、夜间盗汗，可以帮助除外令人担忧的病情，还应询问是否存在心脏疾病的表现。此患者无需做实验室检查。

28-1 B 学习目的：食管胃疾病的药物及非药物治疗。

首先应调整患者的生活方式，特别是饮食习惯，应避免油腻食物和饮酒，进餐后3小时内避免俯卧位可改善症状。建议戒烟及加强体育锻炼，抬高床头有利于改善病情；若改变生活方式病情仍无缓解，可使用 H_2 阻滞剂或质子泵抑制剂。

▶ 高胆固醇血症

29-1 A 学习目的：评估心血管病的危险因素。

除血脂异常外，心血管病的危险因素还包括吸烟、高血压（≥ 140/90mmHg 或正在接受治疗的高血压）、糖尿病、HDL-C 低于 40mg/dl、早发心血管病的家族史（父亲、兄弟或儿子在 55 岁之前发病，母亲、姐妹或女儿小于 65 岁发病）、男性大于 45 岁、女性大于 55 岁、肥胖以及缺乏体育锻炼。

29-1 B 学习目的：对患者进行恰当的危险分层。

该患者无危险因素，故属低危患者（10 年发病率小于 10%）。

29-1 C 学习目的：根据危险分层和LDL-C水平制定治疗方案和治疗目标。

因患者 LDL-C 水平低于 160mg/dl，因此无需治疗，应建议患者保持健康的生活方式。

29-1 D 学习目的：了解血脂筛查的原则。

患者应在 5 年内复查血脂。

29-2 A 学习目的：了解心肌梗死对胆固醇水平的影响。

心肌梗死数小时后LDL-C水平开始下降，并且可能在3个月内维持低水平；第一次检验结果多是患者血脂真实的基线水平，心肌梗死前检验值最准确。

29-2 B 学习目的：根据危险分层和LDL-C水平制定治疗方案和治疗目标。

因已知患者有冠心病，所以其 LDL-C 的目标值应小于 100mg/dl。

29-2 C 学习目的：了解血脂筛查的原则。

患者的儿子应做血脂检查并作出危险性评价，纠正各种危险因素；如果没有任何可纠正的危险因素，建议他继续保持目前的健康生活方式。

29-3 A 学习目的：了解血脂筛查的原则。

患者非 HDL-C 水平为 236mg/dl，因其 TC 和 HDL-C 都异常，应进一步检查空腹血脂以确定 LDL-C 水平。

29-3 B 学习目的：根据危险分层和LDL-C水平制定治疗方案和治疗目标。

因患者冠心病的危险大于 20%，因此其 LDL-C 治疗目标值应小于100mg/dl；如果患者10年发病危险是19%，其LDL-C 目标值应是 130mg/dl。

29-3 C 学习目的：根据危险分层和LDL-C水平制定治疗方案。

因其有冠心病的等危症，如果LDL-C达到或超过130mg/dl就应该给以药物治疗。

29-3 D 学习目的：了解引起血脂代谢紊乱的继发因素。

继发因素包括糖尿病、慢性肾衰、阻塞性肝病以及甲状腺功能减低症；应根据病史排除药物因素（如黄体酮、皮质激素、合成代谢激素、蛋白酶抑制剂）。

29-4 A 学习目的：了解代谢综合征的治疗。

减轻体重和加强体育锻炼是两种主要的治疗方法。

29-4 B 学习目的：了解代谢综合征。

不论LDL-C水平是否正常，这些患者均是冠心病高危个体。

29-4 C 学习目的：了解代谢综合征的治疗。

代谢综合征的药物治疗包括控制血压、降低 TG 和升高 HDL-C，同时每天服用阿司匹林以降低凝血状态。

▶ 高血压

30-1 A 学习目的：只有非同日两次测量的血压值均高于正常才可诊断高血压病。

当患者静坐一段时间后重复测量血压，使用适合于患者上肢的袖带，在每侧上肢分别测量两次并进行比较，如果两次测量值相差5mmHg就需要再测量一次，并取平均值。患者较理想的状态是在测量前1小时内未进食、饮酒或吸烟。血压达到或超过140/90mmHg即符合高血压的诊断标准，不过只有在非同日两次测量值达到上述数值才能确诊为高血压。

30-1 B 学习目的：了解高血压伴发疾病、靶器官损害、继发高血压的病因。

获得完整的家族史和社会史以识别高血压的危险因素及其伴发疾病如糖尿病和高脂血症；尤其要对体育锻炼、饮酒和吸烟进行量化；系统回顾重点应放在中枢神经系统、心血管系统、内分泌系统。确定是否存在脑血管病、冠心病、外周血管病、糖尿病或嗜铬细胞瘤。体格检查时应特别注意患者是否存在肥胖、紫纹、视网膜病变、颈动脉杂音、颈静脉充盈、心室奔马律、肺部啰音、腹部杂音、外周脉搏异常、足部水肿、神经系统的病理征。

30-1 C 学习目的：早期诊断检查应重点放在伴发疾病、靶器官损害以及常见的继发性高血压病病因。

初步诊断性检查应包括全血细胞计数、电解质、尿素氮、肌酐、血糖、尿酸、血脂、尿液分析以及心电图。这些检查可确诊大部分伴发疾病如糖尿病和高脂血症以及常见靶器官损害如肾病、冠心病以及左室扩大，另外也可发现继发性高血压如肾病和醛固酮增多症。

30-1 D 学习目的：高血压的治疗应首先从治疗性生活方式改变开始（TLC）。

即使未确诊高血压，此患者也应建议进行有氧运动如步行、跳舞、骑自行车、游泳，每周 4 次，每次 30 分钟。这些运动涉及较大的肌肉群，这些活动可以集体参与，从而使这些运动可能成为一种习惯。应保持摄入热量和消耗热量的均衡，体重指数应保持在 19.0 ~ 24.9，食盐摄入每天应限制在 6 克（相当于每天2克钠），酒精摄入量男性不应超2当量，女性不应超过1当量（1当量的酒精相当于12盎司啤酒，4盎司红酒，1盎司蒸馏烈酒）。一旦确诊高血压且经治疗性生活方式改变6个月后（男性有一个危险因素）仍达不到140/90mmHg以下的目标血压时，就应开始使用药物治疗。

30-2 A 学习目的：当治疗不能达到目标血压时，应调查患者是否是遵从了治疗方案。

通过提问全面了解患者生活方式是否有改变，包括体育锻炼的强度、饮食、饮酒和吸烟情况，还应询问是否使用非处方药或草药，最后确定患者是否遵从医嘱服药。有些原因促使患者不能坚持用药，例如每天需要多次服药、药价昂贵以及药物的副作用。因此应了解患者的这些情况。

30-2 B 学习目的：对既往血压控制良好但目前血压控制不佳的患者，应考虑继发性高血压的可能。

继发性高血压的首要原因是肾动脉狭窄，提示该病的线索包括广泛的动脉硬化以及一侧或两侧肾动脉区腹部血管杂音，特别是年龄超过 50 岁的患者；当使用 ACEI 和 AT- Ⅱ受体拮抗剂后，血清肌酐急性升高也提示此病；其他原因包括原发性肾脏疾病、嗜铬细胞瘤、原发性醛固酮增多症、库欣综合征以及主动脉缩窄。

30-2 C 学习目的：多数患者需要联合用药才能达到目标血压。

即使没有继发因素，血压控制也常需使用一种以上的药物，小剂量联合用药可能较大剂量单一药物耐受性好。此患者还可使用其他四类药物：β受体阻滞剂、ACEI、血管紧张素受体拮抗剂（ARBs）、钙通道阻滞剂以及α受体阻滞剂。降压药的选择还要根据其他病情来决定，使用ACEI和ARBs对合并糖尿病或慢性心衰的高血压患者有益。冠状动脉疾病患者使用β受体阻滞剂效果较好，但是β受体阻滞剂应谨慎用于严重阻塞性肺疾病或严重外周血管病的患者。

▶ 下肢疼痛和肿胀

31-1 A 学习目的：了解深静脉血栓形成。

此患者长途旅行后突发一侧肢体疼痛和肿胀，伴皮肤发红和触痛，常为深静脉血栓形成（DVT）的表现。患此病的其他危险因素有服用雌激素、吸烟和DVT家族史。

31-1 B 学习目的：了解适当的诊断DVT的方法。

临床上怀疑DVT时，非侵入性检查可选择静脉多普勒，此项检查方便、价格便宜、结果可靠。

31-1 C 学习目的：了解DVT的初始治疗策略。

DVT患者需要抗凝治疗，典型的治疗方法是静脉内使用肝素或皮下使用低分子肝素；24小时后应开始口服华法林制剂如华法林钠，并逐渐调整以达到治疗水平，其INR应在2.0~2.5。大多数DVT患者应收住院进行初始治疗。

31-2 A 学习目的：了解蜂窝组织炎。

此患者由于近期皮肤破损，其最可能的诊断是蜂窝组织炎，临床检查发现皮肤发红和皮温升高，进一步支持此诊断；另外，感染期内糖尿病患者血糖常升高。

31-2 B 学习目的：了解急性蜂窝组织炎的治疗。

浅表皮肤感染常由葡萄球菌和链球菌引起，应使用广谱青霉素或头孢菌素治疗；糖尿病患者皮肤感染有可能是假单孢菌引起，需使用氟罗沙星治疗。病情稳定的患者可在门诊治疗，但需要密切随访。

▶ 淋巴结病

32-1 A 学习目的：淋巴结肿大持续时间小于2周或大于1年，若其形态无进行性增大，恶性肿瘤的可能性非常小。

此患者最有可能患细菌性咽炎。

32-1 B 学习目的：伴颈部淋巴结肿大的渗出性咽炎的评估。

采用快速链球菌检测，若阴性，进一步做喉分泌物培养，随后开始经验性使用青霉素治疗。

32-2 A 学习目的：评估锁骨周围肿块。

此患者应取活检做出诊断；微针穿刺抽吸因其获取组织有限，即使用最新的免疫组织化学检查技术，其诊断成功率也不高。此患者年轻，淋巴结大于1厘米，位于癌症最好发的位置，应引起警觉。

32-2 B 学习目的：左锁骨上淋巴结肿大常由癌症引起。

若发现年轻患者存在1～2个增大的淋巴结，最可能是由Hodgkin's病引起，里德－斯特恩伯格细胞是Hodgkin's病特有的病理改变。

▶ 皮疹

33-1 A 学习目的：了解荨麻疹特征性的症状和体征。

最有可能的诊断是荨麻疹。荨麻疹是一种过敏性疾病，老的风团消退后又可以出现新的风团；正如此患者所见，瘙痒是荨麻疹的典型症状；急性荨麻疹常由药物过敏反应引起。磺胺甲基异噁唑中的磺胺成分最易引起荨麻疹；如果气道发生过敏反应可威胁生命。应注意与磺胺药物引起的多形红斑鉴别。

33-1 B 学习目的：了解如何处理荨麻疹。

最佳处理方法是让患者停用现在正在使用的磺胺类抗生素，同时使用 H_1 抗组胺药物治疗过敏反应；第一代抗组胺药物如苯海拉明、扑尔敏、羟嗪对急性荨麻疹非常有效，苯海拉明和扑尔敏为非处方药，价格低廉；第二代 H_1 抗组胺药物如阿斯咪拉、氯雷他定、地氯雷他定以及西替利嗪镇静副作用较小，长期白天服用耐受性较好；上述治疗效果不佳的严重患者需要口服强的松治疗。

33-2 A 学习目的：了解全身瘙痒性皮疹的常见病因。

其鉴别诊断包括非特异性皮炎、接触性皮炎、药物性皮疹、病毒性皮疹。此患者无发热、无异常物品接触、无用药史，因其家族史中有非特异性皮炎，所以最有可能的诊断是非特异性皮炎，而且其瘙痒的丘疹只局限于腘窝内，是典型的非特异性皮炎的表现。上述患者个人史或家族史中常有哮喘、过敏性鼻炎或结膜炎。多数非特异性皮炎不是由特定过敏原引起，而是有很多诱发因素，这类患者有很强的遗传倾向，可发展为湿疹。

33-2 B 学习目的：了解非典型性皮炎最佳治疗方案。

最佳的治疗措施首先是减少与刺激皮肤物品的接触，使用润肤剂。过敏和炎症时可使用低效能激素如1%氢化可的松治疗，一般使用润肤剂即可。但如果皮肤异常干燥或皲裂使用软膏效果会更好，如果无皮肤结痂或渗出性细菌感染，就无需使用抗生素；如果出现瘙痒和睡眠障碍可用第一代抗组胺药物，方法如 33-1 病例所述。

▶ 睡眠问题

34-1 A 学习目的：通过病史和体格检查识别失眠症的常见原因。

夫妻双方都存在睡眠相关性疾病。丈夫表现为响亮鼾声、高血压、肥胖、白天睡眠过多，为睡眠呼吸暂停综合征的典型表现；还应了解前列腺增生的情况，是否因排尿而觉醒；还应了解患者服用的降压药物。妻子可能患了周期性肢体舞动症，最有用的病史是丈夫诉说妻子不能在床上安静睡眠；如果患有糖尿病且血糖控制不佳也可引起失眠；其他如关节炎或其他慢性疼痛也可引起失眠。停经妇女由于血管舒缩功能异常也可以导致睡眠障碍；最后还要询问这对夫妻的社会史和睡眠规律，以排除酗酒或不良睡眠习惯引起的失眠。

34-1 B 学习目的：掌握失眠患者的初始检查。

首先要全面了解患者的病史并进行全面的体格检查，包括这对夫妇现在服用的药物；连续两周每天记录睡眠情况，对了解病情有帮助；若怀疑丈夫患睡眠呼吸暂停综合征，妻子患运动疾病，可进行睡眠监测以获得确诊的资料。

34-1 C 学习目的：了解运动相关性睡眠障碍和阻塞性睡眠呼吸暂停综合征的基本治疗方法。

假若妻子患有周期性肢体运动或下肢躁动综合征，使用多巴胺类药物（如治疗帕金森病的药物）治疗效果会非常好；治疗呼吸暂停综合征的首选方法是减轻体重，但许多患者难以奏效；持续气道正压面罩通气可防止软组织塌陷和气道阻塞，如果此法无效，可通过手术切除或矫正软腭。

34-2 A 学习目的：了解引起失眠的危险因素。

虽然患者失眠的确切原因不明，但存在很多诱因如年龄、住院环境、近期丧偶、环境改变、吸烟、服用茶碱药物治疗慢性阻塞性肺疾病、未经治疗的胃食管反流性疾病；另外，患者自述症状非常符合抑郁症的表现（如抑郁、嗜睡、体重增加）。

34-2 B 学习目的：在失眠的老年中进行一系列观察性研究。

应指导患者写睡眠日记，持续2周；根据患者主诉，睡眠监测可能不会提供更多有价值的资料；检测维生素 B_{12}、叶酸以及 TSH 水平有可能会找到产生上述症状的原因，如假性痴呆或抑郁症。

34-2 C 学习目的：为需要长期治疗的失眠患者制定初始治疗计划。

指导患者养成良好的睡眠习惯，如鼓励患者白天不要卧床，只有睡眠时才上床，另外睡觉前不要吸烟；如果患者胃食管反流引起失眠就应给以治疗；同样如果患者服用茶碱治疗慢性阻塞性肺疾病，应该改用其他药物；环境干扰也是影响住院患者睡眠的重要因素，如将患者安置在远离护士站的病房，减少监测生命指标的次数，最大限度减少光线和声音，这些都有利于患者改善睡眠；另外如果患者被诊断患有抑郁症，应使用适当的抗抑郁药治疗其症状。有些患者失眠的病因是可以治疗的，对这些患者使用苯二氮䓬类和其他安眠药可能会掩盖病因，应避免使用。

▶ 咽痛

35-1 A 学习目的：了解引起咽炎的不同病因。

可能为链球菌或病毒引起的咽炎。

35-1 B 学习目的：了解链球菌性咽炎的诊断标准。

患者具备链球菌感染的两项标准，未做链球菌培养。应做链球菌筛查和培养。

35-1 C 学习目的：了解使用抗生素治疗咽炎的指征。

不要让此儿童在家服用抗生素。因为患儿无淋巴结肿大，体温不高，也不知道是哪种病原体感染，合理的处理是等到培养结果回报后再确定治疗方案。

35-2 A 学习目的：了解如何获取咽炎患者的病史。

除了解患者咳嗽、皮疹、疲劳的病史外，还应检查患者咽喉及颈部。

35-2 B 学习目的：了解咽炎患者实验室检查的适应证。

应根据临床表现确定实验室检查。患者为典型单核细胞增多症的表现，发病 10 天后常规实验检查将呈阳性，这时就可做出诊断。

35-2 C 学习目的：了解单核细胞增多症重要的临床特征。

如果是单核细胞增多症，其病程长短不一，但常持续约6周。

▶ 晕厥

36-1 A 学习目的：对晕厥症状进行鉴别。

此患者为眩晕短暂发作，更常被描述为晕厥先兆，患者并未出现真正的意识丧失，而意识丧失是晕厥的必备症状。引起患者症状的可能病因包括恐慌发作和焦虑，过度通气可引起低碳酸血症，其典型表现与这些症状相同。

36-1 B 学习目的：掌握正确评估和处理晕厥的方法。

患者过度通气可使上述症状复发，因此正确的处理方法是让患者对准纸袋呼吸以回吸更多的二氧化碳。如果缺乏心脏病的危险因素和表现，没有必要做进一步检查。但心电图对排除心律失常和心肌缺血很重要，引起该患者症状的少见病因包括甲状腺毒症或交感神经过度兴奋。如果简单的干预措施无效，就应进行全面的血液检查。

36-2 A 学习目的：识别发作性晕厥的高危患者。

该患者有心脏疾病，其叙述的症状可能是伴有心肌缺血的心律失常。一般来说，新发症状或原症状加重表明病情较重。对心脏或神经系统疾病的症状应及时进行评估。

36-2 B 学习目的：正确评估和处理晕厥。

除心电图检查外，心脏检查还应包括运动平板试验。出现运动受限的症状时应检查超声心动图，以鉴别瓣膜疾病或心肌病。如果心悸明显还应做动态心电图或心脏事件监测检查。

▶ 阴道出血

37-1 A 学习目的：了解多囊卵巢综合征的症状和体征。

这是一例典型多囊卵巢综合征患者，由于卵巢多发卵泡囊肿导致不规则无排卵月经周期。另一种内分泌疾病——甲状腺功能减退症也能影响月经周期，但常不引起多毛症。

37-1 B 学习目的：了解与多囊卵巢综合征相关的疾病。

在多囊卵巢综合征患者中糖尿病及肥胖相关性疾病的发病率较高。另外，患者难以妊娠。

37-2 A 学习目的：掌握绝经后阴道出血的评估方法。

需了解的信息包括激素治疗史、既往异常出血史和其他疾病如糖尿病和高血压病。

37-2 B 学习目的：掌握绝经后出血的处理原则。

该患者有患癌症的高风险，因此应做子宫内膜活检和超声检查。

▶ 阴道分泌物

38-1 A 学习目的：列举引起阴道分泌物的病因。

患者临床特征与毛滴虫感染非常吻合，细菌性阴道炎也有此表现，但宫颈常无炎症，且分泌物常呈更稀薄的灰色。实验性应用抗真菌药物治疗无效，患者不可能为念珠菌感染。

38-1 B 学习目的：识别毛滴虫感染的常见表现。

盐水载玻片检查时，可见运动的滴虫及许多白细胞。毛滴虫感染可以合并细菌感染，因此可见到白细胞。

38-1 C 学习目的：指导患者正确预防感染性传播疾病。

滴虫性阴道炎是性传播疾病。患者应使用避孕套预防感染，应告诉患者通知所有近期性伙伴进行治疗。患者及其性伙伴只有在治愈后才能开始性生活，以防再次感染。应记录需要治疗的感染情况，并通过患者的性伙伴告知他们的医生。

38-2 A 学习目的：识别霉菌性阴道炎的常见表现。

口服一疗程抗生素后常可见念珠菌感染。在氢氧化钾溶液中可以看到霉菌丝和芽孢。

38-2 B 学习目的：比较口服药物及局部治疗的优劣点。

局部抗真菌治疗较便宜，不引起全身的副作用；口服氟康唑时只需单独用药，不需要局部用药。

▶ 呕吐

39-1 A 学习目的：了解育龄妇女呕吐的鉴别诊断。

需要鉴别诊断的疾病包括：病毒感染、肝炎、食物中毒、胆囊疾病、药物副作用、阑尾炎以及妊娠。如果是晨起呕吐，应考虑早孕反应。

39-1 B 学习目的：育龄妇女发生呕吐时还应了解的病史。

应了解末次月经时间、避孕情况以及性行为是否采取保护措施。

39-1 C 学习目的：了解育龄妇女呕吐应做的检查。

尿液分析可了解有无脱水及酮体情况；血或尿妊娠反应试验可帮助鉴别呕吐的病因。

39-2 A 学习目的：了解患儿呕吐的鉴别诊断。

需要鉴别诊断的疾病包括：病毒感染、药物副作用、食物中毒、吞入异物、肝炎以及阑尾炎。小于1岁的幼儿还应想到先天性胃肠道异常。

39-2 B 学习目的：了解呕吐患儿需要进行的实验室和影像学检查。

全血细胞计数和X线检查可帮助确诊阑尾炎；为进一步明确诊断有些医院偏好做超声检查，而另一些医院则偏好作CT或MRI检查。

39-3 A 学习目的：了解常见食物中毒的诊断鉴别。

金黄色葡萄球菌是食物中毒常见的原因，其产生的热稳定肠毒素可迅速引起中毒症状，可持续一到两天，容易引起金黄色葡萄球菌中毒的常见食物有：肉制品；鸡蛋、金枪鱼、鸡肉、土豆、通心粉等色拉食品和奶油面点。肠道埃希菌感染潜伏期约1周，但很少呕吐；兰氏贾第鞭毛虫所致腹泻不伴呕吐，常因饮用污染的河水或溪水引起；芽孢杆菌常引起稀水样便，伴腹部绞痛，常在进食污染该菌的大米制品6小时内发病。

▶ 家庭暴力

40-1 A 学习目的：了解受虐待儿童的症状和体征。

了解受伤的时间，沙发离干燥器的距离，伤情的性质，这些都可帮助了解儿童是否受虐。

40-1 B 学习目的：了解如何评估儿童受虐。

获取患儿其他部位伤害的信息，并评估家庭危险因素。

40-2 A 学习目的：了解如何对可能是受虐老人进行体格检查。

应检查是否有皮肤青肿、个人卫生情况、瘢痕伤口、隐性骨折以及压迫性溃疡。

40-2 B 学习目的：了解如何获取可能为受虐老人的病史并与其进行交谈。

应在老人未受到威胁的情况下，获取病史，并做出评估，谈话可以秘密进行，并寻找受隔离、强迫的线索和抑郁症的表现。

40-2 C 学习目的：了解受虐老人的处理方法。

如果实验室检查及体检未有阳性发现，应与患者保持联系，密切随访。

▶ 哮喘 / 慢性阻塞性肺疾病

41-1 A 学习目的：了解慢性阻塞性肺疾病（COPD）急性加重的原因。

主要原因是感染。病原体包括肺炎链球菌、流感嗜血杆菌、莫拉菌属、肺炎衣原体、肺炎支原体、病毒、假单孢菌（表现最严重）。

41-1 B 学习目的：为 COPD 患者选择正确的实验室检查。

胸部 X 线检查显示肺野增大、膈肌低平、血管影减低、透亮度增加。肺功能检查FEV_1/FRC比值小于0.75，即使应用β_2激动剂治疗也不能逆转；脉搏血氧饱和度在90%～95%之间。血气分析为血 CO_2 浓度超过正常值伴代偿性碱中毒。

41-1 C 学习目的：如何治疗急性加重期的 COPD。

治疗急性加重期COPD应采取五项措施：（1）鼻导管吸O_2或持续正压气道通气。（2）β_2受体激动剂。（3）口服糖皮质激素。（4）静脉补充液体。（5）在明确病原体和药敏之前应使用广谱抗生素。

41-1 D 学习目的：如何治疗慢性 COPD。

舒喘灵只用于紧急治疗。慢性COPD患者需长期预防性用药。首先，鼓励戒烟；其次，若患者氧分压小于55mmHg，应在家中进行氧疗；第三，吸入糖皮质激素和长效β_2受体激动剂也可获益。患者还应每年注射流感疫苗和肺炎球菌疫苗。

41-2 A 学习目的：识别严重哮喘发作的体征。

哮喘发作有多种体征。最重要的表现是奇脉，其表现为吸气时收缩压下降≥25mmHg。其次可见下列疲劳表现：儿童呼吸困难以致只能连续说出2～3句话，辅助肌参与呼吸，有三凹征、出汗。如果动脉血气CO_2正常或升高，表明患者呼吸疲劳即将发生呼吸衰竭。

41-2 B 学习目的：如何治疗哮喘发作。

哮喘发作时吸氧不会对儿童产生损害；应立即给予系统激素治疗，系统激素治疗需要一段时间后才能发挥作用；使用喷雾消旋肾上腺素可维持气道开放；如果此患儿出现呼吸疲劳表现，应准备气管插管。

41-2 C 学习目的：了解有关哮喘的实验室和诊断性检查。

急性发作的哮喘应做动脉血气检查，应特别注意CO_2和pH值。胸部X线可能有过度充气表现，但也可能正常。肺功能检查可有阻塞性疾病表现（FEV_1/FRC 比值≤0.75），但经β_2受体激动剂治疗后可好转，FEV_1 增加可超过12%。其他还有皮肤过敏试验或放射变应原吸附试验，IgE 致敏试验。

41-2 D 学习目的：了解目前推荐长期的治疗哮喘的方法。

患者的症状符合严重持续性哮喘。目前推荐的治疗方法包括：吸入大剂量的糖皮质激素和长效 β_2受体激动剂，有两者的复合吸入剂如Advair。紧急治疗时患者还可以继续使用短效 β_2受体激动剂。另外使用白三烯拮抗剂，可起到增强治疗效果的目的，如果还不能很好控制病情，最后的治疗方法是口服激素。

▶ 心绞痛和冠心病

42-1 A 学习目的：识别急性冠脉综合征（ACS）和即刻心电图的重要性。

此患者具有急性冠脉综合征典型的表现。应在5分钟内做心电图，心电图上若有 ST 段抬高，患者无溶栓禁忌证，应在30 分钟内给予溶栓治疗。

42-1 B 学习目的：开始处理 ACS 之前应该了解的重要信息。

了解疼痛的性质、强度、部位、时间及放射情况，过去是否有同样的疼痛发作史。了解其伴随症状和引起症状的诱因。了解全部的危险因素如年龄、吸烟、高血压、高脂血症、肥胖、缺乏运动、家族史、糖尿病以及心脏病史。明确患者的既往史、手术史、过敏史和用药情况。

42-1 C 学习目的：为无心电图改变的 ACS 患者制定正确的初始治疗和实验室检查方案。

给予嚼服阿司匹林，舌下含服硝酸甘油，吸氧，β 受体阻滞剂，肝素，建立静脉通路，使用吗啡止痛。还要做胸部X线检查、连续心肌酶谱、连续心电图、全血细胞计数、基础代谢。测凝血酶原时间/部分促凝血酶原激酶时间、尿液分析。如果酶谱阳性应加用 GP Ⅱb/ Ⅲa 受体拮抗剂。

42-2 A 学习的目的：学习识别和评估冠状动脉疾病的高危患者。

此患者已存在多种严重危险因素：家族史、年龄、性别、高血压、吸烟、缺乏运动以及肥胖。虽然患者无症状，也应做全面检查。项目包括全血细胞计数、尿素氮、肌酐、空腹血脂、血糖。还应做心电图和胸部 X 线检查。

42-2 B 学习目的：如何处理无症状高危冠心病患者。

对此患者的正确处理方法是减轻体重、体育锻炼、戒烟。还应该每天服用 81 毫克阿司匹林及使用 β 受体阻滞剂控制血压。

42-2 C 学习目的：无症状高危患者应采取的无创性检查方法。

应针对患者所关心的问题进行检查，运动心电图提供的信息可用于判断患者的预后，此项检查既可有助于消除患者的顾虑，也可能发现严重的冠状动脉疾病。

▶ 乳腺疾病

43-1 A 学习的目的：了解如何采集绝经期妇女乳腺肿块的病史。

了解肿块持续的时间，随时间变化的情况，并评价患者乳腺癌的危险因素。

43-1 B 学习目的：了解绝经期妇女乳腺检查的重要体征。

临床检查可提供很多线索，恶性肿块最典型的表现是单发、质硬、无活动性、直径大于2厘米。还应注意腋下或锁骨上淋巴结的情况。表面光滑、移动性好的含有囊肿的肿块，可用抽吸的方法进行初使治疗。如果肿块完全消失，患者和医师就可以放心。

43-1 C 学习目的：了解绝经期妇女乳腺活检的适应证。

记住只要触摸到乳腺肿块，即使X线检查正常也应做进一步检查，其中包括组织学诊断。

43-2 A 学习的目的：当评估绝经前期妇女乳腺肿块时，应如何采集病史。

应了解溢液的颜色、溢液来源的部位以及是否为自发性溢液；还应了解是否有肿块、乳头刺激、外伤或用药情况；还应注意甲状腺功能减低的表现：疲倦、体重增加、头发及皮肤干燥、闭经。

43-2 B 学习目的：了解绝经前期妇女乳腺检查的重要体征。

出现单侧单导管分泌物时应摄乳房X线片，如果条件允许还应做乳腺腺管造影，并请外科会诊；双侧溢乳很可能是内分泌系统疾病；出现肿块并有溢液，恶性肿瘤的可能性非常大。不论体检结果有无异常，适合做乳腺X线摄影筛查的女性都应拍乳腺 X 片。

43-3 A 学习目的：如何采集乳腺疼痛的病史。

纤维囊性改变引起的乳腺疼痛常见于年轻妇女，其疼痛在月经前达到高峰，乳腺内可触到多个肿块。

43-3 B 学习目的：了解轻中度乳腺疼痛的治疗方法。

治疗方法包括解释安慰、生活方式的改变（低脂高碳水化合物饮食、避免咖啡因饮料、使用维生素 E 或夜间使用樱草油)、局部使用非甾体类抗炎药、口服避孕药选择增加黄体酮作用的药物。

43-3 C 学习目的：了解严重乳腺疼痛的治疗方法。

如果疼痛影响正常生活，改变生活方式不能缓解疼痛，改选口服避孕药可能会有效，每天口服达那唑100～200毫克也可能有所帮助，应告诉患者其重要的副作用有：体重增加、痤疮、闭经以及多毛症。

▶ 癌症预防和筛查

44-1 A 学习目的：力争向每位就诊患者讲述常规预防措施。

列举的任何措施均是合理的，但采取的措施不应影响患者原来的健康状态，当然包括非癌症疾病的筛选和预防措施。何者优先非常重要，如当患者在晚秋来就诊时，应告诉患者注射流感疫苗，而不是把时间花在癌症咨询上。

44-1 B 学习目的：完善医学记录，做好防癌工作。

列出各种项目对工作是有帮助的。防癌资料应获取方便容易读懂（如电子医疗记录、按时提醒有关项目的流程图或列出某一项内容；宣教材料和测试资料可以随时随地提供给就诊者）。为就诊患者列出相关问题和进展情况对防癌工作也有帮助。

44-2 A 学习目的：提前列出与癌症有关的问题。

最佳方案是做抑郁症的筛查。主要做下列工作：①告诫患者即使自己感觉良好也要经常就医。②查看说明进一步治疗的表格。③约定下次就诊时间，而且只谈癌症方面的话题。④做抑郁症筛选。⑤明确患者对癌症的了解程度和严重性的认识。其他答案不是对该患者起反作用就是作用甚微甚至无益（虽然与患者谈论棒球能与之建立融洽关系，但更多只在私人交往中谈论此事）。

44-2 B 学习目的：对重要的癌症相关问题用医学记录作为“记忆卡”。

家族史对目前的处理影响不大。应记录癌症特点（如小细胞肺癌）及相关问题（如抑郁症、食欲不振），患者应较容易获得进一步治疗、咨询和其他重要问题的信息。

▶ 心力衰竭

45-1 A 学习目的：根据病史和体格检查做出心衰的鉴别诊断。

许多原因可导致老年患者疲劳，如：心衰、慢性肺疾病、贫血、糖尿病、甲状腺功能减低症、肾衰等。

45-1 B 学习目的：列举心衰症状和体征的名称。

劳力性呼吸困难、咳嗽、疲劳、水肿、S_3、水泡音、颈静脉充盈等。

45-2 A 学习目的：了解咯血及胸痛患者应进行的检查。

应检查心电图、胸部X线、全血细胞计数，尿素氮及肌酐。

45-2 B 学习目的：了解心衰的病因。

高血压和冠心病是左心衰最常见的两大病因。已知此患者有糖尿病病史，因此该患者存在动脉粥样硬化和冠状动脉疾病的危险。

▶ 痴呆

46-1 A 学习目的：了解痴呆最常见的原因。

痴呆最常见的病因是阿尔茨海默病（占痴呆的60% ~ 70%），其次病因是血管性痴呆。

46-1 B 学习目的：了解痴呆的关键病史。

应特别询问患者在管理钱物方面是否出现问题，是否存在记忆问题，这些问题对家庭造成了怎样的影响。询问患者家庭生活的情况，明确症状发作和病情进展的时间，还要了解失认、失用以及吞咽困难的情况。

46-2 A 学习目的：了解血管性痴呆的典型临床表现。

这种情况最常见的是血管性痴呆。此患者存在卒中的多种危险因素。血管性痴呆的进展过程是阶梯式的，而不是持续渐进发展（患者的认知水平在急性恶化以前常保持在同一水平，发病后呈阶梯式下降）。

46-2 B 学习目的：了解诊断血管性痴呆的正确检查方法。

下一步应做MRI，头颅CT对诊断可能有帮助，但MRI对颅内血管显影效果最好。

▶ 抑郁和焦虑

47-1 A 学习目的：了解情感障碍的鉴别诊断。

该女性患者现有的资料提示她既有躁狂症也有抑郁症发作，所以应确定患者是否符合这两种疾病的诊断标准；要确诊抑郁症首先应询问患者是否有抑郁感或无助感，在此期间是否有多食或食欲不振，是否有入睡困难或早醒，是否对平常喜爱的事感兴趣，是否精力不足，注意力能否集中，是否有负罪感或无用感，是否有自残的想法。如果患者有五个或以上的肯定回答，而且这种情况影响了她的社会生活和工作，那么就可诊断为抑郁症发作。确定躁狂症应询问以下问题：当你有类似今天的这种感觉时，是否需很长时间的睡眠？你是否觉得有很多话要说？你是否感觉完成工作或家务有困难？你是否正在经历一些有趣但有一定危险的活动，如花费许多钱购物或多个性伙伴？如果患者有其中的三个（这些多是在问诊期间观察到的，如自尊心增强或做作——喜欢说“我是上帝送给男人的礼物”）并影响了她的社会生活和工作，这类患者可诊断为双相障碍Ⅰ型。如果患者只有上述症状而没有影响社会生活和工作，提示可能为轻躁狂，可诊断为双相障碍Ⅱ型。

47-1 B 学习目的：了解与情感障碍有关的疾病。

此患者已经告诉你她参与了有危险的性活动，表明她出现与情感障碍相关疾病有关的其他危险行为的危险也增加（如吸毒和酗酒）；还应该评估患者自身及他人的安全，这需要问四个方面的问题，以确定她是否存自杀或伤害他人的危险。还要评估患者生活环境的类型，如果她对社会构成潜在危害，她是生活在一个可控的环境中还是独自生活呢？她有经济、家庭或社会的支持吗？她是在一个安全环境中还是正在受虐待呢？

47-1 C 学习目的：为双相障碍Ⅰ型制定治疗方案。

对双相障碍Ⅰ型的正确处理包括药物治疗和心理治疗；心境稳定剂作为一线药物，同时联合使用抗精神病药物作用达到合适的水平；采取内科医生、精神科医生、治疗师联合对患者治疗是最理想的治疗方案。

47-2 A 学习目的：了解创伤后应激障碍的症状。

最适宜的诊断是创伤后应激障碍。最常见的症状是重现异乎寻常的创伤体验（如强奸、谋杀、交通事故）、警觉性增高，以及随后极力回避创伤性情境。

47-2 B 学习目的：急性应激障碍（ASD）和创伤后应激障碍（PTSD）的鉴别。

ASD 和 PTSD 的区别就在于事件发生后症状持续时间的长短，PTSD 症状持续时间必须超过 4 周。

47-2 C 学习目的：了解创伤后应激障碍的治疗。

PTSD最佳治疗方法是对症治疗、并帮助患者度过创伤事件。及早心理治疗很重要，可以防止病情迁延及加重。药物治疗的目的是减轻焦虑。使用短效苯二氮䓬类及选择性5-羟色胺再摄入抑制剂治疗有效。

▶ 糖尿病

48-1 A 学习目的：了解美国糖尿病协会的糖尿病诊断的标准。

下列情况可诊断糖尿病：空腹血糖达到或高于126mg/dl；75 克口服葡萄糖耐量试验两小时血糖达到或超过 200mg/dl；

或随机血糖达到或超过200mg/dl。这三种检验需在非同日复检一次，结果阳性才能诊断糖尿病；但如果伴有明显糖尿病症状——多饮、多尿以及不能解释的体重降低就只需做一次；空腹血糖是使用较多的检测方法，此患者可选用此法。

48-1 B 学习目的：对新诊断的糖尿病，掌握其重要病史。

在初始评估时，应确定患者是 1 型糖尿病还是 2 型糖尿病，应询问是否有糖尿病并发症或其他危险因素。应搜集如下资料：糖尿病症状、诊断性检查的结果、高血压和血脂紊乱的病史、影响血糖的药物、体育锻炼情况、饮食方式以及所有影响治疗的因素：生活方式、经济状况、文化背景、教育程度、吸烟和饮酒的情况或使用违禁药物的情况，糖尿病和动脉粥样硬化的家族史，皮肤、足、口腔以及泌尿生殖系统以前和现在的感染情况。糖尿病终末器官损害的症状包括：眼、心血管、神经、肾、泌尿生殖系统、脑血管、足部并发症以及生育和性生活史。

48-1 C 学习目的：对新近诊断的2型糖尿病，体检时应该注意的关键点。

其体格检查重点应放在以下方面：身高和体重、血压包括直立位血压、眼（白内障和视网膜病变）、口腔、甲状腺、心脏、腹部（肝肿大）、外周脉搏、足（溃疡、感染、感觉丧失、）皮肤、神经系统（包括震动觉、痛觉、温度觉减退，跟腱反射消失）。因患者有主诉所以应进行阴道检查，寻找引起继发性糖尿病的体征（如血红素沉着症、库欣病、胰腺疾病）。

48-1 D 学习目的：需要做哪些实验室检查以确定基线值，确定有哪些终末器官损害和共发危险因素。

初始检查的项目有：糖化血红蛋白、空腹血脂（总胆固醇、HDL、LDL、甘油三酯）、尿微量白蛋白测定、血清尿素氮和肌酐、检查尿液中的酮体、蛋白、沉淀物或感染证据。如果存在相应的临床表现应检查 TSH 和心电图。

48-1 E 学习目的：了解控制糖尿病的正确方法。

糖尿病控制应由患者、患者家庭、医生以及保健人员共同完成。此患者应去眼科就诊，并做扩瞳检查。应求助于糖尿病宣教人员，由他们告知患者如何自己控制糖尿病，以及控制不佳将引起的潜在合并症。此成人糖尿病患者超重，治疗的第一步就是限制热量摄入和加强体育锻炼，如果各项检验都稳定，还应随访3个月。如果饮食控制和体育锻炼不能使糖化血红蛋白明显下降就应考虑药物治疗。

48-2 A 学习目的：了解对糖尿病控制有重要影响的生活方式。

患者经历了很大的打击，应评估患抑郁症的可能，因抑郁症可能干扰患者控制糖尿病的愿望，同时还影响患者理智控制饮食的能力和降低对体育锻炼的兴趣。如果此男性患者存在抑郁的临床表现，就应使用药物治疗，应选择对糖尿病无影响的药物。另外患者还能从糖尿病的宣教中获益，寻找到适合患者生活方式和能力的糖尿病饮食。

48-2 B 学习目的：监测糖尿病血糖、终末器官损害和控制合并的危险因素应做哪些实验室检查和干预。

糖化血红蛋白反映过去 8 ~ 12 周血糖的状况，若糖化血红蛋白超过正常上限的 2%，至少应该 3 ~ 4 个月监测一次，控制较好的患者应每6个月检查一次。血脂应3 ~ 4个月监测一次，直到达标为止，然后每年一次。尿微量白蛋白应每年检测一次，如果阳性，每次就诊都应检查。扩瞳检查应每年一次，必要时应注射肺炎球菌疫苗，每年应注射流感疫苗；是否使用阿司匹林应根据患者个体的情况而定。

48-2 C 学习的目的：了解 2 型糖尿病患者抗高血压药的选择，如果微量白蛋白增多，又如何选择药物。

钙通道阻滞剂、ACEI、β 受体阻滞剂以及利尿剂都可用于2型糖尿病，根据患者个体情况选择使用，如 β 受体阻滞剂可用于曾患心肌梗死的糖尿病患者。对于糖尿病合并微白蛋白尿的患者，ACEI可以延缓糖尿病肾病的进程，其他药物皆无此作用。

48-2 D 学习目的：了解是否使用胰岛素取决于哪些参数以及如何调整胰岛素。

饮食控制、体育锻炼及口服降糖药物治疗失败（糖化血红蛋白≥8%）的2型糖尿病都可使用胰岛素治疗。使用胰岛素的患者应每天监测血糖，其监测次数常需根据胰岛素的类型和每天注射的频率来决定，2型糖尿病开始使用长效胰岛素最常见的方法是夜间或睡前注射一次，如果此时血糖不能控制在理想范围内，应加大长效胰岛素用量，或餐前加用短效或普通胰岛素；有些胰岛素制剂是由长效或短效胰岛素混合组成的，虽然这种混合制剂使用起来较方便，但要单独控制使用其中一种成分就较困难。自我检测血糖可用于调整胰岛素用量，还可以防止低血糖。2型血糖尿病使用胰岛素治疗时仍常继续口服降糖药。

▶ 家庭纠纷/家庭功能障碍

49-1 A 学习目的：了解家庭功能障碍的后果。

此患者疲劳的原因最可能是由于照顾老年父母的压力增加引起的家庭功能障碍所致。由于父母需要经常照顾，常规家庭生活和睡眠受到严重影响。

49-1 B 学习目的：了解有助于帮助家庭功能障碍的干预措施。

求助于社区服务机构，使患者的压力暂时得到缓解，这可大大改善家庭状况，减轻患者的疲劳。常可召开一个家庭会议，制定出一个有利于缓解看护人压力的家庭的计划，同时有效地利用社区资源。许多家庭因负担过重引起的疾病常不易被发现，但这些疾病多可治愈。

49-2 A 学习目的：了解家庭生活的周期和每个阶段的任务。

当这对夫妇来咨询时，你应该让他们确信自己的新婚家庭生活任务完成得很成功（见表49-1），还应进一步向他们介绍“怀孕/学龄前阶段家庭”的任务。告诉他们这些任务的性质以及如何利用社区资源来帮助他们做好这些事情。

49-2 B 学习目的：了解健康和有功能障碍危险家庭的特征和表现。

此家庭的丈夫和妻子都在问题家庭中长大。丈夫与父亲的关系疏远，与母亲的关系过度亲密，而其父母也感情不和。任何超越亚系统界线的家庭关系都是出现家庭问题的危险信号(如这个家庭中母亲与儿子的关系要比丈夫更亲密)。由于丈夫的母亲过度影响了这个家庭，使婆媳之间产生了潜在的冲突，进而影响了丈夫和妻子的关系。

妻子与父亲的关系亲密而与母亲的关系疏远，这种情况与其丈夫一样（与父母中的异性关系更亲密），虽然这个问题有点区别，但她同样来自问题家庭。

在妻子怀孕期间，给他们一些建议将有益处，使他们明白原来各自家庭关系存在的问题，如何建立一种更健康的家庭关系，防止他们重复原来问题家庭的经历。

49-3 A 学习目的：列出全科医生应做哪些工作。

家庭中的每个成员及能够影响做出决定的人都应参加会议，包括所有的兄弟姐妹及其配偶，以及他们的朋友和亲戚(如堂兄弟姐妹、姨、叔)，受到家庭尊重的第三人（如牧师、从事医疗健康的人员)。最终的方案应取得兄弟姐妹的同意，因他们具备最终决定权。

49-3 B 学习目的：了解治疗家庭问题医生的工作方法。

根据表49-2中“预备工作”部分来准备会议方案。

49-3 C 学习目的：列出家庭的六种功能及家庭系统的五种功

能原理。

开会之前应列出的问题有：

1．需要就其父亲和病情与家庭成员讨论哪些问题？

2．兄弟姐妹在其相互关系中起什么作用？

3．家庭成员中谁最具有影响力，其父亲的情况与他沟通了吗？

4．此家庭有多大的可能性改变原来的态度和行动？

5．此家庭原来遇到过这种情况吗（例如其母亲）？他们是怎么解决这个问题的？

6．此家庭现在的情绪或氛围如何？成员之间交流得怎么样？

7．此家庭内采用什么样的交流方式？这种交流方式是阻碍还是容易使此问题得以解决？

8．有哪些社区资源可以帮助此家庭解决这一问题？

9．我能帮助此家庭解决这一问题吗？或者说我有必要给他们介绍一位家庭治疗医师来解决此问题吗？

49-3 D 学习目的，了解全科医生应做哪些工作。

根据表 49-2“家庭会议程序”的建议准备家庭会议。

▶ 虚弱

50-1 A 学习目的：列出患者住院前虚弱的表现。

此患者表现为高龄、近期生活中发生了变故，可能有抑郁、慢性疾病、充血性心衰、骨关节炎。

50-1 B 学习目的：了解急性虚弱的诱因。

急性虚弱的诱因包括患者以前的病情、摔倒和使用镇痛药。

50-2 A 学习目的：列出此患者至少两种虚弱的表现。

此患者体重减轻、认知能力受损以及慢性疾病都是虚弱的表现。

50-2 B 学习目的：至少列出一项此患者虚弱导致的不利后果。

虚弱引起的不利结果有肌无力、易摔倒、不能从椅子上站起来。

▶ 保健

51-1 A 学习目的：了解与年龄、性别有关的癌症危险及筛查方法。

在年龄小于 50 岁的女性，最具有癌症危险性的病变是宫颈异常增生和乳腺疾病；另外家族史可能发现某些患者易患某种癌症。此患者无明显家族史，其患癌症的风险是宫颈癌和乳腺癌。宫颈癌筛查方法是取宫颈分泌物涂片检查，筛查开始时间是在第一次性生活后 3 年内或在 21 岁时，应最少连续检查 3 年，每年检查 1 次，如果结果正常或没有重大危险因素，以后可每 3 年检查 1 次。乳腺癌筛查包括教育患者自查、医生触诊检查，以及每 1 ~ 2 年拍 1 次乳腺 X 线片。

51-1 B 学习目的：了解与年龄、性别有关的癌症危险及筛查方法。

年龄大于 50 岁的男性主要易患的癌症是肺癌、结肠癌和前列腺癌。家族史和既往史也可提示相关癌症（如已知致癌因素的职业接触和无防护的日光暴晒）。此患者既往无重要的致癌危险因素，但一级亲属有结肠癌病史。应建议此患者做结肠癌筛查，可以做结肠镜，还应讨论做前列腺癌筛查的危险性、优点和局限性。如果决定筛查就应做直肠前列腺指检和前列腺抗原检查。

51-2 A 学习的目的：了解各年龄发育的标准。

一个正常发育的5岁儿童可以完成全部或绝大部分下列行为：自己穿衣，自己洗漱包括洗手和刷牙，自己吃饭及简单的就餐准备，能画出多个人体部位的人像，可照图画画、轻松数物。语言用词包括名词、动词、形容词和介词，表达意思正确。可借助工具跑步，单脚站立较长时间保持平衡，能双腿跳，单腿跳。

51-2 B 学习目的：列出各年龄段注射疫苗的时间表。

根据现行疫苗接种推荐指南，所有疫苗接种都应在2岁以前完成，因此该儿童不在高危组内，该儿童应在学龄前最后接种完下列疫苗：白百破疫苗、脊髓灰质炎疫苗、麻疹－腮腺炎－风疹疫苗。应细心询问病史以确定该儿童已完成全部的乙肝疫苗注射和水痘疫苗注射，或已记录患水痘的自然病史。

▶ 肝和胆道

52-1 A 学习目的：对可疑肝病患者应做的实验室检查。

此患者最佳的实验检查包括肝功能系列、肝炎分型以及全血细胞计数；该患者的临床表现与急性肝炎的症状相符。

52-1 B 学习目的：了解慢性丙型肝炎及治疗的益处，并根据丙型肝炎病毒的某些指标进行治疗。

85% ~ 90% 的急性丙型肝炎可以转变成慢性丙型肝炎，如不治疗可导致多种慢性肝炎的表现、肝衰竭以及肝癌。应根据丙型肝炎病毒的数量和基因型进行治疗，因此应确定此患者丙型肝炎 RNA 病毒的数量和基因分型。

52-2 A 学习目的：了解可疑胆囊疾病的最适影像学检查。

肝和胆囊超声检查可以获得很多信息。此患者表现为胆囊疾病的症状，最可能是胆囊炎，其常见致病因素是胆石症。

52-2 B 学习目的：了解老年急性胆囊炎合并胆石症和2型糖尿病的最佳治疗方法。

这种情况下急性胆囊炎治疗需要针对最常见的肠道菌、肠球菌、类杆菌及梭状芽孢杆菌选用抗生素。另外还有必要请外科紧急会诊，选择适当时机行胆囊切除。合并糖尿病的老年患者有胆囊坏疽的危险。

52-3 A 学习目的：掌握如何解释肝功能检查结果并将其应用于临床。

此患者肝酶升高最可能的原因是使用西伐他汀引起的，长期使用西伐他汀可引起严重的肝损伤，可用其他药物代替西伐他汀，谨慎停用此药，观察肝功能是否回到正常水平。

52-3 B 学习目的：了解如何查找无明显诱因情况下如药物副作用，肝酶升高的原因。

如果排除了药物引起的肝酶升高，就应寻找其他原因引起的肝细胞损伤，如较隐蔽的饮酒史、病毒性肝炎接触史、影响肝脏的家族疾病史；如果排除了酗酒的病因，就应抽血检验肝炎、血清铁蛋白、血浆铜蓝蛋白、抗线粒体抗体；如果仍未确定病因，就有必要进一步做肝活检或其他影像学检查。

▶ 绝经

53-1 A 学习目的：了解女性绝经后症状的鉴别诊断。

需要鉴别的疾病包括：抑郁症、骨质疏松、睾酮缺乏和雌激素缺乏。

53-1 B 学习目的：了解对绝经后有症状的女性应做哪些合理检查。

出现上述症状的患者应摄乳腺X线照片，宫颈分泌物涂片以及 DXA 扫描。

53-1 C 学习目的：正确识别和治疗女性骨质疏松，特别是绝经后使用激素替代疗法的患者。

此患者将从下列治疗中获益：服用钙、维生素D、二磷酸盐，阴道内用雌激素膏/环、补充睾酮。

▶ 营养和肥胖

54-1 A 学习目的：列出突发不明原因体重减轻的病因。

体重减轻最可能的基础病因是恶性肿瘤、胃肠疾病、抑郁或痴呆。

54-1 B 学习目的：制定评估不明原因体重减轻的计划。

评估应包括：完整病史、体格检查、精神状态检查、基础实验室检查，如全血细胞计数、血液生化、腹部疾病的血清学检查，以及患者年龄组常见癌症的筛查，如结肠直肠癌和前列腺癌。

54-2 A 学习目的：为超重或肥胖个体制定一个现实的减肥目标。

减肥不要超过现有体重的10%，平均每周减重不要超过1～2千克较为合理，实际中这个目标可能有点难度。9～18周减重最多不要超过17千克。告诉患者即使只减重10千克也能全面改善其健康状况，最重要的是不要再增加体重。

54-2 B 学习目的：告诉患者安全有效的减肥方法。

每周减1～2千克的体重，患者就要多消耗3500～7000kcal的热量，相当于每天500～1000kcal，所以应该同时采取节食和增加活动的方法才能达到此目标。患者应将重点放在改变生活方式上，这样才能容易使体重保持较长时间，剧烈改变饮食和（或）锻炼不利于保持减肥后的体重。

▶ 妊娠

55-1 A 学习目的：列出妊娠患者的处理步骤。

确定患者的妊娠部位和孕龄很重要，另外还应检查是否有为预防同种免疫而使用 rhogam 的指征。

55-1 B 学习目的：了解妊娠的鉴别诊断。

妊娠的鉴别诊断包括异位妊娠、子宫内妊娠、流产或生殖系统发育异常或肿瘤性疾病。

55-1 C 学习目的：了解确诊妊娠的实验室检查。

应做人绒毛膜促性腺激素定量检查及抗体筛查试验、ABO和Rh血型检查，还应做内生殖器官的检查，根据上述检查结果确定下一步检查项目和特定体格检查。

55-2 A 学习目的：了解叶酸的益处。

患者应服用叶酸（400μg）预防胎儿神经管发育缺陷（隐形脊柱裂、无脑）。

55-2 B 学习目的：在孕前咨询中应告诉患者与妊娠相关的重要问题。

应该全面了解家族史，寻找先天性疾病或家族性疾病的危险因素，并给以正确的指导。

▶ 围手术期护理

56-1 A 学习目的：询问病史和体格检查可发现大部分增加围手术期风险的疾病，此患者患冠心病的可能性较大。

患者运动少、吸烟、有很强的冠状动脉疾病家族史、超重以及高血压，因此围手术期有患心肌梗死、心律失常以及死亡的危险。因患者吸烟所以有合并肺部并发症的危险，也可因肥胖继发血栓栓塞。

56-1 B 学习目的：根据病史和体格检查确定围手术期的实验性检查并加以分析。

此患者应做心电图检查，也需要做运动平板试验，此项检查可诱发心肌缺血改变故可发现冠心病，同时还可获得有价值功能资料，如可精确测量代谢当量值（如果患者要做大型血管手术，应做心脏负荷影像检查而不做运动平板试验）。

56-1 C 学习目的：最少应在手术前8周戒烟。

因患者将在2周内手术，就不必要求患者戒烟，因为据推测如果戒烟时间少于8周，黏膜的分泌物将增多而导致肺部并发症。

56-1 D 学习目的：冠心病或有冠心病危险的患者使用β阻滞剂可降低围手术期的发病率和死亡率。

患者运动平板试验（使用β受体阻滞剂以前）表明心功能正常且无心肌缺血，因其存在危险因素，患者有潜在冠心病的可能，运动平板试验呈阴性，因此患者应开始服用β受体阻滞剂并持续至术后，以降低因心肌梗死和心律失常引起的死亡危险。虽然其高血压水平还不能构成围手术期危险因素，但加用β受体阻滞剂的另一个好处是降低血压。

56-2 A 学习目的：听诊较肺功能或胸部X线检查能更好地预测肺部并发症。

医生应与骨外科医生和麻醉师交流，他们很可能决定推迟手术，直至治疗后肺部体征完全消失。使用双倍剂量的沙丁胺醇喷吸后肺部哮鸣音应消失。

56-2 B 学习目的：COPD是引起术后肺部并发症的主要危险因素，特别是有症状的患者。

如果时间允许，可将肺功能调整到最佳状态以降低其危险性。此患者因骨折、肥胖和术后活动能力下降，存在血栓栓塞的危险。

56-2 C 学习目的：使用外源性皮质激素超过6个月（或1年）可以引起下丘脑－垂体轴的抑制。

此患者全身使用激素有两个适应证：第一是有利于控制COPD；第二是因患者3个月前就接受了强的松治疗，存在下丘脑－垂体轴抑制的可能，因而需要使用负荷剂量的皮质激素。因为在正常情况下手术应激时ACTH和糖皮质激素水平升高，而现在却受抑制，这种情况可导致血压过低引起休克；其它治疗包括吸氧（降低围手术期伤口感染）和喷用沙丁胺醇。

56-2 D 学习目的：糖皮质激素应持续使用至手术后，这可降低肺部合并症的危险。

激素并不增加手术伤口感染，术后应持续吸氧2个小时。因为凝血风险增加，术后12～24小时应预防性使用低分子肝素。

▶ 学校/行为问题－注意力不集中/多动性注意力不集中

57-1 A 学习目的：了解类多动性注意力不集中行为问题的鉴别诊断。

内科医生常犯的错误是对疾病的诊断先入为主；此儿童的表现与教科书中描述的多动性注意力不集中几乎一致，但医生不应遗漏某些可以治疗的疾病，鉴别诊断应想到四个方面：①常见的疾病如听力和视力障碍、甲状腺功能减低、哮喘、药物、铅中毒、遗尿/大便失禁、营养不良。②神经系统疾病如学习困难、抽搐疾病、癫痫、发育迟缓、脑外伤和睡眠问题。③心理疾病如逆反性疾病、举止问题、焦虑、抑郁、强迫症以及物质滥用。④环境问题如父母亲有精神疾病、儿童忽视/儿童虐待、问题家庭、缺乏父母关爱、不适宜的学习环境。

57-1 B 学习目的：多动性注意力不集中综合征（ADHD）的诊断标准。

儿童的年龄需小于7岁，并且在两种不同的环境中其症状持续6个月以上，还应该了解患儿其他情况以除外器质性疾病所致的行为问题；儿童ADHD的诊断必须达到DSM－Ⅳ的标准。另外器质性疾病所致的行为问题必须除外。

57-1 C 学习目的：了解诊断 ADHD 不需要做实验室检查。

其病史和体格检查未发现异常，因此不考虑器质性病因。ADHD诊断无需实验室检查。可以在家庭和学校做智力测试以及 ADHD 行为问卷筛查，帮助确诊 ADHD。

57-1 D 学习目的：ADHD 治疗方案。

有四种治疗方案。第一，社会心理治疗方法，鼓励儿童参加体育锻炼和娱乐活动，提高自信和改善与同龄人的关系。第二，行为干预治疗，对正确的行为采取鼓励和正面奖励的方法。第三，教育干预治疗，就是告诉患儿及其父母发展其强项，适应某些特殊需要，补救能力缺陷。第四，药物治疗是最易采取的方法，业已证明有治疗效果，治疗药物有利他林、苯丙胺盐混合剂，哌醋甲酯缓释片，盐酸托莫西汀。

57-1 E 学习目的：了解哌醋甲酯的副作用。

其副作用有失眠、食欲不振、胃痛、头痛、发育速度减缓、高血压以及抽搐加重（不自主的肌肉运动）。

57-2 A 学习目的：了解逆反性疾病（ODD）的病因。

对出现这些症状的儿童应首先排除器质性疾病，如听力、视力、甲状腺或进食毒物等问题，然后再进行精神状况的评估。首先应了解儿童生活的环境，寻找是否有环境或父母的因素引起孩子的这些行为；还应了解儿童是一贯表现如此还是只在学校存在这种问题；另外还应考虑到并存的其他精神疾病特别是 ADHD。

57-2 B 学习目的：了解 ODD 的诊断标准。

其诊断标准是年龄小于8岁的儿童表现抗拒、敌视和逆反行为，持续时间超过6个月。必须具有DSM-Ⅳ 中ODD所有八项特征中的四项。

57-2 C 学习目的：诊断 ODD 的实验室和体格检查。

ODD 是一个临床诊断。重要的是要了解详细的病史和体格检查，排除器质性疾病引起的行为问题。

57-2 D 学习目的：ODD 的治疗。

ODD 的治疗困难，需要花费时间，并发其他精神疾病的儿童治疗会更加困难。治疗的重点常放在认知行为的治疗。最好是由该领域的专家来治疗（儿童及青春期精神病学医生）。

57-2 E 学习目的：ODD 儿童的预后。

ODD 的预后不一，主要取决于治疗的时机和强度。

▶ 癫痫

58-1 A 学习目的：列出年轻男性患者癫痫发作的病因。

该患者最有可能是复杂性部分癫痫发作伴神志改变。恶心和头晕可能是癫痫发作的先兆症状。发作期间患者可表现为凝视、对外界刺激无反应、咂唇、攥衣服、手扭动。典型的复杂部分癫痫发作期内，患者可出现持续 30 ~ 90 秒钟的无反应，并有自主运动（如咂唇和攥衣服）。

58-1 B 学习目的：列举癫痫的易患因素。

癫痫的危险因素包括热性癫痫发作史、既往先兆癫痫史或发作时间短暂但未被确诊的癫痫史、癫痫家族史；易患因素包括既往存在脑外伤、脑卒中、肿瘤或血管畸形；加重因素有失眠、电解质或代谢异常、全身疾病、急性感染、饮酒、使用违禁和非违禁药品。

58-1 C 学习目的：为患者选择合适的检查。

对无明确病因的癫痫患者应做全血细胞计数（分类和血小

板记数）及生化全项检查（如电解质、镁、钙、葡萄糖、肌酐、肝酶），还包括详细病史、神经系统检查、心电图。如有必要，神经系统影像学检查常可明确诊断。因为癫痫和类癫痫疾病的鉴别诊断常有赖于病史，不能过度强调目击者描述的重要性。

58-2 A 学习目的：了解鉴别诊断。

患者为癫痫大发作。若初始评估未发现癫痫发作的原因或怀疑有非癫痫性疾病应考虑下列情况：昏厥、TIA 、脑卒中 、偏头痛 、眩晕、 睡眠障碍以及假性癫痫。

58-2 B 学习目的：了解癫痫大发作的病史和体格检查。

典型强直阵挛性癫痫大发作，首先表现为神志丧失和强直阶段，出现躯体和四肢僵硬；强直随后逐渐转变为阵挛，由高频率低振幅阵挛转向低频率、高振幅有节律的抽动；一侧身体抽动明显提示为继发性癫痫大发作，大发作后出现短暂昏迷、意识模糊和持续数分钟到数小时的睡眠。应做完整的体格检查除外全身疾病、感染和外伤。应行完整神经系统检查，重点查找脑损害的体征。

58-2 C 学习目的：为癫痫患者选择药物治疗方案。

对无明确病因的急性癫痫患者首先应考虑是否为急性药源性或手术所致。绝大多数患者使用一种或多种抗癫痫药物效果良好，开始治疗时使用小剂量单一抗癫痫药物，以后逐渐增加剂量。对癫痫大发作患者多选用丙戊酸钠，大多数患者对丙戊酸钠或乙琥胺反应良好，不再出现癫痫发作。

▶ 物质滥用

59-1 A 学习目的：了解酗酒相关疾病的症状和出现并发症的时间。

此患者出现急性酒精戒断症状。

59-1 B 学习目的：了解酒精戒断症状患者的治疗方法。

有些患者不使用任何治疗药物也无明显不适，但此患者需要使用镇静剂（苯二氮䓬类，如劳拉西泮），而且需要加强营养。

59-1 C 学习目的：为酗酒成瘾患者制定一个长期治疗方案。

一旦患者清醒，应确定患者准备戒酒所处的阶段，因其酗酒时间较长，如果患者有意戒酒，首先最好经过一段时间院内强化治疗，然后可在院外强化治疗，并参加一个戒酒小组，还应了解酗酒的原因（此患者可能是由于悲伤而导致酗酒的）。如果存在重大的心理问题，应同时进行心理治疗和药物治疗。

59-2 A 学习目的：兴奋剂使用 / 过量的症状和体征。

此患者可能使用了过量的兴奋剂（如可卡因 、苯丙胺、去氧麻黄碱）。

59-2 B 学习目的：了解兴奋剂过量的合并症及治疗。

此患者可出现许多医学问题，患者出现下列任何一种表现都应接受治疗：癫痫：静脉使用苯二氮䓬类药物、巴比妥酸盐治疗；低血压：静脉使用 0.9% 盐水多巴胺、去甲肾上腺素治疗；高血压：使用苯二氮䓬类镇静剂、硝普钠0.1mg/(kg · min)治疗。如果存在严重终末器官损害，应调整到有效浓度；心脏传导疾病：利多卡因、胺碘酮、苯妥英钠；体温升高：控制躁动不安，物理降温；焦虑：静脉使用苯二氮䓬类镇静剂，可能使用剂量较大。需要监测患者重要的生命体征、ECG、电解质、肾功能/肝功能、PT/PTT或INR，如果严重还应查动脉血气。

59-2 C 学习目的：了解物质滥用过量患者的最佳治疗方案。

对于此类物质成瘾患者，应建议去物质滥用专科强化治疗中心住院治疗。

▶ 性传播疾病

60-1 A 学习目的：了解尿道炎的常见病原体。

淋球菌和衣原体是引起典型尿道炎最常见的两种病原体，有时也有大肠杆菌和支原体感染，极少数男性也可有念珠菌感染。

60-1 B 学习目的：了解尿道炎相关症状的意义。

此患者有感染性附睾炎（睾丸痛和腹股沟淋巴结肿大）的明确证据，这种年轻男性患者感染的病原微生物与尿道炎一样，治疗方案也相同。

60-1 C 学习目的：对有性行为的尿道炎患者的病因应予以特别关注。

这类患者感染淋球菌和衣原体的机会较高，所以应针对这两种病原体进行治疗。标准治疗包括头孢曲松 125mg 肌注一次和阿奇霉素 1g 口服一次。

60-2 A 学习目的：了解盆腔炎症疾病（PID）的典型表现。

此患者既有附件触痛也有宫颈的触痛。在做上述检查时，患者痛得几乎要从检查床上跳下来，这种表现称为枝状征，应诊断为 PID。

60-2 B 学习目的：了解如何对 PID 患者进行检查。

这种特殊情况下，应做阴道分泌物涂片和氢氧化钾染色标本检查，以除外加德纳菌阴道炎和念珠菌感染；应做淋球菌和衣原体培养，因为这两种病原体是最可能的感染微生物；CRP 和红细胞沉降率可在一定程度上反应感染的严重程度，但此患者有明显的体征，因此不需要做这两项检查。

60-2 C 学习目的：根据患者社会史列出应做的其他检查。

根据患者有多位性伙伴和静脉吸毒史，建议患者做艾滋病和乙型肝炎、丙型肝炎筛查，这些疾病常见于某些高危人群，应把这种情况告知该患者；另外，应检查是否存在异位妊娠。

▶ 甲状腺疾病

61-1 A 学习目的：了解甲状腺疾病应与多种疾病鉴别。

此患者因表现为广泛性焦虑或具有焦虑特征的抑郁症，所以很容易做出诊断。

61-1 B 学习目的：为有甲状腺功能亢进症状的患者选择适当的检查。

应首先检查血游离T4和促甲状腺素（TSH），出现甲状腺功能亢进症状的患者，若游离T4升高而TSH降低，考虑为原发性甲状腺疾病；若游离T4升高而TSH正常或升高，考虑为垂体腺瘤，应做垂体MRI扫描。检验结果提示甲状腺功能亢进时应做甲状腺扫描以鉴别明确致病原因。

61-1 C 学习目的：如何分析TSH的检查结果。

TSH浓度与血液中甲状腺素的浓度呈反向关系，如果TSH下降，则T3和T4就升高；若TSH降低，就应检查总的甲状腺素和游离T3、T4水平；若TSH增高，患者为甲状腺分泌功能减退，应根据TSH的水平进行治疗，直至恢复正常。但有些临床医师同时测量TSH和T4水平。

61-1 D 学习目的：了解甲状腺疾病引起的心律失常。

高水平甲状腺素容易引起心律失常，包括窦性心动过速和心房纤颤。甲状腺疾病患者脉搏不规整应做心电图检查，若甲状腺疾病经过治疗而仍存在心律失常，就应进一步寻找原因。

61-2 A 学习目的：若触及甲状腺结节应有重点地询问病史及体格检查。

因患者为65岁的老年男性，其患甲状腺癌的可能性增加。患者是否有家族性甲状腺癌史？是否吸烟（其他头颈肿瘤）？是否存在吞咽困难和声嘶？体检是否发现颈部淋巴结？头或颈部放疗史也很重要。

61-2 B 学习目的：了解甲状腺结节的初始实验室和影像学检查。

还应从检查游离T4和TSH开始，如果甲状腺功能正常，应做微针穿刺吸取组织检查；若TSH升高，桥本甲状腺炎的可能性大，但也可能同时存在甲状腺癌，超声检查可以帮助进一步明确诊断。

61-2 C 学习目的：了解恶性甲状腺结节的治疗。

其治疗方法就是手术切除，同时听取肿瘤专家或内分泌专家的意见。

61-2 D 学习目的：了解甲状腺手术的并发症。

并发症包括甲状腺功能减低症、甲状旁腺功能降低症、继发性低钙血症以及喉返神经损伤。

▶ TIA和卒中

62-1 A 学习目的：了解卒中的危险因素。

此女性患者存在多种动脉粥样硬化危险因素，因而存在动脉血栓的危险。现病史中了解患者失语持续的时间很重要，需要从患者本人或周围人（家人、朋友、邻居）中了解发病的持续时间，如果发病时间在3小时以内，CT检查无颅内出血的证据，应考虑使用溶栓剂（t-PA）；如果发病时间在6小时之内，可考虑动脉内溶栓；了解患者的症状是加重、无变化或有改善也很重要。失语可能掩盖其他的症状，如麻木、无力或视力丧失；另外还应了解既往病史如脑血管疾病、冠心病、充血性心力衰竭、心肌梗死、心房纤颤。还应了解是否有脑卒中或高凝状态的家族史。

62-1 B 学习目的：了解脑缺血的特异性影像学检查。

可做几种影像学检查。首先可进行普通头颅CT扫描，虽然CT不能显示48小时内的梗死区，但CT扫描可以除外出血或其他原因如肿瘤引起的神经系统缺陷；使用溶栓治疗时，CT检查应无出血表现或梗死面积大于大脑中动脉供血区的1/3。为更准确地确定缺血区，应做头颅MRI，这项检查可显示卒中后数小时内缺血区的改变，同时做MRA可显示颈内动脉或大脑中动脉的闭塞性疾病。颈动脉双显影是非侵入性检查，可以确定颈动脉内各种病变；若患者有TIA或卒中恢复良好，而颈动脉狭窄＞70%，就应行颈动脉内膜切除。常规血管造影是确定血管解剖结构的金标准，血管造影应在颈动脉内膜切除以前进行，这样可以准确确定狭窄程度和颅内血管狭窄部位，为切除确定准确的位置。另外，经食管超声可获得心脏结构和主动脉更详细的资料，可能诊断某些疾病如卵圆孔未闭或室壁运动异常，这些异常容易引起脑血管事件。另外，像此患者存在多种动脉血栓的危险因素，这种情况下就可能出现主动脉弓病变，患者主动脉上就可能有栓子脱落进入脑循环引发栓塞。

62-1 C 学习目的：了解卒中患者的常见表现。

运动性失语时，患者可以理解书写和言语的意义，但患者语言表达困难。感觉性失语患者不能理解书写和言语的意义，但可以很流利地谈话，其内容常不能被理解并含有无意义的词语。运动语言区位于前叶，而感觉语言区位于颞叶，大脑中动脉供应这两个区域。

62-2 A 学习目的：了解 TIA 的常见表现。

此患者叙述为一过性黑矇，表现为短暂性单眼盲，这是由于视网膜缺血所致，是 TIA 的一种表现。

62-2 B 学习目的：了解 TIA 诊断要素。

此男性患者最可能的诊断是TIA。TIA引起的神经系统缺陷常在5～15分钟内迅速缓解，但在24小时内缓解也归类于TIA。

62-2 C 学习目的：了解 TIA 的危险性。

约1/3 TIA患者随后会出现较大的卒中。

▶ 创伤

63-1 A 学习目的：了解膝部受到侧面撞击可造成哪些结构损伤。

这种类型的创伤最有可能损伤前交叉韧带、内侧副韧带以及内侧半月板，也称膝部损伤"可怕三联征"。

63-1 B 学习目的：了解侧面撞击膝部除引起"可怕三联征"外，还可引起哪些组织损伤。

前交叉韧带损伤或膝关节错位时均引起腘动脉严重损伤甚至断裂，脉搏减弱和皮肤苍白可提示腘动脉受损。

63-1 C 学习目的：了解需要在医院紧急评估和治疗的神经血管损伤。

这种情况下，患者应立即送往医院血管外科就诊。

63-1 D 学习目的：了解必要的检查。

如上所述，该患者需要立即请外科会诊，如果仍怀疑血管损伤（虽然下肢无苍白、脉搏搏动有力等），可做多普勒检查以观察远端血流。

63-2 A 学习目的：了解颅脑创伤常见的体征。

眼周围青肿和嗅觉损伤提示有鼻骨骨折，还可能存在筛骨骨折；颅底青肿提示可能存在颅底骨折，耳道流液是颅底骨折的另一个特征。

63-2 B 学习目的：了解颅脑创伤的细微体征。

在评估患者先前受伤的情况时，也应注意到患者经历一段清醒期后再次嗜睡的状况（称为清醒间期），意识丧失提示由于脑组织肿胀或血肿引起脑实质的进行性损伤。

63-2 C 学习目的：了解头部创伤应进行的检查。

对此患者应高度怀疑颅骨骨折，可行头部X线检查。CT扫描可获得更清晰的图像，不仅可以显示骨折，而且还可能发现引发嗜睡的血肿。

63-2 D 学习目的：了解头外伤时最需处理的紧急病情。

所有闭合性颅脑损伤患者，首先需要处理的是脑肿胀。血肿引起的颅压升高，CT可对这种病情做出评估，需要立即行神经外科评估和治疗。

（肖黎宝译　吴寿岭校）

实习测试

1. 在全科医师诊所最常见的腹痛病因是什么？
   A. 消化性溃疡
   B. 肠易激综合征
   C. 阑尾炎
   D. 没有明确的诊断
   E. 胆石症

2. 在评估腹痛患者时，下列哪项不重要？
   A. 合理采集病史排查与腹痛相关的所有因素
   B. 进行仔细的体格检查
   C. 让所有患者接受一系列标准的实验室和诊断性检查
   D. 确定患者腹痛的性质和严重程度
   E. 将病情严重或需要尽快明确诊断的患者收住入院

3. 下列哪个器官系统疾病可引起腹痛？
   A. 妇科
   B. 泌尿生殖系统
   C. 胃肠道
   D. 心血管系统
   E. 上述全部

4. 患者女性，24岁。妊娠28周，血色素10.3ng/dl，平均红细胞容积 80。下一步应如何处理？
   A. 查血清铁蛋白、总铁结合力和血清铁
   B. 查叶酸
   C. 查促甲状腺激素
   D. 查网织红细胞计数和末梢血涂片
   E. 给予硫酸亚铁 325mg/ 天

5．患者男性，54 岁。土著美国人，因进行性疲劳数周来诊。其20岁的妻子一个月前死亡。他否认睡眠改变，但食欲明显下降。既往有高血压病和哮喘病史。患者无手术史，妻子死后未服利尿剂。无吸烟史。有乙醇和药物滥用史。体检口腔黏膜干燥明显，结膜苍白，心动过速。病人衰弱的原因是什么？

A．铁缺乏

B．维生素 B_{12} 缺乏

C．叶酸缺乏

D．维生素 B_{12} 和叶酸均缺乏

6．贫血最常见的原因是什么？

A．乙醇滥用

B．营养不良

C．铁缺乏

D．高龄

E．白血病

7．患者女性，85岁。由其女儿陪同来诊。患者女儿诉其母健康水平下降。患者本人诉患有“老年”性关节痛，除了担心“自己的健康”以外还对其他事情忧心忡忡。进一步询问病史显示病人有梳头和从椅子上起身困难。系统回顾无特殊提示。体检时发现患者手指远端指间关节轻度改变和明显的近端肌肉无力。该患者的诊断是什么？

A．颞动脉炎

B．类风湿性关节炎

C．风湿性多肌病

D．纤维性肌痛

E．骨关节炎

8．上一病例（第 7 题）如何治疗？

A．大剂量类固醇激素

B．小剂量类固醇激素
C．选择性 5- 羟色胺再摄取抑制剂
D．氨甲蝶呤
E．对乙酰氨基酚

9．患者男性，42岁。因摔倒后上肢和手部疼痛到急诊科就医。患者诉在冰上滑倒并摔在外伸的手上。检查发现局部中度软组织肿胀。最可能的骨折是什么？
A．拳击者骨折
B．克雷骨折
C．舟状骨骨折
D．蒙特吉亚骨折
E．加莱阿齐骨折

10．上一病例（问题 9）的患者诊断为远端桡骨骨折
A．正确
B．错误

11．患者男性，55岁。因右髋关节置换术后出现肿痛和关节活动受限而来诊。查体：关节表面红肿和皮温增高，准备进行关节穿刺术，可能的病原菌是：
A．肺炎链球菌
B．大肠杆菌
C．金黄色葡萄球菌
D．绿脓杆菌

12．患者男性，45岁。主诉昨晚摔倒后出现剧烈的腰背部和腿部疼痛。查体两下肢肌张力减低，反射亢进。其他方面未见异常。什么病史对此病人的评估至关重要？
A．腰椎活动范围
B．静脉用药史
C．既往腰背部疼痛史

D．尿失禁或尿潴留症状

13．患者男性，50岁。主诉腰背部疼痛，活动后加重2周来诊。为了减轻疼痛患者大部分时间卧床不动。无发热、癌症病史，无肠道及膀胱症状。服用布洛芬收效甚微。无腿部症状。体检时神经系统未见异常。建议患者进一步采取什么措施？

A．腰椎 X 光片

B．增加布洛芬用量至处方剂量，（局部）做理疗

C．查全血细胞计数和血沉等

D．腰椎核磁共振检查

14．患者男性，65岁。因背部疼痛进行性加重6周来诊。患者开始仅为活动时背痛，但现在背痛持续发作不缓解。非甾体类消炎药治疗收效甚微。患者既往有前列腺癌手术史5年。目前做哪项实验室检查对进一步评估患者的症状最有帮助？

A．前列腺特异性抗原检测

B．全血细胞计数

C．血沉

D．尿液分析（尿常规）

15．一位5岁男孩的母亲为其子拒绝在自己的床上睡眠而担忧。这种行为发生于1个月前，搬家之后。孩子的父亲6个月前失业，因无法偿还抵押贷款而失去了原来的家。下一步采取什么措施比较适宜？

A．建议这个家庭去看儿童心理医生，以便对目前的心情或焦虑情绪进行评估

B．建议孩子的父母去咨询家庭治疗师，以便发现未注意到的家庭结构问题导致孩子的行为改变

C．向孩子母亲说明对于一个5岁的儿童来说这种行为是正常的，随着年龄的增长，这种行为会自然消失

D．提示孩子的父母这种行为可能是失去了熟悉环境的一种反应。建议他们应与孩子进行沟通，帮助他适应新的环境，使孩子确认这里睡眠很安全

16．患儿男性，12岁，由其监护人——祖母陪同来诊。患儿诉自己六年级第二学期学习成绩难以达标。在三年级时根据其注意力不能集中和不能保持安静老师和学校心理学家的评估认为其患有多动症。下一步最好采取何种措施？

A．开一种（中枢）兴奋性药物治疗 2 周后复诊

B．推荐给一位儿童精神病学家做神经精神病学检测

C．做头颅 MRI

D．通知社会服务部门请求家访并对其祖母作为长辈的监护能力进行评估

17．下列哪种疾病不可引起猝死？

A．心肌梗死

B．张力性气胸

C．心包炎

D．肺栓塞

E．主动脉破裂

18．门诊患者胸痛最常见的原因是什么？

A．心源性

B．胃肠道源性

C．肺源性

D．肌肉骨骼性

E．心因性

19．下列哪项不用于心肌梗死的治疗？

A．肝素

B．阿司匹林

C．胸痛发作小于 6 小时进行溶栓治疗

D．β受体阻滞剂
E．吸氧

20．患者女性，23岁。因流涕、咳嗽、发热（最高体温37.8℃）和肌痛5天来诊。无咳痰、气短及胸闷病史。不吸烟。生命体征：血压：125/80mmHg，脉搏：85次/分，呼吸：18次/分，体温：37.7℃。无发绀及呼吸紧迫。检查鼻腔分泌物清亮，咽部轻度充血，两肺呼吸音清晰。在对此患者进行评估和治疗方面下一步应采取哪项措施？
A．测量峰值流量
B．查胸片
C．建议休息和使用气雾剂
D．应用广谱抗生素
E．应用吸入型β受体激动剂

21．一位因上呼吸道感染症状而就诊的患者。下列哪项临床表现必须进行进一步评估？
A．咳嗽
B．发热
C．头痛
D．皮疹
E．黄绿色鼻腔分泌物

22．患者女性，53岁。咳嗽、咳痰10周来诊。该患者无发热，鼻腔充血，头痛及气短。患者有吸烟史20年，每天1包。生命体征正常。肺部体检发现胸廓前后径增加和微弱的喘鸣音。其余检查未见异常。在对患者的咳嗽进行诊治方面下一步应做哪项检查？
A．胸片
B．胸部CT
C．经验性抗生素治疗后再进行检查
D．鼻窦X光片

E．痰涂片进行革兰染色和痰培养

23．一对中年夫妇计划去阿拉斯加海旅游。在读到关于近期在游船上几次病毒性胃肠炎暴发后，他们相当担心地在出发前去看医生。夫妇两人身体相当健康，未用过任何药物。你对他们有什么建议？

A．用甲硝唑预防腹泻

B．必要时服用洛哌叮胺

C．接种伤寒疫苗

D．上船甲板时戴口罩以防止飞沫传染

24．患者男性，50 岁。主诉稀便 1 周，每天排稀便 4 ~ 6 次，无血液及黏液。患者自我感觉良好。实际上，在腹泻发生前 2 周，他戒掉了每天吸 2 包烟的习惯。体格检查正常。应怀疑为：

A．金黄色葡萄球菌引起的食物中毒

B．肠易激综合征

C．咀嚼无糖口香糖或吸薄荷以助其戒烟

D．由炎症性肠病引起的直肠炎

25．急性腹泻常由哪项引起？

A．感染源性

B．饮食结构的改变

C．炎症性肠病，如：溃疡性结肠炎、克罗恩病

D．甲亢

26．中枢性眩晕常伴有

A．严重的自我旋转感

B．复视

C．迅速代偿

D．严重的恶心或呕吐

27．平衡障碍被归类为：

A．旋转感，旋转或转动

B．平衡缺失

C．模糊眩晕的感觉

D．即将晕厥的感觉

28．Dix-Hallpike 检查法被用于诊断：

A．先兆晕厥

B．偏头痛

C．良性体位性眩晕

D．心因性头晕

29．消化不良的“警示性”症状是下列哪一项？

A．恶心

B．黑便

C．新近发生的腹泻或便秘

D．烧心

30．下列哪一项检测方法不适于 HP 检测？

A．大便抗原检测

B．血培养

C．黏膜活检

D．尿素呼气试验

31．下列哪一种方法对诊断功能性消化不良最适宜？

A．胃镜

B．血清 HP 抗体

C．病史

D．体格检查

32．下列哪一项提示肺栓塞：

A．低 D- 二聚体

B．呼吸频率正常
C．颈静脉怒张
D．通气－灌注扫描异常

33．呼吸衰竭的体征包括下列哪项以外的全部内容？
A．发绀
B．寂静肺
C．低 CO_2
D．在反复行 ABGs 时 CO_2 升高

34．关于哮鸣音的正确叙述是：
A．哮鸣音对哮喘病具有诊断价值
B．哮鸣音伴有奇脉提示预后良好
C．哮鸣音伴有胸廓的矛盾运动是呼吸衰竭的征象
D．哮喘的严重程度与哮鸣音的强度有关

35．患者女性，27岁。主因发热、寒战和排尿疼痛来诊，查体叩击其脊肋角时她大喘气，几乎要跳下检查床。患者疼痛最可能的原因是什么？
A．盆腔炎症性疾病
B．急性肾盂肾炎
C．由侵入性真菌感染引起的尿道炎
D．上泌尿道奈瑟氏菌感染

36．患者男性，21岁。疑似淋病双球菌感染。他的分泌物最有可能类似于：
A．白色乳状
B．清亮水样
C．黄色黏稠
D．血性黏液

37．患者女性，55岁。主因尿痛5个月首次就诊。该患者吸烟

30年，每天2包。查体无阳性发现。尿液分析结果回报7个红细胞/高倍野，未见白细胞。下一步应采取什么措施？

A．使用抗生素治疗

B．行静脉肾盂造影

C．嘱患者多饮水，排石时复诊

D．建议患者去看泌尿专家行膀胱镜检查

38．患儿男，11个月，因鼻塞1周并扯抓右耳于1月份由其父带来就诊。患儿饮食正常。今日体温37.2℃。在为其做耳镜检查前患儿在检查室一直很快乐。做耳镜检查时开始哭闹。耳镜检查发现患儿双侧鼓膜非常红，运动正常，半透明。应建议患儿父亲：

A．为患儿购买阿莫西林

B．给患儿服用扑热息痛和苯海拉明

C．若患儿不发热就不必担心

D．带患儿做听力检查

39．患儿女，18个月。诊断为急性左中耳炎3个月，为随访复诊。患儿父母认为她身体健康。在检查室患儿一直很高兴。耳镜检查发现患儿左侧鼓膜运动减低，呈珍珠样，半透明伴有气－液平面。应建议：

A．患儿由耳鼻喉科做鼓膜造口术置管

B．患儿应请听力和语言学治疗专家进行评估

C．患儿应接受一个疗程阿莫西林治疗

D．患儿不需进一步随访

40．女孩，9岁，因耳痛伴右耳听力减退1周来诊。患儿母亲正在尝试每天外耳道冲洗 右耳。体检患儿无发热。因为耵聍阻塞无法观察到鼓膜。下一步应如何做？

A．向耳内注水清除耵聍

B．向耳内加几滴多库酯钠，30 分钟后吸引

C．给患儿开环丙沙星 / 地塞米松滴耳液回家治疗

D．向患儿母亲解释病情，让其放心，给患儿勤做外耳道冲洗

41．关于疲劳的描述下列哪项是正确的？
A．治疗同时出现的疼痛并不重要
B．持续超过 6 个月的疲劳是由心理疾病所致
C．患者的疲劳可能同时存在躯体和心理两方面的原因
D．做全面的实验室检查以确定纤维性肌痛是十分必要的

42．患者女性，40岁。主诉“一天到晚感觉疲劳”。询问病史时发现由于其丈夫背部受伤而失去劳动能力，她兼做两份工作。每周工作60小时。她17岁的儿子因盗窃商店最近被逮捕。最近 6 个月月经量非常多，经期由 6 天变为 10 天。首先应采取下列哪项措施？
A．查全血细胞计数
B．查 TSH
C．建议看精神病学专家
D．抗抑郁治疗

43．患者男性，17岁。因晨起呕吐鲜血来诊。患者最近1个月出现恶心和乏力，但无发热腹泻和呕吐，对朋友之间的交往缺乏兴趣，学习成绩下降。查体黏膜干燥，面色苍白。实验室检查提示轻度贫血，ALT轻度升高。呕吐最可能的原因是什么？
A．消化性溃疡
B．传染性单核细胞增多症
C．艾滋病
D．精神分裂症
E．酒精性胃炎

44．患者男性，82岁。患有严重的动脉硬化，本次因胸痛而来诊。患者每天吃一片小剂量阿司匹林。成功地做了心导管

检查术。术后当天出现严重腹痛，患者排出大量血便。血便最可能的原因是什么？

A．结肠癌

B．肠系膜缺血

C．NSAID 胃炎

D．憩室病

E．憩室炎

45．患者女性，68岁。因左颞侧初发搏动性疼痛、左眼视力下降和咀嚼痛而来诊。该患者的诊断是什么？

A．不需进一步评估，紧张性头痛

B．不需进一步评估，典型的初发偏头痛

C．警示性症状需要进一步评估，考虑为动脉炎

D．立即行头颅 CT 检查

46．下列哪项不是丛集性头痛的特征？

A．女性比男性多见

B．常伴有自主神经体征 / 症状

C．通常为单侧发作

D．主要为眶后疼痛

47．下列哪项预防偏头痛的措施是正确的？

A．每周 5 次以上偏头痛发作才有必要采取预防性治疗

B．每个患者的治疗方案都是相同的

C．舒马普坦是一种预防偏头痛发作的药物

D．许多药物可用于偏头痛发作的预防，应根据患者的病史和需要调整治疗方案

48．下列哪种症状提示烧心患者需要进一步随访？

A．夜间胸骨后烧灼感

B．口酸

C．体重减轻

D．反复发作的咽喉痛

49．下列哪种药物不是烧心常见的原因？
A．福善美
B．钾
C．强的松
D．钙剂

50．下列除了哪项全部是推荐预防烧心的生活方式改变内容？
A．减轻体重
B．戒烟
C．抬高床头
D．增加脂肪的摄入

51．患者男性，50岁。因空腹血脂异常来诊。患者不吸烟，无心血管疾病家族史。体重70.3千克，身高1.72米，血压118/72mmHg，空腹血糖92mg/dl。患者每隔1天散步2英里。推测10年患冠心病的风险为：
A．< 10%
B．10% ~ 19%
C．20% ~ 29%
D．30% ~ 39%

52．对于前一个病例来说，患者的LDL-C的理想值为：
A．< 100mg/dl
B．< 130mg/dl
C．< 160mg/dl
D．< 190mg/dl

53．患者女性，54岁。要求对患心血管疾病风险进行评估而来诊。患者的姐姐66岁时患脑卒中。患者本人未服用任何药物。在评估她血脂异常时，发现HDL-C：45mg/dl，LDL-

C：120 mg/dl，空腹血糖：200 mg/dl，糖化血红蛋白为10，血压：136/84mmHg。此患者 LDL-C 的理想值是多少？
A．100 mg/dl
B．130 mg/dl
C．160 mg/dl
D．190 mg/dl

54．对上一个问题中的患者来说，LDL-C达到什么水平就应开始药物治疗？
A．100 mg/dl
B．130 mg/dl
C．160 mg/dl
D．190 mg/dl

55．患者女性，65 岁。已确诊为高血压，进行了 12 个月的治疗性生活方式改变。患者未服任何药物。查体结果为无靶器官损害的健康女性。尿液分析、全血细胞计数、电解质、尿素氮、肌酐、尿酸、空腹血糖及血脂正常。心电图正常。在诊室测血压始终是142/90mmHg。此时最适宜的建议是什么？
A．继续坚持 3 个月的治疗性生活方式改变
B．双氢克尿噻 25mg/ 天
C．两种抗高血压药小剂量联合降压治疗
D．评估高血压继发性的病因

56．患者男性，55 岁。患2型糖尿病和高血压，每3个月一次慢性病管理查体。患者的糖尿病用单一口服降糖药物控制较为理想；口服双氢克尿噻 25mg/ 天，血压维持在 150/95mmHg。患者自我感觉良好，查体显示无靶器官损害。然而，他的尿蛋白大于300mg/天，尿素氮：35mg/dl，肌酐：1.8mg/dl。此时哪项治疗方案最合适？
A．增加噻嗪类利尿药的剂量

B．加一种β受体阻断剂
C．加一种ACEI类药物
D．加一种钙通道阻滞剂

57．患者男性，60岁。因头痛首次来诊。既往有高血压病史，曾进行降压治疗，但未坚持服药。患者双上肢血压均为200/110mmHg，面带病容，但自我感觉良好。对患者应采取什么措施？
A．为稳定高血压急症立即住院治疗
B．在诊室立即将血压降至正常
C．评估有无急性靶器官损害，若没有，建议采取治疗性生活方式改变并密切随访
D．评估有无急性靶器官损害，若无损害，重新开始治疗性生活方式改变并同时服用抗高血压药物

58．患者女性，55岁。主因左腓肠肌疼痛2天来诊。患者3周前曾在关节镜下行左膝关节手术。1年前开始激素替代治疗。吸烟每天半包。该患者最可能的诊断是什么？
A．急性静脉炎
B．胫骨骨膜炎
C．左髋骨性关节炎
D．左膝化脓性关节炎

59．上一题中的妇女休完了“有薪假期”，5天前恢复工作（膝关节镜手术后）。她做电讯市场开发工作，除了两次5分钟休息和30分钟午餐时间外，一天8小时一直坐在桌前工作。静脉超声提示：无深静脉血栓形成。这种情况如何处理？
A．收住入院静脉滴注肝素直至达到治疗浓度
B．给予对乙酰氨基酚每4小时500mg止痛（清醒时）
C．建议看护者让患者每小时5分钟散步活动
D．嘱患者避免爬楼梯直至其腓肠肌疼痛缓解

60．患者男性，70岁。因在冰上摔倒，扭伤左踝1天到急诊科就诊。既往有糖尿病史。查体左外踝肿胀，可触及双侧足背动脉搏动。下列哪项之外的全部初始处理都是正确的？

A．左踝 MRI

B．左踝 X 光片

C．对乙酰氨基酚每 4 小时 650mg，需时

D．冰敷每次 15 分钟，每天 4 次连续 2 天

61．患者男性，50岁。主因胸痛、疲乏、夜间盗汗和消瘦4个月来诊。既往体健。患者自述近期压力较大，颈部肿胀。查体：T 36.7℃，P：80 次 / 分，R：20 次 / 分，BP：108/70mmHg，颈部淋巴结肿大，双侧肱骨内上髁淋巴结直径在 1 ~ 2cm 之间。肝大，在左肋缘下 3 ~ 4cm，脾肋缘下恰可触及。淋巴结活检所见：弥漫性小镜影细胞（弥漫性低分化淋巴细胞）。最可能的诊断是什么？

A．何杰金病

B．非何杰金病

C．艾滋病

D．传染性单核细胞增多症

62．患者女性，18岁。在校大学生。因疲劳、不适、发热、寒战和咽痛 3 ~ 4 周而到当地健康中心就诊。她是学院篮球队和田径队员。患者感无力晨起难以觉醒，全身疼痛。查体：T：38.4℃，P：100 次 / 分，R：20 次 / 分，BP：100/70mmHg。咽部充血，双侧扁桃体表面有渗出物。颈部淋巴结明显肿大，腹部查体脾肋下可触及。咽部细菌培养阴性。单斑点试验阳性。最可能的诊断是什么？

A．何杰金病

B．传染性单核细胞增多症

C．链球菌性咽炎

D．纤维肌痛

63．患者男性，28岁。间断性面部皮疹3年，遇到压力时加重，胡须周围瘙痒。患者其它方面健康，无任何其它症状。查体见眉弓、颊部和胡须周围红斑和鳞屑。最可能的诊断是什么？

A．银屑病

B．皮脂溢出

C．特应性皮炎

D．接触性皮炎

64．患者女性，34岁。四肢出现皮疹2天。她刚刚结束一周的徒步登山旅行。皮疹非常痒，令人难以忍受。患者四肢可见多个水疱，其中位于下肢的一处水疱似呈线状排列。有些表皮脱落，其中一处结痂。皮疹最可能的原因是什么？

A．她每天涂在四肢的驱虫膏引起的接触性皮炎

B．她用来防晒的 SPF30 防晒霜所致的过敏反应

C．有毒的常春藤或橡胶树的树脂所致的过敏反应

D．旅游中螨虫或有毒蚊子叮咬感染

E．回到紧张工作后焦虑所致神经性皮炎

65．患者男性，68岁。非洲裔美国人，因高血压病常规复诊，目前血压控制良好。另外患者诉其即将退休。他曾经工作繁重，以至不能照顾其患病的妻子，这些烦恼使他近2周来辗转反侧。如今尽管感到精疲力尽却难以入睡。假设患者其他方面均正常，对此患者如何治疗最为恰当？

A．让患者放心，并在 2 周内复诊

B．给予苯二氮䓬类药物

C．给予镇静抗抑郁药

D．给予多巴胺能药

66．患者男性，55岁。因其工作完成后一坐到椅子上就入睡，遂由其妻子陪同来就诊。患者常常整晚睡在椅子上。患者诉即使晚上睡8小时白天仍感很疲乏。查体发现其体重一

直保持在113.5千克，尽管服用两种降压药，血压仍较高，踝部 2^+ 水肿。对此患者如何治疗最为恰当呢？
A．唑吡坦
B．N- 乙酰 -5- 甲氧基色胺
C．更换抗高血压药物
D．睡眠监测

67．患者女性，30岁。为每年1次的体检而初诊。系统回顾时患者主诉睡眠差。因当天工作中所发生的事情和第二天要做的事总在头脑中萦绕，故她经常夜间醒来，尤其是入睡更加困难。甚至因磨牙而惊扰父母的睡眠。既往有“胃病”史及可卡因滥用史，但已戒除。体检过程中患者烦躁不安，双手紧握。患者失眠最主要的诊断是什么？
A．焦虑症
B．不安腿综合征
C．物质诱导性睡眠障碍
D．昼夜节律紊乱

68．患儿男，9月龄，因异常不适12小时由父母送来就诊。患儿声音改变，易激惹，发热，流涎。在诊所测体温39.8℃，精神欠佳，嗜睡状，口吐泡沫。下一步该如何处置？
A．让患儿父母放心，孩子为自限性疾病，回家即可
B．全面体检，包括估计扁桃体大小
C．颈椎侧位 X 线检查，并使孩子尽可能保持安静
D．给予患儿注射青霉素，然后回家观察

69．患儿女，5岁。主因咽痛2天来诊。患儿于一全托托儿所入托，她的几个同学已被诊断患链球菌性咽炎。患儿体温38.3℃，扁桃体肿大，表面覆脓苔，颈部淋巴结肿大。如不予治疗，其最可能发生的并发症是：
A．没什么问题，不用任何抗生素也不会有任何后遗症
B．风湿热

C．扁桃体周围脓肿
D．猩红热

70．晕厥的反射代偿机制不包括下面哪项：
A．压力感受器反射
B．肾素－血管紧张素释放
C．多巴胺释放
D．外周血管收缩
E．颈动脉窦反应

71．评估晕厥的最初试验是：
A．全血细胞计数
B．生化检验
C．心电图
D．头颅 CT 平扫
E．尿液药检

72．以下哪项可引起血管迷走神经性晕厥:
A．排尿
B．进食
C．长时间站立
D．以上全部

73．对于绝经后阴道出血应如何正确处理?
A．让患者放心
B．给予黄体酮
C．要求提供月经周期表
D．子宫切除
E．子宫内膜活检和/或用超声对子宫内膜进行评估

74．子宫内膜活检证实为增生，治疗措施应为：
A．周期性雌激素治疗

B．子宫切除术
C．子宫内膜消蚀术
D．给予孕激素并在 3 ～ 6 个月内再次活检
E．观察

75．患者女性，27岁。主诉阴道分泌物1周。分泌物稀薄，呈灰色，初步检查发现分泌物内为上皮细胞，且细胞膜上有细菌黏附。加入一滴氢氧化钾，分泌物略有氨味释出。患者最可能的诊断为：
A．过敏性阴道炎
B．细菌性阴道炎
C．念珠菌性阴道炎
D．滴虫性阴道炎
E．萎缩性阴道炎

76．滴虫性阴道炎治疗首选：
A．局部给予克林霉素
B．氟康唑口服
C．局部给予特康唑
D．甲硝唑口服
E．头孢曲松肌注

77．下面那一项最不可能在念珠菌性阴道炎中出现？
A．黏稠、白色、“豆渣样”分泌物
B．pH 4.0
C．氨味
D．芽酵母菌和菌丝
E．外阴和阴道红斑

78．患儿女，8月龄，因呕吐少量棕绿色液体来诊。几天来患儿哭闹不止，双腿蜷曲至胸部。既往患过“疝气样疼痛”。患儿哭声响亮急迫。最近一次大便混有血液和黏液。对此

患儿应采用何种诊断措施?
A. 腹部 CT 扫描
B. 下消化道气钡造影
C. 剖腹探查
D. 腹部超声

79. 患者女性，57岁。因被发现鲁莽驾驶被警察送来急诊科。其家人诉患者近来行为反常，越来越不能与他人友好相处。既往吸烟史 40 年，每天 2 包，有高血压病和慢性支气管炎病史。患者诉每天或间隔一天她都因头痛而醒来，伴恶心、呕吐。生命体征：T 36.9℃，BP 167/97mmHg，R 20 次 / 分，P 96 次 / 分，查体发现视乳头水肿，右侧肢体无力，右上肺叩诊浊音，并可闻及哮鸣音。引起患者症状的最可能原因是：
A. 神经胶质瘤
B. 脑肿瘤并发肺转移
C. 原发性肺癌并发脑转移
D. 继发于肺炎球菌肺炎的精神状态改变

80. 下面哪项不是老人虐待的常见类型?
A. 金钱虐待
B. 性虐待
C. 漠不关心
D. 躯体虐待

81. 下面哪项为儿童受性虐待表现?
A. 营养不良
B. 穿着单薄
C. 发育迟缓
D. 反复出现泌尿系感染

82. 患者男性，34岁，侍者。主因严重气短、咳嗽、喘鸣而来就诊。既往有哮喘史。生命体征：T 37.2℃，BP 154/84mmHg，R 32 次 / 分，P 104 次 / 分，吸气时血压降至 112/70mmHg。肺部检查发现：两肺可闻及响亮的高调哮鸣音，呼气时相延长。下面哪项体检发现对该患者病情的评估最为重要？

A．高血压病
B．响亮的哮鸣音
C．呼气相延长
D．奇脉
E．心动过速

83．患者男性，76 岁。既往有长时期的 COPD 病史，为半年一次的体检来诊。患者长期吸烟（每天2包，50年），2年前曾因肺腺癌行右上肺楔形切除术。手术时已出现严重的阻塞型肺病，近来胸部CT显示肺尖部肺大泡及重度肺气肿改变。患者行动时有中度呼吸困难，稍活动即感气短。本次就诊患者诉甚至休息时亦感气短，以至不能进行任何体力活动。以下哪一项强烈提示患者需要进行家庭氧疗？

A．运动诱发血氧饱和度＜ 92%
B．静息 PaO_2 显示肺泡动脉氧分压梯度＞ 12mmHg
C．静息 PaO_2 ＜ 55mmHg
D．静息 PaO_2 ＞ 40mmHg
E．呼吸室内空气氧饱和度＜ 92%

84．患者男性，61 岁。主因活动时呼吸困难逐渐加重而来就诊。近两年来患者经常出现咳嗽，咳痰。否认其他病史，也未曾因上述症状而住院。有吸烟史 40 年，每天 2 包。查体：生命体征：BP 132/74mmHg，P 70 次 / 分，R 30 次/分。肺部检查发现，两肺均可闻及爆裂音，呼气延长，胸廓前后径增加。心律规则，心音遥远。胸部X线示两肺过度膨胀，心脏大小正常。下面哪项最适于评估患者肺功能？

A. 1秒钟用力呼气量（FEV_1）与用力肺活量（FVC）的比值减少
B. 肺总量减少
C. 残气量减少
D. FEV_1 增加
E. FVC 增加

85. 患者男性，65岁。有明确诊断的稳定型心绞痛病史，没有其他病史。目前服用阿司匹林、β 受体阻滞剂和长效硝酸酯类药，也经常舌下含服硝酸甘油。他上不了一层楼梯，否则会严重心绞痛发作。最近的一次心绞痛发作于 4 天前。今天心电图正常，下一步该如何做？
A. 双嘧达莫灌注试验
B. 冠脉造影
C. 检验心肌酶
D. 加用钙通道阻滞剂

86. 患者女性，69岁。主诉非常疲乏，无胸痛。患者有糖尿病史，回顾其胰岛素治疗方案及每天血糖变化记录，显示糖尿病控制良好。患者其它用药包括服用ACEI治疗高血压病，服用他汀类药治疗高胆固醇血症，并且每天服用81mg阿司匹林。查体无明显异常。生命体征：BP 110/70mmHg，P 88 次 / 分，T 37.5℃，R 16 次 / 分，心电图示 Q 波，无 ST 段抬高，肌钙蛋白升高，CKMB 正常。1 年前心电图正常，最可能的诊断是：
A. 患者为非 ST 段抬高型心肌梗死（MI）
B. 24 小时前患者为 ST 段抬高型心肌梗死（MI）
C. 24 小时前患者为非 ST 段抬高型心肌梗死（MI）
D. 4 天前患者有 ST 段抬高型心肌梗死（MI）

87. 患者男性，72岁。主诉中度胸部压迫感伴向左肩部放射就诊。20 分钟前患者在人行道上铲雪时开始出现上述症状。无心绞痛病史。根据上述情况，此时患者最合适的诊断是什么？
A．不稳定型心绞痛
B．急性冠脉综合征
C．心肌梗死
D．稳定型心绞痛

88．患者女性，28岁。周期性乳房疼痛，经前加重，体检正常。应建议她做什么？
A．Atkins 饮食
B．每晚用樱草花油及 NSAIDs 局部涂抹
C．达那唑
D．乳腺 X 线检查

89．双侧乳头乳性溢液最可能的原因是：
A．乳头刺激
B．甲状腺功能亢进
C．腺管扩张
D．恶性肿瘤

90．患者女性，65 岁。乳房可触及质硬的病变，乳腺 X 线照片正常，下一步措施为：
A．使患者放心，接下来每年 1 次乳腺 X 线照片检查
B．超声检查
C．下次月经后 5 天复查
D．外科会诊

91．根据美国预防性服务任务规定，有 HPV 感染危险的妇女应多长时间行一次阴道分泌物涂片检查：
A．每 6 个月 1 次
B．每 2 ~ 3 年 1 次
C．开始性生活 2 年后，每 6 个月 1 次

D．每年1次

92．对患者行癌症筛查第一步为：
A．获取个人史和家族史
B．安排实验室检查
C．安排基因检测
D．进行针对性体格检查

93．患者男性，67岁。因重度呼吸困难及2⁺指凹性水肿就诊。既往有冠心病史。紧急处理包括：
A．β受体阻滞剂
B．钙通道阻滞剂
C．双氢克尿噻
D．速尿

94．患者女性，69岁。因充血性心力衰竭（CHF）接受治疗，射血分数为55%，患者为何种类型的CHF？
A．左心衰
B．右心衰
C．收缩性心衰
D．舒张性心衰
E．低输出量心衰

95．有症状的收缩性心衰患者应用地高辛可延长生存期：
A．正确
B．错误

96．患者女性，77岁。主诉近几个月来记忆力下降。她诉说了几个有关她记忆问题的特殊事例，对有关认知的检测，她常说“我不知道如何回答你的问题”。体格检查和实验室检查均正常，对此患者的诊断下一步应做什么？
A．头颅CT扫描

B．进一步问一些与她情绪 / 精神有关的问题
C．预防性地给予乙酰胆碱酯酶抑制剂
D．建议其做神经心理学测定

97．患者女性，80岁。由儿子送来就诊。其子诉患者近两天来行为古怪，胡言乱语，傍晚时症状尤为明显。既往有高血压，2 型糖尿病，急性心肌梗死，充血性心力衰竭病史，且最近（上周）曾患肺炎并住院治疗。根据这些情况，患者最可能的诊断是什么？
A．早老性痴呆症
B．血管性痴呆症
C．混合性（血管性/早老性）痴呆症
D．谵妄

98．患者男性，76岁。由女儿送来就诊。其女儿诉患者近来理财困难，她认为这很不正常，因为患者是退休的会计师，以前从没有这方面的问题，患者衣食能自理，体格检查正常。MMSE 为 23，CBC，CMP，TSH 和维生素 B_{12} 水平在正常范围内，颅脑CT亦正常，下一步该对患者如何处理？
A．委托生活护理机构照顾
B．加强认知－行为治疗
C．给予乙酰胆碱酯酶抑制剂
D．给予 SSRI（选择性 5 羟色胺再摄取抑制剂）

99．患者女性，35岁。诉正在受情绪不稳定的困扰。一段时间来有时感到情绪压抑，有时又感到情绪很好，她没有社交活动和工作上的困难，但这种情绪不稳定的状态仍困扰着她，这位妇女最适合的诊断是什么？
A．精神抑郁症
B．重度抑郁症
C．双向情感障碍 I 型

D．躁狂抑郁症
E．双向情感障碍Ⅱ型

100．患者男性，45岁。主诉睡眠困难。患者诉其一直感到紧张，担心会出什么事。因为患者总是担心自己生病，故其妻子对他既担心又生气。他也不知道自己是怎么回事。此患者最适宜的诊断是什么？
A．重度抑郁症
B．惊恐症
C．强迫症
D．普通的焦虑症
E．恐旷症

101．对于一个有多种疾病（冠心病、糖尿病、溃疡性结肠炎、胃食管反流病）的重度抑郁症老年女性，最适宜的一线用药为：
A．舍曲林
B．安非拉酮
C．奈法唑酮
D．万乐伐星
E．阿米替林

102．患者女性，45岁。非洲裔美国人，超重，有2型糖尿病史。在过去的6个月中，试图通过饮食节制及锻炼控制血糖。其间体重降低了2.27千克，最近一次的HbA_{1c}为8.2，决定开始对其进行药物治疗，对此患者初始治疗最好的用药是什么？
A．NPH胰岛素
B．阿卡波糖
C．二甲双胍
D．磺酰脲和曲格列酮

103．患者男性，52岁。拉丁美洲人，因每年1次的体检来就诊。他自认为身体健康，但很少运动。患者超重，BMI超过25，其母亲患有糖尿病。决定对其进行糖尿病筛查，空腹血糖检测为135mg/dl，4天后复查血糖127mg/dl，下一步对该患者应如何处置？

A．诊断为空腹血糖过高，1年后再复查

B．给予75克糖负荷后，测定2小时血糖

C．告诉患者患有2型糖尿病，并开始饮食和运动治疗

D．开始予以一种口服降糖药

104．患者女性，35岁。患有2型糖尿病，因常规检查来诊。患者不吸烟，BP 136/85mmHg，体格检查无靶器官受损表现。餐前血糖低于110mg/dl，实验室检查结果如下：HbA_{1c}为6%，CHO 196mg/dl，LDL 92mg/dl，HDL 52mg/dl，TG 143mg/dl，尿蛋白阴性。以上哪一项体格检查或实验室检查结果超过了2型糖尿病控制标准的要求？

A．BP：136/85mmHg

B．餐前血糖＜110mg/dl

C．CHO 196mg/dl

D．HbA_{1c}为6%

105．一位患高血压和糖尿病的患者，刚发现有轻度蛋白尿，下面哪种降压药最适合该患者使用？

A．钙通道阻滞剂

B．血管紧张素转换酶抑制剂

C．β受体阻滞剂

D．利尿剂

106．以下哪一项是烦人的家规？

A．为让别人听自己讲话，随便在任何时候打断别人讲话都可以

B．在家里每个家庭成员都需要有自己的空间

C. 在做出家庭决议前，父母征求孩子的意见
D. 每个人都发表自己的意见

107. 当处理问题家庭时，医生应做到下面哪一项？
A. 对于那些做法正确的成员给予支持
B. 确定谁是家庭问题的制造者
C. 加强家庭的基本结构和行为模式
D. 设定一个家庭成员的症状可能影响整个家庭

108. 一个家庭，因缺乏家庭忠诚而感情破裂。该家庭成员间没有感情分享，父母与子女没有沟通，或没有时间共处，这种家庭被描述为：
A. 纠缠不清的
B. 混乱的
C. 分裂的
D. 刻板的

109. 患者男性，85岁。因跌倒后不能站起而就诊。患者女儿发现了他，并将其送至诊所进行全面检查。患者呈恶病质表现。体检发现其双手骨关节炎且肌肉明显萎缩，没有他人帮助患者无法从椅子上站起来和仰卧位坐起。以下哪一项对患者病情评估帮助最小？
A. 身高和体重
B. 饮食和用药史
C. 常规实验室检查
D. 髋部 X 线检查
E. 住院

110. 患者男性，96岁。既往肾功能不全，高血压病史。患者行走缓慢，并经常跌到，为常规体检来诊。患者体重下降了9.08 千克，BP 140/86mmHg，BUN 88mg/dl，Cr 4.3mg/dl，Hgb 9g/dl，HCT 30%，患者与妻子分居，认知力完整。下

面哪一项你要首先确认？
A．患者对于透析及其它延长生命治疗措施的看法
B．患者全身的营养状态及水平衡状况
C．患者妻子继续照顾他的能力
D．患者进行康复治疗计划的意愿
E．患者目前身体功能状态及对生活满意程度

111．患者女性，89 岁。主诉身体无力，颤抖，3 个月来多次来诊。患者睡眠差，清晨早醒，伴有明显焦虑，近来体重下降，身体每况愈下，食欲不佳。既往有慢性阻塞性肺病及焦虑症病史。患者丧偶，独自生活，体重50.85千克，身高1.42米，表现为特发性震颤。BP 130/76mmHg，HR 98 次 / 分，肺部听诊呼吸音清晰，但呼吸音减低。下面哪一项最能解释患者身体的进行性衰弱？
A．高龄
B．体重下降
C．情绪压抑
D．虚弱及缓慢行走步态
E．以上全部

112．在前面的病例中，哪一项检查不可能排除其所患疾病所引起的症状？
A．全血细胞计数、生化分析
B．晨起皮质醇水平测定
C．胸部 X 线检查
D．甲状腺检查
E．心电图

113．55 岁以上患者主要死因为：
A．癌症
B．内分泌疾病
C．心脏病

D．肺炎
E．肾脏疾病

114．以下除了哪一种情况，均需要两次疫苗接种：
A．13 岁以上接种水痘
B．麻疹、流行性腮腺炎、风疹
C．对出生时曾接种第1针乙肝疫苗，此后未再接种的2岁儿童追加接种
D．为从未接种过脊髓灰质炎疫苗的 5 岁儿童追加接种

115．1 个 9 月龄婴儿应能完成以下列哪项任务?
A．不用扶而能坐住
B．能说 2、3 个单词
C．上楼梯
D．卖自行车

116．在成人，胆红素达到什么时水平可见黄疸?
A．小于 2 mg/dl
B．1 ~ 2 mg/dl
C．大于 0.2 mg/dl 但小于 2 mg/dl
D．大于 2.5 mg/dl

117．对慢性无症状型胆石症患者最佳治疗是：
A．观察
B．行 ERCP 取石
C．予静点抗生素
D．制酸药

118．以下哪一项表现为进入围绝经期?
A．第 1 次潮热的发作
B．绝经期年龄的妇女规律月经周期第一次紊乱
C．通常为 40 岁左右

D．月经停止 12 个月以上

119．对于经常潮热、睡眠障碍、易怒的围绝经期症状患者的治疗，以下哪一项常用？
A．小剂量比例固定的口服避孕药
B．口服睾丸酮
C．单用大剂量雌激素口服
D．单用大剂量孕激素口服

120．未经治疗的绝经期妇女，不会出现下面哪项体检表现？
A．阴道黏膜苍白
B．小阴道口
C．阴道皱襞消失
D．子宫及子宫颈增大

121．患者女性，65 岁。未行激素替代治疗，出现阴道出血，下一步该如何处理？
A．让患者放心
B．子宫切除
C．大剂量激素替代治疗
D．子宫内膜活检

122．患者男性，54岁。因长期酗酒致慢性胰腺炎，患者能戒酒，主诉大便不成形，进食油腻后明显，提示脂肪泻。此症状预示患者缺乏以下哪一营养物？
A．维生素 A
B．维生素 B_6
C．维生素 C
D．叶酸

123．一位母亲带其15岁女儿来诊，因为她觉得女儿太瘦。下面哪一项会使你认为女孩有饮食问题？

A．女孩也认为自己太瘦
B．女孩参加了学校篮球队
C．女孩过分关注食品及食品杂志
D．母亲也瘦，而父亲超重

124．一位患者询问，他想快速减轻体重。如果每天减少100千卡的食物摄入，根据你所掌握的有关知识，减轻1磅体重需要多少天？
A．25 天
B．30 天
C．35 天
D．40 天
E．45 天

125．一位患者谈到长期节食问题，他想寻求目前对他最好的饮食方案。应建议他：
A．每天锻炼至少 15 分钟
B．不喝碳酸型饮料
C．减少脂肪摄入
D．确定引起其能量失衡的原因
E．通过高蛋白、高脂肪饮食方案来快速减肥

126．以下除了哪一项，均为适宜的无并发症早孕筛查实验？
A．血红蛋白
B．风疹
C．反复测定 HCG 水平
D．阴道分泌物涂片检查

127．末次月经周期（LMP）开始于：
A．末次正常周期的第 1 天
B．末次正常周期的最后 1 天
C．末次出血的第 1 天

D．末次出血的最后 1 天

128．在准备怀孕妇女的饮食中，补充叶酸的适宜剂量为：

A．40mg

B．400μg

C．4g

D．100mg

129．你被邀请出诊检查一名62岁男性患者，他刚在一所退伍军人医院做完肠粘连松解手术（术后4小时），肠粘连继发于几十年前的一次阑尾穿孔。目前，患者新出现血压增高，轻度呼吸急促，低热，且看起来有些情绪低落。现给予患者布洛芬 800mg，每日 3 次，1 种质子泵抑制剂，低分子肝素，TED 管及 25mg 芬太尼止痛贴治疗，全血细胞计数及BMP正常。伤口外观清洁干燥，无感染征象。12小时前他已经开始运动，术后监护指标中需重新评估什么？

A．感染的预防

B．DVP/PE 的预防

C．止痛

D．回顾无菌手术技术

130．患者男性，46 岁。为2周后修复撕脱的回旋肌腱鞘而进行术前评估。患者在一次俱乐部垒球赛中受伤。既往有糖尿病史，血糖控制良好，吸烟，每天半包。近来从未发生过心绞痛、胸部紧迫感或气短。此患者必须行什么心脏检查？

A．EKG 和运动负荷试验

B．EKG

C．EKG 和负荷超声

D．心脏导管检查

131．患者男性，7岁。由学校指定来行精神病学评估。患儿教师注意到过去1年来，患儿上课时不能集中精神，坐立不安，常和同学们说话。他经常不等别人说完话就打断别人讲话，问题还没说完他就急着回答。在家里，其父母也说他经常丢三落四，下面哪一项为最可能的诊断?

A．注意力缺陷/多动症（ADHD）

B．双向精神障碍

C．行为障碍

D．外伤后应激障碍

E．瑞特综合征

132．患儿女，14岁。因ADHD（多动症）随访而来诊，她近来服用哌醋甲酯且上学时表现良好，以下除哪一项外均是哌醋甲酯常见的副作用：

A．失眠

B．青春期早熟

C．食欲下降

D．高血压

E．心律失常

133．患儿男性，12岁。由其母亲陪诊，主诉近两年半以来他一直在学习数学方面有问题，其他课程成绩良好，在学校也没有接受任何额外的辅导。他的IQ为95，在学校表现良好，没有任何注意力和行为上的问题，诊断是什么？为什么会发生这种情况？

A．因为学习成绩不好而致心理发育迟缓

B．因为在学校行为失常致学习能力下降

C．因为IQ低于95致心理发育迟缓

D．因为IQ低于95致学习能力下降

E．因为学习数学有问题，但尚能学习其他课程致学习能力下降

134．患儿男，7岁。其父母被孩子二年级教师告知，孩子一直有做白日梦的问题，上学时常“愣神”，课上不能注意听讲，对老师提问没有任何反应（尽管醒着没睡觉），假设这种症状发作，最适合应用哪种药物治疗？

A．苯二氮䓬

B．苯巴比妥

C．乙琥胺

D．利他林

E．锂

135．在前面所提的病例中，此种症状发作应属哪一种癫痫？

A．全身发作

B．单纯部分发作

C．癫痫大发作

D．复合部分发作

E．强直阵挛性癫痫发作

136．患者男性，45岁。为戒酒而住院，已成功地进行了戒酒治疗，未发生任何不良情况。目前患者病情稳定，准备出院。当你谈到要他远离酒精时，他声称确实要戒酒，但现在还没有计划。并称他大概能远离酒精，此人处于准备转变的哪个阶段？

A．预备阶段

B．考虑阶段

C．准备阶段

D．行动阶段

E．维持阶段

137．一位28岁女性，为常规体检来就诊。当询问她有关药物应用问题时，她说从未用过违禁药物，但喜欢参加社交聚会。当特意提到饮酒的问题时，她说一个月要喝醉3～6次（5～7瓶啤酒），她否认有任何法律问题，否认受虐待。下面哪一项最适合描述其饮酒情况：
A．酒精滥用
B．酒精误用
C．酒精依赖
D．对她这个年龄来说属正常饮酒
E．有高度酒精中毒危险

138．患者男性，50岁。主因右上腹痛来诊。患者诉已饮酒25年，多次酒后驾车受罚。因饮酒导致家人与其疏远，被解雇达15次以上。患者诉其很害怕，并想戒酒。对此患者最合适的治疗方案是什么？
A．住院解毒，门诊治疗
B．住院解毒，门诊强化治疗
C．住院解毒，住院强化治疗并给予一种选择性5-羟色胺再摄取抑制剂
D．住院解毒，住院强化治疗
E．给予纳曲酮

139．患者男性，21岁。主诉阴茎疼痛，下面哪一项病史因素最有助于做出诊断？
A．患者的性伴侣有相似的病变
B．无痛性溃疡
C．患者感觉发热
D．病变已持续存在5天

140．患者男性，22岁。主诉近3天来尿道口溢液。诊断为衣原体感染，患者否认有药物过敏史。以下哪一项为适宜的治疗方案？
A．头孢曲松125mg肌注1次/日，加用强力霉素100mg 2次/日，连用7天
B．阿奇霉素1g 1次/日，加用强力霉素100 mg 2次/日连用7天

C．环丙沙星 500mg 2 次 / 日，连用 7 天
D．灭滴灵 2g 1 次 / 日，加用红霉素 500mg 4 次 / 日连用 7 天

141．患者女性，24 岁。主诉阴道有分泌物排出，伴下腹痛，性交困难，发热。患者诉近来换过几个性伴侣而没有使用避孕套，她末次月经在 2 周前，月经正常，下面哪一项体检发现有助于盆腔炎的诊断？
A．大阴唇上的一个浅溃疡，有黄色渗出物
B．阴道窥器检查发现宫颈生殖器疣
C．黏稠白色阴道分泌物，显微镜下显示有菌丝
D．双合诊宫颈举痛

142．甲亢最常见原因：
A．Grave's 病
B．桥本甲状腺炎
C．腺瘤
D．毒性结节性甲状腺肿

143．如果今天改变左旋甲状腺素剂量，什么时候再次检查 TSH？
A．1 天
B．1 周
C．2 周
D．4 周
E．4 个月

144．患者女性，33岁。主因脱发，皮肤干燥，乏力就诊，对其甲状腺进行初检时，应行哪项检查？
A．TSH，总 T4
B．总 T4，游离 T4
C．TSH，抗甲状腺抗体

D．游离 T4，TSH

145．缺血性卒中最常见的原因是：

A．血管痉挛

B．脑栓塞

C．严重低血压

D．动脉夹层

E．脑出血

146．患者男性，68岁。主因左手和左脸麻木无力半小时来诊。当他躺到诊床上时，发觉自己的症状自行缓解了，对此患者的治疗应包括：

A．抗心律失常药

B．β 阻滞剂

C．抗癫痫发作药

D．溶栓治疗

E．抗血小板治疗

147．患者女性，28岁。因车祸后两小时来诊。患者诉撞车时鼻子上部碰到方向盘上，现鼻子肿胀，眼周青紫，颊面上部和鼻梁明显触痛。鼻出血已很少，从车祸后间隔几分钟患者就咳出血块，并感恶心，此患者应请耳鼻喉专家会诊吗？

A．不用，她只是单纯的鼻骨折

B．不用，她咳出的为血块，因此出血很快就会停止

C．是的，这可能表示筛板骨折

D．是的，她可能有颅底骨折需耳鼻喉 / 神经科评估

E．是的，血块表示后鼻动脉持续出血

148．患儿男，11岁。因被狗咬伤由其母亲带来就诊。患儿母亲诉她家的长毛犬咬伤了其儿子的手，当时孩子想从狗嘴里取出一个咬食玩具。患儿手上的几处孔形皮肤裂口

已不出血了，而一处2cm撕裂伤口正在出血，狗和孩子都经过狂犬病疫苗接种，你的治疗方案是什么？

A．缝合全部伤口

B．缝合全部伤口并给予抗生素

C．用无菌绷带轻轻地覆盖伤口并予广谱抗生素

D．嘱患儿母亲把狗丢掉

E．缝合撕裂的伤口而孔形伤口不缝合

（张　杰译　吴寿岭校）

实习测试答案

1. D
2. C
3. E
4. E
5. D
6. C
7. C
8. B
9. B
10. A
11. C
12. D
13. B
14. A
15. D
16. A
17. C
18. D
19. C
20. C
21. D
22. A
23. B
24. C
25. A
26. B
27. B
28. C
29. B
30. B
31. C
32. D
33. C
34. C
35. B
36. C
37. D
38. C
39. B
40. B
41. C
42. A
43. E
44. B
45. C
46. A
47. D
48. C
49. D
50. D
51. A
52. C
53. A
54. B
55. B
56. C

57. D
58. A
59. C
60. A
61. B
62. B
63. B
64. C
65. B
66. D
67. A
68. C
69. A
70. C
71. C
72. D
73. E
74. D
75. B
76. D
77. C
78. B
79. C
80. B
81. D
82. D
83. C
84. A
85. B
86. D
87. B
88. B
89. B
90. D
91. D
92. A
93. D
94. D
95. B
96. B
97. D
98. C
99. D
100. D
101. A
102. C
103. C
104. A
105. B
106. A
107. D
108. C
109. E
110. A
111. E
112. B
113. C
114. D
115. A
116. D
117. A
118. B
119. A
120. D
121. D
122. A

123. C
124. C
125. D
126. C
127. A
128. B
129. C
130. B
131. A
132. B
133. E
134. C
135. D
136. C
137. A
138. D
139. B
140. A
141. D
142. A
143. D
144. D
145. B
146. E
147. E
148. C

附录Ⅰ 医用缩写

常见医学术语缩写广泛应用于医学记录，其使用对节约时间很有意义，医学同行之间使用缩写术语常可以进行很好的交流，但使用缩写也有不利之处，特别是增加了医学错误的发生率。即使描述同一种情况，并非所有专业都使用相同的缩写，如果某个团体使用的缩写与原始的缩写不同就会引起混乱。另外缩写较非缩写更难读懂。有些缩写看起来非常相似（如“mcg”和“mg”），可能会引起危险性的错误，特别是当这些缩写在医嘱中使用时。医嘱中的药名不应缩写，因为这种情况最容易引起误读，常导致严重的后果。“2004年国家患者安全目标和健康机构联合委员会”要求每所医院必须要列出禁止使用的医学缩写目录，而且要让每位医学生、住院医生、医生及所有工作人员都知道这个目录。

下面简要列举的缩写目录，因其在医学上常会引起错误而不允许使用。后面的表格列举了美国多数医院和专业常用的缩写目录。

避免使用的缩写

不允许使用的缩写	实际要表达的意义	错误理解
MSO_4、$MgSO_4$、MS	硫酸吗啡、硫酸镁	可能将两种药用错
cc	立方厘米	误解为“U”（单位）
QD、QID、QOD	1天1次、1天4次、隔1天1次	相互之间用错
小数点后加零（1.0）	1mg	误解10mg

常用的医学缩写	
AAA	腹主动脉瘤
a-a gradient	肺泡－动脉氧分压差
Abd	腹部
ABG	动脉血气
AC	肩峰锁骨的
ACL	前十字韧带
ADH	抗利尿激素
AI	主动脉瓣闭锁不全
AFB	抗酸杆菌
AKA	膝上截肢术
ALL	急性淋巴细胞白血病
AML	急性骨髓细胞白血病
ANA	抗核抗体
AOM	急性中耳炎
AP	前后位
ARDS	急性呼吸窘迫综合征
ARF	急性肾衰
AS	主动脉瓣狭窄
ASCVD	动脉粥样硬化性心血管病
ASD	房间隔缺损
ASHD	动脉粥样硬化性心脏病
AV	房室的
A-V	动脉 - 静脉
BBB	束支阻滞
BE	钡灌肠
BID	每日两次
BKA	膝下截肢术
BM	骨髓或肠蠕动
BMR	基础代谢率
BOM	双侧中耳炎
BP	血压
BPH	良性前列腺肥大
BPM	每分钟搏动次数
BRBPR	直肠指诊有鲜红色血液
BRP	浴室特权
BS	肠鸣音或呼吸音或血糖

常用的医学缩写（续）	
BUN	血尿素氮
Bx	活检
C & S	培养和药敏
CA	癌
Ca	钙
CABG	冠状动脉旁路移植术
CAD	冠状动脉疾病
CAT	计算机轴向体层摄影
CBC	全血细胞计数
CC	主诉
CF	囊性纤维化
CHF	充血性心力衰竭
CHO	碳水化合物
CML	慢性骨髓细胞性白血病
CMV	巨细胞病毒
CN	脑神经
CNS	中枢神经系统
CO	心输出量
c/o	主诉
COPD	慢性阻塞性肺疾病
CP	胸痛或脑瘫
CRF	慢性肾衰
CRP	C- 反应蛋白
CSF	脑脊液
CVA	脑血管事件或肋脊角
CVAT	肋脊角区触痛
CVP	中心静脉压
CXR	胸部 X 线
DAW	处方配药
DC	中止或出院
DDx	鉴别诊断
D5W	5% 葡萄糖液
DIC	弥漫性血管内凝血
DIP	远端指关节
DJD	退行性关节病
DKA	糖尿病酮症酸中毒

常用的医学缩写（续）	
DM	糖尿病
DNR	不进行复苏
DOA	到达时已死亡
DOE	劳力性呼吸困难
DPT	白喉、百日咳、破伤风
DTR	深腱反射
DVT	深静脉血栓形成
Dx	诊断
EBL	评估失血量
EKG	心电图
ECT	电惊厥治疗
EMG	肌电图
ENT	耳、鼻、喉
EOM	眼外肌
ESR	红细胞沉降率
ET	气管内
ERCP	内镜逆行性胰胆管造影
ETOH	乙醇（酒精）
EUA	麻醉下检查
FBS	快速血糖
FEV	用力呼气量
Fx	骨折
GC	淋病
GI	胃肠的
GSW	枪击伤
GTT	糖耐量试验
GU	泌尿生殖的
HA	头痛
HBP	高血压
HCG	人绒毛膜促性腺激素
HCT	血细胞比容
HDL	高密度脂蛋白
HEENT	头、眼、耳、鼻、喉
Hgb	血红蛋白
HIV	人类免疫缺陷病毒
HLA	组织相容性抗原

常用的医学缩写（续）	
HOB	床头
HPF	高倍视野
HPI	现病史
HR	心率
HS	就寝时
HSV	单纯疱疹病毒
HTN	高血压
Hx	病史
I & D	切开引流法
I & O	出入量
ICU	重症监护室
ID	感染性疾病或确认
IDDM	胰岛素依赖型糖尿病
IM	肌内
INF	静脉营养液
IPPB	间歇正压呼吸
ITP	特发性血小板减少性紫癜
IV	静脉内
IVC	静脉注射胆管造影
IVP	静脉肾盂造影
JVD	颈静脉扩张
KUB	肾、输尿管与膀胱（X 线）
KVO	保持静脉通畅
LAE	左心房扩大
LBBB	左束支阻滞
LDH	乳酸脱氢酶
LDL	低密度脂蛋白
LE	红斑狼疮或下肢
LLL	左下叶
LMP	末次月经期
LOC	神志丧失或神志水平
LP	腰椎穿刺
LUL	左上叶
LV	左心室
LVH	左心室肥厚
MAO	单胺氧化酶

常用的医学缩写（续）	
MAP	平均动脉压
MAST	医用抗休克裤
MCH	平均红细胞血红蛋白
MCL	内侧副韧带
MCP	掌指骨
MCV	平均红细胞体积
MDD	主要抑郁性疾病
MI	心肌梗死或二尖瓣关闭不全
ml	毫升
MMR	流行性腮腺炎、麻疹、风疹
MRI	磁共振成像
MRSA	耐甲氧西林金黄色葡萄球菌
MS	多发性硬化或二尖瓣狭窄
MVA	交通意外伤害
MVI	复合维生素注射液
NAD	无活动性疾病或无明显窘迫
NAS	无食盐的
NG	鼻胃的
NIDDM	非胰岛素依赖型糖尿病
NPO	禁食
NKA	不明变态反应
NSAID	非甾体类抗炎药
NSR	正常窦性心律
OB	产科
OCG	口服胆囊造影
OD	口服过量或右眼
OM	中耳炎
OOB	起床
OPV	口服脊髓灰质炎疫苗
OS	左眼
OU	双眼
PA	后前的
PAC	房性期前收缩
PAP	肺动脉压力
PAT	阵发性房性心动过速
PC	餐后

常用的医学缩写（续）	
PDA	动脉导管未闭
PE	肺栓子、体格检查
PEEP	呼气末正压
PFT	肺功能测定
PI	原始调查者
PIP	近端指（趾）关节
PKU	苯丙酮尿症
PMH	既往医疗史
PMI	最强搏动点
PMN	多形核白细胞
PND	夜间阵发性呼吸困难或后鼻滴注
PO	口服
POD	手术后日期
PP	餐后的，奇脉
PPD	提纯蛋白衍生物
PR	经直肠
PRBC	包裹红细胞
PRN	需时
PT	凝血酶原时间或理疗
PTCA	经皮冠状动脉腔内成形术
PTH	甲状旁腺激素
PTSD	外伤后紧张性疾病
PTT	部分凝血激酶时间
PUD	消化性溃疡
PVC	室性早搏
PVD	外周血管病
Q4h	每 4 小时
QNS	量不够做实验
RA	右房，风湿性关节炎
RAD	电轴右偏
RAE	右房增大
RDA	每日膳食推荐标准
RIA	放射免疫测定
RLL	右下叶
RML	右中叶
R/O	排除

常用的医学缩写（续）

ROM	运动范围
ROS	系统回顾
RRR	正常心率和节律
RTA	肾小管性酸中毒
RTC	回归临床
RUQ	右上腹
RV	残气量
Rx	治疗
SA	窦房的
SBE	亚急性细菌性心内膜炎
SBFT	全小肠
SEM	收缩期喷射性杂音
SGA	孕龄小
SIADH	抗利尿激素紊乱综合征
Sig	在标签上写明
SL	舌下
SLE	系统性红斑狼疮
SOAP	主题、目标、评估、计划
SOB	气短
SOM	浆液性中耳炎
SQ	皮下的
STD（I）	性传播疾病（感染的）
SVD	自然阴道分娩
Sx	症状
T & C	血型和交叉配血
TAH	腹式子宫全切术
TB	结核杆菌
TIA	短暂性脑缺血发作
TIBC	总铁结合力
TID	一日三次
TLC	总肺容量
TMJ	颞下颌关节
TPN	全胃肠外营养
TSH	促甲状腺素
TURP	经尿道前列腺切除
Tx	治疗、移植

常用的医学缩写（续）	
UA	尿液分析
UGI	上消化道的
URI	上呼吸道感染
V/Q	通气 / 血流
VSS	生命体征稳定
WBC	白细胞或白细胞计数
WD	发育良好
WNL	在正常范围内
WPW	预激综合征
ZE	佐林格－埃利森综合征

（高　明译　肖黎宝校）

附录 II 处方集

本处方集收录的药品为家庭常用药品。对于每种药品或每类药品仅列出最常见的适应证或用途，列出的剂量如无特殊说明均为成人剂量。记住许多患者需要剂量个体化。详细的药品信息请咨询药师。

费用要点	
$	< $ 20
$ $	$ 20 ~ $ 40
$ $ $	$ 40 ~ $ 60
$ $ $ $	> $ 60

A. 变态反应制剂

鼻用甾体化合物——氟替卡松，莫米松	
常见商品名称：	Flonase（氟替卡松），内舒拿（莫米松）
治疗学分类：	局部抗炎药
适应证：	过敏性鼻炎
剂量：	每鼻孔 2 喷，1 次 / 日
儿童剂量：	每鼻孔 1 喷，1 次 / 日，（内舒拿≥ 4 岁，Flonase ≥ 2 岁）
不良反应：	鼻出血，头痛
费用：	$ $ $ – $ $ $ $
注意事项：	该类药物被认为是治疗过敏性鼻炎的金标准，可缓解过敏性鼻炎的所有症状。起效时间≥ 1 周。对非过敏性鼻炎也有作用

无镇静作用的抗组胺药——非索非那定，地氯雷他定，氯雷他定，西替利嗪	
常见商品名称：	Allegra（非索非那定），Clarinex（地氯雷他定），开瑞能（氯雷他定），仙特明（西替利嗪）

续

治疗学分类：	无镇静作用的 H_1 组胺受体拮抗剂
适应证：	过敏性鼻炎，慢性特发性荨麻疹
剂量：	Allegra 60mg 口服，2 次 / 日或 180mg 口服，1 次 / 日 Clarinex 5mg 口服，1 次 / 日 开瑞能 非处方药，10mg 口服，1 次 / 日 仙特明 10mg 口服，1 次 / 日
儿童剂量：	以成人剂量的1/4～1/2开始（Allegra ≥6岁，Claritin ≥2 岁，Zyrtec ≥ 6 个月）
不良反应：	头晕，困倦
费用：	$ $（开瑞能，非处方药，非专利保护的有售） $ $ $ $（Allegra，Clarinex，仙特明）
注意事项：	除鼻黏膜充血外，对与过敏性鼻炎有关的大部分症状有效，起效时间≥1周。对非过敏性鼻炎也有作用。这些药物经常与减轻充血的药物合用（例如 Allegra-D，开瑞能 -D，仙特明 -D）

B．镇痛药

非甾体类抗炎药——布洛芬，萘普生	
常见商品名称：	美林（布洛芬），Anaprox DS，或 Naprosyn（萘普生）
治疗学分类：	非甾体类抗炎药，抗炎
适应证：	疼痛、风湿、急性痛风、原发性痛经
剂量：	美林 600～800mg，3 次 / 日或必要时服 Anaprox DS 550mg，2 次 / 日或必要时服 Naprosyn 500mg，2 次 / 日或必要时服
剂量调整：	肝肾功能受损者减量，或避免应用
不良反应：	腹痛，消化不良，烧心，恶心，头晕，水肿，血压升高，皮疹 严重：溃疡，胃肠道出血，肾衰竭，药物性肝炎
监测：	血压，肾功能，胃肠道出血，全血细胞计数
费用：	$（非专利保护的有售）
注意事项：	老年人（大于 65 岁），有消化性溃疡病史的患者，与皮质激素或华法林合用的患者有发生非甾体类抗炎药引发溃疡的高度危险，对于以上患者推荐环氧化酶 II 抑制剂。禁用于对阿司匹林过敏者、鼻息肉患者或哮喘 / 支气管痉挛的患者

环氧化酶Ⅱ抑制剂——塞来昔布，罗非考昔	
常见商品名称：	西乐葆（塞来昔布）
治疗学分类：	环氧化酶Ⅱ抑制剂，抗炎
适应证：	急性疼痛、骨性关节炎、原发性痛经、风湿性关节炎
剂量：	西乐葆100～200mg，1次/日至2次/日，口服 对于急性疼痛加大剂量
剂量调整：	西乐葆，肝脏疾病患者剂量减半，肾功能损害患者避免应用
不良反应：	腹痛，消化不良，液体潴留，外周水肿，血压升高，皮疹 严重和罕见：胃肠道出血，肝肾损害
监测：	血压，长期应用监测胃肠道出血
费用：	$ $ $ $
注意事项：	西乐葆禁用于对磺胺过敏的患者，如患者对阿司匹林过敏、有哮喘或有鼻息肉也不推荐使用环氧化酶Ⅱ抑制剂。较传统的非甾体类抗炎药较少出现溃疡。60岁以上的老年人，与皮质激素或抗凝药合用的患者，有消化性溃疡病史的患者慎用。无抗血小板活性

阿片类——对乙酰氨基酚/可待因，双氢可待因/对乙酰氨基酚	
常见商品名称：	泰诺林3号（对乙酰氨基酚/可待因），Lortab或Vicodin（双氢可待因/对乙酰氨基酚）
治疗学分类：	阿片类止痛药
适应证：	中至重度疼痛
剂量：	泰诺林3号1～2片，必要时每4小时口服 Lortab或Vicodin 1～2片，必要时每4～6小时口服，最大剂量每24小时8片（4g对乙酰氨基酚）
不良反应：	便秘，恶心，呕吐，初期镇静状态，呼吸抑制，尿潴留
费用：	$-$ $（非专利性的有售）
注意事项：	最大剂量是基于每天对乙酰氨基酚的总量4g/天计算的，多剂量给药作用增强。禁用于严重COPD患者，长期应用有产生精神依赖性、耐受性和滥用的危险性，推荐短期使用。对急性疼痛和突发性疼痛按需服用。长效的阿片制剂更适于慢性疼痛。按Ⅲ类化学物质控制使用（可以接受电话处方）

C．抗高血压药

■ 所有抗高血压药对治疗高血压有效。药物的选择应基于明确证据（显示在心血管方面降低死亡率和致残率或其它靶器官损伤的结果性数据）、合并症、避免不适感觉、易于服用、费用等等。

■ 根据高血压指南第七版（JNC-Ⅶ），ACEI、ARBs（血管紧张素Ⅱ受体阻滞剂）、β受体阻滞剂、钙通道阻滞剂和噻嗪类利尿剂是初始治疗的较佳选择，提倡与利尿剂合用。

■ 噻嗪类利尿剂可与上述抗高血压药物联用。

■ 下面给出的剂量仅适用于高血压。

明确指征	初始治疗选择
心衰	利尿剂，β受体阻滞剂，ACEI，ARB，醛固酮抑制剂
心肌梗死后	β受体阻滞剂，ACEI，醛固酮抑制剂
高脑血管病危险性	利尿剂，β受体阻滞剂，ACEI，钙通道阻滞剂
糖尿病酸中毒	利尿剂，β受体阻滞剂，ACEI，ARB，钙通道阻滞剂
慢性肾病	ACEI，ARB
预防卒中复发	利尿剂，ACEI

血管紧张素转换酶抑制剂——赖诺普利，依那普利	
常见商品名称：	捷赐瑞或Prinivil（赖诺普利），Vasotec（依那普利）
治疗学分类：	血管紧张素转换酶抑制剂
适应证：	高血压、心力衰竭、急性心肌梗死、冠心病、微蛋白尿、糖尿病肾病
剂量：	捷赐瑞或Prinivil 10～40mg，1次/日，口服 Vasotec 5～40mg，每天1～2次，口服
剂量调整：	肾功能损害患者减少剂量，或延长服药间隔 不良反应：咳嗽，头晕，头痛，高血钾，低血压 严重：血管神经水肿，肾功能损害
费用：	$（非专利保护的有售）
注意事项：	禁用于孕妇、双侧肾动脉狭窄患者。服用利尿剂或低血钠的患者从最低剂量开始以避免低血压和急性肾功能障碍。尽管ACEI在黑人较其他肤色人种高血压治疗方面效果较差，但是ACEI对于有明确指征（充血性心力衰竭、糖尿病，冠心病、急性心肌梗死）的患者仍可应用。与利尿剂合用作用相加。ACEI与保钾利尿剂/钾补充剂合用要注意（高血钾）

血管紧张素II受体阻滞剂——氯沙坦，缬沙坦	
常见商品名称：	科素亚（氯沙坦），代文（缬沙坦）
治疗学分类：	血管紧张素II受体阻滞剂
适应证：	高血压、充血性心力衰竭、糖尿病肾病
剂量：	科素亚50～100mg，1次/日口服 代文80～320mg，1次/日口服
不良反应：	头晕，头痛 严重：血管神经水肿（较ACEIs发生率低）
费用：	$$-$$$（非专利保护的有售）
注意事项：	禁用于孕妇、双侧肾动脉狭窄患者。对服用ACEIs不能忍受其咳嗽副作用的患者有益，常与氢氯噻嗪联用（代文-HCT，海捷亚）

β受体阻滞剂——阿替洛尔，美托洛尔	
常见商品名称：	天诺敏（阿替洛尔），Toprol或Toprol XL（美托洛尔控释片）
治疗学分类：	心脏选择性β受体阻滞剂
适应证：	高血压、心绞痛、冠心病、心肌梗死、充血性心力衰竭、心律失常、预防偏头痛、术前预防用药
剂量：	天诺敏25～100mg，1次/日口服，治疗高血压 Toprol 12.5～100mg，2次/日 Toprol XL 25～200mg，1次/日
剂量调节：	天诺敏——肾功能损害者减量 Toprol或Toprol XL——肝功受损者减量
不良反应：	头晕，疲倦，心动过缓，抑郁，支气管痉挛，糖耐量减低，掩盖低血糖反应，脂代谢异常
费用：	$（非专利性的有售） $$$（仅Toprol XL）
注意事项：	不能突然停药。大剂量下对心脏选择性丧失。除非危险大于益处，否则可用于糖尿病患者。哮喘患者、COPD患者、周围血管病患者慎用，FDA批准充血性心力衰竭为美托洛尔的适应证。阿替洛尔较美托洛尔中枢神经系统不良反应低

钙通道阻滞剂——氨氯地平	
常见商品名称：	络活喜（氨氯地平）
治疗学分类：	钙通道阻滞剂，双氢吡啶类
适应证：	高血压、心绞痛
剂量：	5～10mg，1次/日，口服
剂量调节：	肝功受损者起始剂量2.5mg，1次/日，口服
不良反应：	头晕，面部潮红，头痛，心悸，外周水肿
费用：	$$$-$$$$

利尿剂——氢氯噻嗪，氨苯蝶啶/氢氯噻嗪	
常见商品名称：	双氢克尿塞片或 Dyazide （氨苯蝶啶/氢氯噻嗪），Maxzide-25（氨苯蝶啶/氢氯噻嗪）
治疗学分类：	噻嗪类利尿剂
适应证：	高血压、水肿
剂量：	12.5～25mg，1次/日，口服
剂量调节：	肌酐清除率≤25ml/min不推荐使用
不良反应：	头晕，电解质紊乱，高血糖，高血脂，高尿酸，阳痿，光敏感
监测：	血钾，血钠，肾功能
费用：	$
注意事项：	单纯性高血压的一线用药。可以与任何其他抗高血压药配伍，保持氢氯噻嗪的剂量在每天25mg以下可最小化其大部分不良反应。氨苯蝶啶对降压无明显作用，但主要用于控制高血钾。尽管可用于治疗水肿，但是袢利尿剂（例如呋塞米）治疗水肿效果更好。糖尿病、高血脂不是禁忌证，禁用于痛风和正在使用锂剂的患者

利尿剂——呋塞米	
常见商品名称：	Lasix
治疗学分类：	袢利尿剂
适应证：	高血压、充血性心力衰竭、肝硬化、肾病引起的水肿
剂量：	20～40mg，1次/日～2次/日，口服
不良反应：	头晕，低血压，电解质紊乱，皮疹
费用：	$
注意事项：	起效迅速且维持时间短，因此不能作为高血压的一线用药。主要用于水肿，或对氢氯噻嗪无反应者（肌酐清除率≤25ml/min）

D．抗感染药

阿奇霉素	
常见商品名称：	希舒美
治疗学分类：	大环内酯类抗生素
适应证：	上呼吸道感染，轻度社区获得性肺炎，中耳炎，性传播疾病（衣原体感染、淋病）
剂量：	上呼吸道感染和轻度社区获得性肺炎，第1天500mg，然后每天250mg，连服2～5天 衣原体感染——1g，顿服 淋病——2g，顿服
儿童用药：	上呼吸道感染及肺炎——第1天10mg/(kg · d)，之后5mg/(kg · d)，连用2～5天。咽炎12mg/(kg · d)，连用5天 中耳炎——30mg/(kg · d)，服1天，或10mg/(kg · d)服3天，或第1天10mg/(kg · d)，以后5mg/(kg · d)
不良反应：	腹痛、腹泻、恶心
费用：	＄＄＄
注意事项：	尽管可以用来治疗中耳炎，现行指南推荐阿奇霉素为1型青霉素过敏的替代疗法。对于非1型青霉素过敏的推荐头孢菌素类［新菌灵（头孢呋辛），头孢氨苄，头孢泊肟］。中耳炎首选阿莫西林。孕妇使用安全

阿莫西林	
常见商品名称：	奥纳欣
治疗学分类：	青霉素类抗生素
适应证：	上呼吸道感染，中耳炎
剂量：	上呼吸道感染——500mg，3次/日，或875mg～1g，2次/日 中耳炎（耐药S肺炎）——总剂量80～90mg/(kg · d)，每8～12小时1次
剂量调节：	肾功能损害——常用剂量，延长给药间隔至12～24小时
不良反应：	腹泻、恶心、皮疹
费用：	＄（非专利保护的有售） ＄＄-＄＄＄（仅专利保护的，规格500mg，875mg）
注意事项：	中耳炎的首选药，成人推荐剂量1g 2次/日（500mg×2，可买到非专利保护的）替代875mg 2次/日（专利保护的）以减少费用。孕妇使用安全

阿莫西林/克拉维酸	
常见商品名称：	奥格门汀，奥格门汀控释片
治疗学分类：	青霉素+β-内酰胺酶抑制剂，广谱抗生素
适应证：	下呼吸道感染，中耳炎，鼻窦炎、皮肤感染、泌尿道感染
剂量：	奥格门汀 500～875mg，2次/日 奥格门汀控释片 2000mg（2片），2次/日，治疗社区获得性肺炎或鼻窦炎
儿童用药：	以阿莫西林计，40mg/(kg·d)，分2次用 对耐药性中耳炎，80～90mg/(kg·d)，分2次用
剂量调节：	严重肾功能损害减量
不良反应：	腹泻（最常见）、恶心、皮疹
费用：	$ $ $ $
注意事项：	克拉维酸增加腹泻的发生率。大剂量2次/日使用替代小剂量3次/日，可减少不良反应。对于中耳炎，当患者使用阿莫西林无效或怀疑产霉菌感染时，考虑奥格门汀。对此种中耳炎应使用相当于80～90mg/kg的阿莫西林成分的奥格门汀。孕妇使用安全

头孢氨苄	
常见商品名称：	Keflex
治疗学分类：	第一代头孢菌素
适应证：	主要用于葡萄球菌所致感染，其他可用于泌尿道感染，呼吸道感染
剂量：	500mg，3～4次/日，口服
剂量调节：	肌酐清除率＜50ml/min 常规剂量，每12小时1次
不良反应：	腹痛、腹泻
费用：	$
注意事项：	青霉素过敏者慎用（交叉过敏率2%）。孕妇使用安全

氟喹诺酮—环丙沙星，左氧氟沙星	
常见商品名称：	西普乐（环丙沙星），Levaquin（左氧氟沙星）
治疗学分类：	氟喹诺酮类，广谱抗菌药
适应证：	轻度呼吸道感染，肺炎，前列腺炎，皮肤感染、鼻窦炎、泌尿道感染，淋病，感染性腹泻
剂量：	西普乐 250 ~ 750mg，2 次 / 日，口服 西普乐 250 ~ 750mg，1 次 / 日，口服治疗淋病 Levaquin 250 ~ 750mg，3 次 / 日，口服
剂量调节：	肾功能损害者减量
不良反应：	头晕、头痛、腹痛、恶心
费用：	$ $ $ $
注意事项：	不推荐 18 岁以下儿童及孕妇使用。避免与抗酸剂、钙制剂、奶制品、铁制剂同服。西普乐更常用于泌尿道感染。Levaquin（左氧氟沙星）更多用于上呼吸道感染或下呼吸道感染（比西普乐对S肺炎球菌和链球菌更敏感）

甲硝唑	
常见商品名称：	弗来格
治疗学分类：	抗菌药，抗寄生虫药
适应证：	细菌性阴道炎，滴虫病
剂量：	细菌性阴道炎 500mg，2 次 / 日，口服 7 天 滴虫病 2g，单次口服
不良反应：	头晕、头痛
费用：	$
注意事项：	避免饮酒

氟康唑	
常见商品名称：	大扶康
治疗学分类：	三唑类抗真菌药
适应证：	阴道念珠菌，口腔/食管念珠菌病
剂量：	阴道念珠菌150mg，单剂量口服 口腔念珠菌病，第1天口服200mg，之后每天100mg，连服2周
剂量调整：	肾功能损害者剂量减半
不良反应：	头晕、恶心、呕吐、肝酶升高
监测：	药物间相互作用
费用：	$ $ $ $
注意事项：	大扶康是强效P450酶抑制剂，与很多药物发生相互作用。使用时请咨询药师

E．哮喘和COPD

■ 哮喘教育在整个哮喘治疗中是重要的，患者应在疾病、诱因、正确的吸入技术、依从性等方面受到教育。

■ 对成人和大于5岁的儿童采用阶梯治疗（见下表）。

■ 所有的患者在急救时都应该使用短效 β_2 受体激动剂。

第一阶梯：缓和间歇治疗	不需每天用药
第二阶梯：缓和持续治疗	低剂量吸入性皮质激素
第三阶梯：中度持续治疗	低至中等剂量吸入性皮质激素＋长效 β_2 受体激动剂
第四阶梯：严重持续	大剂量吸入性皮质激素＋长效 β_2 受体激动剂，需要每天口服皮质激素

沙丁胺醇定量吸入剂	
常见商品名称：	舒喘宁，喘乐宁
治疗学分类：	支气管扩张剂，短效 β_2 受体激动剂
适应证：	哮喘急性发作或急救治疗解除支气管痉挛 COPD 支气管炎 运动引发的支气管哮喘
剂量：	每 4 ~ 6 小时 2 喷
不良反应：	神经质、心悸、心动过速、震颤
费用：	$（非专利性的有售）
注意事项：	监测使用。控制良好的哮喘每周使用沙丁胺醇吸入剂少于等于 2 次，1 罐吸入剂至少能使用 6 个月

沙丁胺醇＋异丙托溴铵定量吸入剂	
常见商品名称：	可必特
治疗学分类：	支气管扩张剂，β 受体激动剂＋抗胆碱药
适应证：	COPD
剂量：	2 喷 / 次，每日 4 次
不良反应：	心悸、震颤、头痛、口干
费用：	$ $ $ $

吸入性皮质激素——丙酸氟替卡松，布地奈德	
常见商品名称：	Flovent MDI（丙酸氟替卡松定量吸入剂），普米克都保（布地奈德吸入剂）
治疗学分类：	皮质激素，抗炎药
适应证：	哮喘的预防 / 维持治疗
剂量：	Flovent MDI 2 喷 / 次，2 次 / 日（小剂量：44 μg，中等剂量：110 μg，大剂量：220 μg） 普米克都保 2 ~ 6 喷（小剂量：1 ~ 3 喷，中等剂量：3 ~ 6 喷，大剂量：大于 6 喷）1 次 / 日或 2 次 / 日使用
不良反应：	真菌性口腔炎、咽炎 严重或罕见：肾上腺抑制（大剂量使用：Flovent 220 μg，普米克都保＞6 喷）
费用：	$ $ $ $
注意事项：	不能用于急性发作的治疗。抗炎作用在 1 周后起效，使用隔离物或用后漱口以最小化真菌性口腔炎的发生

沙美特罗	
常见商品名称：	施立稳（沙美特罗干粉吸入剂）
治疗学分类：	支气管扩张剂，长效β受体激动剂
适应证：	哮喘的维持治疗，COPD
剂量：	1喷/次，2次/日
不良反应：	头晕、头痛、神经过敏、心悸、震颤、咽喉部刺激
费用：	$ $ $ $
注意事项：	不能用于哮喘急性发作治疗，与吸入性皮质激素联用作用相加

丙酸氟替卡松+沙美特罗	
常见商品名称：	Advair干粉吸入剂
治疗学分类：	抗炎，支气管扩张
适应证：	哮喘，维持治疗
剂量：	1喷/次，2次/日（小剂量100/50，中等剂量250/50，大剂量500/50）
不良反应：	头痛、声音嘶哑、真菌性口腔炎、心动过速、咽喉部刺激
监测：	严重：肾上腺抑制，青光眼
费用：	$ $ $ $
注意事项：	吸入性皮质激素与长效β受体激动剂联用是哮喘治疗第三阶梯提倡的中等持续治疗方案。优于吸入性皮质激素单独治疗，用后漱口避免真菌性口腔炎

孟鲁司特	
常见商品名称：	顺尔宁
治疗学分类：	白三烯抑制剂
适应证：	哮喘，维持治疗，过敏性鼻炎
剂量：	10mg 1次/日，口服
不良反应：	耐受性好 严重或罕见：丘－施综合征（变应性肉芽肿性血管炎）
费用：	$ $ $ $
注意事项：	哮喘防治中，顺尔宁是吸入性皮质激素的替代药物，对过敏性鼻炎的疗效与抗组胺药相当

泼尼松	
常见商品名称：	Deltasone
治疗学分类：	皮质激素，系统性用药
适应证：	哮喘，急性加重
剂量：	40 ~ 60mg，1 次 / 日，口服，连服 3 ~ 10 天
不良反应：	中枢神经系统改变（激动/抑郁），食欲增加，糖代谢紊乱 短期使用可避免长期使用的并发症
费用：	$
注意事项：	冲击疗法（上述剂量）不引起肾上腺抑制，不增加哮喘的复发

F. 避孕药与激素替代治疗

炔雌醇 + 黄体激素	
常见商品名称：	低剂量：Alesse，Ortho Tri-cyclen 中等剂量：Ortho Tri-cyclen，Lo/Ovral，Ortho Novum，雅司明，Ortho Evra
治疗学分类：	联合避孕药，系统性用药
适应证：	避孕，寻常痤疮（Ortho Tri-cyclen）
剂量：	1 片，每日 1 次，口服 Ortho Evra 1 贴，每周 1 次，连用 3 周，休息 1 周，然后重复
剂量调整：	Ortho Evra 贴剂——体重大于98kg者避免使用，因为疗效降低
不良反应：	恶心、腹胀、不规则出血 / 点状出血、闭经、乳房压痛、水肿、体重增加，黑斑病 严重或罕见：肺栓塞、深静脉血栓形成、卒中、胆囊疾病、高血压、心肌梗死、视网膜血栓形成
费用：	$ $
注意事项：	警告信号：ACHES。A = 腹痛，C = 胸痛，H = 头痛，E = 眼睛变化，S = 下肢肿胀。禁用于吸烟和 35 岁以上者。低剂量雌激素制剂发生不规则出血 / 点状出血的几率更大，雅司明含与螺内酯（利尿剂）结构类似的雌激素。雅司明很少引起胀气、体重增加和月经前不快症状

结合雌激素±黄体激素	
常见商品名称：	倍美力，Prempro
治疗学分类：	雌激素/激素替代治疗药
适应证：	绝经引起的血管舒缩功能障碍，萎缩性阴道炎和萎缩性尿道炎，预防和治疗绝经后骨质疏松
剂量：	倍美力 0.625～1.25mg，1 次/日，口服 Prempro 0.3/1.5～0.625/5mg，1 次/日，口服 倍美力阴道软膏 0.5～2g，睡前用，以后减少剂量和用药频率（例如，1～3 次/周）
不良反应：	恶心、腹部痉挛、胀气、乳房疼痛/压痛、不规则点状出血、体重增加 严重或罕见：乳腺癌、胆囊疾病、胰腺炎、心肌梗死、卒中、肺栓塞、深部静脉血栓形成
监测：	血压、乳房检查、阴道涂片
费用：	$ $
注意事项：	倍美力用于无子宫患者，Prempro 用于子宫完整患者。因为Women's Health的初始研究显示可增加心肌梗死、卒中、乳腺癌、肺栓塞、深静脉血栓的危险性，所以应用最短的治疗周期和最小的有效剂量。Prempro的剂量0.3mg/1.5mg或0.45mg/1.5mg 1次/日口服，如需要滴定剂量。对于萎缩性阴道炎和萎缩性尿道炎，阴道用制剂效果更好。激素替代治疗药物不应作为治疗和预防骨质疏松症的一线用药

G．糖尿病

- 所有列出的口服药物信息适用于单一药物治疗。
- 依据患者个体差异选用药物以及把胰岛素抵抗作为治疗目标。
- 最常用药物详见下表。
- 治疗分层如下图。

单一口服药疗效比较

药物种类	空腹血糖降低值（mg/dl）	餐后血糖降低值（mg/dl）	糖化血红蛋白降低值（%）
磺酰脲类	60～70		1.0～2.0
氯茴苯酸类	30～50	40～60	0.5～1.0
二甲双胍类	50～70		1.5
噻唑烷二酮类	20～55		0.5～1.5 (2+) *
a- 葡萄糖苷酶抑制剂	20～40	20～75	0.5～1.0

* 效果不同

2 型糖尿病治疗方案[1]

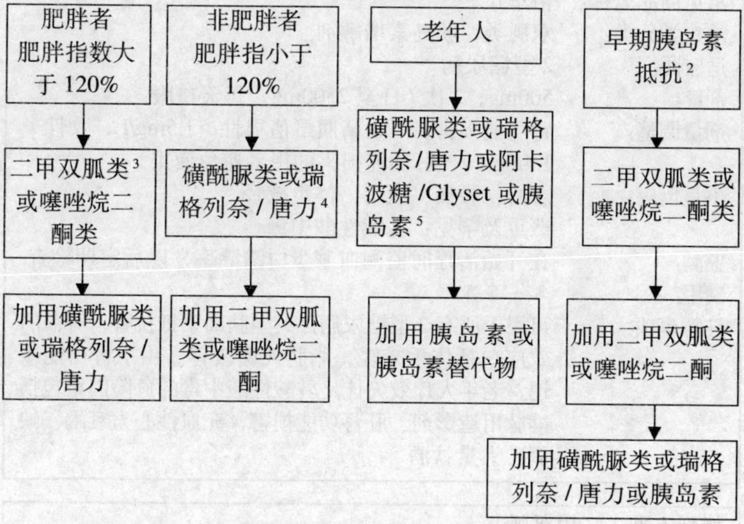

[1] 只要存在严重的代谢失调，就可使用胰岛素。

[2] β 细胞仍存在或空腹血糖受损或糖耐量低减。

[3] 如无禁忌，尽量选用二甲双胍类。

[4]对于非肥胖患者，在此阶段可选用二甲双胍类，但是因为消瘦患者与胰岛素抵抗相关的 β 细胞功能障碍程度趋高，所以对胰岛素促泌剂反应更佳。

[5]对使用这些药物的老年患者监测潜在的低血糖。如果在年纪大的时候，被确诊为2型糖尿病，患者趋于消瘦，胰岛素不足比胰岛素抵抗更常见。一部分患者可能需要胰岛素治疗。

磺酰脲类——格列吡嗪，格列本脲	
常见商品名称：	瑞易宁控释片，Diabeta（格列本脲）
治疗学分类：	磺酰脲类，降糖药，胰岛素促泌剂
适应证：	2 型糖尿病
剂量：	瑞易宁控释片 2.5 ~ 20mg，1 次 / 日，口服 Diabeta（格列本脲） 1.25 ~ 20mg，1 次 / 日，口服
剂量调整：	老年患者——保守量
不良反应：	低血糖、烧心、恶心、皮疹
费用：	＄（非专利保护的有售）
注意事项：	比其他口服药物起效迅速

二甲双胍	
常见商品名称：	格华止
治疗学分类：	双胍类，胰岛素增敏剂
适应证：	2 型糖尿病
剂量：	500mg，2 次 / 日至 2500mg，每天口服
剂量调整：	肾功能损害者（血清肌酐值男性＞1.5mg/L，女性＞1.4mg/L），肝功能损害的患者避免使用
不良反应：	恶心、腹痛、腹泻、体重减轻 严重及罕见：乳酸性酸中毒
监测：	在开始治疗时监测血浆蛋白清除率，以后定期检查
费用：	＄~＄＄
注意事项：	可用于所有 2 型糖尿病伴典型胰岛素抵抗者。有益的效应包括体重减轻、脂肪代谢改善。由于肾功能减退，老年人疗效欠佳。乳酸性酸中毒的危险因素包括静脉用造影剂、肝肾功能损害，充血性心力衰竭、缺氧、大量饮酒

格列本脲 + 二甲双胍	
常见商品名称：	Glucovance
治疗学分类：	胰岛素促泌剂 + 胰岛素增敏剂
适应证：	2 型糖尿病
剂量：	1.25mg/250mg，1 次 / 日至 5mg/500mg，2 次 / 日
剂量调整：	肝肾功能损害者避免使用
不良反应：	见格列本脲和二甲双胍
监测：	血浆蛋白清除率，肝功能
费用：	＄＄
注意事项：	联合用药在较低剂量下，药效相加，不良反应减少

噻唑烷二酮类——吡格列酮、罗格列酮	
常见商品名称：	爱妥糖（吡格列酮），文迪雅（罗格列酮）
治疗学分类：	噻唑烷二酮类，胰岛素增敏剂
适应证：	2 型糖尿病
剂量：	爱妥糖——15 ~ 45mg，1 次 / 日，口服 文迪雅——4 ~ 8mg，1 ~ 2 次 / 日，口服
剂量调整：	肝功能损害的患者避免使用
不良反应：	外周水肿，头痛、肌痛、体重增加 严重及罕见：肝毒性，充血性心力衰竭加重
监测：	肝功能检查，每2个月1次，连续1年，之后定期检查
费用：	$ $ $ $
注意事项：	起效缓慢（4~12周），最好在 2 型糖尿病初期使用。效果各异，可减少胰岛素的需求，禁用于活动性肝病患者（ALT＞2.5ULN）及Ⅲ~Ⅳ充血性心力衰竭患者

H. 胃肠道用药

质子泵抑制剂——雷贝拉唑、埃索美拉唑、兰索拉唑、奥美拉唑、泮托拉唑	
常见商品名称：	波立特（雷贝拉唑），耐信（埃索美拉唑），Prevacid（兰索拉唑），Prilosec（奥美拉唑），Protonix（泮托拉唑）
治疗学分类：	抗溃疡药，质子泵抑制剂
适应证：	消化性溃疡、胃食管反流、腐蚀性食管炎、根除幽门螺旋杆菌、胃酸分泌过多、预防和治疗非甾体抗炎药引起的溃疡
剂量：	波立特——20mg，1 次 / 日，口服 耐信——20 ~ 40mg，1 次 / 日，口服 Prevacid——15 ~ 30mg，1 次 / 日，口服 Prilosec——10 ~ 40mg，1 次 / 日，口服 Protonix——40mg，1 次 / 日，口服
不良反应：	腹痛、腹泻、便秘、腹胀、头痛、恶心
费用：	$ $ （Prilosec 非处方药） $ $ $ $

组胺 H_2 受体拮抗剂——法莫替丁、雷尼替丁	
常见商品名称：	保维坚（法莫替丁），善卫得（雷尼替丁）
治疗学分类：	H_2 受体拮抗剂
适应证：	消化性溃疡、胃食管反流
剂量：	保维坚——20～40mg，1 次 / 日，口服 善卫得——150～300mg，1 次 / 日，口服
剂量调整：	肾功能损害者减量
不良反应：	耐受性良好
费用：	$-$$

I．降血脂药

他汀类——罗苏伐他汀，阿托伐他汀，普伐他汀，辛伐他汀	
常见商品名称：	可定（罗苏伐他汀），立普妥（阿托伐他汀），普拉固（普伐他汀），舒降之（辛伐他汀）
治疗学分类：	抗高血脂药，羟甲基戊二酰辅酶 A 还原酶抑制剂
适应证：	高胆固醇血症，高甘油三酯血症
剂量：	可定——10～40mg，1 次 / 日，口服 立普妥——10～80mg，1 次 / 日，口服 普拉固——40～80mg，1 次 / 日，口服 舒降之——20～80mg，1 次 / 日，口服
剂量调整：	严重肝病患者避免使用
不良反应：	恶心、头痛、转氨酶升高、肌病
监测：	立普妥在4～6周达到最大效应（低密度脂蛋白降低30%～55%，甘油三酯降低7%～30%，高密度脂蛋白升高5%～15%）。在基线、第3个月时检查肝功能，以后每6个月1次。有肌痛的患者或者联用烟酸、吉非贝齐和非诺贝特的患者考虑检查肌酸激酶
费用：	$$$-$$$$
注意事项：	根据结果数据选择药物。本类药物是降低低密度脂蛋白效果最好的药物。如果血清转氨酶是正常上限的3倍以上需停药。引起肌病的危险因素包括剂量过大、高龄、多重用药、联合使用烟酸、贝特类降脂药，与其他药物的相互作用（环孢素，红霉素、抗真菌药）（不同的他汀类药物相互作用不同）

依泽替米贝	
常见商品名称：	Zetia
治疗学分类：	抗高血脂药
适应证：	高胆固醇血症
剂量：	10mg，1 次 / 日，口服
不良反应：	腹痛、腹泻
监测：	降脂作用 4 ~ 6 周达到最大效应（低密度脂蛋白降低 18% ~ 20%，甘油三酯降低 10%）
费用：	$ $ $ $
注意事项：	通过减少胆固醇摄入而起作用，单一药物治疗效果有限，联合一种他汀类药物以进一步降低低密度脂蛋白和甘油三酯

纤维酸类——非诺贝特，吉非罗齐	
常见商品名称：	Tricor（非诺贝特），诺衡（吉非罗齐）
治疗学分类：	抗高血脂药，纤维酸衍生物
适应证：	高甘油三酯血症，高胆固醇血症
剂量：	Tricor —— 160mg，1 次 / 日，口服 诺衡—— 600mg，2 次 / 日，口服
不良反应：	腹痛、腹泻、肌肉痛、恶心 严重及罕见：肝毒性
监测：	降脂作用 4 ~ 6 周达到最大效应（低密度脂蛋白降低 10% ~ 25%，甘油三酯降低 40% ~ 50%，高密度脂蛋白升高 10% ~ 20%），每年检查肝功能 1 ~ 2 次
费用：	Tricor $ $ $ $ 诺衡 $ - $ $（非专利保护的有售）
注意事项：	主要用于高甘油三酯血症，升高高密度脂蛋白，对低密度脂蛋白的作用差异性很大，Tricor降低LDL作用强于诺衡。与他汀类药物联用增加横纹肌溶解的危险，Tricor 的发生率较低

J. 治疗骨质疏松药

双磷酸化合物——阿仑磷酸盐，利塞磷酸盐	
常见商品名称：	福善美（阿仑磷酸钠），Actonel（利塞磷酸钠）
治疗学分类：	双磷酸盐，钙调节剂
适应证：	女性骨质疏松症的预防与治疗，男性骨质疏松的治疗，糖皮质激素导致的骨质疏松
剂量：	福善美——35～70mg，1次/周 Actonel——35mg，1次/周
服用方法：	必须当天在第一次进食、喝饮料或服用其他药物前至少30分钟服用，用白水送服；应在起床时服用，饮水量为6～8盎司，至少30分钟内不要平卧
不良反应：	消化不良、头痛 严重：食管炎、食管溃疡
监测：	治疗后1～3年用双能X线吸收仪测定骨密度
费用：	$ $ $ $
注意事项：	应摄入充足的钙（1～1.5g/天）和维生素D（400～800IU/天）。可增加椎骨和髋骨的骨密度，减少骨折的发生。被认为是一线用药

雷诺昔芬	
常见商品名称：	易维钙
治疗学分类：	选择性雌激素受体调节剂
适应证：	骨质疏松症的预防与治疗
剂量：	60mg，1次/日
不良反应：	潮热、腿痉挛 严重：深静脉血栓、肺栓塞
费用：	$ $ $ $
注意事项：	应摄入充足的钙（1～1.5g/天）和维生素D（400～800IU/天）。可增加椎骨和髋骨的骨密度，但仅降低脊椎骨骨折的发生率。预防/降低患乳癌的危险

K. 精神疾病用药

选择性 5- 羟色胺再摄取抑制剂	
常见商品名称：	Celexa（西酞普兰），Lexapro（艾司西酞普兰），Paxil（帕罗西汀），百忧解（氟西汀），左洛复（舍曲林）
治疗学分类：	选择性 5- 羟色胺再摄取抑制剂，抗抑郁药
适应证：	抑郁症、强迫症、恐慌症、外伤后紧张症、经前综合征、社交焦虑障碍
剂量：	治疗抑郁症的剂量 Celexa —— 20 ~ 60mg，1 次 / 日，口服 Lexapro —— 10 ~ 20mg，1 次 / 日，口服 Paxil —— 20 ~ 60mg，1 次 / 日，口服 百忧解—— 20 ~ 80mg，1 次 / 日，口服 左洛复—— 50 ~ 200mg，1 次 / 日，口服 焦虑症剂量——以治疗抑郁症的一半剂量开始，剂量滴定
剂量调整：	老年人——以低剂量开始，缓慢剂量滴定
不良反应：	中枢神经系统兴奋（激惹、失眠、疲乏、颤动、头痛、头晕），胃肠道反应（恶心、呕吐、腹泻），性功能障碍，5- 羟色胺戒断综合征 严重及罕见：5- 羟色胺综合征（与累加的 5- 羟色胺间的药物相互作用）
监测：	不良反应，药物相互作用（百忧解、Paxil）
费用：	$ $ $ - $ $ $ $
注意事项：	是非住院抑郁症和焦虑症患者的一线用药。药物过量、错用药物、老年人和心脏疾病患者的安全性相对较大。作为一类药物，在治疗初期，选择性 5- 羟色胺再摄取抑制剂可引起一过性的中枢神经系统兴奋。以治疗抑郁症的一半剂量开始剂量滴定，联用三唑酮，对患者进行教育，是降低不良反应的策略。对 Paxil 和左洛复的研究主要集中于焦虑障碍。经常在 4 ~ 6 周出现完全的抗抑郁效果

文拉法新	
常见商品名称：	怡诺思缓释胶囊
治疗学分类：	抗抑郁药
适应证：	抑郁症、广泛性焦虑症
剂量：	37.5～75mg，1次/日，口服，根据反应进行剂量滴定，最大剂量225mg 1次/日
剂量调整：	肝肾功能受损者剂量减半
不良反应：	中枢神经系统兴奋（焦虑、头晕、失眠、紧张、颤动），性功能障碍，恶心、血压升高
监测：	血压
费用：	$ $ $ $
注意事项：	双重机制（5-羟色胺和去甲肾上腺素再摄取抑制剂）药物，作用与低剂量的选择性5-羟色胺再摄取抑制剂相似

安非它酮	
常见商品名称：	Wellbutrin SR，Wellbutrin XR，Zyban
治疗学分类：	抗抑郁药
适应证：	抑郁症、戒烟
剂量：	Wellbutrin SR——150mg，1次/日，口服3天，然后150mg 2次/日 Wellbutrin XR——150mg，1次/日，口服3天，然后300mg 1次/日 Zyban——150mg，1次/日，口服3天，然后150mg 2次/日
剂量调整：	肝肾功能受损者减量
不良反应：	激惹、焦虑、思维混乱、便秘、口干、恶心/呕吐、头晕、头痛、损害睡眠质量 严重：引发精神病和或躁狂症，高血压（与烟碱贴剂合用）
费用：	$ $ $ $
注意事项：	禁用于癫痫、贪食或厌食症患者和头部伤口包扎前患者。商品名为Zyban的药品用于戒烟。对治疗5-羟色胺再摄取抑制剂导致的性功能障碍有效

米氮平	
常见商品名称：	瑞美隆
治疗学分类：	抗抑郁药
适应证：	抑郁症
剂量：	15～45mg，1次/日，睡前服用
不良反应：	嗜睡、食欲增加、体重增加（最常见）、头晕、多梦、便秘、血脂升高 严重及罕见：粒细胞缺乏症
监测：	如患者出现咽痛、发热、口炎或其他感染体征，且白细胞计数低，应停止治疗，并密切观察患者
费用：	$-$$（非专利保护的有售）
注意事项：	具有镇静和促进食欲的作用，因而适合老年患者使用。随着剂量的增加，镇静作用减弱

苯二氮䓬类	
常见商品名称：	安宁神（阿普唑仑），安定文（劳拉西泮），Klonopin（氯硝西泮）
治疗学分类：	抗焦虑药，苯二氮䓬类
适应证：	焦虑症，急性焦虑症（安宁神、Klonopin），失眠（安定文）
剂量：	安宁神——0.25～0.5mg，3次/日或必要时服和剂量滴定 安定文——0.5～1mg，2次/日～3次/日或必要时服和剂量滴定 Klonopin——0.25～2mg，2次/日
不良反应：	头晕、困倦、共济失调、认知障碍 严重：精神依赖性和滥用问题，突然停药后出现戒断综合征（特别是安宁神）
费用：	$-$$（非专利保护的有售）
注意事项：	该类药物在治疗焦虑症时推荐必要时服用或短期使用。选择性5-羟色胺再摄取抑制剂是治疗焦虑症的主要药物。逐渐减量停药

安眠药——唑吡坦，扎来普隆	
常见商品名称：	Ambien（唑吡坦），Sonata（扎来普隆）
治疗学分类：	非巴比妥类安眠药
适应证：	失眠
剂量：	Ambien——5～10mg，必要时睡前服 Sonata——5～10mg，必要时睡前服，可重复1次剂量
剂量调整：	老年人——使用低剂量
不良反应：	困倦、头晕、口干、头痛
费用：	$ $ $ - $ $ $ $
注意事项：	如可能，疗程控制在2周内

L．甲状腺替代治疗

左甲状腺素	
常见商品名称：	Levoxyl，Synthroid
治疗学分类：	甲状腺激素
适应证：	甲状腺功能减退
剂量：	100～200μg 1次/日，口服
剂量调整：	老年患者或心血管疾病患者——以25～50μg 1次/日，口服的剂量开始
不良反应：	过度替代的症状和体征（甲状腺功能亢进）
监测：	6～8周时，测促甲状腺激素
费用：	$

（白秋江译　雷　军校）

专业词汇英中文对照

A

Abdominal pain 腹痛

activity 活动，活动度，活性，效能

causes 病因

diet 饮食，食物

history 病史

laboratory/diagnostic tests 实验 / 诊断试验

medication 药物治疗

physical exam 体格检查

surgery 外科

types of pain 疼痛的类型

Absorbable sutures 吸收性缝线

Abuse 滥用

See Family violence; Substance abuse 见家庭暴力; 物质滥用

AC separation 肩峰锁骨分离

Acarbose 抑葡萄糖苷酶，阿卡波糖

ACE inhibitors 血管紧张素转化酶抑制剂

ACL injury 前十字韧带损伤

Acne 痤疮，粉刺

Acromioclavicular（AC）separation 肩（峰）锁（骨）分离

Acute cholangitis 急性胆管炎

Acute coronary syndrome（ACS） 急性冠脉综合征

Acute diarrhea 急性腹泻

Acute labyrinthitis 急性迷路炎

Acute low back pain 急性腰背疼痛

Acute OM 急性中耳炎

Acute respiratory failure 急性呼吸衰竭

Acute stress disorder（ASD） 急性应激障碍
AD 阿尔茨海默病
Addiction 成瘾
ADHD/ADD 多动性注意力不集中疾病/注意缺损障碍，儿童多动症，注意力缺陷症
Adolescent well-visits 青少年健康访问
cognitive developmental changes 可识别的发育变化
counseling 咨询
face time 面谈时间
facilitating the visit 使访谈更容易
health risks 健康风险
history 病史
physical developmental changes 身体发育变化
physical exam 体检检查
psychosocial changes of adolescence 青春期社会心理改变
purpose 目的
screening tests 筛选检查
Tanner staging Tanner 分期（疾病分期，肿瘤分类）
transitions of adolescence 青春期转变
vaccines 疫苗
Adult well-visits 成人健康访问
general guidelines 通用的指南
general health issues 常见健康问题
African Americans 非洲裔美国人
anemia 贫血
joint pain 关节痛
prostate cancer 前列腺癌
Aging family 老年家庭
Agitation 精神激动，焦虑不安
Agoraphobia 广场恐怖，旷野恐怖，恐旷症
Airway obstruction 气道阻塞

Alcohol abuse　酗酒
Alcoholics Anonymous　无名酗酒者方案
Allergic rhinitis　过敏性鼻炎
Alprazolam　阿普唑仑
Alzheimer's disease（AD）　阿尔茨海默病
Ambien　唑吡坦（中枢神经系统药物/镇静药、催眠药及抗惊厥药）
American Academy of Family Physicians' websites　美国家庭协会医生网站
ANA　抗核抗体
Andropause　男性更年期
Anemia　贫血
Angiography　血管造影术
Ankle sprains　足踝扭伤
Anterior cruciate ligament（ACL）　前十字韧带
Antidepressants　抗抑郁药
Antinuclear antibody（ANA）　抗核抗体
Anxiety disorders　焦虑症
Aortic dissection　主动脉夹层
Apologies　道歉
Appendicitis　阑尾炎
Arthritis　关节炎
Arthrologia　关节学
ASD　急性应激障碍
Asthma　哮喘
Ativan　劳拉西泮（中枢神经系统药物/抗精神失常药/抗焦虑药）
Atopic dermatitis　特异性皮炎
Atrophic vaginitis　萎缩性阴道炎
Atrophy　萎缩
Attention deficit hyperactivity disorder/attention deficit disorder（ADHD/ADD　多动性注意力不集中 / 注意力集中不能

Aura 先兆

B

Back pain 背痛

Bacterial skin infections 细菌性皮肤感染

Bacterial vaginosis（BV） 细菌性阴道炎

Bad news，delivering 不幸的消息，分娩

Bariatric surgery 减肥手术

Barium enema 钡餐灌肠，钡灌肠

Basal cell carcinoma（BCC） 基底细胞癌

Battelle Developmental Inventory Screening Test Battlle发育调查表筛查试验

BCC 基底细胞癌

Benign positional vertigo 良性位置性眩晕

β -blockers β - 受体阻滞剂

Biliary tract disease 胆道疾病

Biomedical model 生物医学模式

Biopsy 活检

elliptical 椭圆形的

punch 打孔

rashes 皮疹

shave 刮取

Biopsychosocial（BPS） model 生物－心理－社会模式

Biotin 生物素

Bipolar disorder 双相性精神障碍

Black cohosh 黑升麻类药草，葡萄状的升麻属药草:毛茛科植物的一属

Blacks 黑人

Blood draw 抽血

Blood pressure classification 血压分级

Blue-bloater 紫肿型

Body position 体位

Boxer's fracture 拳击手骨折

BPS model　生物－心理－社会模式
Breast cancer　乳腺癌
Breast disease　乳腺疾病
　breast cancer　乳腺癌
　breast lumps　乳腺肿块
　breast pain　乳腺疼痛
　nipple discharge　乳头溢液
　nostalgia　思乡症
Breast lumps　乳腺肿块
Breast pain　乳腺疼痛
Bronchitis　支气管炎
Bulla　大疱
Bupropion　丁氨苯丙酮
Bursitis　滑囊炎
Buspar　丁螺环酮
Buspirone　丁螺环酮
BV　细菌性阴道炎

C

CAD　冠状动脉病
Calciferol　维生素 D_2/ 钙化固醇
Calcium　钙
Cancer　癌
　age　年龄
　basal cell carcinoma（BCC）　基底细胞癌
　breast　乳腺
　cervical　颈的
　clinical exams & testing　临床检查和试验
　colon　结肠
　end-of-life care　临终关怀
　endometrial　子宫内膜的
　environmental carcinogens　环境致癌因素

gastric 胃的
gastroesophageal 胃食管的
prevention/screening 预防 / 筛查
prostate 前列腺
skin 皮肤
testicular 睾丸的
vitamins 维生素
websites 网站
Candidiasis 念珠菌病
Carbohydrates 碳氢化合物
Cardiac event monitoring 心脏事件监测
Cardiac risk factor 心脏危险因素
Cardiovascular disease 心血管疾病
ACS 急性冠脉综合征
Angina 心绞痛
CAD 冠状动脉疾病
cardiac enzymes 心肌酶谱
heart failure 心力衰竭
IHD 缺血性心脏病
non-ST-elevation MI 非 ST 段抬高型心肌梗死
Prinzmetal's variant angina 变异型心绞痛
risk factors 危险因素
silent ischemia 无症状性心肌缺血
ST-elevation MI ST 段抬高型心肌梗死
stable angina 稳定型心绞痛
unstable angina 不稳定心绞痛
Caregiver burden 看护人负担
Carotenoids 类胡萝卜素
Carotid stenosis 颈动脉狭窄
Cauda equina syndrome 马尾综合征
CBC with differential 全血细胞计数鉴别

Cellulitis 蜂窝织炎
Central dizziness 中枢性头晕
Central fatigue 中枢性疲劳
Cerebellar hemorrhage 小脑出血
Cerebrospinal fluild（CSF）leak 脑脊液漏
Cerumen 耳垢
Cervical cancer 宫颈癌
Cervicitis 宫颈炎
CHD risk equivalents 冠心病等同危险因素
Checkup 检查
CHERESH 家庭状况，C-文化、H-家庭环境、E-经济状况、R-宗教、E-教育、S-家庭系统动态学、H-健康服务资源
Chest pain 胸痛
  cardiac risk factors 心脏病危险因素
  causes 病因
  history 病史
  lab tests 实验室检查
  myocardial infarction 心肌梗死
  physical exam 体格检查
  red flags 警示信号
  treatment 治疗
Chest wall pain 胸壁疼痛
Chest X-ray 胸部 X 线检查
CHF 充血性心力衰竭
Child abuse 儿童癖嗜
Childbearing/preschool family 分娩 / 学龄前儿童家庭
Children 儿童
  ADD/ADHD 注意力缺陷症 / 多动性注意力不集中疾病
  adolescent well-visits 青少年健康访问
  behavioral problems 行为问题
  conduct disorder 行为紊乱
  diabetes 糖尿病

earache 耳痛
healthcare maintenance 保健
learning disability 学习能力缺失
markers of normal development 正常发育标志
mental retardation 精神发育迟缓
newborn examination 新生儿检查
obesity 肥胖
ODD 对立性反抗疾患，逆反性疾病
pediatric well-visit 儿童健康访问
school behavioral problems 学校行为；问题
vaccination 疫苗接种
vomiting 呕吐
Chlamydia 衣原体属
Chloride 氯化物
Cholangitis 胆管炎
Cholecystitis 胆囊炎
Cholelithiasis 胆石症
Cholesterol 胆固醇
Chromium 铬
Chronic bronchitis 慢性支气管炎
Chronic diarrhea 慢性腹泻
Chronic fatigue 慢性疲劳
Chronic low back pain 慢性腰背痛
Chronic obstructive pulmonary disease（COPD） 慢性阻塞性肺病
Circadian rhythm disturbances 昼夜节律紊乱
Cirrhosis 硬化，肝硬化
Citalopram 西酞普兰
CKMB 肌酸激酶同工酶
Clarifications 阐明
Clerkship 见习医学生
Climacteric 更年期

Clinician's Handbook of Preventive Services　临床医师预防工作手册
Clonazepam　氯硝西泮
Closed-ended questions　闭合式问题
Cluster headache　丛集性头痛
Cobalamin　维生素 B_{12}
Cobalt　钴
Colles' fracture　Colles' 骨折
Colon cancer　结肠癌
Colonoscopy　结肠镜检查
Communication　社区
　patient-centered communication　以病人为中心的社区
Compartment syndrome　间隔综合征
Complicated migraine　复杂性偏头痛
Conduct disorder　行为紊乱
Confrontation　面对
Congestive heart failure（CHF）　充血性心力衰竭
Connors Parent and Teacher Rating Scales　Connors父母和老师对儿童行为分级
Contact dermatitis　接触性皮炎
Contaminated sharp　被污染的锐器
COPD　慢性阻塞性肺病
Copper　铜
Corneal abrasion　角膜擦伤
Coronary artery disease（CAD）　冠状动脉疾病
Coronavirus　冠状病毒
Cough and congestion　咳嗽和充血
Counseling　（心理）咨询
　　adolescence　青春期
　　cancer　癌
　　old adults　老年人
　　pregnancy　妊娠

Crusts 痂
Crystal-induced disease 晶体诱发的疾病
CSF leak 脑脊液漏
CT scan CT 扫描
Cyclizine 赛克利嗪
Cyclothymic disorder 循环情感性（精神）障碍

D

Dalmane 氟西泮
Deep venous thrombosis（DVT） 深部静脉血栓形成
Delayed appointments 延迟任命
Delirium 谵妄
Dementia 痴呆
Depression & anxiety 抑郁和焦虑
  anxiety disorder 焦虑症
  depressive disorder 抑郁症
  etiology 病因学
  homicidal thoughts/plans 杀人念头 / 计划
  medication 药物治疗
  pregnancy 妊娠
  psychosocial intervention 心理社会干预
  suicidal thoughts/plans 自杀念头 / 计划
  treatment 治疗
Depression screen 抑郁筛选
Depressive disorder 抑郁症
Dermatitis 皮炎
Diabetes mellitus 糖尿病
  admission to hospital 住院
  diagnosis 诊断
  follow-up visit 随访
  GDM 妊娠糖尿病
  history 病史

initial evaluation 初始评估
lab tests 实验室检验
medications 药物治疗
physical exam 体格检查
routine screening 常规筛查
treatment 治疗
type 1 diabetes 1 型糖尿病
type 2 diabetes 2 型糖尿病
Diabetic ketoacidosis（DKA） 糖尿病酮症酸中毒
Diagnostic tests 诊断性试验
children's behavioral problems 儿童行为问题
cough and congestion 咳嗽和充血
dyspepsia 消化不良
Diagnostic tests 诊断性试验
headache 头痛
joint pain 关节痛
liver disease 肝疾病
low back pain 腰（背）痛
Diarrhea 腹泻
Diastolic heart failure 舒张期心衰
Diazepam 地西泮
Differential diagnosis 鉴别诊断
ADHD 多动性注意力不集中疾病
dementia 痴呆
dyspepsia 消化不良
headache 头痛
heart failure 心力衰竭
joint pain 关节痛
rashes 皮疹
seizures 癫痫
Digoxin 地高辛
Dimenhydrinate 茶苯海明

Diphenhydramine 苯海拉明
Disease prevention 疾病预防
Disease surveillance or screening 疾病监测或筛选
Disequilibrium 平衡失调
Disk herniation 椎间盘突出
Diuretics 利尿剂
Dix-Hallpike test Dix-Hallpike 试验
Dizziness 头晕
DKA 糖尿病酮症酸中毒
Domestic violence 家庭暴力
Doral 夸西泮（维生素 D_2）
Doxylamine 多西拉敏
Drawing blood 抽血
Drugs 药物
DVT 深部静脉血栓形成
Dysfunctional family 家庭功能不全
Dyslipidemia 血脂紊乱
  CHD risk equivalents 冠心病等危症
  drug therapy 药物治疗
  evaluation 评价
  HDL-C 高密度脂蛋白
  lipid levels 血脂水平
  metabolic syndrome 代谢综合征
  non-HDL-C 非高密度脂蛋白
  risk assessment 风险评估
  TC 总胆固醇
  TLCs 治疗性生活方式改变
  treatment 治疗
  VLDL 极低密度脂蛋白
Dyspepsia 消化不良
Dyspnea 呼吸困难
Dysthymic disorder 精神抑郁症

Dysuria　排尿困难

E

Earache　耳痛
Eating order　饮食规律
EBM　循证医学
Edema of heart failure　心源性水肿
EEG　脑电图
EGA　孕龄评价
EGD　食管、胃、十二指肠镜
EKG　心电图
Elbow injuries　肘损伤
Elder abuse　老人虐待
Electrocardiogram（EKG）　心电图
Elliptical biopsy　椭圆形活检
EM major　重型多形红斑
EM minor　轻型多形红斑
Embolization　栓塞形成
Emphysema　肺气肿
Empty nest family　空巢家庭
End-of-life care　临终关怀
Endoscopic retrograde cholangiopancreatography　内镜逆行胰胆管造影
Endoscopy　内镜检查
Environmental carcinogens　环境致癌因素
Epilepsy　癫痫
ERCP　内镜逆行胆胰管造影
Erosion　侵蚀
Erythema multiforme（EM）major　重型多形红斑
Erythrasma　红癣
Escitalopram　依他普仑
Esophageal rupture　食管破裂

Esophagogastroduodenoscopy（EGD） 食管、胃、十二指肠镜
Essential hypertension 原发性高血压
Estazolam 艾司唑仑
Estimated gestational age（EGA） 孕龄评估
Evidence-based medicine（EBM） 循证医学
Excoriation 表皮脱落 / 抓痕
Eyberg Child Behavior Inventory Eyberg 儿童行为调查表
Eye contact 目光接触

F

Face time 会面时间
Facial lacerations 面部裂伤
Facilitations 促进
Fad diets 时尚饮食
Failure to thrive 发育停滞
Fainting (syncope) 晕厥
Family 家庭
Family context 家庭文化、家庭环境
Family context information 家庭状况信息
Family discord/dysfunction 家庭失和 / 障碍
  family conference 家庭会议
  family life cycle stages 家庭生活周期的各个阶段
  first steps in helping families 帮助家庭的首要步骤
  information to collect 信息的收集
  red flags 警示信号
Family discord/dysfunction 家庭失和 / 障碍
  referral to other health professional 求助于其他医学专业
  role of family physician 家庭医生的作用
Family genogram 家族遗传图谱
Family medicine 全科医学
Family medicine clerkship 全科医学见习医学生
  adapting to new environment 适应新的环境

communication 交流
feedback 反馈
follow-up 随访
handheld computer 手提电脑
history 病史
information access skills 信息获取技术
knowing the community 了解社区
knowing the staff 了解工作人员
knowing your preceptor 了解你的上级
learning contracts 学习合同
orientation 定位
personal safety 自身安全
physical exam 体格检查
practical skills 实用技巧
reading 阅读
remote information access 远程信息获取
testing 检查
universal precautions 全程预防
write-ups 记录

Family physician 家庭医生
Family practice interview 家庭走访
Family psychosocial screening 家庭心理社会筛查
Family relationships 家庭关系
Family system 家庭系统
Family violence 家庭暴力
body chart 身体图
child abuse 儿童虐待
documentation 记录
elder abuse 老人虐待
evaluation 评估
hotline numbers 热线电话
interview 采访

partner abuse　伴侣虐待
physical exam　体格检查
reporting requirements　报告要求
treatment　治疗
Family with teens　有青少年的家庭
Fat　脂肪
Fatigue　疲劳
causes　原因
exercise　锻炼
fibromyalgia，distinguished　纤维肌痛，显著的
history　病史
lab tests　实验室检查
SIDECAPS　抑郁症筛查
sleep hygiene　睡眠卫生
treatment　治疗
Fecal occult blood testing　便潜血检验
FEV_1/FRC ratio　第一秒用力呼气容积 / 功能残气量比值
FEV_1/FVC ratio　第一秒用力呼气容积 / 用力肺活量比值
Fibrocystic breast disease　纤维囊性乳腺病
Fibromyalgia　纤维肌痛
Fissure　裂纹
Fluorescein dye-Wood's lamp exam　荧光染色 -Wood 灯检查
Fluoride　氟化物
Fluoxetine　氟西汀
Flurazepam　氟西泮
FOBT　便潜血检验
Folacin　叶酸
Folate　叶酸盐
Folic acid　叶酸
Follicular stimulating hormone（FSH）　促卵泡激素
Follow-up　随访
Fracture　骨折

Frailty 虚弱
FSH 促卵泡激素
Functional dyspepsia 功能性消化不良
Fungal skin infections 皮肤真菌感染

G

GAD 泛化性焦虑症
Galactography 输乳管造影术
Galactorrhea 乳溢
Galeazzi's fracture Galeazzi's 骨折
GAS infections A 组链球菌感染
Gastric cancer 胃癌
Gastroenteritis 胃肠炎
Gastroesophageal cancer 胃－食管癌
Gastroesophageal reflux disease（GERD） 胃食管反流病
Gastrointestinal（GI）bleeding 胃肠道出血
  causes 病因
  clinical presentation 临床表现
  evaluation 评估
  lab tests 实验室检查
  occult blood loss 隐性失血
  treatment 治疗
  upper vs. lower GI bleeding 上或下消化道出血
Generalized anxiety disorder 泛化性焦虑症
Genital herpes 生殖器疱疹
Genital ulcers 生殖器溃疡
Genital warts 生殖器疣
GERD 胃食管反流病
GI bleeding 胃肠道出血
Goiter 甲状腺肿
Gonorrhea 淋病
Gout 痛风

Grave's disease　Grave's 病
Group A strep infections　A 组链球菌感染

H
H. pylori　幽门螺杆菌
Halcion　三唑仑
Hand injuries　手外伤
Handheld computers　手提电脑
Hashimoto's thyroiditis　桥本甲状腺炎
Hb/Hct values　血红蛋白 / 血细胞比容比值
HbA_{1c}　糖化血红蛋白
HCG　人绒毛膜促性腺激素
HDL-C　高密度脂蛋白
Head and face injuries　头面部外伤
Headache　头痛
　cluster　丛集
　diagnostic tests　诊断性检验
　differential diagnosis　鉴别诊断
　history　病史
　migraine　偏头痛
　physical exam　体格检查
　primary　原发
　rebound　反跳
　red flags　警示信号
　tension-type　紧张型
　treatment　治疗
Health promotion　健康促进
Healthcare maintenance　保健
adolescents　青少年
　adults　成年人
　children　儿童
Heart failure　心力衰竭

ACC/AHA classification 美国心脏病学会 / 美国心脏病协会分类
diastolic HF 舒张型心力衰竭
differential diagnosis 鉴别诊断
evaluation 评价
Framingham criteria Framingham 标准
lab tests 实验室检验
LV failure 左心衰竭
NYHA classification 纽约心脏病协会分类
pharmacotherapy 药物治疗
signs/symptoms 体征 / 症状
systolic HF 收缩性心力衰竭
treatment 治疗
Heartburn 烧心
Helicobacter pylori 幽门螺杆菌
Hematuria 血尿
Hemochromatosis 血色素沉着症
Hemorrhagic stroke 出血性脑卒中
Heparin 肝素
Heparin lock 肝素固定
Hepatitis 肝炎
Hepatomegaly 肝肿大
HF 心力衰竭
Hidradenitis 汗腺炎
High blood pressure 高血压
High-density lipoprotein cholesterol 高密度脂蛋白胆固醇
High output HF 高排型心力衰竭
History 病史
Hives 荨麻疹
Holter monitor 动态心电图监护仪
Homicidal thoughts/plans 杀人念头 / 计划
Hormone replacement therapy 激素替代治疗

Hospital privileges 医院特权
Hot flashes/flushes 潮红
HPV testing 人乳头（状）瘤病毒试验
HRT 激素替代治疗
Human chorionic gonadotropin（HCG） 人绒毛膜促性腺素
Humerus fracture 肱骨骨折
Hyperglycemia 高血糖症
Hyperosmolar coma 高渗性昏迷
Hypertension 高血压
　blood pressure classification 血压分级
　causes 病因
　emergencies 急救
　evaluation 评价
　history 病史
　lab tests 实验室检验
　pathophysiology 病理生理学
　physical exam 体格检查
　primary/secondary 原发/继发
　referral 求助
　treatment 治疗
Hypertensive emergencies 高血压急症
Hyperthyroidism 甲状腺功能亢进症
Hypoglycemia 低血糖症
hypothyroidism 甲状腺功能减退
Hysterectomy 子宫切除术

I

IHD 缺血性心脏病
ILAE seizure classification 国际抗癫痫联合会癫痫分类
Illegal drugs 违禁药（毒）品
Immunization 免疫接种

Impetigo 脓疮病
Infants 婴儿
Information access skills 信息获取技术
Injection sclerotherapy 注射硬化疗法
Injections 注射
Insomnia 失眠症
Instrument 仪器
Insulin therapy 胰岛素治疗
Interrupted sutures 间断缝合
Interviewing patients 与患者面谈
Intra-arterial prourokinase 动脉尿激酶前体溶栓
Intramuscular injection 肌肉注射
Intravenous access 经静脉途径
Intravenous pyelogram 静脉注射肾盂造影
Iodine 碘
Iron 铁
Iron deficiency anemia 缺铁性贫血
Ischemic heart disease（IHD） 缺血性心脏病
Ischemic stroke 缺血性脑卒中
IV catheter 静脉导管

J

Joint pain 关节痛
- diagnostic tests 诊断性检查
- differential diagnosis 鉴别诊断
- evaluation 评价
- knee injection 膝关节注射
- male-female difference 性别差异
- red flag 警示信号
- steroids 类固醇
- synovial fluid values 滑膜液检查值
- treatment 治疗

website 网站
Jugular venous distension (JVD) 颈静脉扩张

K

Klonopin 氯硝西泮
Knee injection 膝关节注射
Knowing the community 了解社区
Knowing the staff 了解工作人员
Knowing your preceptor 了解你的上级

L

Laboratory tests 实验室检查
abdominal pain 腹痛
anemia 贫血
asthma 哮喘
breast disease 乳腺病
breast lumps 乳腺肿块
chest pain 胸痛
COPD 慢性阻塞性肺疾病
dementia 痴呆
diabetes 糖尿病
diarrhea 腹泻
dysuria 排尿困难
fatigue 疲劳
GI bleeding 消化道出血
heart failure 心力衰竭
hypertension 高血压
liver disease 肝病
menopause 绝经（期），绝经
perioperative care 围手术期护理
pregnancy 妊娠
rashes 皮疹

seizures 癫痫
syncope 晕厥
thyroid disease 甲状腺疾病
TIA/stroke 短暂性缺血发作 / 卒中
vaginal discharge 阴道分泌物
Laparoscopy 腹腔镜，腹腔镜检查
Laser coagulation and banding 激光凝血和（染色体）显带
Lateral collateral ligament 外侧副韧带
Launching family 转变期家庭
LCL injury 外侧副韧带损伤
LDL-C 低密度脂蛋白 - 胆固醇
Learned helplessness 获得性无能
Learning contracts 学习合同
Learning disability 学习不能
Leg pain 腿痛
Lesion type 损伤类型
Lexapro 草酸依地普仑
LH 促黄体激素
Lice 虱
Lichenification 苔藓样变
Light-headedness 头晕
Lipid levels 血脂水平
Listening 听力
Liver & biliary tract disease 肝胆管疾病
causes 病因
diagnostic tests 诊断性检查
history 病史
laboratory tests 实验室检查
physical exam 体格检查
treatment 治疗
Liver function tests 肝功能检验
Local anesthesia 局部麻醉

Lorazepam 劳拉西泮
Low bak pain 腰背疼痛
Low-carb diets 低碳水化合物饮食
Low-density lipoprotein cholesterol 低密度脂蛋白胆固醇
Lower-dose estrogen-progesterone 低剂量雌激素－黄体酮
Lower extremity pain and swelling 下肢疼痛和肿胀
Lower GI bleeding 下消化道出血
Lumbar disk herniation 腰椎间盘突出
Lumbar sprain 腰扭伤
Lumbar strain 腰劳损
Luteinizing hormone（LH） 促黄体（生成）激素
Lymph nodes 淋巴结
Lymphadenitis 淋巴结炎
Lymphadenopathy 淋巴结病
Lymphangiitis 淋巴管炎

M

Macrocytic anemia 巨细胞性贫血
Macule 斑疹
Magnesium 镁
Magnetic resonance 磁共振
    cholangiopancreatography（MRCP） 胆管胰造影术
Major depressive disorder 严重的抑郁性障碍
Male-female differences 性别差异
    dysuria 排尿困难
    joint pain 关节痛
Male menopause 男性更年期
Mallory-Weiss tears 马洛里－魏斯综合征
Mammography 乳房 X 线摄影
Manganese 锰
Mass achusetts Women's Health Study 马萨诸塞州女性健康研究
MCL injuries 内侧副韧带损伤

Mean corpuscular volume（MCV） 平均红细胞容积
Meclizine 美克洛嗪（抗组胺药）
Medial collateral ligament（MCL） 内侧副韧带
Medial meniscal tear 内侧半月板撕裂
Medical student 医学生
Medications 药物治疗
abdominal pain 腹痛
ADHD 多动性注意力不集中疾病
antidepressants 抗抑郁药
children's behavioral problems 儿童行为问题
congestive heart failure 充血性心力衰竭
COPD 慢性阻塞性肺疾病
cough and congestion 咳嗽和充血
dementia 痴呆
depression/anxiety 抑郁 / 焦虑
diabetes 糖尿病
dyslipidemia 血脂紊乱
heartburn 烧心
hypertension 高血压
lower extremity pain 下肢疼痛
perioperative adjustment 围手术期调整
rashes 皮疹
seizure 癫痫发作
sleep problems 睡眠问题
substance abuse 物质滥用
syncope 晕厥
thyroid disease 甲状腺疾病
TIA/stroke 短暂性脑缺血发作 / 脑卒中
weight loss 体重减轻
Melanoma 黑素瘤
Melatonin 褪黑激素
Meniere's disease 梅尼埃病

Meningitis 脑（脊）膜炎
Meniscal tear 半月板撕裂
Menopause 绝经
  alternative medicine 替换治疗（药）
  androgens 雄激素
  andropause 男性更年期
  calcium 钙
  contraceptives 避孕药 / 避孕
  evaluation 评价
  hot flashes/flashes 潮红
  HRT 激素替代治疗
  lab tests 实验室检查
  long-term risks 长期危险性
  osteoporosis 骨质疏松症
  physical exam 体格检查
  physiologic changes 生理改变
  premature 提前 / 早产儿，早熟的，过早的
  SERMs 选择性雌激素受体调节剂
  surgical 外科的，手术上的
  treatment 治疗
Menorrhagia 月经过多
Mental disorders 精神疾病
Mental retardation 智力迟钝，精神发育迟缓，智力迟延发育
Meridia 西布曲明（抗抑郁药，减肥药）
Mesenteric ischemia 肠系膜缺血
Metabolic syndrome 代谢综合征
Metformin 二甲双胍
Metrorrhagia 子宫出血
Microcytic anemia 小细胞性贫血
Microscopy 显微镜检查
Midclerkship feedback meeting 见习医生反馈会议
Migraine headache 偏头痛

Migratory arthritis　游走性关节炎
Minerals　矿物质
Mini mental status exam　简短精神状态检查
Mirtazapine　米氮平（抗抑郁症）
MMSE　简短精神状态检查
Moderation Management　适度管理
Molybdenum　钼
Mononucleosis　单核细胞增多症
Monteggia's fracture　Monteggia's 骨折
MRCP　磁共振胰胆管造影术
Musculoskeletal pain　肌肉骨骼疼痛
Myalgic encephalomyelitis　肌痛性脑脊髓炎
Myocardial infarction　心肌梗死
Myomectomy　肌瘤切除术

N

Nafazodone　奈法唑酮（抗抑郁药）
Narcolepsy　嗜眠症
Nasal fractures　鼻骨骨折
Necrotizing fasciitis　坏死性筋膜炎
Needle stick　针刺伤
Newborn examination　新生儿检查
Newborn vaccines　新生儿疫苗
Niacin　烟酸
Nicotinamide　尼克酰胺
Nicotinic acid　烟酸
Nipple discharge　乳头溢液
Nodular basal cell carcinoma　结节性基底细胞癌
Nodular BCC　结节性基底细胞癌
Nodule　小结节
Non-HDL-C　非高密度脂蛋白胆固醇
Non-REM sleep　非快速眼球运动睡眠

Non-ulcer dyspepsia　非溃疡性消化不良
Nonabsorbable suture　非吸收性缝线
Nonpigmented intradermal nevi　非色素沉着性皮内痣
Nonverbal communication　非言语交流
Normocytic anemia　正细胞性贫血
Nostalgia　思乡症
Nursemaid's elbow　保姆肘
Nutrition & obesity　营养与肥胖
　alcohol　酒精
　bariatric surgery　减肥手术
　carbohydrates　碳水化合物
　eating order　进食规律
　fad diets　时尚饮食
　fat　脂肪
　folate　叶酸盐
　low-carb diets　低碳水化合物饮食
　minerals　矿物质
　nutritional deficiency　营养缺乏
　protein　蛋白质
　unintended weight loss　非预期体重减轻
　vitamins　维生素
　water　水
　weight loss drugs　减肥药物
　weight management　体重监管
Nutritional deficiency　营养缺乏
Nytol　盐酸苯海拉明片剂（抗组胺药）

O

Obesity　肥胖
Obsessive-compulsive disorder（OCD）　强制性障碍，强迫性神经失调
Obstructive pulmonary disease　阻塞性肺疾病

Occult blood loss　隐性失血
OCD　强迫性神经失调
Octreotide　奥曲肽
ODD　对立性反抗疾患，逆反性疾病
OE　外耳道炎
Oligomenorrhea　月经过少
OM　中耳炎
Open-ended questions　开放式提问
Operative hysteroscopy　宫腔镜检查
Oppositional defiant disorder（ODD）　逆反疾病
Orientation　定位
Orlistat　奥利司他
Orthopedic injuries　整形损伤
Osteoporosis　骨质疏松
Osteoarthritis　骨性关节炎
Otitis externa　外耳炎
Otitis media　中耳炎

P

$PaCO_2$　二氧化碳分压
Panic attacks　恐慌发作
Panic disorder　急性焦虑症，惊恐性障碍
Pantothenic acid　泛酸
PaO_2　氧分压
Pap smear　巴氏涂片
Papule　丘疹
Paradoxical breathing　反常呼吸
Parietal pain　腹壁疼痛
Paroxetine　氟苯哌苯醚，帕罗西丁（抗抑郁药）
Paroxysmal nocturnal dyspnea（PND）　阵发性夜间呼吸困难
Partner abuse　伴侣虐待
Pathologic nipple discharge　病理性乳头溢液

Patient-centered care 以病人为中心护理
Patient-centered communication 以病人为中心的交流
 apologies 道歉
 bad news 不幸的消息
 delayed appointments 延迟预约
 family practice interview 家庭医疗会诊
 interview technique 会诊技巧
 listening 听力
 nonverbal communication 非语言交流
 questions to ask 需要提出的问题
 results of test 检查结果
 websites 网站
Patients interviews 会诊
Paxil 帕罗西汀
PCL iniuries 后十字交叉韧带损伤
Pediatric well-visit 儿童健康访问
 adolescent well-visit 青少年健康访问
 adult visits 成人访问
 facilitating the encounter 缓解对立
 follow-up visits 随访
 markers of normal development 正常发育的标志
 newborns 新生儿
 tasks 任务
 types/number of visits 访问频次和类型
 vaccinations 接种疫苗
Pediatrics 儿科学
Pelvic inflammatory disease 盆腔炎症性疾病
Peptic ulcers 消化性溃疡
Periodic limb movements 周期性肢体舞动
Perioperative care 围手术期护理
 bleeding disorder 出血疾病
 cardiac risk factors 心脏病危险因素

DVT/PE 深静脉血栓 / 肺栓塞
history 病史
history-based testing 根据病史进行检查
lab test 实验室检查
physical exam 体格检查
postoperative pain 术后疼痛
postoperative physical exam 术后体格检查
respiratory risk factors 呼吸危险因素
Peripheral dizziness 外周性眩晕
Peripheral fatigue 外周性疲劳
Personal safety 人身安全
pH monitoring pH 值监测
Pharmacology 药理学
Pharyngitis 咽炎
Phobias 恐怖症
Phosphorus 磷
Physical checkup 体格检查
Physical exam 体格检查
Physiologic nipple discharge 生理性乳头溢液
Phytoestrogens 植物雌激素
PID 盆腔炎症性疾病
PIH 妊娠性高血压
Pink-puffer 红喘型
Plaque 斑
Pleuritic chest pain 胸膜炎性胸痛
PLP 蛋白脂质蛋白
PND 阵发性夜间呼吸困难
Pneumonia 肺炎
Poison oak 槲叶毒葛
Polycystic ovary syndrome 多囊卵巢综合征
Polymenorrhea 子宫出血
Polypectomy 息肉切除术

Popliteal cyst 腘窝囊肿
Post-traumatic stress disorder（PTSD） 创伤后精神紧张性（精神）障碍
Posterior cruciate ligament（PCL） 后十字韧带
Postoperative fever 术后发热
Potassium 钾
Practical skills 实用技能
　EKG 心电图
　injections 注射
　intravenous access 经静脉途径
　skin suturing 皮肤缝线
　splinting 用夹板固定
　venipuncture 静脉穿刺
Pregnancy 妊娠
　antidepressants 抗抑郁药
　counseling 咨询
　DVT 深静脉血栓
　dysuria 排尿困难
　EGA 孕龄评价
　genital warts 生殖器疣
　historical questions 病史询问
　how diagnosed 如何诊断
　initial obstetrical exam 初始产科检查
　lab tests 实验室检查
　PIH 妊娠性高血压
　precautions 预防
　vomiting 呕吐
Pregnancy-induced hypertension（PIH） 妊娠性高血压
Premature menopause 过早绝经
Presyncope 晕厥前期，晕厥先兆
Preterm labor 早产
Prevention of disease 疾病预防

Primary headache　原发性头痛
Primary hypertension　原发性高血压
Primary nutritional deficiency　原发性营养缺乏
Primary prevention　一级预防
Primary sclerosing cholangitis　原发性硬化性胆管炎
Prochlorperazine　丙氯拉嗪
Promethazine　异丙嗪
Prosom　艾司唑仑片剂（镇静催眠药）
Prostate cancer　前列腺癌
Protein　蛋白质
Proton-pump inhibitor（PPI）　质子泵抑制剂
Provitamin　维生素原
Prozac　氟西汀
Pruritic eruption　瘙痒性皮疹
PSA blood testing　前列腺特异性抗原血液检查
Pseudodementia　假性痴呆
Pseudogout　假性痛风
Psoriasis　牛皮癣
Psoriatic plaque with silvery scale　牛皮癣鳞屑和皮疹
Psychiatric/psychological disorders　精神 / 心理性疾病
　ADD/ADHD　注意缺损障碍 / 多动性注意力不集中疾病
　children's behavioral problem　儿童行为问题
　dementia　痴呆
　depression & anxiety　抑郁和焦虑
　mental retardation　精神发育迟缓
　ODD　对立性反抗疾患，逆反性疾病
　school behavior problems　学校行为问题
Psychotic symptoms　精神病症状
Pteroylpolyglutamates　蝶酰谷氨酸
PTL　早产
PTSD　创伤后精神紧张性（精神）障碍
Pulmonary edema　肺水肿

Pulmonary embolus 肺栓子
Pulse oximetry 脉搏血氧测定
Punch biopsy 钻取活组织检查
Pustule 脓疱
Put Prevention into Practice（PPIP） 置预防于实践中
Pyridoxal 吡哆醛
Pyridoxamine 吡哆胺
Pyridoxine 吡哆醇
Pyrodoxine 维生素 B_6
Pyuria 脓尿

Q

Quazepam 夸西泮
Questions to ask 询问的问题
Quiet chest 寂静胸

R

Radioallergosorbent testing（RAST） 放射变应原吸附试验
Rales 啰音
Rapid interpretation of ECG 快速解读心电图
Rashes 皮疹
- basal cell carcinoma 基底细胞癌
- biopsy 活检
- causes 病因
- cellulitis 蜂窝织炎
- dermatitis 皮炎
- differential diagnosis 鉴别诊断
- etiology 病因学
- evaluation 评估
- laboratory tests 实验室检查
- melanoma 黑素瘤

psoriasis　银屑病
referral　参考
seborrhea　脂溢性皮炎
skin cancer　皮肤癌
therapeutic trials　治疗性试验
treatment　治疗
urticaria　荨麻疹
RAST　放射变应原吸附试验
Rational Recovery（RR）　合理的康复
Reassurance　安心
Rebound headache　搏动性头痛
Red fine papular rash　红色细小的丘疹
Red flags　警示信号
ACS　急性冠脉综合征
chest pain　胸痛
family discard/dysfunction　家庭遗弃 / 功能障碍
headache　头痛
joint pain　关节痛
unstable angina　不稳定型心绞痛
Referral　参考
children's behavioral problems　儿童行为问题
family discard/dysfunction　家庭遗弃 / 功能障碍
hypertension　高血压
low back pain　腰（背）痛
nasal fracture　鼻骨骨折
rashes　皮疹
trauma　创伤
traumatic tooth loss　创伤性牙齿脱落
Referred pain　牵涉痛
REM sleep　快速眼球运动睡眠
Remeron　瑞美隆（米氮平片剂，抗抑郁药）
Remote information access　远程信息获取

Restless leg syndrome（RLS） 不安腿综合征，多动腿综合征
Restoril 替马西泮
Results of test，communicating 检查结果，交流
Rheumatoid arthritis 类风湿性关节炎
Rhinovirus 鼻病毒
Riboflavin 核黄素
Rosacea 酒渣鼻
Rotator cuff tears 肩袖撕裂
Routine checkup 常规检查
RPR 桡骨骨膜反射

S

Scale 鳞屑
Scaphoid fracture 舟状骨骨折
SCC 鳞状（上皮）细胞癌
School-age family 学龄儿童家庭
School/behavioral problems 学校 / 行为问题
  ADHD/ADD 注意力不集中疾病 / 注意缺损障碍
  conduct disorder 行为紊乱
  learning disability 学习不能，学习能力缺失
  mental retardation 精神发育迟缓
  ODD 对立性反抗疾患，逆反疾病
Sciatica 坐骨神经痛
Sclerosing BCC 硬化性基底细胞癌
Scopolamine 东莨菪碱
Screening tests 筛查试验
Seasonal affective disorder 季节性情感障碍
Sebaceous hyperplasia 皮脂增生
Seborrhea 脂溢性皮炎
Seborrheic keratosis 脂溢性角化病
Secondary hypertension 继发性高血压
Secondary nutritional deficiency 继发性营养缺乏

Secondary prevention 二级预防
Seizures 癫痫发作
Selective estrogen receptive modulators（SERMs） 选择性雌激素受体调节剂
Selenium 硒
SERMs 选择性雌激素受体调节剂
Sertraline 舒曲林
Serum antibody test 血清抗体试验
Serzone 奈法唑酮
Sexually transmitted disease 性传播疾病
  cervicitis 宫颈炎
  chlamydia 衣原体属
  genital herpes 生殖器疱疹
  genital warts 生殖器疣
  gonorrhea 淋病
  PID 盆腔炎症性疾病
  pregnancy 妊娠
  syphilis 梅毒
  urethritis 尿道炎
Shave biopsy 刮取标本活检
Shortness of breath（dyspnea） 气短（呼吸困难）
Shoulder dislocation 肩关节脱位（臼）
Shoulder injuries 肩损伤
Shoulder separation 肩分离
Sibutramine 西布曲明
Sigmoidoscopy 乙状结肠镜检查
Silence 缄默
Skin cancer 皮肤癌
Skin infections 皮肤感染
Skin lesions 皮肤病损
Skin prick method 皮肤穿刺法
Skin rashes 皮疹

Skin staples 皮肤肘钉
Skin suturing 皮肤缝合
Sleep apnea 睡眠呼吸暂停
Sleep diary 睡眠日志
Sleep hygiene 睡眠卫生
Sleep problems 睡眠问题
  circadian rhythm disturbances 昼夜节律紊乱
  history 病史
  insomnia 失眠
  narcolepsy 嗜眠症
  periodic limb movements 周期性肢体舞动症
  physical exam 体格检查
  REM/non-REM sleep 快眼动 / 非快动眼睡眠
  restless leg syndrome（RLS） 不安腿综合征，多动腿综合征
  sleep apnea 睡眠呼吸暂停
  sleep diary 睡眠日记
  sleep hygiene 睡眠卫生
  sleep study 睡眠研究
  treatment 治疗
Sleep study 睡眠研究
Smoker's cough 吸烟者咳嗽
Sodium 钠
Sonata 奏鸣曲
Sore throat 咽喉痛
Specific phobia 特异性恐怖症
Splinting 夹板疗法
Spouse abuse 配偶虐待
Squamous cell carcinoma （SCC） 鳞状细胞癌
Square knot 水手结，方结
STDs 性传播疾病
Stevens-Johnson syndrome 渗出性多形（性）红斑，斯－约综合征

Straight leg raising test　直腿抬高试验
Strep throat　链球菌性咽喉炎
Stroke　脑卒中
Student life　学生生活
Subacute coughs　亚急性的咳嗽
Subacute thyroiditis　亚急性甲状腺炎
Subclinical hypothyroidism　亚临床型甲状腺功能减退（症）
Subcutaneous injection　皮下注射
Substance abuse　物质滥用
　alcohol problem　酒精问题
　CAGE　酒精成瘾筛查方法
　definitions　定义
　MM　适度管理
　non-disease model　非疾病模式
　readiness for change　为变革准备就绪
　RR　理性康复
　treatment　治疗
　12-step programs　12 步骤流程
Substance dependence　物质依赖
Substance misuse　物质滥用
Suicidal thoughts/plans　自杀念头 / 计划
Sulfur　硫黄
Summarizing　概括
Superficial BCC　浅表基底细胞癌
Superficial phlebitis　浅静脉炎
Surgical menopause　手术性绝经
Surgical skin adhesive　手术皮肤粘合剂
Suture material　缝合材料
Suturing　缝合
Syncope　晕厥
Synovial fluid values　滑膜液检验参考值
Syphilis　梅毒

Systolic heart failure 收缩性心力衰竭
T
T_3 三碘甲状腺原氨酸
T_4 四碘甲状腺原氨酸
t-PA 组织纤溶酶原激活剂
Tanner staging Tanner 分期
TC 总胆固醇
TCAs 晚期癌症
Temazepam 替马西泮
Tension pneumothorax 张力型气胸
Tension-type headache 紧张性头痛
Tertiary prevention 三级预防
Testicular cancer 睾丸癌
Testosterone 睾酮
Therapeutic lifestyle changes（TLC） 治疗性生活方式改变
Thermal ablation 热消融
Thiamine 硫胺
Thiazolidinediones 噻唑烷二酮
Throat sore 咽喉疼痛
Throat swab 咽喉拭子
Thrombolysis 血栓溶解
Thrombophlebitis 血栓性静脉炎
Thumb spica splint 拇指人字形绷带夹板
Thyroid disease 甲状腺疾病
Thyroid hormone 甲状腺激素
Thyroid nodule 甲状腺结节
Thyroid scan 甲状腺扫描
TIA 短暂性脑缺血发作
Tilt-table test 倾斜试验
Tinea capitis 头癣
TIPS 经颈静脉肝内门脉系统分流术
Tissue plasminogen activator（t-PA） 组织纤溶酶原激活剂

TLC　肺总量
Tonsillectomy　扁桃体切除术
Tooth loss（minor trauma）　牙齿脱落（轻微创伤）
Total cholesterol　总胆固醇
Touch　接触
t-PA　组织纤溶酶原激活剂
Transient ischemic attack and stroke　短暂性脑缺血发作和卒中
　causes　病因
　definitions　定义
　history　病史
　lab tests　实验室检查
　localization of stroke　脑卒中定位
　physical exam　体格检查
　risk factors　危险因素
　treatment　治疗
Transjugular intrahepatic portosystemic shunt（TIPS）　经颈静脉肝内门脉系统分流术
Trauma　创伤
　ankle sprains　足踝扭伤
　compartment syndrome　间隔综合征
　corneal abrasion　角膜上皮擦伤
　elbow injuries　肘损伤
　hand injuries　手损伤
　head and face injuries　头面部损伤
　knee injuries　膝损伤
　nasal fractures　鼻骨骨折
　referral　参与
　rotator cuff tears　肩袖撕裂
　shoulder injuries　肩损伤
　tooth loss　牙齿脱落
　wrist injuries　腕损伤
Traumatic tooth loss　创伤性牙齿脱落

Triazolam　三唑仑
Trichomoniasis　滴虫病
Triiodothyronine（T3）　三碘甲状腺原氨酸
TSH　促甲状腺激素

U

Ulcer　溃疡
Ulnar gutter splint　尺骨沟形夹板
Unintended weight loss　意外的体重减轻
U. S Headache Consortium　美国头痛协会
Universal precautions　全球预防（传染病）
Upper endoscopy　上消化道内镜检查
Upper GI bleeding　上消化道出血
Upper respiratory tract infections（URIs）　上呼吸道感染
Urethritis　尿道炎
Urinalysis　尿分析
Urinary tract infection（UTI）　尿道感染
Urine cultures　尿培养
URIs　上呼吸道感染
Urticaria　荨麻疹
UTI　尿道感染

V

Vaccinations　疫苗接种
　adolescents　青少年
　children　儿童
　newborns　新生儿
Vaginal bleeding　阴道出血
Vaginal discharge　阴道分泌物
Vasodilators　血管扩张剂
Vasopressin　抗利尿激素，加压素
Vasovagal syncope　血管迷走神经性晕厥

VDRL　性病研究所
Venipuncture　静脉穿刺
Venlafaxine　文拉法辛（抗抑郁药）
Vertigo　眩晕
Very low-density lipoprotein（VLDL）　极低密度脂蛋白
Vesicle　囊
Vestibular neuronitis　前庭神经元炎
Viral-induced rashes　病毒性皮疹
Virtual colonoscopy　虚拟结肠镜检查
Visceral pain　内脏痛
Vitamin A　维生素 A
Vitamin B_1　维生素 B_1
Vitamin B_2　维生素 B_2
Vitimin B_6　维生素 B_6
Vitamin B_{12}　维生素 B_{12}
Vitamin B_{12} deficiency　维生素 B_{12} 缺乏
Viatmin C　维生素 C
Vitamin D　维生素 D
Vitamin E　维生素 E
Vitamin K　维生素 K
Vitamins　维生素
Volar wrist splint　掌侧腕夹板
Vomiting　呕吐

W

Wandering　游走
Warning signs　警告记号
Water　水
Web-based medical information　网络医学信息
Websites　网站
　AAFP　美国家庭医师学会
　abdominal pain　腹痛

anxiety disorder　焦虑疾病
CAD　冠状动脉疾病
cancer screening and prevention　癌症筛查和预防
chest pain　胸痛
children's behavioral problems　儿童行为问题
communication　交流
COPD　慢性阻塞性肺疾病
cough and congestion　咳嗽和充血
depression　抑郁
diabetes　糖尿病
diarrhea　腹泻
dyslipidemia　脂代谢紊乱
dyspepsia　消化不良
dyspnea　呼吸困难
earache　耳痛
EBM　循证医学
epilepsy　癫痫
family violence　家庭暴力
fatigue　疲劳
GI bleeding　胃肠道出血
Handheld computer　手提电脑
headache　头痛
healthcare maintenance　保健
heart failure　心力衰竭
hepatitis　肝炎
joint pain　关节痛
liver disease　肝病
low back pain　腰（背）痛
lymphadenopathy　淋巴结病
menopause　绝经
nutrition & obesity　营养和肥胖
perioperative care　围手术期护理

rashes 皮疹
school/behavioral problems 学校 / 行为问题
seizures 癫痫发作
sleep problems 睡眠问题
sore throat 咽喉痛
STDs 性传播性疾病
substance abuse 物质滥用
syncope 晕厥
TIA/stroke 短暂性脑缺血发作 / 脑卒中
trauma 创伤
vaginal bleeding 阴道出血
vaginal discharge 阴道分泌物
vomiting 呕吐
Weight loss drugs 减肥药物
Weight loss（bariatric）surgery 减肥手术
Weight management 体重监测
Well-adolescent visit 健康青少年访问
Well-care visits 良好护理访问
Wellbutrin 安非他酮
Wheal 风团
Wife abuse 妻子虐待
Wilson's disease 肝豆状核变性
Women 妇女
breast disease 乳腺疾病
menopause 绝经
pregnancy 妊娠
UTI 尿道感染
vaginal bleeding 阴道出血
vaginal discharge 阴道分泌物
Wood's light examination 伍德光检查
Wrist injuries 腕损伤
Write-ups 记录

X

Xanax 阿普唑仑

Xenical 赛尼可（减肥药）

Z

Zaleplon 扎来普隆

Zinc 锌

Zoloft 舍曲林

Zolpidem 唑吡坦，佐尔吡啶（催眠药）

（肖黎宝译 吴寿岭校）